Kohlhammer

Ralf Dohrenbusch
unter Mitarbeit von Maria Meise und Tim Tonhauser

Begutachtung somatoformer Störungen und chronifizierter Schmerzen

Konzepte – Methoden – Beispiele

Verlag W. Kohlhammer

Dieses Werk einschließlich aller seiner Teile ist urheberrechtlich geschützt. Jede Verwendung außerhalb der engen Grenzen des Urheberrechts ist ohne Zustimmung des Verlags unzulässig und strafbar. Das gilt insbesondere für Vervielfältigungen, Übersetzungen, Mikroverfilmungen und für die Einspeicherung und Verarbeitung in elektronischen Systemen.

1. Auflage 2007

Alle Rechte vorbehalten
© 2007 W. Kohlhammer GmbH Stuttgart
Umschlag: Gestaltungskonzept Peter Horlacher
Gesamtherstellung:
W. Kohlhammer Druckerei GmbH + Co. KG, Stuttgart
Printed in Germany

ISBN-10: 3-17-019042-3
ISBN-13: 978-3-17-019042-9

Inhalt

Teil 1   Begutachtung im interdisziplinären Kontext

1   Begutachtung somatoformer Störungen und chronifizierter Schmerzen – eine Einführung 13
   1.1   Somatoforme Störungen und chronifizierte Schmerzen als Verhaltensstörungen 13
   1.2   Bedarf an Begutachtung 15
       1.2.1   Allgemeiner Begutachtungsbedarf 15
       1.2.2   Begutachtungsbedarf für somatoforme Störungen und chronische Schmerzen 16
   1.3   Die Beteiligten: Probanden und Sachverständige im Dialog 18
       1.3.1   Probanden in sozialrechtlicher Begutachtung 18
       1.3.2   Die Gutachter/Sachverständigen 23
       1.3.3   Probleme der Interaktion zwischen Proband und Sachverständigem 28
   1.4   Zielsetzung des Buches 29

2   Bedingungen einer evidenzbasierten Begutachtung von Personen mit psychischen Störungen 31
   2.1   Evidenzbasierte Begutachtung psychischer Störungen im Sozialrecht? 32
   2.2   Welche Komponenten könnten, welche sollten stärker evidenzbasiert sein? 33
   2.3   Das Forschungsvolumen als eine Bedingung der Evidenzbasierung von Begutachtungsentscheidungen 35
   2.4   MEDLINE-Recherche zu den Bedingungen evidenzbasierter Begutachtung 36
       2.4.1   Auswahl begutachtungsrelevanter Suchbegriffe 36
       2.4.2   Procedere 38
       2.4.3   Ergebnisse 39
   2.5   Diskussion 44

3 Leitlinien und Standards zur Begutachtung somatoformer Störungen und chronifizierter Schmerzen ... 46

3.1 Bestehende Leitlinien und Standards zur klinischen Begutachtung 47
- 3.1.1 Die Anhaltspunkte für die ärztliche Gutachtertätigkeit .. 47
- 3.1.2 Leitlinien zur sozialmedizinischen Begutachtung der Deutschen Gesellschaft für Psychotherapeutische Medizin (DGPM) in Abstimmung mit der Deutschen Gesellschaft für Psychotherapie, Psychosomatik und Tiefenpsychologie (DGPT) ... 52
- 3.1.3 Leitlinien zur Schmerzbegutachtung medizinischer Fachgesellschaften ... 57
- 3.1.4 Empfehlungen des Verbandes deutscher Rentenversicherungsträger (VDR) ... 60
- 3.1.5 Kommentar zu den Leitlinien der medizinischen Fachgesellschaften ... 62
- 3.1.6 Empfehlungen der Unfallversicherungsträger zur Begutachtung von Berufskrankheiten ... 64
- 3.1.7 Empfehlungen und Standards für die psychologische Begutachtung ... 64

3.2 Empfehlungen zur Begutachtung chronischer Schmerzpatienten des Arbeitskreises Psychologie in der interdisziplinären Schmerzbegutachtung der Deutschen Gesellschaft für Psychologische Schmerztherapie und -forschung (DGPSF) ... 68

4 Sozialrechtliche Rahmenbedingungen medizinischer und psychologischer Begutachtung in Grundbegriffen ... 73

4.1 Versicherungsrechtliche Grundlagen ... 74
4.2 Rechtliche Grundlagen der sozialrechtlichen Begutachtung ... 80

Teil 2 Praxis der Begutachtung

5 Planung, Durchführung und Erstellung eines psychologischen Gutachtens ... 85
M. Meise

5.1 Organisatorisches ... 85
- 5.1.1 Annahme eines Begutachtungsauftrags ... 85
- 5.1.2 Zeitliche Rahmenbedingungen und Vergütung ... 87

5.2 Konzeption und Vorbereitung der Untersuchung ... 88
- 5.2.1 Inhaltliche Vorbereitung: Aktenanalyse ... 88
- 5.2.2 Inhaltliche Vorbereitung: Formulierung psychologischer Fragestellungen ... 90
- 5.2.3 Organisatorische Vorbereitung ... 93
- 5.2.4 Komplikationen im Vorfeld der Untersuchung ... 96

5.3 Durchführung der Untersuchung ... 97
- 5.3.1 Zum Untersuchungsverhalten des Sachverständigen bzw. Untersuchers ... 97

		5.3.2 Probleme der Verhaltensbeobachtung 101

      5.3.2 Probleme der Verhaltensbeobachtung 101
      5.3.3 Einbezug von Begleitpersonen 103
      5.3.4 Umgang mit Komplikationen 103

  5.4 Abfassung des Gutachtens 108
      5.4.1 Übersicht und Vorinformation 110
      5.4.2 Abfassung des Untersuchungsberichtes 111
      5.4.3 Abfassung von Befund und Stellungnahme 113
      5.4.4 Gestaltung des Anhangs 114

6 Diagnostik somatoformer Störungen und chronifizierter Schmerzen in der Begutachtung 115

  6.1 Die gesicherte Diagnose als Voraussetzung für krankheitsbedingte Entlastung 115

  6.2 Zum Krankheitswert chronischen Krankheitsverhaltens: konzeptionelle Probleme 117

  6.3 Die wichtigsten Krankheits- und Störungsgruppen 118

      Somatoforme Störungen
      6.3.1 Somatisierungsstörung 119
      6.3.2 Undifferenzierte Somatisierungsstörung 121
      6.3.3 Somatoforme autonome Funktionsstörung 122
      6.3.4 Anhaltende somatoforme Schmerzstörung 124
      6.3.5 Körperdysmorphe Störung 128
      6.3.6 Hypochondrische Störung 129
      6.3.7 Konversionsstörung und dissoziative Störungen 131

      Psychische und Verhaltensfaktoren bei andernorts klassifizierten Erkrankungen (ICD-10: F54)
      6.3.8 Psychophysiologische Erkrankungen 133
      6.3.9 Schmerzsyndrome, nicht primär als psychische Störungen klassifiziert 135

      Angrenzende klinische Syndrome
      6.3.10 Neurasthenie und chronisches Müdigkeitssyndrom 136
      6.3.11 Fibromyalgie, generalisiertes Schmerzsyndrom, Allodynie 137
      6.3.12 Multiple Chemikalienüberempfindlichkeit (MCS = Multiple Chemical Sensitivity) 139

      Sonstige Persönlichkeits- und Verhaltensstörungen
      6.3.13 Artifizielle/Vorgetäuschte Störungen (F68.1) 140
      6.3.14 Entwicklung körperlicher Symptome aus psychischen Gründen (F68.0) 141

  6.4 Integration diagnostischer Information in der Begutachtung 142

7 Einschätzung der Leistungsfähigkeit anhand der ICF-Kriterien . . 146
    T. Tonhauser

  7.1 Bedeutung der Leistungsfähigkeit in der Begutachtung 146

7.2 International Classification of Functioning, Disability, and Health (ICF) im Überblick 148
7.2.1 Geschichte 148
7.2.2 Zielsetzung der ICF 150
7.2.3 Aufbau der ICF 150
7.2.4 Klassifikation in der ICF 153
7.3 ICF in der Begutachtung 155
7.4 Kritische Würdigung 158

8 Die Untersuchung als Arbeitsprobe – ein psychodiagnostischer Ansatz zur Beurteilung der Einsatzfähigkeit für leichte Erwerbstätigkeiten 160
8.1 Die psychologische Untersuchung als Arbeitsprobe für leichte Tätigkeiten 161
8.2 Analyse des Arbeitsverhaltens und der Motivation zur Mitarbeit . 165
8.3 Analyse der konzentrativen Belastbarkeit im Untersuchungsverlauf 169
8.3.1 Gestörte Aufmerksamkeitsfunktionen im Untersuchungs- und Arbeitsverhalten 169
8.3.2 Gestörte Aufmerksamkeitsfunktionen in Selbstberichten . 171
8.3.3 Gestörte Aufmerksamkeitsfunktionen in Leistungstests .. 174
8.3.4 Integration der Angaben zu Aufmerksamkeitsfunktionen . 176
8.4 Analyse der psychischen und körperlichen Belastbarkeit im Untersuchungsverlauf 177
8.4.1 Beschwerden und Beschwerdeverhalten im Untersuchungsverlauf 177
8.4.2 Psychische Belastbarkeit im Untersuchungsverlauf 181
8.4.3 Körperliche Belastbarkeit im Untersuchungsverlauf 183
8.4.4 Beispielprofile 186
8.5 Bewertung der „Untersuchung als Arbeitsprobe" 190

9 Zur Beurteilung krankheitsbedingt geminderter Erwerbsfähigkeit – Analysen und Bewertungsvorschläge 192
9.1 An welchen Krankheiten, Gebrechen oder Schwächen der körperlichen oder geistigen Kräfte leidet der Kläger? 192
9.2 Bestehen Beeinträchtigungen der körperlichen Leistungsfähigkeit? 194
9.3 Können Tätigkeiten mit besonderen Anforderungen an die Reaktions- und Konzentrationsfähigkeit durchgeführt werden? .. 201
9.4 Sind Tätigkeiten mit besonderer Verantwortung zu meiden? 203
9.5 Sind Tätigkeiten mit Publikumsverkehr zu meiden? 205
9.6 Sind Tätigkeiten in Nacht- oder Wechselschicht zu meiden? 206

9.7 Können die an sich möglichen Tätigkeiten ggf. nicht unter den in Betrieben in der Regel üblichen Arbeitsbedingungen verrichtet werden? 208

9.8 Ist bei einer Berufstätigkeit mit häufigen Arbeitsunfähigkeitszeiten zu rechnen? 210

Teil 3 Spezielle Probleme klinischer Begutachtung: Analyse motivationaler Bedingungen

10 Aggravations- und Simulationsdiagnostik in der klinisch-psychologischen Begutachtung: Konzepte und Methoden 217

10.1 Verdeutlichungstendenz, Aggravation und Simulation körperlicher Beschwerden: Merkmale und Definitionen 218

10.2 Häufigkeit von Aggravation und Simulation 222

10.3 Kriteriologien zur Kennzeichnung von Aggravations- und Simulationstendenzen 224

10.4 Exkurs: Aggravation und Simulation aus psychoanalytischer Sicht 230

10.5 Aggravationsforschung bei chronischen Schmerzen: Methodologische Probleme und ausgewählte Befunde 232

10.6 Psychologische Aggravationsdiagnostik bei somatoformen Störungen und chronifizierten Schmerzen: eine Beurteilungsheuristik 235
  10.6.1 Interindividuell auffällige Antworttendenzen bei Beschwerden 236
  10.6.2 Inkonsistente (widersprüchliche) Angaben 241
  10.6.3 Simulation und Aggravation kognitiver Defizite 247
  10.6.4 Verfälschende Selbstdarstellung nach inhaltlichen Mustern 249
  10.6.5 Persönlichkeitsauffälligkeiten 252
  10.6.6 Transparente Verstärkerbedingungen 254
  10.6.7 Leugnung nachgewiesener Verzerrungen oder objektiver Bedingungen 255

10.7 Integration der Einzelbefunde 257

11 Die „zumutbare Willensanspannung": Motive und Motivationsdiagnostik in der sozialrechtlichen Begutachtung ... 262

11.1 Die „zumutbare Willensanspannung" im Sozialrecht 263

11.2 Zur aktuellen Praxis der Beurteilung einer „zumutbaren Willensanspannung" 265
  11.2.1 Kritik der aktuellen Beurteilungspraxis 266
  11.2.2 Ergebnis- vs. prozessorientierte Bewertung: ein Beispiel .. 268

11.3 Zur „Überwindbarkeit" somatoformer Störungen und ihrer Auswirkungen mittels „zumutbarer Willensanspannung" – eine Beurteilungsheuristik 271
  11.3.1 Angaben zur Schwere der Störung 271

11.3.2 Angaben zur Genese der Störung 273
11.3.3 Therapier- und Rehabilitierbarkeit somatoform gestörter Patienten 274
11.3.4 Angemessenheit der bisherigen Behandlung 280
11.3.5 Analyse der Therapie- und Rehabilitationsmotivation ... 284
11.3.6 Krankheitswertige Störungen des Antriebs und der Motivation 292
11.3.7 Berücksichtigung motivational verzerrter Angaben 294

11.4 Integration der Einzelergebnisse 295

11.5 Zusammenfassung 298

Teil 4 Fallbeispiele
M. Meise und R. Dohrenbusch

Fallbeispiel 1:
Begutachtung einer 47-jährigen Probandin mit chronisch-entzündlicher Darmerkrankung (Colitis ulcerosa), somatoformen Beschwerden und Zwangssymptomen
Aktenlage 302
Psychologische Untersuchung 305
Stellungnahme 322

Fallbeispiel 2:
Begutachtung einer 38-jährigen Probandin mit multiplen somatoformen Beschwerden und chronischen generalisierten Schmerzen
Aktenlage 329
Psychologische Untersuchung 331
Stellungnahme 347

Fallbeispiel 3:
Begutachtung eines 56-jährigen Probanden mit chronischen Rückenschmerzen, Arthrose, koronarer Herzerkrankung und Adipositas
Aktenlage 354
Psychologische Untersuchung 356
Stellungnahme 372

Literatur 381

Stichwortverzeichnis 397

Teil 1 Begutachtung im interdisziplinären Kontext

1 Begutachtung somatoformer Störungen und chronifizierter Schmerzen – eine Einführung

1.1 Somatoforme Störungen und chronifizierte Schmerzen als Verhaltensstörungen

Als „somatoforme Störungen" werden Beschwerdebilder bezeichnet, deren gemeinsames Merkmal „die wiederholte Darbietung körperlicher Symptome ist, die in Verbindung mit hartnäckigen Forderungen nach medizinischen Untersuchungen auftritt trotz wiederholter negativer Ergebnisse und Versicherung der Ärzte, dass die Symptome nicht körperlich begründbar sind" (Weltgesundheitsorganisation, 1993). Somatoforme Störungen sind demnach primär durch ein Verhalten bestimmt, genauer: durch die fortgesetzte Suche nach medizinischer Hilfe und die Inanspruchnahme medizinischer Leistungen. Das Verhalten wird über Monate oder Jahre aufrechterhalten, auch wenn es offensichtlich nicht zur Lösung der gesundheitlichen Probleme führt. Körperlich krank oder körperlich behandlungsbedürftig sind die Betroffenen in der Regel nicht, und die Wahrscheinlichkeit, dass eine Person mit einer somatoformen Störung eine zusätzliche körperliche Erkrankung entwickelt, ist genauso groß wie bei jeder anderen Person der entsprechenden Altersgruppe.

Nach den ICD-10-Kriterien stellen sich somatoforme Störungen als Verhaltensweisen dar, die zumindest teilweise erst durch den Dialog zwischen Arzt[1] und Patient ausgelöst und aufrechterhalten werden. Einerseits sind die Betroffenen offensichtlich nicht in der Lage, die Ergebnisse der ärztlichen Untersuchungen oder deren Konsequenzen zu akzeptieren. Andererseits scheinen auch gängige diagnostische und therapeutische Abläufe im Gesundheitswesen dazu beizutragen, dass sich Verhaltensmuster fortgesetzten Klagens oder dauerhaft intensiver Inanspruchnahme bei manchen Patienten entwickeln können. Die wiederholte Untersuchung möglicher körperlicher Ursachen, der fortgesetzte Dialog über körperliche Beschwerden, die Vernachlässigung psychosozialer Einflüsse und die einseitige Ausrichtung an medikamentösen oder anderen passiven Therapieformen können zur Medikalisierung des Verhaltensproblems beitragen. Im ungünstigen Fall können sich so aus dem Leiden an alltäglichen körperlichen Beschwerden in Verbindung mit körperbezogenen Ängsten oder Funktionseinschränkungen krankheitswertige Störungen entwickeln. „Chronifiziert" sind die Beschwerden dann, wenn

---

1 In den Beiträgen werden Personen (Probandinnen und Probanden, Patientinnen und Patienten, Gutachterinnen und Gutachter) zur besseren Lesbarkeit überwiegend in der kürzeren (männlichen) Form bezeichnet. Gemeint sind selbstverständlich immer Personen beiderlei Geschlechts.

sich das Beschwerde- und Inanspruchnahmeverhalten dauerhaft verselbstständigt hat und weitgehend unabhängig von äußeren und inneren Einflüssen persistiert.

Eine besondere Bedeutung haben dabei Klagen über Schmerzen, weil Schmerzen die vermutlich häufigste Legitimation für die Inanspruchnahme von Ärzten sind. Ein Patient, der über Schmerzen klagt, kann davon ausgehen, dass der behandelnde Arzt sein Problem ernst nehmen und nach Erklärungen dafür suchen wird. Schmerzen stehen wie kein anderes Symptom als Inbegriff für Leiden und lösen wie vermutlich keine anderen Beschwerden diagnostische und therapeutische Bemühungen aus. Klagen über Schmerzen sind aber nicht nur ein zentrales Signal zur Verhaltens- und Leistungssteuerung im Gesundheitssystem, sie regulieren auch die Schnittstelle von Krankenversorgung und Arbeitsfähigkeit. Wer dauerhaft über Schmerzen klagt, wird mit höherer Wahrscheinlichkeit am Arbeitsplatz oder in Form von Versicherungs- oder Rentenleistungen entlastet oder als arbeitsunfähig angesehen.

Das enorme Gewicht, das Klagen über Schmerzen im Gesundheitswesen, aber auch bei der Beurteilung eingeschränkter Arbeits- und Erwerbsfähigkeit zukommt, ergibt sich vor allem aus ihrer Häufigkeit. Insbesondere muskuloskeletale Schmerzen und Kopfschmerzen sind weit verbreitet, sowohl im klinisch-therapeutischen Setting, als auch im arbeitsmedizinischen und sozialrechtlichen Begutachtungskontext. Viele dauerhaft vorgebrachte Klagen über Schmerzen können nur teilweise oder auch gar nicht durch körperliche Schädigungen erklärt werden. Insbesondere chronische, nicht entzündliche muskuloskeletale Schmerzen, die mit vermehrter Inanspruchnahme medizinischer Einrichtungen einhergehen, sowie körperlich nicht hinreichend erklärbar generalisierte Schmerzen (Blumenstil, Bieber & Eich, 2004) sind häufig als „somatoforme" Beschwerden zutreffend bezeichnet. Etwa 90 % aller diagnostizierten Rückenschmerzen müssen nach Angaben von Fordyce (1995) als unspezifische Rückenschmerzen angesehen werden, die durch die erhobenen körperlichen Befunde nicht oder nicht hinreichend erklärt werden können. Pfingsten und Hildebrandt (2004) führen in Bezug auf chronische Rückenschmerzen aus, dass die durch komplexe muskuläre Dysbalancen, Fehlinnervationen oder segmentale Instabilität verursachten, nicht radikulären Schmerzen in der medizinischen Praxis „wesentlich häufiger" zu finden seien als durch Bandscheibenvorfälle oder Stenosen relativ eindeutig erklärbare radikuläre Schmerzen. Bereits 1994 fassten Nilges und Gerbershagen die Situation wie folgt treffend zusammen: „Somatischer Befund und Befinden hängen bei Schmerz weniger eindeutig zusammen, als nach unserer Alltagserfahrung zu erwarten wäre. Gründe dafür sind u. a. die geringe Reliabilität und Validität verbreiteter medizinischer Verfahren zur Befunderhebung (...). Übersehen wird weiterhin die hohe Prävalenz ‚unauffälliger' Befunde bei völlig gesunden Personen. Für die wichtigsten und häufigsten chronischen Schmerzformen sind zudem die somatischen Ursachen weitgehend unbekannt. Viele Studien belegen dagegen, dass psychosoziale Faktoren (...) weitreichende Bedeutung für das Ausmaß von Schmerzen und Beeinträchtigungen haben" (S. 24).

Die genannten Verweise und Zitate mögen an dieser Stelle als Belege dafür ausreichen, dass chronifizierte und nicht hinreichend durch körperliche Schäden erklärbare Beschwerden und Schmerzen im klinisch-therapeutischen wie auch im sozialmedizinischen Setting häufig anzutreffen sind. Dabei kann davon ausgegangen werden, dass die Grenzen zwischen somatoformen Beschwerden, somatoformen Störungen und körperlichen Erkrankungen in der Praxis fließend und nicht immer eindeutig bestimmt sind. Somatoforme Störungen und chronifizierte

Schmerzen sind gleichermaßen durch Klagen über nicht hinreichend körperlich begründbare Beschwerden und Beeinträchtigungen sowie durch die vermehrte Inanspruchnahme medizinischer Hilfen gekennzeichnet. Es erscheint daher sinnvoll, diese Personen als eine in Bezug auf begutachtungsrelevante Merkmale *eher einheitliche Gruppe mit überwiegend verhaltensbezogenen Problemen* anzusehen, die – nach Ausschluss körperlicher Beschwerdeursachen – primär nach funktions- und verhaltensbezogenen Kriterien zu bewerten sind.

Insgesamt machen somatoforme Störungen im engeren Sinne zwar nur einen begrenzten Teil aller psychischen Störungen aus. Der Umfang an somatoformen Beschwerden und insbesondere Schmerzen, die nur unzureichend durch körperliche Schäden erklärt werden können und mit fortgesetztem Inanspruchnahmeverhalten einhergehen, ist aber sowohl im therapeutischen als auch im sozialrechtlichen Begutachtungskontext, in dem es um Fragen der Funktions- oder Erwerbsminderung oder der Berentung geht, erheblich. Im Begutachtungskontext lösen somatoforme Beschwerden sowohl aufgrund ihrer Häufigkeit, als auch aufgrund der Tatsache, dass Ärzte und Betroffene nicht selten zu unterschiedlichen Bewertungen der noch vorhandenen Funktions- und Arbeitsfähigkeit gelangen, zusätzlichen Begutachtungsbedarf aus. Die folgenden Zahlen zeigen, dass die durch somatoforme Beschwerden und Störungen und chronifiziertes Krankheitsverhalten verursachten Probleme keineswegs so gering zu veranschlagen sind, wie dies aufgrund der vergleichsweise geringen Prävalenzrate für somatoforme Störungen zu erwarten ist. Sie lassen auch erahnen, welche Bedeutung die Begutachtung von Personen mit somatoformen Beschwerden und intensiviertem Krankheitsverhalten für die Kranken-, Sozial- und Rentenversicherungsträger hat.

1.2 Bedarf an Begutachtung

1.2.1 Allgemeiner Begutachtungsbedarf

Bislang liegen konkrete Angaben zum Begutachtungsumfang meines Wissens weder generell noch für einzelne Störungsbilder oder Auftraggeber vor. Daher kann der Begutachtungsbedarf nur aus den beantragten und erbrachten Behandlungs- und Versicherungsleistungen geschätzt werden. Begutachtungsbedarf entsteht dann, wenn Entscheidungen zur Behandlung, zu den Folgen von Schädigungen oder Unfallereignissen, zu Auswirkungen von Erkrankungen (z. B. auf die Erwerbsfähigkeit) oder zur Wiederherstellung der Arbeitsfähigkeit zu treffen sind. Je mehr Rehabilitationsleistungen zu begründen und zu bewerten sind, je mehr Renten- oder Erwerbsminderungsanträge oder Anträge auf andere Sozialleistungen aufgrund körperlicher oder psychischer Beeinträchtigungen oder aufgrund von Unfallfolgen gestellt werden, umso höher ist insgesamt der Begutachtungsbedarf zu veranschlagen.

Laut VDR-Statistik wurden in der Bundesrepublik im Jahr 2002 aufgrund voller Erwerbsminderung ca. 320 000 und wegen teilweiser Erwerbsminderung ca. 50 000 Rentenanträge gestellt. Zum Vergleich: Im gleichen Zeitraum erhielten ca. 330 000 Personen erstmalig die Regelaltersrente. Die Zahl der Anträge wegen Schwerbehinderung lag also noch über der Zahl der normalen Altersrenten. Die gesetzlichen Rentenzahlungen aufgrund von Erwerbsminderung und Frühberentung von Arbeitnehmern im Rahmen des Schwerbehindertenrechts beliefen sich in dieser Zeit auf ca. 13,5 Mrd. Euro.

Bei der Kalkulation des Begutachtungsbedarfs ist zu berücksichtigen, dass dieser nicht nur von der Anzahl der Versorgungs- und Rentenanträge abhängt, sondern auch von der Anzahl wiederholter Begutachtungen. Bei längeren Konflikten zwischen Versicherern und Versicherten kann sich die Zahl der Begutachtungen erheblich erhöhen. Entsprechend liefern die oben genannten Zahlen nur eine konservative Schätzung des realen Begutachtungsbedarfs. Beispielsweise wurde im Jahr 2002 jeder dritte Antrag auf Rente wegen voller Erwerbsminderung abgelehnt (ca. 105 000). Geht man davon aus, dass jeder zweite Abgelehnte dieser Entscheidung widerspricht und dies im Durchschnitt mindestens zwei bis drei weitere Begutachtungen nach sich zieht, so ergibt sich für die Konfliktfälle ein Begutachtungsbedarf, der insgesamt noch höher liegen dürfte als bei den konfliktfrei bewilligten Versicherungsleistungen.

1.2.2 Begutachtungsbedarf für somatoforme Störungen und chronische Schmerzen

Bei somatoformen Störungen und Erkrankungen mit ausgeprägten Verhaltensanteilen am Krankheitsgeschehen ist der Begutachtungsbedarf als überdurchschnittlich zu veranschlagen, weil sich die Diagnose erst durch einen sorgfältigen Ausschluss körperlicher Beschwerdeursachen ergibt. In der Regel wird zusätzlich zu den körperlichen Untersuchungen ein psychiatrisches Gutachten erstellt, um die Diagnose zu sichern. Allerdings machen somatoforme Störungen im engeren Sinne aufgrund der geringen Prävalenzrate nur einen vergleichsweise kleinen Teil der im klinischen oder sozialrechtlichen Kontext begutachteten Beschwerdebilder aus. So leiden nach dem VDR-Reha-Entlassungsbericht von 2001 (http://www.vdr.de), der über die Anzahl beruflicher Rehabilitations- und Wiedereingliederungsmaßnahmen informiert, nur 1,9 % der Frauen und 1 % der Männer an einer somatoformen Störung. Bei den Rentenzugängen schlagen die somatoformen Störungen ebenfalls nur mit geringen Anteilen zu Buche, jedoch zeigen sich hier deutlichere Unterschiede zwischen Frauen und Männern. Für die Gruppe der Frauen waren somatoforme Störungen mit 3,5 % zumindest in der Statistik von 2001 die vierthäufigste Diagnose, die einen Frührentenzugang begründete, während nur 1,1 % der Männer aufgrund dieser Diagnose vorzeitig berentet wurden. Insgesamt erscheint der Begutachtungsbedarf für somatoforme Störungen insofern begrenzt.

Gemäß BfA-Statistik für das Jahr 2002 basierte mehr als ein Drittel der Rentenzugänge auf psychischen Störungen und Verhaltensstörungen. Im Vordergrund standen dabei aber weniger somatoforme, sondern überwiegend affektive Störungen.

Deutlich anders stellt sich die Situation bei körperlich nicht oder nur teilweise erklärbaren chronischen (mutmaßlich somatoformen) Schmerzen dar. Rückenschmerzen werden bei Männern und Frauen in beruflicher Rehabilitation jeweils als häufigster Grund für Rehabilitationsmaßnahmen genannt. Sie waren im Jahr 2002 zusammen mit anderen (zumeist schmerzhaften) Erkrankungen des Skeletts, der Muskeln und des Bindegewebes (sonstigen Bandscheibenschäden, sonstigen Krankheiten der Wirbelsäule und des Rückens, Arthrosen, Spondylosen und Bandscheibenschäden) mit ca. 44 % der häufigste Grund für Rehabilitationsleistungen

(d. h. für Maßnahmen zur Erhaltung oder Wiederherstellung der beruflichen Leistungsfähigkeit). Nach einer Studie von Henke, Martin & Behrens (1997) betrugen die direkten jährlichen Behandlungskosten für Krankheiten des Skeletts, der Muskeln und des Bindegewebes 13,7 Mrd. DM, die indirekten Kosten durch Arbeitsausfälle und Berentung 21,4 Mrd. DM. Diese Erkrankungen wurden als der häufigste Grund für Arbeitsunfähigkeit und als zweithäufigster Grund für Frühberentungen und Erwerbsunfähigkeit benannt. Geht man mit Blick auf die o. g. Zahlen und Zitate davon aus, dass unspezifische, d. h. körperlich nicht hinreichend erklärbare Schmerzsyndrome unter den arbeitsunfähigen und frühberenteten Personen ähnlich häufig auftreten wie im klinisch-therapeutischen Kontext, so ergibt sich, dass somatoforme Beschwerden auch in sozialmedizinischer oder sozialrechtlicher Begutachtung eher die Regel als die Ausnahme sind.

Nach einer Studie des Pharmakonzerns Pharmametrics (zit. n. Pfingsten & Hildebrandt, 2004) fallen für Rehabilitationsmaßnahmen von Patienten mit (häufig nicht körperlich erklärbaren) Rückenschmerzen jährlich 1 Mrd. Euro und für Arbeitsausfälle und vorzeitige Berentung ca. 12 Mrd. Euro an. Ergänzend dazu konnte eine norwegische Studie von Bruusgaard, Evensen & Bjerkedal (1993) zeigen, dass vor 1992 ausgedehnte weichteilrheumatische Schmerzen (Fibromyalgie) in Norwegen der häufigste Grund für eine vorzeitige Berentung waren. Blumenstiel, Bieber und Eich (2004) heben auch noch mehr als 10 Jahre später die „enorme sozialmedizinische Bedeutung" der Fibromyalgie hervor. Schließlich kommen Siegenthalter, Osterwalder & Vetter (1998) aufgrund der Sichtung aller Begutachtungsakten der Universitätsklinik Zürich zu dem Ergebnis, dass insbesondere Schmerzen am Bewegungsapparat sowie Rückenschmerzen mit wachsender Tendenz zu den Krankheitsbildern gehören, die einen vorzeitigen Berentungsanspruch (und damit auch Begutachtungsbedarf) begründen.

Im Vergleich dazu erscheint der sozialmedizinische Begutachtungsbedarf für Kopfschmerzen weniger stark ausgeprägt. Zwar leiden nach Pfaffenrath und Gerber (1992) mehr als 20 % der bundesdeutschen Bevölkerung unter wiederkehrenden Kopfschmerzen, und 30 % der Patienten, die einen Neurologen konsultieren, sind Kopfschmerzpatienten. Dabei wird nach Bischoff, Zenz und Traue (2004) der Anteil der primären oder idiopathischen Kopfschmerzen, die nicht als Symptom einer organischen Grunderkrankung auftreten, auf etwa 90 % geschätzt. Allerdings sind die begutachtungsintensiven Folgen von Kopfschmerzen etwa in Bezug auf den Grad der Behinderung oder die Minderung der Erwerbsfähigkeit geringer zu veranschlagen als die Folgen muskuloskeletaler Schmerzsyndrome. Die meisten (ebenfalls nicht hinreichend körperlich erklärbaren) Kopfschmerzsyndrome erscheinen als neurologische Erkrankungen in den Statistiken, die insgesamt etwa 5 % aller Frührentenzugänge begründen. Gemäß VDR-Statistik finden sich für das Jahr 2001 unter den 40 häufigsten Diagnosen, die einen Frührentenzugang begründen, aber keine ICD-10 Kodierungen für chronische Kopfschmerzen. Begutachtungsbedarf besteht für Kopfschmerzsyndrome also eher im therapeutischen, weniger aber im sozialrechtlichen Kontext.

Insgesamt zeigen die dargestellten Ergebnisse in großer Deutlichkeit, dass chronische Schmerzen im therapeutischen Bereich, vor allem aber im Zusammenhang mit der Arbeits- und Erwerbsfähigkeit besonders begutachtungsintensiv sind und vermutlich den größten Teil aller zu erbringenden medizinischen Begutachtungsleistungen betreffen. Chronifizierte Schmerzen führen häufig zu Beeinträchtigungen der Arbeits- und Erwerbsfähigkeit und zu rehabilitativen Maßnahmen. Bezogen auf die Zahl der beantragten und bewilligten Frühberentungen sind chronische

Schmerzen gemeinsam mit psychischen Störungen der häufigste Grund für Begutachtungen. Demgegenüber ergibt sich für somatoforme Störungen im engeren Sinne ein geringerer Begutachtungsbedarf.

Die Nähe chronifizierter Schmerzsyndrome zu somatoformen Störungen ist aber aufgrund häufiger Befund-Befindens-Diskrepanzen und erheblicher Verhaltenseinflüsse am Krankheitsgeschehen offensichtlich, und ihre Abgrenzung von somatoformen Störungen ist vielfach nicht inhaltlich, sondern eher durch traditionelle Zuständigkeiten und Konventionen bestimmt (s. auch DSM-IV American Psychiatric Association, 1996).

1.3 Die Beteiligten: Probanden und Sachverständige im Dialog

Die Begutachtung von Personen mit somatoformen Störungen ist ein komplexer Prozess, der eine Reihe von Fragen aufwirft und inhaltliche und prozedurale Schwierigkeiten beinhaltet. Probleme können sich daraus ergeben, dass die Betroffenen der Begutachtungssituation skeptisch gegenüberstehen, weil sie die Erfahrung gemacht haben, dass Experten ihre Beschwerden nicht angemessen erkennen oder bewerten, oder weil sie befürchten, ihre Beschwerden oder Beeinträchtigungen würden ihnen nicht „geglaubt". Häufig stehen Probanden in sozialmedizinischer Begutachtung unter arbeitsplatzbezogenem oder finanziellem Druck und knüpfen erhebliche Hoffnungen an den Ausgang des Verfahrens. Zugleich ist der Gutachter für sie meist keine vertraute Person, die sie selbst gewählt haben, sondern unbekannt und in seinen Verhaltensweisen und Denkgewohnheiten nur bedingt absehbar. Insofern lastet auf Probanden mit somatoformen Beschwerden in sozialmedizinischer Begutachtung nicht selten ein auch von außen sichtbarer Druck.

Auf Seiten der Sachverständigen können die Nöte und Unsicherheiten der Probanden zu Problemen bei der Auswahl, der Interpretation und der Gewichtung von Verhaltens- und Beschwerdeäußerungen führen. Hinzu kommen Unsicherheiten bei der Auswahl geeigneter Untersuchungsmethoden und der Begründung von Entscheidungen bei Fragen mit größeren Ermessensspielräumen. Wir (Pielsticker & Dohrenbusch, 2004) haben an anderer Stelle auf Interpretationsmöglichkeiten und -risiken bei der Begutachtung von Schmerzpatienten hingewiesen. Um die Bedingungen und Schwierigkeiten der Begutachtung und des Dialogs zwischen den Beteiligten zu veranschaulichen, werden im Folgenden Besonderheiten und Probleme der Probanden wie auch der Sachverständigen dargestellt.

1.3.1 Probanden in sozialrechtlicher Begutachtung

Personen mit somatoformen Beschwerden in sozialrechtlicher Begutachtung stellen keine homogene Gruppe dar. Ihnen gemeinsam ist die Überzeugung der Betroffenen, dass aufgrund dauerhafter körperlicher Beschwerden weiterführende Entscheidungen zu Fragen der Arbeits- und Erwerbsfähigkeit oder des Schadensausgleichs getroffen werden müssen. Darüber hinaus liefern empirische Untersuchungen Hinweise auf Besonderheiten der Symptomatik, des Funktionsniveaus und des Klageverhaltens bei dieser Personengruppe.

Körperliche Beschwerden

Viele Probanden in sozialrechtlicher Begutachtung klagen über andauernde oder immer wiederkehrende chronische Schmerzen. Beispielsweise stellte Häuser (2002) mit Blick auf die Zusammensetzung der von ihm selbst begutachteten Probanden (n = 87) fest, dass in allen seinen Gutachten chronifizierte Schmerzen überwiegen. Bei den Schmerzdiagnosen waren Rückenschmerzen und Fibromyalgie am häufigsten. Ca. 40 % der Probanden litten zusätzlich an somatischen Erkrankungen. Damit vergleichbar zeigten die Untersuchungsergebnisse von Andersson et al. (1996), dass insbesondere generalisierte chronische Schmerzen, die nicht vollständig durch körperliche Schäden erklärt werden können und mit vermehrtem Krankheitsverhalten einhergehen, ein sehr häufiger Anlass zur Begutachtung sind. Wagner et al. (2003) befragten Sachverständige aus 50 Schmerzzentren der Bundesrepublik, welche Störungsbilder wie häufig begutachtet wurden. Demnach wurden am häufigsten Rückenschmerzen (38 %) bewertet, gefolgt von Kopfschmerzen (31 %), Nervensystemstörungen (15 %), Schmerzen im Rahmen psychiatrischer Erkrankungen (11 %), muskuloskeletalen Schmerzen (9 %) und Gesichtsschmerzen (7 %). Nur sehr selten (< 3 %) wurden nicht klassifizierbare Schmerzen und viszerale Schmerzen beurteilt. Ramseier (1991) weist darauf hin, dass innerhalb der Patientengruppe mit Rückenschmerzen die chronischen Lumbalgien sowie Schmerzen im Bereich der Halswirbelsäule nach Schleudertrauma besonders zahlreich zu begutachten sind.

Nach einer Untersuchung von Birke et al. (2001) klagen Gutachtenprobanden aber nicht nur häufiger über Schmerzen, sondern auch über eine größere Vielzahl an körperlichen (somatoformen) Beschwerden und über mehr Bewegungseinschränkungen. Verglichen wurden die Probanden mit Personen, die wegen ihrer somatoformen Beschwerden eine Psychotherapie durchführten. Gutachtenprobanden wiesen in der Studie auch eine deutlich höhere Anzahl komorbider körperlicher Diagnosen auf. Fast jeder dritte Gutachtenproband hatte mindestens 5 somatische Diagnosen. Die Unterschiede zwischen Gutachtenprobanden und Psychotherapiepatienten in Bezug auf die Anzahl somatoformer Beschwerden (SCL-90-R-Skala „Somatisierung") konnten auch an einer eigenen (bislang nicht veröffentlichten) Studie beobachtet werden.

Psychische Beeinträchtigungen und Funktionsbeeinträchtigungen

Demgegenüber ist die Bedeutung psychischer Störungen bei Gutachtenprobanden keineswegs so eindeutig, wie die genannten Zahlen des VDR und der BfA zu Berentungsgründen dies vermuten lassen. Einerseits ist weithin unbestritten, dass bei Gutachtenpatienten auch psychische und soziale Probleme häufig sind. Beispielsweise fand Häuser (2002) bei seinen Begutachtungen in 79 % der Fälle auch die Kriterien für psychische Störungen erfüllt, davon betrafen etwa 90 % depressive Störungen. Von den Untersuchten gaben 93 % (Gutachter: 46 %) mäßige bis sehr starke Einschränkungen in sozialen Aktivitäten an, 73 % (Gutachter: 49 %) berichteten über Einschränkungen der Sexualität, 43 % (Gutachter: 28 %) klagten über Schlafstörungen.

In einer Studie von Grossi et al. (1999) an 586 Patienten mit muskuloskeletalen Schmerzen konnte gezeigt werden, dass Patienten mit längeren Arbeitsunfähigkeitszeiten (über 30 Tage) und mutmaßlich stärkeren Entlastungsmotiven für das Jahr zuvor stärkere psychosoziale Beeinträchtigungen, mehr Burn-out-Symptome, mehr Ängste, mehr depressive Symptome, mehr posttraumatische Stressreaktionen, schwächere Bewältigungsfähigkeiten und eine vermehrte Einnahme psychotroper Substanzen angaben. Den Ergebnissen zufolge gehen psychosoziale Überforderung und misslungene Anpassungsversuche vermehrter Arbeitsunfähigkeit häufig voraus, wobei letztere vermehrt zu sozialrechtlichen Auseinandersetzungen mit erhöhtem Begutachtungsbedarf führt. Auch in der o. g. Untersuchung von Birke et al. (2001) klagten Gutachtenprobanden vor allem über arbeitsplatzbezogene Probleme, aber auch über Probleme der Existenzsicherung. Sie beklagten zudem – ganz im Sinne einer somatoformen Problematik – signifikant häufiger eine „falsche" Diagnostik oder Therapie.

Auf der anderen Seite gaben die Gutachtenprobanden in der Studie von Birke et al. aber interessanterweise weniger psychische Probleme und auch weniger konflikthafte soziale Beziehungen an als Psychotherapiepatienten. Zugleich versprachen sie sich weniger als Psychotherapiepatienten von einer psychotherapeutischen Behandlung und zeigten sich dafür auch weniger offen. Hier deutet sich an, dass Personen, die ihre körperlichen Beschwerden als Begründung für ihre eingeschränkte Leistungsfähigkeit ansehen, die Lösung ihrer gesundheitlichen oder auch sonstigen Probleme eher als Psychotherapiepatienten durch äußere Bedingungen und weniger durch eigenes Verhalten und Erleben bestimmt sehen. In Übereinstimmung damit wiesen Gutachtenpatienten eine jeweils wesentlich höhere Rate an passiven (apparativen, medikamentösen, operativen oder physiotherapeutischen) körperbezogenen Behandlungen auf. Demnach beziehen sich die von Gutachtenprobanden am häufigsten genannten Probleme weniger auf psychische Schwierigkeiten, sondern eher auf den Arbeitsplatz oder auf Schwierigkeiten der Existenzsicherung. Psychische Beeinträchtigungen werden zwar genannt, sie scheinen aber oft nicht als primär krankheitswertig wahrgenommen zu werden.

Auswirkungen des Versicherungsstatus und Rentenwunsches

Untersuchungen zeigen, dass sich allein das Bemühen um die sozialrechtliche Anerkennung der Beschwerden bedeutsam auf die Ausprägung der Beschwerde- und Funktionsparameter sowie auch auf Behandlungsergebnisse auswirken kann. Zu begutachtende Probanden in sozialrechtlichen Entscheidungsprozessen sind insofern nur bedingt mit Patienten gleicher Diagnose im therapeutischen Setting vergleichbar.

So zeigt eine Untersuchung von Gatchel, Polatin & Mayer (1995) an 421 Rückenschmerzpatienten, dass sich der Versicherungsstatus der Patienten signifikant auf die Chronifizierung der Schmerzen und die damit verbundene Arbeitsfähigkeit auswirkte. Dazu wurden psychische und soziale Merkmale wiederholt nach einer zunächst nicht länger als 6 Wochen dauernden akuten Schmerzphase erhoben. Neben den selbstberichteten Schmerzen und Funktionseinschränkungen trug vor allem der Umfang des persönlichen Versicherungsschutzes zur Vorhersage der langfristigen Leistungsbeeinträchtigungen und Arbeitsausfälle bei. Je besser die soziale Absicherung, umso weniger waren die Patienten bereit, sich wieder in den Arbeitsprozess einzugliedern. Indessen trugen Merkmale psychopathologischer Gestörtheit (z. B. Depressivität, Menge psychotroper Medikation) nicht wesentlich zur Vorhersage sozialrechtlich relevanter Merkmale wie etwa der Arbeitsfähigkeit bei.

Goossens et al. (2005) zeigten, dass Patienten mit chronischen muskuloskeletalen Schmerzen umso weniger von ihrer Behandlung erwarteten, je mehr Geld sie als Ausgleich für ihre Beschwerden erhielten. Zugleich erwiesen sich die Behandlungserwartungen als bedeutsamer Prädiktor des Behandlungserfolgs. Olbrich, Cicholas & Klenke-Bossek (1998) fanden, dass etwa zwei Drittel der Patienten in sozialrechtlichen Konfliktsituationen auch nach intensiver stationärer Behandlung keine Verbesserungen ihres gesundheitlichen Zustandes und ihrer Funktionsbeeinträchtigungen angaben. Prognostisch ungünstig waren dabei insbesondere die Inanspruchnahme einer Zeitrente, eine körperliche Ausrichtung der bisherigen Diagnostik und Behandlung sowie ein höheres Lebensalter. Dabei blieb offen, ob die Patienten wirklich keine Verbesserungen erfuhren oder ob sie die erlebten Verbesserungen lediglich nicht angaben.

Für die letztere Möglichkeit, dass positive Veränderungen einfach nicht angegeben werden, sprechen die Ergebnisse einer Studie von Blake & Garret (1997). Die Autoren wiesen zunächst für chronische Rückenschmerzpatienten mit und ohne Rentenwunsch nach, dass durch ein mehrwöchiges multimodales Behandlungsprogramm körperliche Beeinträchtigungen, Kraft, Ausdauer, körperliche Fitness, Beweglichkeit und auch der Schmerz wesentlich verbessert werden konnten. Die Gruppen unterschieden sich aber dann in dem Ausmaß, in dem sie über die Auswirkungen der körperlichen Beschwerden berichteten: Personen mit Rentenwunsch klagten unabhängig von ihren körperlichen Verbesserungen signifikant stärker über ihre Funktionsbeeinträchtigungen als Personen ohne Rentenwunsch. Damit übereinstimmend, belegen auch die Ergebnisse von Mellin et al. (1993), dass bei chronischen Rückenschmerzpatienten zwar ein Zuwachs an Kraft, Ausdauer und Beweglichkeit erzielt werden kann, dies jedoch nicht die Bereitschaft der Betroffenen zu fördern scheint, Alltagsfunktionen anders zu bewerten und sich wieder in den Arbeitsprozess einzugliedern. Wie stark der Einfluss des Streitens um die sozialrechtliche Anerkennung der Beschwerden sein kann, geht aus einer Untersuchung von Blyth et al. (2003) an über 400 Patienten mit chronischen Schmerzen hervor. Demnach war die Wahrscheinlichkeit, schmerzbedingte Funktionsbeeinträchtigungen anzugeben, um das 3,6-fache erhöht, wenn die Probanden wegen ihrer Beschwerden um Versicherungsleistungen stritten. Der Wunsch nach Versicherungsleistungen hatte hier den mit Abstand stärksten statistischen Einfluss auf die Angabe von Funktionsbeeinträchtigungen.

Allerdings sagt dieser Wert nichts über die Kausalität der Beziehung zwischen Versicherungsleistungen und Beschwerdeangaben aus, ob also Versicherungsleistungen den Beeinträchtigungen oder umgekehrt die Beschwerden den Versicherungsleistungen vorausgehen.

Eine Antwort darauf liefert eine prospektive Studie von Suter (2002). Suter wählte aus einem umfangreichen Patientenkollektiv von über 3 800 Patienten 291 Rückenschmerzpatienten nach zuvor festgelegten Ausschlusskriterien aus, die er nach den Kriterien „Beteiligung an einem Rechtsstreit" und „Arbeitsfähigkeit" 4 Gruppen zuordnete. Auch in dieser Studie waren Patienten im Rentenstreitverfahren durch die Angabe intensiverer Schmerzen, stärkerer Depressivität und ausgeprägterer Funktionsbeeinträchtigungen gekennzeichnet. Im Verlauf über mehr als 3 Jahre zeigte sich aber, dass bei den Probanden im Streitverfahren die affektiven Beschwerden und die Funktionseinschränkungen so lange konstant auf hohem Niveau blieben, wie der rechtliche Entscheidungsprozess andauerte (durchschnittlich 2 Jahre; vgl. Abb. 1.1). Erst nach der Rechtsentscheidung sanken die angegebenen affektiven Beschwerden und schmerzbedingten Funktionsbeeinträchtigungen innerhalb von 15 Monaten auf das Niveau sonst vergleichbar beeinträchtigter Personen, die nicht um Versicherungsleistungen stritten. Die Autoren schlussfolgern, dass Patienten, die wegen ihrer Beeinträchtigungen um Versicherungsleistungen streiten, ihr Klageverhalten, das zu Beginn der Rechtsstreitigkeiten bestanden hat, überwiegend stereotyp bis zum Ende des Verfahrens beibehalten. Diese Ergebnisse sprechen insofern dafür, dass sich die Versicherungsleistungen auf das Beschwerdemuster auswirken und nicht umgekehrt.

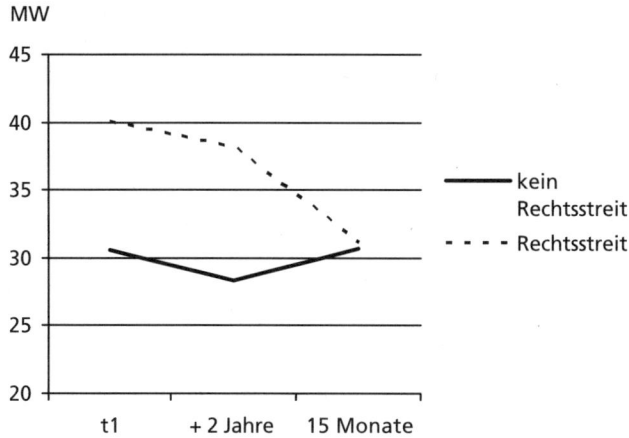

Abb. 1.1: Funktionseinschränkungen (Oswestry-Skala Mittelwert) im Verlauf über ca. 3,5 Jahre bei Rückenschmerzpatienten mit vs. ohne Rechtsstreitigkeiten (nach Suter, 2002)

Die Auswirkungen äußerer Verstärkerbedingungen auf die Beschwerden zeigen sich aber nicht nur dann, wenn sich die Betroffenen zum Untersuchungszeitpunkt eine finanzielle oder arbeitsplatzbezogene Entlastung erhoffen, sondern auch dann, wenn sie aufgrund ihrer Beschwerden bereits Entlastung oder Unterstützung erhalten. So ist bei Personen, die bereits Versicherungsleistungen zum Ausgleich für ihre Beschwerden erhalten (z. B. Versicherte mit Zeitrenten), ein erheblicher, teilweise noch größerer Teil der angegebenen Beeinträchtigungen durch den Rentenstatus erklärbar. In diesem Sinne sind zumindest die Ergebnisse von Guest & Drummond (1992) interpretierbar. Verglichen wurden hier Rückenschmerzpatienten, die bereits Versicherungsleistungen erhielten, mit leistungsbeantragenden Rückenschmerz-Patienten. Die finanziell bereits unterstützten Patienten zeigten sich stärker emotional beeinträchtigt und schlechter in der Lage, mit ihren Schmerzen umzugehen. Die Autoren sehen daher in Versicherungsleistungen einen Risikofaktor für die Schmerzchronifizierung und für eine langfristige Invalidisierung.

Auch nach einer Untersuchung von Turk & Okifuji (1996) geht ein finanzieller Ausgleich für Schmerzen und Beeinträchtigungen im Sinne von Schadensersatz- oder Rentenzahlungen mit der Angabe stärkerer Schmerzen, umfangreicherer Funktionsbeeinträchtigungen und einem höheren Grad an psychischer Belastung einher. Allein aufgrund dieser Variablen konnte in etwa drei Viertel der Fälle richtig vorhergesagt werden, ob die Patienten Versicherungsleistungen beantragt bzw. bereits erhalten hatten oder nicht. Schließlich zeigte sich in einer Studie von Wigers (1996), in der der Krankheitsverlauf von 44 Fibromyalgie-Patienten mit diffusen ausgedehnten weichteilrheumatischen Beschwerden im Längsschnitt über 4,5 Jahre hinweg verfolgt wurde, dass der Frühberentungsstatus signifikant zur Vorhersage eines ungünstigen Krankheitsverlaufs beitrug. Die bereits vorzeitig berenteten Probanden zeigten nach mehrjährigem Verlauf einen schlechteren Gesundheitszustand, mehr Schmerzen und stärkere affektive Symptome als Probanden, die nicht berentet worden waren.

Eine Erklärung für die stärkere angegebene Beeinträchtigung der bereits berenteten Probanden kann darin vermutet werden, dass die Probanden den Berentungsstatus als einen Leistungsanspruch ansehen, den sie dauerhaft erworben haben. Entsprechend lassen mit Erhalt des Rentenstatus die Bemühungen nach, bestehende gesundheitliche Schwierigkeiten überwinden zu wollen. Stattdessen verstärkt sich ein Verhalten im Sinne der Erhaltung der Krankenrolle. Mit dieser Deutung vereinbar sind die Ergebnisse von Geissner et al. (1996). Die Autoren konnten zeigen, dass chronische Schmerzpatienten mit erkennbarem Rentenbegehren ein sonst gut wirksames stationäres Behandlungsprogramm für Patienten mit somatoformen Störungen und chronischen Schmerzen deutlich schlechter akzeptierten und wesentlich schlechtere Behandlungsergebnisse erzielten als Patienten ohne Rentenbegehren. Aus einer Untersuchung an Patienten mit bandscheibenbedingten Schmerzen von Hasenbring (1992) geht hervor, dass aus einer Reihe sozialer Faktoren (u. a. Dauer der Krankschreibung vor Behandlungsbeginn, soziale Schicht, Arbeitsplatzmerkmale) nur zwei Parameter geeignet waren, den längerfristigen Beschwerdeverlauf nach Klinikaufenthalt überzufällig vorherzusagen, und zwar das „gedankliche Erwägen eines Rentenverfahrens" und die „soziale Schicht." Eine Fixierung auf den Erhalt von Versicherungsleistungen und eine schlechtere Einkommens- und Bildungssituation gingen auch langfristig mit vermehrten Beschwerdeangaben einher.

Insgesamt sprechen die aufgeführten Ergebnisse dafür, dass die Ausrichtung der Betroffenen auf den Erhalt von Versicherungsleistungen, aber auch eingeschränkte sozioökonomische Bedingungen die Bereitschaft schwinden lassen, noch gerichtete Anstrengungen zur Überwindung der gesundheitlichen Beeinträchtigungen zu unternehmen. Der explizite Wunsch nach Frühberentung oder anderen Versicherungsleistungen wirkte sich in den weitaus meisten Studien deutlich negativ auf die angegebenen Beschwerden, Funktionsbeeinträchtigungen, den Beschwerdeverlauf, das Krankheitsverhalten, das therapiebezogene Verhalten und nicht zuletzt auch auf die Arbeitsfähigkeit aus. Es liegen Hinweise darauf vor, dass Personen in sozialrechtlichen Entscheidungssituationen so lange ein intensiviertes Beschwerdeverhalten zeigen, bis die Entscheidung über Renten- oder Schadenersatzleistungen gefallen ist. Danach fällt das Beschwerdeniveau auf ein für vergleichbare Patienten außerhalb versicherungsrechtlicher Auseinandersetzungen „normales" Maß zurück.

1.3.2 Die Gutachter/Sachverständigen

Anders als zu Probanden in sozialmedizinischer oder sozialrechtlicher Begutachtung ist bisher nur wenig über persönliche Merkmale der Sachverständigen (bzw. Gutachter), über ihre Denk- und Verhaltensmuster oder gar ihre Motive publiziert.

Vereinzelte empirische Angaben finden sich zu ihrer Qualifikation und fachlichen Ausrichtung, etwas besser sind die Probleme im Untersuchungsprozess und in der Entscheidungsfindung beschrieben und auch durch empirische Angaben gestützt.

Auswahl von Sachverständigen

Die Auswahl des Sachverständigen unterliegt dem Auftraggeber. Sachverständigengutachten können von Renten-, Kranken- oder Unfallversicherungen, von Berufsgenossenschaften, von Sozialgerichten und natürlich auch von Privatpersonen in Auftrag gegeben werden. Der Auftraggeber wird denjenigen Sachverständigen beauftragen, den er für die Beantwortung der Fragen am geeignetsten hält.

In der Sozialgerichtsbarkeit steht es Sozialrichtern grundsätzlich frei, darüber zu entscheiden, ob Beweis durch Einholung eines Sachverständigengutachtens erhoben wird oder ob die eigene Sachkunde des Gerichts zur Entscheidung ausreicht. Der Richter kann darüber nach Zweckmäßigkeitsgesichtspunkten entscheiden. Nach § 109 SGG kann der Kläger allerdings auch die Durchführung des Gutachtens durch einen von ihm bestimmten Sachverständigen verlangen. Ein solches Gutachten muss selbst dann in Auftrag gegeben werden, wenn nach Auffassung des Richters ein weiteres Gutachten zur Klärung des strittigen Sachverhaltes nicht mehr erforderlich ist.

Die Auswahlkriterien für Sachverständige können individuell unterschiedlich sein. Nach Endriß (1994) sollten behandelnde Ärzte oder bereits im Verwaltungsverfahren gehörte Sachverständige nicht ausgewählt werden.

In aller Regel werden mit der Begutachtung von Personen mit somatoformen Störungen oder chronifizierten Schmerzen Fachärzte beauftragt. In Abhängigkeit vom Krankheitsbild sind dies vor allem Ärzte für Neurologie, Anästhesiologie, Innere Medizin, Rheumatologie, Orthopädie, Psychosomatische Medizin, Psychiatrie oder Nervenheilkunde. Nach einer Durchsicht von Gutachten für die Sozialgerichtsbarkeit von Schulte (1999) standen in 47 % der allgemeinmedizinischen, in 81 % der neurologisch-psychiatrischen und in 96 % der orthopädischen Gutachten chronische Schmerzen im Vordergrund. Psychologische Sachverständige spielen zumindest für die sozialmedizinische Entscheidungsfindung bislang nur eine Nebenrolle. Vereinzelt werden sie als Zusatzgutachter hinzugezogen. Diese schwache Beteiligung psychologischer Sachverständiger ist angesichts der Bedeutung psychodiagnostischer Methoden für die Beurteilung krankheitsbedingter Funktionsbeeinträchtigungen unverständlich (vgl. auch Kap. 3).

Die Probleme der Sachverständigen

Die Probleme der Sachverständigen ergeben sich zunächst aus der Komplexität sozialrechtlicher Fragestellungen, die häufig nicht medizinische Fragen zur Diagnostik oder zur Therapie von Störungen und Erkrankungen betreffen, sondern Fragen zu Funktionsbeeinträchtigungen, zum Restleistungsvermögen oder zur Arbeits- und Erwerbsfähigkeit. Sozialrechtliche Fragen knüpfen insofern nicht nur am Fachwissen der Sachverständigen an, sondern sie sind fachübergreifend und erfordern auch allgemeines und persönliches Erfahrungswissen. Dabei entsteht für ärztliche Sachverständige nicht selten die Schwierigkeit, dass sie mit psychodiagnostischen Methoden, die für eine zufallskritische, valide und reliable Funktions- und Leistungsbeurteilung psychisch beeinträchtigter Personen in der Regel unverzichtbar sind, meist weniger vertraut sind. Zwar wird vereinzelt auch von ärztlicher Seite auf den Nutzen psychologischer Methoden im Rahmen der Begutachtung hingewiesen (z. B. Dertwinkel, Graf-Baumann & Zenz, 1999), eine konsequente psychodiagnostische Ausrichtung der Begutachtung, wie sie nach Ausschluss körperlicher Beschwerdeursachen etwa für Probanden mit somatoformen Störungen oder chronifizierten Schmerzen erforderlich ist, zeichnet sich bislang jedoch in der Diskussion kaum ab.

Laros (1990) führt zu den Anforderungen an medizinische Sachverständige aus: „Jeder, der sich dieser Aufgabe unterzieht, erfährt schnell, dass er allein mit den Erfahrungen aus der kurativen Medizin die gestellten Anforderungen nicht erfüllen kann. Er sieht sich gegenüber einem Komplex aus klinischer Medizin, Arbeitsmedizin, Arbeitswissenschaft, Sozialmedizin und Rechtsnormen. (…) Der begutachtende Arzt hat sich daher sehr eingehend zu befassen mit der Belastung und Beanspruchung eines kranken, bereits leistungsgeschädigten Menschen durch Arbeit. Er wird im Laufe seiner Tätigkeit erfahren, wie groß die Lücken zwischen der klinischen Medizin, der Arbeitsmedizin, der Sozialmedizin und der Arbeitswissenschaft sind." Laros verweist damit indirekt auch auf das Fehlen einer methodologischen Basis, die geeignet wäre, Verhaltensweisen und Verhaltensfunktionen situations- und belastungsabhängig zu analysieren. Dabei können die von ihm angesprochenen „Lücken" letztlich auch zu Lasten der Qualität sozialmedizinischer Begutachtung gehen. Zeit (1993) berichtete in diesem Zusammenhang über die Ergebnisse einer Befragung von Richtern der Sozialgerichtsbarkeit zur Qualität sozialmedizinischer Gutachten. Die Untersuchung kam zu dem Ergebnis, dass etwa zwei Drittel der Richter die sozialmedizinischen Stellungnahmen als „nicht ausreichend klar" bewerteten. Als besonders unklar wurden Gutachten zu Fragen der Beeinträchtigung aufgrund psychischer/somatoformer Störungen und chronischen Krankheitsverhaltens eingeschätzt. Ergänzend zu diesen Ergebnissen legten Stadtland, Gündel & Schütt (2002) eine Studie vor, in der die Inhalte, Vorgehensweisen und Argumentationsfiguren sozialmedizinischer Gutachten geprüft wurden. Grundlage der Analyse waren 594 Gutachten von Patienten mit psychischen und insbesondere somatoformen Störungen. Die Untersuchung zeigt, dass sozialrechtlich besonders relevante Aspekte der beruflichen und arbeitsplatzbezogenen Integration lediglich bei einem Drittel der erstellten Gutachten berücksichtigt wurden. Soziale Beziehungen und Funktionen, die wesentlich zur Beurteilung des allgemeinen Funktionsniveaus beitragen, wurden nur bei 56 % der Probanden berücksichtigt. Die Ergebnisse können als Hinweise darauf interpretiert werden, dass es Sachverständigen vergleichsweise schwer fällt, die Lücke zwischen medizinischen Themen und Fragestellungen, die vorwiegend Probleme der Diagnostik und der Behandlung von Krankheiten betreffen, und sozialrechtlichen Fragestellungen, die vorwiegend das Funktionsniveau und die Arbeitsfähigkeit betreffen, zu schließen. Davon abgesehen begünstigen neben der eher schwachen empirischen Basis für die gutachterliche Urteilsbildung auch unterschiedliche Sprachcodes von Juristen und (medizinischen oder psychologischen) Sachverständigen die mitunter schwache Transparenz von Gutachterentscheidungen.

Probleme der Qualität der sozialrechtlichen Begutachtung deuten sich aber nicht nur in den Rückmeldungen der Richter und in der unzureichenden Berücksichtigung sozialrechtlich relevanter psychosozialer Funktionen und Funktionsbeeinträchtigungen an. Vereinzelt liegen auch Forschungsergebnisse vor, die darauf hinweisen, dass *persönliche Wertentscheidungen* der Sachverständigen einen erheblichen Einfluss auf das Ergebnis haben können. Diese Möglichkeit ist insofern ernst zu nehmen, als damit die Forderung nach einer „gerechten", für alle zu Begutachtenden gleichen Regelung in Frage gestellt wäre. Dass die persönliche Haltung des Sachverständigen zu Fragen der Begutachtung, der Bewertung von Krankheitsbildern und zur Einschätzung dessen, was dem Patienten zumutbar erscheint, Einfluss haben kann auf das Ergebnis der Gutachtertätigkeit, geht aus einer bereits älteren umfangreichen Untersuchung von Marx, Grafe & Weishaupt (1988) hervor.

In dieser Studie wurde das Aktenmaterial von etwa 10 700 Patienten einer auf die stationäre Rentenbegutachtung spezialisierten Klinik analysiert. Es konnte gezeigt werden, dass eine erhebliche Varianz der Begutachtungsentscheidungen nicht auf Beschwerdemerkmale, sondern auf unterschiedliche persönliche Gewichtungen der Gutachter zurückgeführt werden konnte. In der Klinik war der ganz überwiegende Teil der Begutachteten (84 %) von mehreren Sachverständigen beurteilt worden, sodass ein umfangreicher Datensatz zugrunde lag, der statistisch abzusichernde Aussagen über den Einfluss der Person des Sachverständigen auf das Begutachtungsergebnis ermöglichte. Insgesamt wurden 13 Gutachter in die Auswertungen einbezogen. Es zeigte sich, dass die Befürwortungen von Rentenanträgen teilweise um mehr als das Doppelte voneinander abwichen (z. B. 27 % vs. 60 % Befürwortung). Auch wenn die Beurteilung von Schmerzen in diesem Datensatz nur eine Teilmenge betraf (Störungen oder Schmerzen am Bewegungssystem machten ca. 35 %, psychische Störungen 19 % der Begutachtungsfälle aus), so weisen diese Ergebnisse doch auf Risiken für die Begutachtung von Probanden mit „unspezifischen" somatoformen Störungen und chronifizierten Schmerzen hin. Gerade diese Beschwerdebilder lassen für den Sachverständigen relativ große Interpretationsspielräume. Marx, Grafe & Weishaupt (1988) weisen dann auch explizit darauf hin, dass sich „gerade bei Grenzfällen (wie z. B. bei somatoformen Störungen und chronifiziertem Krankheitsverhalten, Anm. d. Verf.) bewusste Einstellungen des Gutachters – beispielsweise zur Belastbarkeit bei bestimmten Krankheitsbildern und zur Zumutbarkeit bestimmter Arbeiten – aber auch unbewusste Reaktionen auf persönlich und sozial bestimmte Handlungsweisen des Patienten besonders stark auf die Begutachtung auswirken (können ...)" (S. 276). Die Studie zeigt Probleme der Begutachtung auf, die kaum öffentlich diskutiert werden, die aber vermutlich gerade deshalb von Bedeutung sind. Ganz offensichtlich wachsen die Entscheidungsspielräume und mit ihnen auch der Einfluss von Zufällen oder willkürlichen Motiven, je vager, unbestimmter, unüberschaubarer und komplexer die zu begutachtenden Sachverhalte und je weniger differenziert und evaluiert die Methoden sind, die zur Begutachtung verwendet werden.

Ein letztes, vielleicht aber entscheidendes Problem der Sachverständigen betrifft die „Angemessenheit" der Begutachtungsentscheidungen, die Frage also, ob Sachverständige mit ihren Methoden und Erfahrungen in der Mehrzahl der Fälle tatsächlich die „richtige" Entscheidung treffen. Die bisher aufgeführten Probleme und Begrenzungen der derzeitigen Begutachtungspraxis könnten unter der Voraussetzung in Kauf genommen werden, dass die Begutachtungen in der ganz überwiegenden Zahl der Fälle auch wirklich zum „richtigen" Ergebnis führen. Um dies zu beurteilen, müssen Untersuchungsergebnisse an äußeren Kriterien oder Vorhersagen an der zukünftigen Beschwerdeentwicklung validiert werden. Angemessen ist ein Begutachtungsergebnis dann, wenn sich die Prognose eines Beschwerde- oder Krankheitsverlaufs bestätigt oder wenn die eingeschätzte berufliche Belastbarkeit der tatsächlichen Belastbarkeit entspricht. Wenn Personen aufgrund gesundheitlicher Probleme so stark in ihrer Funktionsfähigkeit eingeschränkt sind, dass sie bestimmte Tätigkeiten dauerhaft nicht mehr erbringen können, dann sollte die Begutachtung auch tatsächlich zu dem Ergebnis führen, dass dauerhafte Entlastung notwendig ist, und es sollte sich im weiteren Verlauf herausstellen, dass diese dauerhafte Entlastung auch tatsächlich notwendig war. Personen, die nur vorübergehend in ihrer Belastbarkeit eingeschränkt sind, sollten eine zeitliche Verringerung ihrer Arbeitsbelastung erfahren und danach wieder arbeitsfähig sein. Umgekehrt sollten sich die Probanden, die maximal entlastet werden, nach der richterlichen Entscheidung nicht als normal belastbar erweisen usw. Die entscheidende Frage zur Qualität der Begutachtung gilt insofern der Frage danach, ob wirklich die dauerhaft am stärksten beeinträchtigten Personen die deutlichste Entlastung erfahren. Stadtland et al. (2003) haben dazu, welche Probanden letztlich frühberentet werden und welche Risikofaktoren eine Frühberentung begünstigen, eine Literaturübersicht vorgelegt. Sie stellen die folgenden Indikatoren für eine gutachterliche Berentungsempfehlung heraus: fehlende oder negative Zukunftsperspektive der Betroffenen, eine höhere Anzahl somatischer Erkrankungen und komorbider psychischer Störungen, Mangel an Berufs- und Therapiemotivation sowie eine fehlende Behandlungscompliance. Nach dieser Zusammenstellung können sich sowohl krankheitswertige Störungen als auch nicht krankheitswertige Einflussbedingungen (wie z. B. Motive und Absichten) bedeutsam auf Berentungsentscheidungen auswirken. Daran anknüpfend, führten Stadtland et al. (2004) eine Längsschnittstudie mit 100 teilnahmebereiten Gutachtenprobanden durch, die aus anfangs 226 Probanden mit somatoformen Beschwerden ausgewählt worden waren. Alle strebten eine krankheitsbedingte Berentung an. Die spätere Befragung wurde im Durchschnitt 4,8 Jahre nach der Begutachtung durchgeführt. Von den 100 Probanden wurden 68 im Untersuchungszeitraum berentet, davon 76 % aufgrund des Sachverständigenurteils. Hier zeigte sich nun, dass die berenteten Probanden häufiger vom Arbeitgeber in ihrem Krankheitsverhalten verstärkt wurden, sie beschrieben ihre Beschwerden genauer und konkreter, fühlten sich stärker leistungsgemindert, hatten einen ausgeprägteren Rentenwunsch, zeigten deutlich weniger berufliche Motivation, wurden auch vom Gutachter als stärker beeinträchtigt eingestuft und waren zuvor länger leistungsbeeinträchtigt bzw. arbeitsgemindert als die nicht frühberenteten Probanden.

Ganz offensichtlich treten in diesen Ergebnissen nicht krankheitswertige, motivationale Bedingungen und externe Verstärkereinflüsse auf das Berentungsgeschehen noch stärker hervor, als dies aufgrund der Literaturübersicht zu Risikofaktoren einer späteren Berentung erwartet worden war. Hinzu kommt, dass die Autoren in ihrer Studie kaum engere Beziehungen zwischen krankheitsbezogenen Merkmalen im engeren Sinne und der tatsächlichen Berentung aufzeigen konnten. Die Ergebnisse sprechen insofern dafür, dass nicht diejenigen Personen berentet wurden, die mehr Krankheiten oder eine größere Anzahl schwerwiegender krankheitswertiger Störungen aufwiesen, sondern diejenigen, die vor allem arbeits- und leistungsbezogene Probleme aufwiesen.

Eine Untersuchung von Heyse et al. (2004) zum beruflichen Belastungserleben frühpensionierter Lehrer stützt diese Interpretation. Die Ergebnisse basieren auf Aussagen von insgesamt 726 Lehrkräften aus Rheinland-Pfalz, die im Zeitraum von 1998–2001 aus Krankheitsgründen vorzeitig in den Ruhestand versetzt wurden und die mindestens ein Jahr nach dem Ausscheiden zur Situation vor und nach der Pensionierung befragt wurden. Die Frühpensionierten waren gesundheitlich durch mehr somatoforme und stressreaktive körperliche Symptome sowie Schulter-, Nacken- und Rückenschmerzen gekennzeichnet. Deutlicher als die gesundheitlichen Unterschiede traten aber die arbeitsbezogenen Unterschiede im Vergleich zu den alterspensionierten Lehrern hervor: Frühpensionierte erinnerten sich für die letzten 5 Dienstjahre vor der Pensionierung vor allem an stärkere (belastungsabhängige) Stresssymptome, höhere berufliche Anforderungen, stärkeren beruflichen Stress durch die Arbeitsbedingungen und soziale Einflüsse sowie eine negativere Bewertung der eigenen Berufstätigkeit. Auch hier zeigt sich, dass die vorzeitige Berentung/Pensionierung aufgrund von „Krankheit" häufiger als eine Möglichkeit zur Lösung allgemeiner und vor allem berufsbezogener Probleme gesehen und entsprechend instrumentalisiert wurde.

Insgesamt spiegeln die Ergebnisse einen eher beunruhigenden Sachstand zur Leistungsfähigkeit sozialmedizinischer Begutachtung bei Klagen über somatoforme Störungen und chronifizierte Schmerzen wider. Nicht die Versicherten mit den meisten oder schwersten Erkrankungen oder krankheitsbedingten Beeinträchtigungen scheinen die weitgehendste Entlastung im Sinne einer Frühberentung oder -pensionierung zu erhalten, sondern diejenigen, die mit ihren Arbeits- und Erwerbsbedingungen am unzufriedensten sind oder am schlechtesten zurechtkommen. Eine solche Auswahl ist aber von Seiten des Gesetzgebers nicht gewollt, da Probleme der allgemeinen Lebensführung, berufliche Probleme oder normale altersbedingte Beeinträchtigungen ausdrücklich nicht zu den Beeinträchtigungen zählen, die eine zusätzliche Entlastung durch Renten- oder Unfallversicherer rechtfertigen.

1.3.3 Probleme der Interaktion zwischen Proband und Sachverständigem

Probleme der Interaktion zwischen Probanden mit somatoformen Störungen und begutachtenden Sachverständigen können hier nur skizziert werden. Weitergehende Hinweise dazu finden sich in Kapitel 5. Es wurde bereits darauf hingewiesen, dass auf vielen Begutachtungssituationen hohe Erwartungen der Versicherten an das Untersuchungsergebnis lasten, die einen freien und konstruktiven Dialog erschweren können. Manche Probanden empfinden die Begutachtung als unangemessen, andere als entwürdigend, wieder andere als überflüssig. Somatoform gestörte Probanden bringen häufig eine mehrjährige Erfahrung im Umgang mit Ärzten mit, die dadurch geprägt war, dass die Erkenntnisse der Ärzte nicht mit dem unmittelbaren Erleben der Patienten in Einklang zu bringen waren. Das so entstandene Misstrauen oder zumindest eine Verunsicherung gegenüber „Experten" ist dann nicht selten auch in einer Untersuchungssituation spürbar.

Noch weiter erschwert wird die Interaktion von Proband und Sachverständigem in der (sozialrechtlichen) Begutachtung dadurch, dass sich die Beteiligten in Bezug auf ihr gegenseitiges Verhalten in einem Dilemma befinden (vgl. Pielsticker & Dohrenbusch, 2004).

So unterliegt der Proband dem Dilemma, als er einerseits glaubhaft machen muss, dass sein Leiden erheblich ist und bislang nicht hinreichend erfolgreich behandelt werden konnte. Übertreibt (verdeutlicht) er im Sinne seines Entlastungswunsches die Darstellung des Leidens und seiner Beschwerden, so riskiert er, dass seine Klagen als unzutreffend (willentlich verzerrt/aggraviert) bewertet und seine Entlastungswünsche zurückgewiesen werden. Verweist er hingegen auf seine noch erhaltene Belastbarkeit, auf seine aktiven Bewältigungsleistungen oder auf Behandlungs- oder Rehabilitationserfolge, dann gefährdet er sein Entlastungs- oder Berentungsanliegen ebenfalls. Belege für die noch erhaltene Funktionsfähigkeit des Probanden können in diesen Fällen als Argumente gegen die Berechtigung von Entlastungsforderungen angeführt werden.

Demgegenüber befindet sich der Sachverständige in dem Dilemma, einerseits Vertraulichkeit zum Probanden herstellen zu müssen. Diese Vertrauensbasis ist erforderlich, um die Informationen vom Probanden zu erhalten, die zur Bewertung der gesundheitlichen Situation und zur Beantwortung der Beweisfragen erforderlich sind. Um dies zu erreichen, muss er sich in die Situation des Versicherten hineindenken, er muss in der Lage sein, emotionale Spannungen oder Konflikte des Probanden zu verstehen, und er sollte versuchen, dessen Perspektive auch weitgehend nachzuvollziehen. Andererseits muss der Sachverständige auf die nötige Distanz und Neutralität achten, er muss sich selbst wie auch seinem Gegenüber vergegenwärtigen, dass er kein Therapeut und kein „Verbündeter" des Probanden in seinem Bemühen um Entlastung ist. Zu dem Bemühen um Neutralität gehört auch, dass der Sachverständige die Gültigkeit und Zuverlässigkeit der Angaben des Versicherten kritisch hinterfragt und dass er im Gespräch ggf. auch konfrontierende Äußerungen macht. Insbesondere bei Beweisfragen zur Funktions- und Leistungsfähigkeit kann es für ihn daher nicht nur darum gehen, eine empathische und verständnisvolle Beziehung zum Probanden aufzubauen. Der Sachverständige darf nicht verkennen, dass er als Gutachter im Sozialrecht vor allem Funktionsbeeinträchtigungen und -fähigkeiten des Versicherten zu prüfen hat. Eine einseitig wohlwollend-empathisch-einfühlsame Haltung dürfte dabei ebenso wenig konstruktiv und zielführend für die Gestaltung des gutachterlichen Dialogs und die Entscheidungsfindung sein wie eine Haltung, die sich auf den Nachweis der noch verbliebenen Funktions- und Leistungsfähigkeit beschränkt.

1.4 Zielsetzung des Buches

Die skizzierten Ergebnisse zu den Problemen der Sachverständigen, zur Qualität der Begutachtung und zur Vorhersage einer späteren Berentung verweisen auf Probleme in der aktuellen Begutachtungspraxis. Sie illustrieren nicht nur die Schwierigkeiten der Sachverständigen bei der Begutachtung von Personen mit Entlastungs- und Berentungswünschen, sondern auch das Risiko eines missbräuchlichen Umgangs mit der Krankenrolle im System der sozialen Sicherung. Einerseits scheint es zumindest fraglich, ob eine Berentungsentscheidung unter den gegenwärtigen Bedingungen regelmäßig zugunsten derjenigen Versicherten ausfällt, die tatsächlich Entlastung aufgrund ihrer Erkrankung oder krankheitswertigen Störung am dringendsten benötigen. Andererseits zeigen die Ergebnisse, dass existenzielle (finanzielle) Bedingungen und arbeits(-platz)bezogene Einflüsse Berentungsentscheidungen erheblich beeinflussen. Sie weisen darauf hin, dass fehlende berufliche Perspektiven, spezifische Motive des Arbeitgebers, berufliche Überlastung, die fehlende Bereitschaft, sich beruflich oder arbeitsbezogen umzuorientieren oder auch finanzielle Probleme der Betroffenen möglicherweise häufiger zu „krankheitsbedingten" Entlastungen oder Berentungen führen als gesundheitliche Beeinträchtigungen im engeren Sinne.

Vor diesem Hintergrund liefert die vorliegende Publikation eine Auswahl von Informationen und Analysen zu den Hintergründen und Vorgehensweisen klinischer Begutachtung. Der erste Teil beschreibt die Begutachtung von Personen mit somatoformen Beschwerden als eine Aufgabe, die nur interdisziplinär gelöst werden kann. Sie erfordert ein *multimodales und multimethodales, nach Ausschluss körperlicher Beschwerdeursachen aber primär psychodiagnostisch ausgerichtetes Vorgehen*. Der zweite Teil behandelt vor allem Fragen der Begutachtungspraxis insbesondere zu Fragen der Behinderung und der Erwerbsfähigkeit. Begutachtung im klinisch-therapeutischen Kontext etwa zur Begründung von Therapiemaßnahmen, zur Bewertung des Behandlungsfortschrittes oder zur abschließenden Bewertung der Wirksamkeit von Therapie- oder Rehabilitationsmaßnahmen werden nicht vertieft. Ebenso werden Probleme der *Kausalitätsbegutachtung*, also der Begutachtung von Unfallfolgen nicht ausführlich behandelt. Das schließt nicht aus, dass einzelne Beiträge zu grundsätzlichen Fragen der Begutachtung, etwa zu Leitlinien der Begutachtung, auch Informationen zu diesen Themen liefern.

Der dritte Teil zu „speziellen Problemen klinischer Begutachtung im Sozialrecht" behandelt *motivationale Bedingungen und Einflüsse* auf das Beschwerdebild innerhalb (Kap. 10) und außerhalb (Kap. 11) der Begutachtungssituation. Diese Schwerpunktsetzung wurde deshalb vorgenommen, weil motivationale, d. h. bewusstseinsnahe, nicht krankheitswertige Einflüsse das Erscheinungsbild wie auch dessen sozialrechtliche Bewertung erheblich mitbestimmen können.

Schließlich illustrieren im vierten Teil drei Fallberichte die Umsetzung der Ausführungen zur Planung und Durchführung gutachterlicher Untersuchungen und zur Entscheidungsfindung. Dabei handelt es sich um teilweise gekürzte, in Aufbau und Diktion aber erhaltene anonymisierte Originalgutachten, die jeweils mit Kommentaren versehen sind.

2 Bedingungen einer evidenzbasierten Begutachtung von Personen mit psychischen Störungen

Unter evidenzbasierter Praxis versteht man eine Vorgehensweise des medizinischen Handelns, einzelne Patienten auf der Basis der besten zur Verfügung stehenden wissenschaftlichen Daten zu versorgen. Das Vorgehen umfasst die systematische Suche nach der empirischen Evidenz in der medizinischen Literatur für ein konkretes klinisches Problem, die kritische Beurteilung der Evidenz nach klinisch-epidemiologischen Gesichtspunkten und die Anwendung dieser Evidenz auf den einzelnen Patienten. Die Forderungen einer evidenzbasierten Praxis, jeden einzelnen Patienten auf der Basis der besten zur Verfügung stehenden Daten zu versorgen, haben mittlerweile die meisten Bereiche der Medizin erfasst und Entscheidungs- und Handlungsprozesse in der Behandlung verschiedener Patientengruppen beeinflusst. Demgegenüber sind für die Praxis sozialmedizinischer Begutachtung nur vergleichsweise schwache Bemühungen erkennbar, Entscheidungs- und Handlungsprozesse stärker evidenzbasiert auszurichten. Dabei bestehen durchaus Ähnlichkeiten zwischen therapeutischen und gutachterlichen Problemen und Entscheidungsprozessen, die eine stärkere Evidenzbasierung auch des gutachterlichen Vorgehens nahe legen würden: So geht es in beiden Fällen darum, eine dem jeweiligen Gesundheitszustand angemessene individuelle Entscheidung zum weiteren Vorgehen zu treffen und dies weitestgehend fachwissenschaftlich zu begründen, in beiden Fällen initiiert der Patient/Proband die Abläufe aufgrund seiner gesundheitlichen Beschwerden und Beeinträchtigungen, in beiden Fällen können die Entscheidungen für den Patienten bzw. Probanden erhebliche Auswirkungen haben. Andererseits unterscheidet sich das therapeutische Setting natürlich auch vom gutachterlichen etwa durch die jeweiligen Fragestellungen, die Auswahl des Experten, die rechtlichen Hintergründe, die Qualität und die zeitliche Dauer der jeweiligen Auswirkungen usw. So kann die Qualität einer optimalen therapeutischen Entscheidung relativ leicht am individuellen Behandlungserfolg abgelesen werden, während die Qualität einer Begutachtungsentscheidung grundsätzlich gleichermaßen sowohl vom Nutzen für den Einzelnen als auch vom Nutzen für das Versorgungssystem her gedacht werden muss. Auch geht eine Evidenzbasierung von Begutachtungsprozessen anders als die Evidenzbasierung therapeutischer Entscheidungen erkennbar über das traditionelle Gebiet der Medizin (Beschreibung, Erklärung und Behandlung von Krankheiten) hinaus, da es hier vorrangig um Funktions-, Arbeits- und Leistungsbeeinträchtigungen und ihre ökonomischen Auswirkungen geht, um Fragen also, die für die medizinische Wissenschaft bislang nicht zentral waren. Dementsprechend liegen auch für gutachterliches Handeln anders als für therapeutisches keine evidenzbasierten, sondern nur konsensusbasierte Leitlinien vor. Dennoch bleibt die Frage, ob sich aus der offenbar zunehmenden Evidenzbasierung der therapeutischen Medizin auch Impulse für die Begutachtung ergeben könnten.

2.1 Evidenzbasierte Begutachtung psychischer Störungen im Sozialrecht?

Bislang ist eine evidenzorientierte Bewegung, wie sie sich in vielen Teilbereichen der Medizin zur Begründung therapeutischer Handlungsentscheidungen entwickelt hat, für die sozialmedizinische Begutachtung psychischer und somatoformer Störungen nicht zu erkennen. Ein Grund dafür mag neben den genannten Gründen auch die Freiheit des Sachverständigen in der sozialrechtlichen Bewertung von Krankheiten und krankheitswertigen Störungen sein, die die Begutachtungspraxis bestimmt und die weiter geht als die Freiheit des therapeutisch tätigen Sachverständigen/Arztes. Die Freiheit der Urteilsbildung des ärztlichen Sachverständigen ist festgelegt in den Anhaltspunkten für die ärztliche Gutachtertätigkeit. Dort heißt es: „In der ärztlichen Beurteilung ist der Sachverständige frei und keinen Weisungen unterworfen. Abweichungen von der herrschenden medizinischen Lehrmeinung sind als solche zu kennzeichnen und ausführlich zu begründen" (Bundesministerium für Gesundheit und Soziale Sicherung, 2004, S. 3). Der Sachverständige kann daher relativ frei entscheiden, ob und in welchem Umfang er der herrschenden Lehrmeinung folgt oder nicht. Es wird in den Anhaltspunkten, die als verbindliche Richtlinien gelten können (vgl. Kap. 3), auch keine Notwendigkeit gesehen, „die Lehrmeinung" im Sinne der evidenzbasierten Medizin zu bewerten.

Die Anhaltspunkte für die ärztliche Gutachtertätigkeit enthalten noch weitere Hinweise auf die – im Vergleich zu therapeutischen Entscheidungen – relativ schwächere Bedeutung, die der Evidenzbasierung von Entscheidungen in der Begutachtung zukommt. Wissenschaftliche Erkenntnisse und die persönliche Erfahrung des Sachverständigen werden für die gutachterliche Entscheidungsfindung als weitgehend gleichwertig qualifiziert. Die Anhaltspunkte führen dazu aus: „Aus der wissenschaftlichen Erkenntnis und der ärztlichen Erfahrung soll der Sachverständige die Sachlichkeit herleiten, die jede Begutachtung erfordert" (S. 4). Lediglich zu Fragen der Beurteilung von Krankheitsursachen wird der Wissenschaftsbezug explizit herausgestellt: „Bei Beurteilungen im sozialen Entschädigungsrecht müssen zur Beantwortung der Zusammenhangsfrage alle mitwirkenden Bedingungen aufgezeigt und die naturwissenschaftlichen Ursachen in einer Gesamtbetrachtung der pathogenetischen Faktoren erörtert werden" (S. 17). Eine Ausrichtung an den naturwissenschaftlich unbestimmten Rechts- bzw. Verwaltungsbegriffen und eine entsprechend schwächere Ausrichtung an empirischer Evidenz kommt indessen bei Fragen zum Funktions- und Leistungsniveau zum Ausdruck. Hierzu heißt es: „Der Gutachter (…) bewertet nach medizinischen Gesichtspunkten den GdB/MdE-Grad entsprechend dem Inhalt des GdB/MdE-Begriffs (…)" (S. 19). Durch den Hinweis, dass die Bewertung der Minderung der Erwerbsfähigkeit oder des Grades der Behinderung durch Erfahrungswerte begründet ist, wird dieser Eindruck noch verstärkt: „Die in der GdB/MdE-Tabelle aufgeführten Werte (…) sind aus langer Erfahrung gewonnen und stellen altersunabhängige (auch trainingsunabhängige) Mittelwerte dar" (Bundesministerium für Gesundheit und Soziale Sicherung, 2004, S. 22).

Individuellen und kollektiven Erfahrungswerten sollte den Anhaltspunkten zufolge in der sozialmedizinischen Begutachtung also breiter Raum gegeben werden. Ein noch klareres Bekenntnis zur Bedeutung individueller Erfahrungswerte des einzelnen Sachverständigen findet sich bei der Bewertung psychischer Störungen und Beeinträchtigungen. Hierzu heißt es: „Gehen seelische Begleiterscheinungen erheblich über die dem Ausmaß der organischen Veränderungen entsprechenden üblichen seelischen Begleiterscheinungen hinaus, so ist eine höhere GdB/MdE-Bewertung berechtigt. Vergleichsmaßstab kann aber – im Interesse einer gerechten Beurteilung – nicht der behinderte Mensch sein, der überhaupt nicht oder kaum unter seinem Körperschaden leidet; Beurteilungsgrundlage ist wie immer die allgemeine ärztliche Erfahrung hinsichtlich der regelhaften Auswirkungen" (S. 24).

Die Belege machen deutlich, dass die sozialmedizinische Begutachtungspraxis noch weitgehend durch eine Bewertungs- und Entscheidungspraxis bestimmt ist, die im therapeutischen Bereich durch eine stärkere Evidenzbasierung gerade überwunden werden sollte.

Im Ergebnis haben die Anhaltspunkte für die ärztliche Gutachtertätigkeit vermutlich dazu beigetragen, dass sich sozialmedizinische Begutachtung heute erklärtermaßen stärker konsensus- statt evidenzbasiert darstellt. Abstimmungsprozesse und Vereinheitlichungen des gutachterlichen Vorgehens werden vor allem durch Publikationen in einschlägigen Zeitschriften, durch Leitlinien der Versicherer bzw. Auftraggeber oder durch ausgewählte Monographien zu Fragen der Durchführung von Gutachten oder der gutachterlichen Argumentation angestrebt (z. B. Bruns, 1994; Wölk, 1995; Widder & Aschoff, 1995; Schneider, Henningsen & Rüger, 2001; Foerster, 2001, Verband deutscher Rentenversicherer, 2000, 2001; Hauptverband der gewerblichen Berufsgenossenschaften, 2001). Diese Leitlinien und Empfehlungen stellen zweifellos wichtige praktische Hilfen für die Begutachtung körperlich oder psychisch beeinträchtigter Personen dar (vgl. Kap. 3). Dennoch bleiben Fragen zur Qualität der Begutachtung insbesondere psychischer Störungen, die teilweise bereits im ersten Kapitel skizziert wurden, z. B.: Wie zuverlässig beurteilen Sachverständige psychische Sachverhalte? Wie sehr reflektieren sie die Besonderheiten der Begutachtungssituation? Inwiefern ist sichergestellt, dass wirklich die Hilfebedürftigsten die meiste Unterstützung erfahren?

Die o. g. Probleme deuten an, dass eine einseitige und zu starke Ausrichtung auf konsensusbasierte Leitlinien auch Risiken bergen kann, etwa das Risiko, dass neue wissenschaftliche Erkenntnisse zu gutachterlich relevanten Fragen nicht im notwendigen Umfang oder erst mit erheblicher zeitlicher Verzögerung berücksichtigt werden. Dabei nimmt der Umfang empirisch gestützten Wissens zu gutachterlich relevanten Themen wie z. B. zur Kausalität psychischer Störungen, zu den Auswirkungen psychischer Störungen und Erkrankungen auf die Funktions- und Arbeitsfähigkeit der Betroffenen, zu psychodiagnostischen Methoden oder zur Erfassung willentlicher Verzerrungen oder Verfälschungen bei der Beschwerdedarstellung ständig zu. Diese kontinuierliche Zunahme begutachtungsrelevanten Wissens sollte Anlass genug sein, sich über eine stärkere Evidenzbasierung gutachterlicher Entscheidungsfindung Gedanken zu machen.

2.2 Welche Komponenten könnten, welche sollten stärker evidenzbasiert sein?

Fragt man danach, auf welche Wissens- und Kompetenzbereiche sich Bewertungsentscheidungen bei der Beurteilung psychisch gestörter Probanden stützen *könnten*, so sind generell Wissensbereiche zum Beschwerdebild und Wissensbereiche zur Durchführung der Begutachtung zu unterscheiden. Das Wissen zum Beschwerdebild beinhaltet Kenntnisse zu den Ursachen, zum Verlauf, zum Erscheinungsbild, zur Klassifikation und zur Behandlung der Störung sowie zu den Auswirkungen auf die Funktions- und Arbeitsfähigkeit. Das Wissen zur Durchführung der Begutachtung betrifft Möglichkeiten, wie diese Zusammenhänge am einzelnen Probanden objektiviert werden können, also Fragen der Diagnostik, der Auswahl und Anwendung geeigneter Untersuchungsverfahren, der Integration und Bewertung der erhobenen Informationen und der Urteilsbildung. Zu allen genannten Themen liegen natur- und sozialwissenschaftliche Untersuchungsergebnisse vor, wenn auch in jeweils unterschiedlichem Umfang und unterschiedlicher Qualität, sofern man die Bewertungskriterien zur evidenzbasierten Beurteilung wissenschaftlicher Studien zugrunde legt.

Bei der Suche nach Themen, die ggf. stärker evidenzbasiert behandelt werden könnten, sollte nicht übersehen werden, dass sich manche Bereiche der Entscheidungsfindung einer Evidenzbasierung ganz oder teilweise verschließen. Gutachterliche Entscheidungen sind mitunter auch Ausdruck individueller oder kollektiver Wertentscheidungen. Gerade bei psychischen Störungen scheint das Risiko erhöht, dass in gutachterliche Entscheidungen etwa zu Fragen der Funktionsbeeinträchtigung, der Belastbarkeit oder der Zumutbarkeit von Anstrengungen zur Überwindung der gesundheitlichen Probleme auch persönliche und kollektive Wertentscheidungen mit einfließen können. Manche Sachverständige sehen z. B. psychische Störungen weitgehend als überwindbar an, für andere handelt es sich um lebenslange Anpassungsprozesse, die sie für letztlich nicht überwindbar halten. Manche neigen dazu, vorgetragene Beschwerden zunächst grundsätzlich als glaubhaft und Ausdruck eines realen Leidens anzusehen, andere sind eher geneigt, Beschwerden in einer Untersuchungssituation immer erst auf ihre Gültigkeit hin zu überprüfen. Die Einstellungen oder Überzeugungen, die sich in solchen grundlegenden Denk- oder Verhaltensweisen widerspiegeln, können zweifellos das jeweilige Vergleichsniveau für gutachterliche Bewertungsentscheidungen beeinflussen. Als weltanschauliche oder politische Überzeugungen sind sie zu einem gewissen Grad auch immun gegen die Wirkung empirischer Untersuchungsergebnisse. So bleibt in jeder Begutachtungsentscheidung gerade auch bei der Bewertung psychisch gestörter Personen ein Rest an persönlicher Bewertung, der auch nicht weiter durch empirisches Wissen abgesichert werden kann.

Umso mehr stellt sich die Frage, welche Teile der Begutachtung stärker evidenzbasiert sein sollten. Vernünftigerweise sollte sich die Evidenzbasierung sowohl an den gutachterlichen Fragestellungen als auch an den Bedingungen orientieren, unter denen Begutachtungsleistungen erbracht werden. Folgt man dieser Ausrichtung, so sollten die folgenden Wissens- und Kompetenzbereiche sozialmedizinischer bzw. sozialrechtlicher Begutachtung so gut wie möglich empirisch gestützt (d. h. „evidenzbasiert") sein:

- Wissen zur *Kausalität* psychischer Störungen. Die Begutachtung der Kausalität einer psychischen Störung wird in dem Maße „evidenzbasiert" sein, in dem empirisch gestütztes Wissen zu prädisponierenden, auslösenden und aufrechterhaltenden Bedingungen für die zu beurteilende Störung vorliegt, der Sachverständige über dieses Wissen verfügt und in der Lage ist, dieses auf den Einzelfall anzuwenden.
- Wissen zu den *Auswirkungen psychischer Störungen auf das Funktionsniveau*. Die Auswirkungen psychischer Störungen auf das Funktionsniveau zählen in der

sozialrechtlichen Begutachtung psychischer (und auch körperlicher) Störungen und Erkrankungen zu den häufigsten Fragestellungen. Evidenzbasiertes Wissen zu den Auswirkungen psychischer Störungen kann sich auf Studien stützen, in denen die Auswirkungen einzelner Störungsbilder auf verschiedene Funktionsebenen (z. B. Stimmung, Beweglichkeit, Selbstversorgung, Körperpflege, Einnahme sozialer Rollen, Arbeitsfähigkeit) beschrieben und erklärt werden.

- Wissen zur *Therapierbarkeit und Rehabilitierbarkeit* psychisch gestörter Personen. Zur Therapierbarkeit psychischer Störungen liegen bereits in Anlehnung an die für körperliche Erkrankungen zusammengestellten evidenzbasierten Therapieleitlinien (vgl. Arzneimittelkommission der Deutschen Ärzteschaft, 2002) Expertisen vor, die mit dem Ziel formuliert wurden, psychotherapeutisches Handeln weitgehend auf wissenschaftliche Evidenz zu gründen. Wissen zur Therapierbarkeit und Rehabilitierbarkeit psychisch gestörter Personen liegt z. B. in Form von Studien vor, in denen Indikationsmerkmale für Therapie- oder Rehabilitationsmaßnahmen untersucht oder in denen die Wirksamkeit therapeutischer oder rehabilitativer Vorgehensweisen nachgewiesen wird.
- Wissen zu *Besonderheiten von Personen in sozialrechtlichen Konfliktsituationen*. Im ersten Kapitel wurde bereits beschrieben, dass Personen in (sozialrechtlichen) Begutachtungssituationen nur bedingt mit Personen in klinisch-therapeutischen Situationen vergleichbar sind. Das Wissen zu den Besonderheiten dieser Gruppe kann sich auf Untersuchungen stützen, in denen Merkmale psychisch gestörter Personen, Merkmale der Therapierbarkeit der Störungen, der Rehabilitierbarkeit und der Arbeitsfähigkeit psychisch Gestörter jeweils im Zusammenhang mit rechtlichen Auseinandersetzungen empirisch untersucht, beschrieben und erklärt werden.
- *Wissen zum gutachterlichen Vorgehen*. Schließlich kann das gutachterliche Vorgehen selbst in dem Maße evidenzbasiert sein, in dem Aussagen zur Eignung von Untersuchungsstrategien oder Untersuchungsmethoden durch empirische Untersuchungen gestützt sind. Wissen zum gutachterlichen Vorgehen können z. B. Untersuchungen liefern, die Erkenntnisse zu den Risiken der selektiven Wahrnehmung in der Begutachtungssituation oder zur Interpretation und Gewichtung gutachterlich relevanter Informationen vermitteln.

Für die genannten Wissensbereiche erscheint es sinnvoll, den Grad ihrer empirischen Absicherung zu klären und so im Sinne evidenzbasierter Leitlinien aufzubereiten, dass sie von Sachverständigen aufgenommen und entsprechend praktisch umgesetzt werden können. Dies setzt voraus, dass die Forschung genügend Wissen bereitstellt, aus dem der Grad empirischer Absicherung erschlossen werden kann.

2.3 Das Forschungsvolumen als eine Bedingung der Evidenzbasierung von Begutachtungsentscheidungen

Der vorliegende Beitrag zielt darauf, ein Bild der Bedingungen bzw. Voraussetzungen einer möglichen Evidenzbasierung gutachterlich relevanter Wissensbereiche zu zeichnen. Es soll nicht darum gehen, Aussagen zur gegenwärtigen Evidenzbasierung von Begutachtungsentscheidungen anhand vorliegender Studienergebnisse zu formulieren.

Eine von mehreren Voraussetzungen für die verstärkte Evidenzbasierung gutachterlicher Entscheidungen ist eine *hinreichende Anzahl empirischer Untersuchungen zu sozialrechtlich und gutachterlich relevanten Fragestellungen*. Über die Anzahl geeigneter Untersuchungen kann geschätzt werden, inwiefern die Voraussetzungen für ein evidenzbasiertes gutachterliches Vorgehen zum gegenwärtigen Zeitpunkt gegeben sind. Möglich ist dies über eine Datenbankrecherche mit ausgewählten Suchbegriffen. Bei einer wissenschaftlichen Datenbank kann erwartet werden, dass die Anzahl geeigneter empirischer Studien zu einem bestimmten wissenschaftlichen Sachverhalt annähernd proportional ist zur Anzahl aller Publikationen, die diesen Sachverhalt behandeln.

Vorteile und Risiken einer Ausrichtung am Forschungsumfang

Der Vorteil eines suchwortorientierten Vorgehens liegt in der leichten Verfügbarkeit der Daten. Über Suchworte lassen sich Themenbereiche eingrenzen, und die ermittelte Trefferrate vermittelt ein Bild davon, welche Themen und Fragestellungen den wissenschaftlichen Diskurs zu einer gegebenen Zeit bestimmt haben. Da die Such- bzw. Schlüsselbegriffe die wichtigsten Inhalte und Bezüge jeder Publikation enthalten sollten, ist anzunehmen, dass über Suchbegriffe das Volumen wissenschaftlicher Erkenntnisse oder die Intensität des wissenschaftlichen Diskurses zu einem gegebenen Thema geschätzt werden kann. Zugleich kann erwartet werden, dass in einer internationalen Datenbank durch den Begriff „empirical study" die Trefferzahl auf empirische Untersuchungen eingeengt werden kann.

Auf der anderen Seite liefert eine suchwortbegründete Statistik zur Häufigkeit themenbezogener empirischer Untersuchungen nur eingeschränkte Erkenntnisse, weil allein die Anzahl von Publikationen nichts über deren Zustandekommen oder deren Qualität aussagt. Ein Nachteil ist auch darin zu sehen, dass Schlüsselworte in der Regel von den Autoren selbst festgelegt werden. Sie spiegeln daher nicht unbedingt den Inhalt der Publikationen wider, sondern bringen ggf. zum Ausdruck, was der Autor für relevant hält und in welchem inhaltlichen Bezug er den Beitrag sieht oder sehen möchte.

2.4 MEDLINE-Recherche zu den Bedingungen evidenzbasierter Begutachtung

2.4.1 Auswahl begutachtungsrelevanter Suchbegriffe

Die folgende Recherche sollte Informationen dazu liefern, in welchem Umfang internationale Forschungsarbeiten publiziert wurden, die für die sozialrechtliche Begutachtung von Personen mit psychischen Störungen und chronifizierten Schmerzen relevant sind. Auf der Grundlage der oben skizzierten Überlegungen, welche begutachtungsrelevanten Wissensbereiche nach Möglichkeit stärker evidenzbasiert sein sollten, wurden die folgenden (englischen) Suchbegriffe festgelegt:

- *„etiology"*: Durch diesen Begriff sollte die Zahl von Publikationen zu Fragen der Kausalität psychischer Störungen ermittelt werden. Arbeiten zur Ätiologie beinhalten bei psychischen Störungen Ergebnisse zu Risikofaktoren bzw. zu personalen und/oder umweltbezogenen prädisponierenden, störungsauslösenden und störungsaufrechterhaltenden Faktoren.
- *„impairment"*, *„disability"*, *„handicap"*: Diese Begriffe bezeichnen Studien, die die Auswirkungen psychischer Störungen auf das Funktionsniveau untersuchen. „Impairment" bezeichnet gemäß WHO die Ebene der unmittelbaren körperlichen oder psychischen Beeinträchtigung (z. B. körperliche Schäden, psychische Symptome), „disability" die Beeinträchtigung der Betroffenen in ihren Alltagsfunktionen (z. B. Bewegungsfähigkeit, Selbstversorgung, Körperpflege) und „handicap" die Auswirkungen der Störung auf die Teilhabe am Leben, z. B. auf die Einnahme sozialer Rollen und auf die Arbeitsfähigkeit.
- *„treatment outcome"*, *„rehabilitation"*: Diese Suchbegriffe identifizieren Studien, die Fragen der Therapierbarkeit von (psychischen) Störungen und Erkrankungen (Behandlung, Behandlungsergebnis) sowie der Wiederherstellung der Funktions- und Arbeitsfähigkeit (Rehabilitation) nachgehen.
- *„litigation"* (Rechtsstreit, Prozess): Der Begriff „litigation" identifiziert Studien, die rechtliche Auseinandersetzungen im medizinischen Kontext betreffen. Dies können Studien zur Beurteilung oder Behandlung von Personen in rechtlichen Konfliktsituationen sein, Studien zur Bewertung der Vernehmungsfähigkeit im Strafprozess, zur Beurteilung von Störungen oder Erkrankungen im Strafvollzug, zu den rechtlichen Auswirkungen von Erkrankungen oder Störungen, aber z. B. auch Rechtsstreitigkeiten im Zusammenhang mit ärztlichem Handeln.
- *„compensation"*, *„claim for damages"*: Diese Begriffe kennzeichnen Studien bzw. Publikationen, die Zusammenhänge zwischen erlittenen Schäden bzw. Erkrankungen einerseits und Versicherungsleistungen oder Entschädigungen andererseits untersuchen.
- *„pension"* (Rente): Der Begriff sollte zu Publikationen führen, die Informationen über Personen liefern, die aufgrund gesundheitlicher Probleme eine vorzeitige Rente anstreben oder bereits erhalten. Der Begriff liefert aber auch Studien, die an altersbedingt berenteten Personen durchgeführt wurden.
- *„assessment method"* (Messmethode): Der Suchbegriff identifiziert Studien, die Informationen über Mess- und Untersuchungsmethoden liefern. Darunter fallen auch Untersuchungen, die sich mit der Beschreibung, Quantifizierung und zufallskritischen Bewertung von Störungen und Erkrankungen befassen. Die Analyse einer Auswahl empirischer Studien zu dem Suchbegriff ergab, dass die Studien Informationen liefern zu medizinischen oder psychodiagnostischen Mess- und Untersuchungsverfahren, zur Bewertung dieser Verfahren, zur Erfassung der Art und Schwere von Störungen und Erkrankungen, zur Klassifikation von Störungen und Erkrankungen, zur Bewertung der Auswirkungen von Beschwerden und zur statistischen Bewertung von Messergebnissen.
- *„malingering"*, *„feign"*, *„fake"*, *„deception"* (Aggravation, Simulation, Täuschung): Die Suchbegriffe weisen auf Untersuchungen hin, die Erkenntnisse zur Kontrolle von Verfälschungstendenzen liefern.

Um ein differenziertes Bild zum Forschungsvolumen in Bezug auf psychische Störungen zu gewinnen, wurden die genannten Suchbegriffe mit allen Hauptdiagnosegruppen für psychische Störungen und mit Bezeichnungen für chronische

Schmerzsyndrome kombiniert. Die folgenden Bezeichnungen für psychische Störungen oder chronische Schmerzen wurden verwendet:
Mental disorder (psychische Störung), Schizophrenia (Schizophrenie), Depression, Major Depression, Bipolar Disorder (bipolare Störung), Dysthymia (Dysthymie), Anxiety (Angst), Anxiety Disorder (Angststörung), Phobia (Phobie), Obsessive Compulsive Disorder (Zwangsstörung), PTSD (Posttraumatische Belastungsstörung), Somatoform Disorder (Somatoforme Störung), Chronic Pain (chronischer Schmerz), Pain Disorder (somatoforme Schmerzstörung), Chronic Back Pain (chronischer Rückenschmerz), Fibromyalgia (Fibromyalgie), Neurasthenia (Neurasthenie), Conversion Disorder (Konversionsstörung), Substance Abuse (Störungen durch Missbrauch psychotroper Substanzen), Alcoholism (Alkoholmissbrauch oder -abhängigkeit), Insomnia (Schlafstörung), Anorexia nervosa, Bulimia nervosa, Personality Disorder (Persönlichkeitsstörung).

2.4.2 Procedere

Die Recherche wurde im August 2004 an der derzeit umfangreichsten elektronischen medizinischen Datenbank (medline) durchgeführt. Als Suchbegriffe wurden jeweils ein Störungsbegriff (z. B. Chronic Pain) in Kombination mit dem Begriff „empirical study" und der jeweiligen begutachtungsrelevanten Kategorie (z. B. impairment) eingegeben. Auf eine Zeitraumbegrenzung wurde verzichtet, d. h. die gefundene Anzahl entsprach der Zahl aller bis zu diesem Zeitpunkt in der Datenbank gespeicherten Publikationen mit der entsprechenden Suchwortkombination. Für ausgewählte Kombinationen wurde der tatsächliche Anteil empirischer Studien am Rechercheergebnis stichprobenartig geprüft. Dabei stellte sich heraus, dass der tatsächliche Anteil an kontrollierten empirischen Studien je nach Kombination mit anderen Suchbegriffen erheblich variierte. Es zeigte sich, dass je nach Störungsbild und Stichwortkombination zwischen 20 und 65 % der Arbeiten, die als „empirische Studien" ausgegeben worden waren, keine empirischen Studien im engeren Sinne waren. Zumeist handelte es sich um theoretische Arbeiten, Analysen, Diskussionsbeiträge oder Übersichten, die sich auf die Ergebnisse empirischer Studien bezogen. Tabelle 2.1 gibt einen Überblick über das Forschungsvolumen (Anzahl von Publikationen) zu gutachterlich relevanten Suchbegriffen ohne weitere Einschränkungen. Bereits auf den ersten Blick zeigen sich erhebliche Unterschiede, die darauf hindeuten, dass bislang nicht alle Facetten der Begutachtung psychisch beeinträchtigter Personen in ähnlichem Umfang wissenschaftlich untersucht worden sind.

Tab. 2.1: Anzahl von Publikationen zu gutachterlich relevanten Suchbegriffen nach MEDLINE, 2004

Suchbegriffe zu gutachterlich relevanten Fragestellungen	Anzahl pro Begriff
Ätiologie (etiology)	4,6 Mio.
Körperlicher Schaden/Funktionsstörung (impairment)	96 000
Funktionseinschränkung im Alltag (disability)	51 000
Soziale und arbeitsbezogene Funktionseinschränkungen (handicap)	5 400

Fortsetzung auf S. 39

Suchbegriffe zu gutachterlich relevanten Fragestellungen	Anzahl pro Begriff
Therapieerfolg/Therapieergebnis (treatment outcome)	240 000
Rehabilitation (rehabilitation)	253 000
Rechtsstreit/Streitverfahren (litigation)	205 000
Materielle Entschädigung/Rentenleistung (compensation)	24 000
Berentung (pension)	4 000
Messmethode/Untersuchungsmethode/Begutachtungsmethode (assessment method)	56 000
Aggravation/Simulation (malingering)	1 800
Täuschen/Vortäuschen/Verfälschen (feign, deception)	2 400

2.4.3 Ergebnisse

Forschungsvolumen zu ursächlichen Bedingungen psychischer Störungen

Zu Fragen der Ätiologie psychischer Störungen lagen mit Abstand die meisten Untersuchungen vor (s. Tab. 2.2). Die Voraussetzungen dafür, Fragen zu den ursächlichen Bedingungen psychischer Störungen mit Bezug auf empirische Ergebnisse beantworten zu können, sind demnach vergleichsweise günstig. Die Studien behandeln den Einfluss genetischer, strukturell-anatomischer, biochemischer, physiologischer, demographischer, entwicklungspsychologischer, allgemeinpsychologischer, sozialpsychologischer, persönlichkeitspsychologischer, lernpsychologischer, psychoanalytischer, systemischer, soziologischer und sonstiger sozialer Bedingungen auf die Entstehung und Aufrechterhaltung psychischer Störungen. Die besten Voraussetzungen für eine evidenzbasierte Bewertung psychischer Störungen sind auf der Grundlage des quantitativen Forschungsumfangs für affektive Störungen (Depression), Störungen durch Substanzmissbrauch und Substanzabhängigkeit, Alkoholismus, Angststörungen und Schizophrenie gegeben. Vergleichsweise schwach ist die empirische Ausgangslage für die Beurteilung kausaler Zusammenhänge z.B. für eine chronische depressive Verstimmung (Dysthymie), Neurasthenie oder für Konversionsstörungen. Nur etwa jede 60. Arbeit, die sich mit der Ätiologie psychischer Störungen befasst, behandelt explizit die Ätiologie somatoformer Störungen, während sich etwa jede dritte Arbeit mit den Ursachen von depressiven Störungen und von Störungen durch psychotrope Substanzen auseinander setzt. Geht man davon aus, dass somatoforme Störungen im medizinischen Behandlungsalltag wahrscheinlich sehr häufig auftreten, so zeichnet sich im Forschungsvolumen ein Missverhältnis zwischen den traditionell großen Störungsgruppen Sucht und Depression einerseits und den ätiologisch unklaren körperlichen Beschwerden und Krankheitsverhaltensstörungen andererseits ab.

Der Forschungsumfang zur Ätiologie chronischer Schmerzsyndrome oder der somatoformen Schmerzstörung war gemessen an den Studien zur Ätiologie von Depressionen oder Störungen durch Substanzmissbrauch ausgesprochen gering. Der tatsächliche Umfang der Arbeiten zur Ätiologie chronischer Schmerzen dürfte jedoch deutlich größer als hier angegeben sein, weil chronische Schmerzsyndrome häufig unter anderen Bezeichnungen (in der Regel den Bezeichnungen für die tatsächlich oder mutmaßlich zugrunde liegende körperliche Erkrankung) behandelt werden.

Forschungsvolumen zu den Folgen psychischer Störungen

Vergleicht man die absolute Häufigkeit, mit denen die drei WHO-Stichworte zur Beschreibung krankheitsbedingter Funktionsbeeinträchtigungen in den Datenbanken genannt sind, so zeichnen sich klare Forschungsschwerpunkte ab: Insgesamt ca. 96 000 Publikationen zu Fragen der unmittelbaren körperlichen oder psychischen Beeinträchtigung (impairment) standen 51 000 Publikationen zu Fragen der Funktionsbeeinträchtigung im Alltag (disability) und lediglich etwa 5 400 zu Fragen der Beeinträchtigung sozialer und arbeitsbezogener Beeinträchtigungen (handicap) gegenüber. Offensichtlich fiel das Forschungsvolumen umso geringer aus, je stärker die soziale Funktions- und Arbeitsfähigkeit und damit zugleich auch sozialrechtlich bzw. gutachterlich relevante Aspekte behandelt wurden. Auf eine Publikation zu den funktionsbezogenen Auswirkungen von Krankheit entfielen knapp 20 Publikationen zu den unmittelbaren körperlichen oder psychischen Auswirkungen von Erkrankungen.

Tabelle 2.2 zeigt, dass das empirische Forschungsvolumen in Bezug auf die Auswirkungen psychischer Störungen auf das Funktionsniveau deutlich unter dem für ursächliche Bedingungen liegt. Im Vergleich der Störungsbilder waren die Voraussetzungen für eine verstärkte Evidenzbasierung der Begutachtung am besten für Depressionen, Ängste und chronische Rückenschmerzen. In Bezug auf chronifizierte Schmerzen und somatoforme Störungen, die überproportional häufig Anlass für sozialrechtliche Auseinandersetzungen sind, fiel auf, dass die Auswirkungen dieser Störungen auf das Funktionsniveau im Alltag besser untersucht sind als der unmittelbare physiologische und psychische Schaden. Das Überwiegen von Disability-Studien bei chronifizierten Schmerzen oder somatoformen Störungen spricht dafür, dass hier im Vergleich zu anderen Störungsbildern relativ gute Voraussetzungen für eine evidenzbasierte Beurteilung vorliegen. Schwach war jedoch die Datenbasis für Funktionsbeeinträchtigungen infolge von Störungen, die neben Depressionen und Ängsten ebenfalls häufig komorbid mit somatoformen Störungen oder chronischen Schmerzen auftreten (Neurasthenie, Dysthymie, Schlafstörungen). Insgesamt war das Forschungsvolumen in dem für die sozialrechtliche Begutachtung wichtigen Bereich der sozialen und leistungsbezogenen Funktionsbeeinträchtigungen vergleichsweise gering.

Forschungsvolumen zu Therapie und Rehabilitation psychischer Störungen

Die Zahl der Publikationen zur Therapie psychischer Störungen, die die Durchführung und Wirksamkeit von medizinischen oder anderen primär therapeutischen Behandlungen betreffen (etwa 240 000), entsprach in etwa der Zahl von Publikationen zur Rehabilitation, die überwiegend die Wiederherstellung der Funktions- und Arbeitsfähigkeit der Patienten betreffen (ca. 253 000). Die Zahlen spiegeln vermutlich inhaltliche Überschneidungen von Therapie und Rehabilitation wider. Allerdings war die Zahl empirischer Therapiestudien nahezu durchgängig deutlich höher als die Zahl empirischer Studien zur Rehabilitation. Auf eine Untersuchung zur Rehabilitierbarkeit von Patienten mit psychischen Störungen kamen je nach Störungsbild zwischen 10 und 30 Publikationen („empirical studies") zur Therapie.

Die Inspektion der Angaben zeigt, dass die Therapierbarkeit psychischer Störungen insgesamt etwa so umfangreich untersucht und beschrieben worden ist wie die Auswirkungen psychischer Störungen auf allen WHO-Funktionsebenen zusammen (Tab. 2.2). Allerdings zeigte sich im Vergleich der Störungsbilder eine geringere Variabilität der Studienzahl als bei Studien zu Funktionsbeeinträchtigungen. Für nahezu alle psychischen Störungen (ausgenommen Neurasthenie und Konversionsstörung) wurden Therapiemethoden und Therapieeffekte in einem Umfang empirisch untersucht, der auf günstige Voraussetzungen für eine Evidenzbasierung von Aussagen zur Behandlung der Störungen schließen lässt. Auffällig viele Publikationen lagen zur Therapie substanzinduzierter Störungen vor.

In Bezug auf das Forschungsvolumen zur Rehabilitation nahmen Publikationen zu chronischen Schmerzen mit Abstand den breitesten Raum ein. Nur für diese Störungsgruppe stimmten auch die Studienzahlen für Therapie und Rehabilitation weitgehend überein. Offensichtlich werden chronische Schmerzen auch in der Forschung überwiegend unter rehabilitativem, d. h. arbeits- und funktionserhaltendem Aspekt gesehen, während psychische und somatoforme Störungen scheinbar überwiegend unter therapeutischem Aspekt gesehen werden.

Tab. 2.2: Gerundete Anzahl empirischer Studien zur Ätiologie, zu Krankheitsfolgen und zur Behandelbarkeit psychischer Störungen und Erkrankungen (Quelle: medline, August 2004)

	Ätiologie (etiology)	körperlicher/ psychischer Schaden (impairment)	Funktionseinschränkung im Alltag (disability)	Einschränk. soz. Rollen/ Arbeit (handicap)	Therapieerfolg (treatment outcome)	Rehabilitation
Mental disorder	52 680	7 520	3 190	420	13 900	640
Schizophrenia	6 070	840	270	20	1 150	80
Depression	17 820	2 410	1 530	120	3 660	170
Major depression	2 030	410	180	10	890	20
Bipolar disorder	1 860	180	50	10	530	10
Dysthymia	240	50	30	10	100	0
Anxiety	8 220	1 010	650	60	1 650	80
Anxiety disorder	3 730	440	310	10	1 170	20
Phobia	560	100	80	10	220	10
Obsessive compuls. disorder	710	110	30	10	280	10
PTSD	1 090	100	80	10	220	10
Somatoform disorder	820	90	120	10	120	10
Chronic pain	4 740	390	1 060	30	1 490	1 590
Pain disorder	830	90	130	10	130	10
Chronic back pain	540	100	520	20	340	30
Fibromyalgia	440	40	100	10	110	10
Neurasthenia	90	20	10	0	10	10
Conversion disorder	270	20	20	0	30	0
Substance abuse	16 100	990	220	20	3 810	250
Alcoholism	6 330	380	100	10	720	110
Insomnia	960	130	40	10	270	10
Anorexia nervosa	2 060	60	20	0	310	10
Bulimia nervosa	590	30	10	0	180	10
Personality disorder	2 280	200	80	10	350	20

Tab. 2.3: Gerundete Anzahl empirischer Studien zu sozialrechtlichen und diagnostischen Aspekten psychischer Störungen (Quelle: medline, August 2004)

	Rechtsstreit (litigation)	Entschädigung (compensation)	Berentung (pension)	Messmethode (assessment method)	Aggravation (malingering)	Täuschen, Vortäuschen (feign/deception)
Mental disorder	2 380	260	100	5 380	150	20/5
Schizophrenia	260	20	20	740	20	0/0
Depression	270	120	30	2 110	30	0/1
Major Depression	30	10	10	380	10	0/0
Bipolar disorder	40	10	0	220	0	0/0
Dysthymia	10	0	0	60	0	0/0
Anxiety	190	50	10	1 110	10	0/1
Anxiety disorder	70	60	10	620	30	10/0
Phobia	10	10	0	110	0	0/0
Obs. compuls. disorder	10	10	0	110	0	0/0
PTSD	50	40	10	150	20	10/0
Somatoform disorder	20	20	10	110	10	0/0
Chronic pain	100	160	30	480	20	0/0
Pain disorder	20	20	10	110	10	0/0
Chronic back pain	30	90	10	70	10	0/0
Fbromyalgia	10	10	10	50	10	0/0
Neurasthenia	10	0	0	10	0	0/0
Conversion disorder	10	0	0	30	10	0/0
Substance abuse	880	60	30	850	20	0/2
Alcoholism	240	20	30	360	0	0/0
Insomnia	10	0	0	100	0	0/0
Anorexia nervosa	10	0	0	150	0	0/0
Bulimia nervosa	10	0	0	140	0	0/0
Personality disorder	240	20	10	350	30	0/0

Forschungsvolumen zu Besonderheiten von Personen mit psychischen Störungen in rechtlichen Konfliktsituationen

Insgesamt 205 000 Publikationen behandelten medizinische Probleme im Zusammenhang mit Rechtsstreitigkeiten, davon wurden 2 400 als empirisch deklariert. Stichprobenanalysen ergaben ein Überwiegen von Themen mit strafrechtlichem Bezug. Innerhalb der Publikationen zu Rechtsstreitigkeiten aufgrund von oder im Zusammenhang mit psychischen Problemen hatten substanzinduzierte Störungen ein deutliches Übergewicht (vgl. Tab. 2.3). Sie spiegeln die Zusammenhänge zwischen straf- oder zivilrechtlich bedeutsamen Auswirkungen von Störungen durch Substanzmissbrauch wider. Empirische Studien zum Zusammenhang zwischen chronischen Schmerzen und sozialrechtlichen Streitigkeiten, die eine Vielzahl von sozialgerichtlichen Auseinandersetzungen zur Erwerbs- und Arbeitsfähigkeit betreffen, fanden sich nur in einer vergleichsweise geringen Zahl. Auf etwa eine Publikation zum Zusammenhang zwischen chronischen Schmerzen und rechtlichen Auseinandersetzungen kamen mehr als 8 Publikationen zum Zusammenhang zwischen Substanzmissbrauch und rechtlichen Auseinandersetzungen. Empirische Studien zum Zusammenhang zwischen somatoformen Störungen und rechtlichen Auseinandersetzungen waren nur sehr vereinzelt zu finden.

Forschungsvolumen zum Zusammenhang zwischen psychischen Störungen und beruflicher/materieller Entlastung

Insgesamt ca. 24 000 Einträge lieferte das Stichwort „compensation" (Entschädigung) und ca. 4 000 das Stichwort „pension" (Berentung). Nur sehr wenige davon verwiesen auf empirische Studien. Die meisten Publikationen fanden sich in Bezug auf die sozialrechtlich relevanteste Gruppe der chronischen Schmerzpatienten. Offensichtlich sind Fragen der Entschädigung und Berentung an dieser Patientengruppe am besten untersucht (s. Tab. 2.3). Die zweithäufigste Gruppe bildeten Studien, die den Zusammenhang zwischen Entschädigungs- bzw. Rentenleistungen und depressiven Störungen behandeln. Die relative Häufigkeit der Störungsbilder spiegelt annähernd deren Bedeutung in der sozialrechtlichen Begutachtung wider, allerdings waren die absoluten Zahlen wiederum gering. Das relativ schwache wissenschaftliche Interesse an leistungs- und arbeitsplatzbezogenen Auswirkungen psychischer Störungen wird deutlich, wenn man z.B. bedenkt, dass auf eine Publikation zum Zusammenhang zwischen Depression und materieller Entschädigung bzw. Berentung etwa 120 Publikationen zu den Ursachen depressiver Störungen entfallen.

Forschungsvolumen zu Fragen der Erfassung und Bewertung psychischer Störungen

Tabelle 2.3 zeigt die Anzahl von Publikationen, die Merkmale der Begutachtungssituation, des Untersuchungsvorgehens, der Erfassung und Bewertung diagnostischer und schweregradbezogener Informationen oder des Verhaltens von Patienten in der Untersuchung/Begutachtung behandeln. Insgesamt ca. 56 000 Einträge lieferte das Stichwort „assessment method". Etwa jede 10. Arbeit zu Mess- und Untersuchungsmethoden behandelte Fragen der Beurteilung oder Bewertung psychischer Störungen. Im absoluten Vergleich lagen deutlich mehr Untersuchungen zur diagnostischen Erfassung psychischer Störungen vor als zu ihren sozialrechtlichen Auswirkungen, andererseits machten Studien zum diagnostischen/gutachterlichen Vorgehen nur etwa ein Zehntel des Umfangs aus, der für die Erforschung der Störungsätiologie aufgewendet wird.

Die meisten Publikationen lagen erwartungsgemäß für die diagnostische bzw. gutachterliche Bewertung der „klassischen" Diagnosegruppen Depression, Angst und Substanzmissbrauch vor. Auf 20 Publikationen zur Erfassung affektiver Störungen kam im Durchschnitt eine Publikation zur Einschätzung somatoformer Störungen. Die Anzahl von empirischen Studien zur Beurteilung chronischer Schmerzen entsprach in Kombination mit anderen primär durch Schmerzen bestimmten Störungsbildern (Fibromyalgie, chronischer Rückenschmerz, somatoforme Schmerzstörung) etwa dem Forschungsvolumen zu Messmethoden bei Angststörungen oder Schizophrenien.

Forschungsvolumen zu speziellen Aspekten der Begutachtung: Verdeutlichung, Aggravation, Simulation

Zu speziellen diagnostischen Fragen der Begutachtung wie Aggravation und Simulation waren nur wenige Publikationen erwartet worden, weil es sich dabei innerhalb der medizinischen Forschung eher um einen Nebenschauplatz handelt. Immerhin 1 800 Arbeiten wurden unter dem Begriff „malingering" (Aggravation und Simulation) und 2 400 unter den Begriffen „feign", „fake" oder „deception" (Täuschen) aufgeführt. Die ganz überwiegende Mehrzahl der Publikationen hatte jedoch theoretischen Charakter, nur ein sehr geringer Teil enthielt empirische Arbeiten zur Identifikation oder Bewertung von Täuschungs- oder Verfälschungstendenzen. Im Vergleich der Störungsbilder zeigten sich kaum Hinweise darauf, dass Täuschungstendenzen störungsabhängig unterschiedlich extensiv untersucht wurden. Die schwache empirische Basis zur Bewertung von Aggravations- oder Simulationstendenzen war durchgängig.

2.5 Diskussion

In Abschnitt 2.4 wurde bereits auf Interpretationsvorbehalte hingewiesen, die daraus resultieren, dass der Anteil empirischer Studien am Forschungsvolumen nicht genau bestimmt war. Es wurden auch keine Angaben über die Qualität der Studien oder ihre Ergebnisse gemacht, und es schränkt die Interpretierbarkeit der Angaben zusätzlich ein, dass nur eine Datenbank genutzt wurde. Die Einschränkungen sind aber dennoch mit dem Ziel der Analyse vereinbar, die Voraussetzungen evidenzbasierter Begutachtung zu schätzen.

Die Zahlen vermitteln für die Gruppe der psychischen Störungen einen Eindruck von den Schwerpunkten wissenschaftlicher Aktivität, sofern sie für gutachterliche Tätigkeiten von Bedeutung sind. In Bezug auf die ausgewählten Themen ergibt sich ein deutliches Übergewicht von Beiträgen zur Ätiologie von Störungen und Erkrankungen. Unfallversicherungsrechtliche Fragen zur Kausalität psychischer Störungen dürften daher zu den Fragestellungen gehören, die derzeit mit Abstand am besten unter Bezug auf empirische Forschungsergebnisse („evidenzbasiert") beantwortet werden können. Deutlich weniger empirische Studien behandeln therapeutische Themen, allerdings ist ihre Zahl mit fast 14 000 Einträgen für psychische Störungen insgesamt immer noch so groß, dass auf dieser Grundlage eine hinreichende Evidenzbasierung möglich sein sollte. Dies betrifft in der sozialrechtlichen Begutachtung Fragen zur Bewertung bisheriger und zukünftiger Behandlungsverläufe und zur Wahrscheinlichkeit einer erfolgversprechenden Behandlung. Diese positive Bilanz in Bezug auf den Umfang von therapiebezogenen Forschungsarbeiten gilt für die Evidenzbasierung von Aussagen zur Rehabilitierbarkeit und zur Wiedereingliederung psychisch gestörter Personen in Arbeitsprozesse jedoch nicht. Rehabilitationspsychologische Fragen sind erst dann mit größerer Wahrscheinlichkeit evidenzbasiert zu beantworten, wenn chronische Schmerzen das Beschwerdebild bestimmen.

Die für die Begutachtung krankheitsbedingter Funktionseinschränkungen (Bestimmung von GdB und MdE, Beurteilung der Erwerbsfähigkeit) wichtigen Themenbereiche sind demgegenüber schwach vertreten. Je weiter sich der Suchbegriff von den traditionellen medizinischen Bereichen der Erklärung und Behandlung von Erkrankungen entfernt, umso geringer ist bei psychischen Störungen das entsprechende Forschungsvolumen, gemessen an der Anzahl wissenschaftlicher Publikationen generell und auch gemessen an der Anzahl empirischer Studien. Besonders deutlich wird dies im Vergleich des Forschungsvolumens zu den verschiedenen Ebenen krankheitsbedingter Funktionseinschränkungen (impairment, disability, handicap). Mit sinkender Publikationszahl sinkt zugleich auch die Wahrscheinlichkeit, Handlungsentscheidungen zu sozialrechtlichen Fragestellungen (z. B. zum Ausmaß der Auswirkungen psychischer Störungen auf das Funktionsniveau oder zur Wahrscheinlichkeit der Wiederherstellung der Arbeitsfähigkeit) evidenzbasiert begründen zu können.

Lediglich in Bezug auf chronische Schmerzen zeigte sich ein eher gegenläufiger Trend. Er deutet – wie schon beim Thema Rehabilitation – darauf hin, dass Beweisfragen zu Funktionsbeeinträchtigungen aufgrund psychischer/somatoformer Probleme dann mit größerer Wahrscheinlichkeit evidenzbasiert zu beantworten sind, wenn sie mit chronischen Schmerzen einhergehen.

Schließlich werden Themen, die die gutachterliche Situation im engeren Sinne betreffen, also Zusammenhänge zwischen psychischen Störungen einerseits und rechtlichen Konfliktsituationen, Entschädigungs- oder Berentungsleistungen andererseits, aber auch spezielle diagnostische Probleme der Begutachtung psychisch gestörter Personen, nur in vergleichsweise geringem Umfang untersucht. Die Wahrscheinlichkeit, Aussagen zu speziellen Beweisfragen der Begutachtung (z. B.: Sind die Angaben des Versicherten glaubhaft? Ist eine Wiederherstellung der Leistungsfähigkeit nach einer befristeten Rente wahrscheinlich?) auf eine überzeugende empirische Grundlage zu stellen, ist auf dieser Grundlage relativ gering. Die Voraussetzungen für die Möglichkeit, besondere diagnostische Probleme der Begutachtung wie z. B. die Identifikation von Verfälschungstendenzen oder motivational verzerrter Angaben oder die Auswirkungen psychischer Störungen auf die Arbeitsfähigkeit auf der Basis empirischer Studienergebnisse zuverlässig bewerten zu können, stellen sich vor diesem Hintergrund als eher ungünstig dar. Allerdings kann erwartet werden, dass psychologische Datenbanken zu speziellen psychodiagnostischen Problemen und Verfahrensweisen mehr Information liefern.

Was den Vergleich der Störungsbilder angeht, so zählen depressive Störungen, chronische Schmerzen und Schmerzsyndrome, Schizophrenie, Ängste und Störungen durch Substanzmissbrauch zu den am häufigsten in Verbindung mit sozialrechtlichen Themen untersuchten Beschwerdebildern. Die in sozialrechtlicher Begutachtung besonders häufig anzutreffende Gruppe der Personen mit körperlich nicht vollständig erklärbaren Beschwerden und Beeinträchtigungen (insbesondere somatoforme Störungen) ist in Verbindung mit gutachterlich relevanten Themen nur schwach untersucht. Die Publikationszahlen sind je nach Stichwortkombination so gering, dass derzeit eine weitgehend evidenzbasierte Begutachtung für diese Probandengruppe unwahrscheinlich erscheint.

Insgesamt scheinen die gefundenen Publikationshäufigkeiten vor allem die epidemiologischen Verteilungen der Störungsbilder in der klinisch-therapeutischen, weniger aber der gutachterlichen Praxis widerzuspiegeln. Lediglich die Publikationshäufigkeiten zu chronischen Schmerzen lassen darauf schließen, dass hier sozialrechtlich und gutachterlich relevante Themen in größerem Umfang behandelt und untersucht werden, als dies für die meisten psychischen Störungen gilt. Die gefundenen Zahlen und Verteilungen könnten Anlass sein, auf breiterer Grundlage vorliegende empirische Studien zu sozialrechtlich relevanten Themen zu sichten, diese nach inhaltlichen und methodischen Kriterien zu bewerten und die so gewonnenen Erkenntnisse für eine „kontrollierte Praxis" der Begutachtung aufzubereiten.

3 Leitlinien und Standards zur Begutachtung somatoformer Störungen und chronifizierter Schmerzen

Wissenschaftliche Leitlinien und Standards zur Begutachtung werden von Fachausschüssen oder Wissenschaftlergremien entwickelt, um Sachverständigen (z. B. Ärzten, Psychologen) in der Anwendung wissenschaftlicher Erkenntnisse oder Techniken Orientierungshilfen zu geben. Nach Cibis & Hüller (2003) haben sich im deutschen Sprachgebrauch vier Oberbegriffe für derartige Orientierungshilfen etabliert. Diese Oberbegriffe unterscheiden sich sowohl in ihrem technischen Anwendungsbezug als auch in der Verbindlichkeit der darin enthaltenen Vorgaben. Die Autoren differenzieren zwischen

- *Richtlinien*; darunter werden meist von Institutionen veröffentlichte Regeln des Handelns und Unterlassens verstanden, die dem einzelnen Sachverständigen einen geringen Ermessensspielraum zubilligen. Ihre Nichtbeachtung kann Sanktionen nach sich ziehen;
- *Standards*; diese werden als normative Vorgaben zur Erfüllung von Qualitätsanforderungen verstanden und haben „durch ihre in der Regel exakte Beschreibung einen mehr technisch-imperativen Charakter";
- *Leitlinien*; darunter werden systematisch entwickelte Entscheidungshilfen über angemessene Vorgehensweisen bei speziellen diagnostischen und therapeutischen Problemstellungen verstanden, die dem Sachverständigen einen Entscheidungsspielraum lassen, von dem aber in begründeten Einzelfällen auch abgewichen werden kann;
- *Empfehlungen*; diese sollen die Aufmerksamkeit der Fachvertreter und der Öffentlichkeit auf änderungsbedürftige und beachtenswerte Sachverhalte lenken.

Generell besteht das Ziel aller Orientierungshilfen darin, die Begutachtung zu vereinheitlichen und das Risiko zufälliger oder willkürlicher Entscheidungen zu minimieren. Sie dienen insofern der Qualitätssicherung, unterliegen aber auch selbst wieder eigenen Qualitätskriterien. Qualitativ gute Leitlinien sind nach Cibis & Hüller (2003) vor allem durch Transparenz, Klarheit und Eindeutigkeit in der Anwendung (Objektivität), Gültigkeit (Validität), Zuverlässigkeit und Reproduzierbarkeit (Reliabilität), Flexibilität und eine multidisziplinäre Entwicklung gekennzeichnet. Weiterhin zeichnen sie sich durch die Dokumentation der Leitlinienentwicklung, deren weitere Überprüfung, durch Verfügbarkeit für die Anwender sowie durch ein positives Kosten-Nutzen-Verhältnis aus. Es fällt auf, dass die genannten Qualitätskriterien für Leitlinien ganz überwiegend mit den bekannten Qualitätskriterien für psychologische Testverfahren übereinstimmen. Diese Parallelität ist nicht überraschend, da Begutachtungsleitlinien ebenso wie psychologische Testverfahren den Anwender darin unterstützen sollen, anhand eines standardisierten oder teilstandardisierten Vorgehens Entscheidungshilfen für komplexe Entscheidungssituationen zu liefern.

3 Leitlinien und Standards zur Begutachtung somatoformer Störungen

3.1 Bestehende Leitlinien und Standards zur klinischen Begutachtung

Bislang haben verschiedene Institutionen, Organisationen und Fachgesellschaften Leitlinien und Standards für die Begutachtung von Personen in sozialrechtlichen Entscheidungssituationen vorgelegt. Sie betreffen unterschiedliche Entscheidungsbereiche, Durchführungs- und Auswertungsbestimmungen sowie Bewertungsmaßstäbe. Ihre Zahl beschränkt sich bislang noch auf einige richtungsweisende Publikationen, die hier in den für die Begutachtung von Personen mit psychischen, insbesondere somatoformen Störungen und chronischen Schmerzen relevanten Ausschnitten dargestellt werden.

Zu nennen sind:

- die vom Bundesministerium für Gesundheit und Soziale Sicherung herausgegebenen „Anhaltspunkte für die ärztliche Gutachtertätigkeit im sozialen Entschädigungsrecht und nach dem Schwerbehindertenrecht (Teil 2 SGB IX) in der jeweils aktuellen Auflage (2004)
- die Leitlinien zur sozialmedizinischen Begutachtung psychischer und psychosomatischer Störungen der DGPM und DGPT (Schneider, Henningsen & Rüger, 2001)
- die Leitlinien zur Schmerzbegutachtung ausgewählter medizinischer Fachgesellschaften
- die vom Verband Deutscher Rentenversicherungsträger (VDR) herausgegebenen Empfehlungen für die sozialmedizinische Beurteilung psychischer Störungen (2001)
- das vom Verband Deutscher Rentenversicherungsträger (VDR) herausgegebene Werk „Sozialmedizinische Begutachtung für die gesetzliche Rentenversicherung", derzeit in der 6. Auflage (2003)
- die Empfehlungen der Unfallversicherungsträger zur Begutachtung von Berufskrankheiten des Hauptverbandes der gewerblichen Berufsgenossenschaften, des Bundesverbandes der landwirtschaftlichen Berufsgenossenschaften und des Bundesverbandes der Unfallkassen (2001)
- die Standards für pädagogisches und psychologisches Testen der Deutschen Gesellschaft für Psychologie (Häcker, Leutner & Amelang, 1998).

Allein die zuletzt genannten Standards sind bislang als Richtlinien für psychodiagnostisches (psychologisches) Handeln formuliert worden. Sie beziehen sich allerdings in Abgrenzung zu den sonstigen Leitlinien nur teilweise auf Fragen der Begutachtung.

3.1.1 Die Anhaltspunkte für die ärztliche Gutachtertätigkeit

Ein zentrales Bindeglied, das zwischen den Erfordernissen des Schwerbehindertenrechts bzw. des sozialen Entschädigungsrechts und den Handlungs- und Bewertungsmaßstäben zumeist medizinischer Sachverständiger vermittelt, sind die durch das Bundesministerium für Gesundheit und Soziale Sicherung (2004) herausgegebenen Anhaltspunkte für die ärztliche Gutachtertätigkeit. Sie enthalten Vorgaben zur

Durchführung der Begutachtung, zu sozialrechtlichen Grundbegriffen sowie eine Tabelle zur GdB- bzw. MdE-Bewertung von körperlichen Krankheiten und psychischen Störungen. Die „Anhaltspunkte" sind im Sinne von Cibis & Hüller (2003) als Richtlinien zu bewerten, denen in der sozialrechtlichen Begutachtung ein hoher Grad an Verbindlichkeit zukommt. Die folgenden Themen werden darin behandelt:

- Allgemeine Richtlinien (z. B. Berücksichtigung der Rechtsnormen, Abweichungen von der herrschenden Lehrmeinung sind zu begründen)
- Fachliche Anforderungen an den Gutachter (z. B. besondere gutachterliche Ausbildung oder sozialmedizinische Qualifikation)
- Formale prozedurale Vorgaben (z. B. zum Vorliegen notwendiger Unterlagen, zum Verzicht auf eine weitere Untersuchung, zu Art und Umfang einer gutachtlichen Untersuchung)
- Vorgaben zu den Inhalten eines Gutachtens (z. B. sollte das Gutachten Angaben zur Vorgeschichte und zum Verlauf der geltend gemachten Gesundheitsstörungen enthalten; der Befund soll ein Gesamtbild des körperlichen und psychischen Zustandes vermitteln usw.)
- Anhaltspunkte zur Art der Gesprächsführung (z. B. muss die Befragung objektiv und frei von jeder Kritik sein; Suggestivfragen sind zu vermeiden)
- Vorgaben zur Bewertung psychischer oder entwicklungsbezogener Störungen und Beeinträchtigungen (z. B. sind bei Kindern zur Feststellung der körperlichen und/oder geistigen Entwicklung entsprechende Untersuchungsverfahren anzuwenden. Hierzu gehören entwicklungsneurologische und -psychologische sowie endokrinologische Untersuchungen. (…) Bei Ohrgeräuschen (Tinnitus) sind audiometrische Analysen erforderlich. Bestehen wesentliche psychovegetative Begleiterscheinungen, ist eine psychiatrische Zusatzuntersuchung angezeigt. (…) Geistige und seelische Störungen erfordern häufig – bei Erstbegutachtungen im sozialen Entschädigungsrecht in jedem Fall – eine spezielle psychiatrische Untersuchung. Außer einer neurologischen und psychiatrischen Untersuchung, die oft über die allgemeine Vorgeschichte hinaus eine zeitaufwendige biographische Anamneseerhebung einschließen muss, ist häufig zusätzlich eine gutachtenrelevante leistungspsychologische Untersuchung einschließlich Persönlichkeitsdiagnostik angezeigt. Bei der Begutachtung der psychischen Folgen von Hirnschäden gilt im Grundsatz das Gleiche.)
- Vorgaben zur Bezeichnung und Gewichtung von Einzelbefunden (z. B. liegen mehrere Schädigungsfolgen oder Behinderungen vor, sollen diese in der Reihenfolge ihres Schweregrades (…) aufgeführt werden. Schäden und Leiden sind so zu bezeichnen, dass die Art der Funktionseinschränkung erkennbar wird. (…) Abzusehen ist von der isolierten Bezeichnung vieldeutiger Symptome wie „vegetative Dystonie". Bei einer Gesundheitsstörung, bei der eine Heilungsbewährung abzuwarten ist, soll die Bezeichnung der Gesundheitsstörung durch den Zusatz „im Stadium der Heilungsbewährung" ergänzt werden. (…) Enthalten die Beurteilungsgrundlagen Lücken oder Widersprüche, die dazu führen, dass nicht alle geltend gemachten Gesundheitsstörungen beurteilt werden können, ist ausdrücklich auf diese Mängel hinzuweisen).

Weiterhin werden relevante sozialrechtliche Begriffe erläutert (Schädigungsfolge, Behinderung, Minderung der Erwerbsfähigkeit und Grad der Behinderung, Gesamt-GdB/MdE-Grad, Erwerbsunfähigkeit/Erwerbsminderung, Hilflosigkeit, Besonderheiten der Beurteilung der Hilflosigkeit von Kindern und Jugendlichen,

3 Leitlinien und Standards zur Begutachtung somatoformer Störungen

Blindheit und hochgradige Sehbehinderung, wesentliche Änderung der Verhältnisse und Rücknahme von Verwaltungsentscheidungen; vgl. Kap. 4).

Schließlich liefert die GdB/MdE-Tabelle Anhaltspunkte für die sozialrechtliche Bewertung körperlicher Schäden oder psychischer Störungen. Tabelle 3.1 enthält die Anhaltspunkte zur sozialrechtlichen Bewertung krankheitswertiger psychischer Störungen sowie körperlicher Schäden/Erkrankungen, die häufig oder regelhaft in Verbindung mit chronischen oder chronisch-rezidivierenden Schmerzen auftreten sowie zu psychischen Störungen oder psychischen Beeinträchtigungen als Folge einer neurologischen Schädigung.

Tab. 3.1: GdB/MdE-Grade für ausgewählte psychische Störungen, neurologische bzw. psychophysiologische Erkrankungen und schmerzauslösende körperliche Schädigungen (Tumore ausgenommen)

Krankheitsbild	GdB/MdE-Grad
Gesichtsneuralgien	
leicht (seltene, leichte Schmerzen)	0–10
mittelgradig (häufigere bis mittelgradige Schmerzen)	20–40
schwer (häufig, mehrmals monatlich, starke Schmerzen)	50–60
besonders schwer (starker Dauerschmerz oder Schmerzattacken mehrmals wöchentlich)	70–80
Echte Migräne	
leichte Verlaufsform (Anfälle durchschnittlich einmal monatlich)	0–10
mittelgradig (häufigere Anfälle, bis mehrere Tage anhaltend)	20–40
schwere Verlaufsform (langdauernde Anfälle mit stark ausgeprägten Begleiterscheinungen, Anfallspausen von nur wenigen Tagen)	50–60
Hirnschäden	
mit geringer Leistungsbeeinträchtigung	30–40
mit mittelschwerer Leistungsbeeinträchtigung	50–60
mit schwerer Leistungsbeeinträchtigung	70–100
Zentrale vegetative Störungen als Ausdruck eines Hirndauerschadens (z.B. Störungen des Schlaf-Wach-Rhythmus, der Vasomotoren- oder der Schweissregulation)	
leicht	30
mittelgradig	40
mit häufigen Anfällen oder erheblichen Auswirkungen auf den Allgemeinzustand	50
Hirnschäden mit kognitiven Leistungsstörungen (z.B. Aphasie, Apraxie)	
leicht	30–40
mittelgradig	50–80
schwer	90–100
Zentral bedingte Teillähmungen und Lähmungen	
leichte Restlähmungen und Tonusstörungen der Gliedmaßen	30
vollständige Lähmung von Arm und Bein	100
Rückenmarkschäden	30–100
Narkolepsie	50–80

Fortsetzung auf S. 50

Krankheitsbild	GdB/MdE-Grad
Neurosen, Persönlichkeitsstörungen, Folgen psychischer Traumen	
Leichtere psychovegetative oder psychische Störungen	0–20
Stärker behindernde Störungen mit wesentlicher Einschränkung der Erlebnis- und Gestaltungsfähigkeit (z. B. ausgeprägtere depressive, hypochondrische, asthenische oder phobische Störungen, Entwicklungen mit Krankheitswert, somatoforme Störungen)	30–40
Schwere Störungen (z. B. schwere Zwangskrankheit)	
mit mittelgradigen sozialen Anpassungsschwierigkeiten	50–70
mit schweren sozialen Anpassungsschwierigkeiten	80–100
Gleichgewichtsstörungen	0–80
Tinnitus	0–40
Koronare Herzerkrankung	
ohne Leistungsbeeinträchtigung und Schmerzen	0–10
mit Leistungsbeeinträchtigung/Schmerzen bei mittelschwerer Belastung	20–40
mit Leistungsbeeinträchtigung/Schmerzen bei leichter Belastung	50–70
mit gelegentlichen vorübergehenden Dekompensationserscheinungen	80
mit Leistungsbeeinträchtigung bereits in Ruhe	90–100
Arterielle Verschlusskrankheiten	
mit ausreichender Restdurchblutung	0–10
schmerzfreie Gehstrecke in der Ebene über 500 m ein- oder beidseitig	20
schmerzfreie Gehstrecke in der Ebene 100– 500 m ein- oder beidseitig	30–40
schmerzfreie Gehstrecke in der Ebene 50–100 m ein- oder beidseitig	50–60
schmerzfreie Gehstrecke unter 50 m ohne Ruheschmerz ein- oder beidseitig	70–80
schmerzfreie Gehstrecke unter 50 m mit Ruheschmerz	
einseitig	80
beidseitig	90–100
Nierensteinleiden ohne Funktionseinschränkung der Niere	
mit Koliken in Abständen von mehreren Monaten	0–10
mit häufigeren Koliken, Intervallbeschwerden und wiederholten Harnwegsinfekten	20–30
Endometriose	
leichten Grades (geringe Beschwerden)	0–10
mittleren Grades	20–40
schweren Grades (starke Beschwerden, erhebliche Beeinträchtigung des Allgemeinzustandes)	50–60
Entzündlich-rheumatische Krankheiten der Gelenke und/oder der Wirbelsäule	10
ohne wesentliche Funktionseinschränkung mit leichten Beschwerden mit geringen Auswirkungen (leichtgradige Funktionseinbußen und Beschwerden, je nach Art und Umfang des Gelenkbefalls, geringe Krankheitsaktivität)	20–40
mit mittelgradigen Auswirkungen (dauernde erhebliche Funktionseinbußen und Beschwerden, therapeutisch schwer beeinflussbare Krankheitsaktivität)	50–70
mit schweren Auswirkungen (irreversible Funktionseinbußen, hochgradige Progredienz)	80–100

Fortsetzung auf S. 51

3 Leitlinien und Standards zur Begutachtung somatoformer Störungen

Krankheitsbild	GdB/MdE-Grad
Gicht Funktionseinschränkungen der betroffenen Gelenke sind zu berücksichtigen sowie Schmerzen, Häufigkeit und Schwere der entzündlichen Schübe und die Beteiligung innerer Organe	
Kollagenosen, Vaskulitiden Die Beurteilung richtet sich nach Art und Ausmaß der Organbeteiligung sowie den Auswirkungen auf den Allgemeinzustand. Für die Dauer einer über 6 Monate andauernden aggressiven Therapie (z. B. Zytostatika) soll ein GdB/MdE-Grad von 50 nicht unterschritten werden.	
Auch bei der Beurteilung nicht entzündlicher Krankheiten der Weichteile (z. B. angeborene Störungen der Bindegewebsentwicklung, sog. Fibromyalgiesyndrom) kommt es auf Art und Ausmaß der jeweiligen Organbeteiligung sowie auf die Auswirkungen auf den Allgemeinzustand an.	
Wirbelsäulenschäden Der GdB/MdE-Grad ergibt sich primär aus dem Ausmaß der Bewegungseinschränkung, der Wirbelsäulenverformung und -instabilität sowie aus der Anzahl der betroffenen Wirbelsäulenabschnitte. Für die Bewertung von chronisch-rezidivierenden Bandscheibensyndromen sind aussagekräftige anamnestische Daten und klinische Untersuchungsbefunde über einen ausreichend langen Zeitraum von besonderer Bedeutung.	
Wirbelsäulenschäden	
ohne Bewegungseinschränkung oder Instabilität	0
mit geringen funktionellen Auswirkungen in einem WS-Abschnitt	10
mit mittelgradigen funktionellen Auswirkungen in einem WS-Abschnitt	20
mit schweren funktionellen Auswirkungen in einem WS-Abschnitt	30
mit mittelgradigen bis schweren funktionellen Auswirkungen in zwei WS-Abschnitten	30–40
schwere Skoliose	50–70
bei schwerster Belastungsinsuffizienz bis zur Geh- und Stehunfähigkeit	80–100
Bei außergewöhnlichen Schmerzsyndromen können auch ohne nachweisbare neurologische Ausfallerscheinungen GdB/MdE-Werte über 30 in Betracht kommen.	
Beckenschäden	
ohne funktionelle Auswirkungen	0
mit geringen funktionellen Auswirkungen	10
mit mittelgradigen funktionellen Auswirkungen	20
mit schweren funktionellen Auswirkungen und Deformierung	30–40
Aseptische Nekrosen	
Hüftkopfnekrosen	70
Lunatum-Malazie	30
Instabilität des Schultergelenks	
geringen Grades	10
mittleren Grades, häufiger Ausrenkung	20–30
schweren Grades, ständige Ausrenkung	40
Schlüsselbeinpseudarthrose	
straff	0–10
schlaff	20

Fortsetzung auf S. 52

Teil 1 Begutachtung im interdisziplinären Kontext

Krankheitsbild	GdB/MdE-Grad
Oberarmpseudarthrose, Unterarmpseudarthrose	
straff	20
schlaff	40
Schienbeinpseudarthrose	
straff	20–30
schlaff	40–50
Oberschenkelpseudarthrose	
straff	50
schlaff	70
Bewegungseinschränkung der Hüftgelenke	
geringen Grades einseitig	10–20
geringen Grades beidseitig	20–30
mittleren Grades einseitig	30
mittleren Grades beidseitig	50
stärkeren Grades einseitig	40
stärkeren Grades beidseitig	60–100
Hüftdysplasie	
nach Immobilisierung bis zum Abschluss der Spreizbehandlung	50
Ausgeprägte Knorpelschäden der Kniegelenke mit anhaltenden Reizerscheinungen	
einseitig ohne Bewegungseinschränkung	10–30
einseitig mit Bewegungseinschränkung	20–40

Die in den Anhaltspunkten festgelegten GdB/MdE-Maße sind verbindlich, d. h. ein Sachverständiger darf sich nicht ohne detaillierte Begründung über die dort festgelegten Grenzen hinwegsetzen. In Bezug auf die Bewertung psychischer und psychosomatischer bzw. psychophysiologischer Störungen liefern die Anhaltspunkte jedoch nur vage Hinweise, da der Grad der Behinderung, der durch eine psychische Störung verursacht werden kann, von 0 % (keine Behinderung) bis 100 % (vollständige Behinderung, die mit Berufs- und Arbeitsunfähigkeit einhergeht) reichen kann. In nur wenigen Bereichen der körperlichen und/oder sozialen Behinderung bleiben die Anhaltspunkte so unbestimmt wie bei psychischen Störungen. Insofern ist ihr Wert für die konkrete Festsetzung eines MdE- bzw. GdB-Grades bei somatoformen Störungen und chronifiziertem Krankheitsverhalten begrenzt.

3.1.2 Leitlinien zur sozialmedizinischen Begutachtung der Deutschen Gesellschaft für Psychotherapeutische Medizin (DGPM) in Abstimmung mit der Deutschen Gesellschaft für Psychotherapie, Psychosomatik und Tiefenpsychologie (DGPT)

Die beiden Fachgesellschaften liefern mit ihren Leitlinien eine breite Grundlage zur gutachterlichen Tätigkeit insbesondere bei psychischen und psychosomatischen Störungen. Die Leitlinien betreffen

3 Leitlinien und Standards zur Begutachtung somatoformer Störungen

- die Voraussetzungen und Inhalte der gutachterlichen Untersuchung,
- die Auswahl von Untersuchungsmethoden,
- das gutachterliche Vorgehen (Planung und Durchführung der gutachterlichen Untersuchung) inklusive der Begründung von Entscheidungen,
- den Umgang mit möglichen Verfälschungstendenzen und motivationalen Einflüssen sowie
- Aspekte der Kausalitätsbeurteilung.

Sie sind im Internet zugänglich unter http://www.awmf-leitlinien.de und auch in dem Buch von Schneider et al. (2001) publiziert.[2] Die wichtigsten Leitlinien sind nachfolgend thematisch zusammengefasst und um Beispiele und Erläuterungen teilweise gekürzt dargestellt:

Leitlinien zu Voraussetzungen und Inhalten der gutachterlichen Untersuchung

- *Störungsbezogene Diagnostik als Voraussetzung.* Die störungsbezogene Diagnostik ist Voraussetzung für jede weitergehende gutachterliche Beurteilung. Sie muss in einem klinisch-diagnostischen Untersuchungsgespräch auf der Grundlage eines operationalisierten Klassifikationssytems für psychische Störungen vorgenommen werden.
- *Notwendigkeit von Persönlichkeits- und Motivationsdiagnostik.* Eine biographisch und am aktuellen Erleben und Verhalten orientierte Persönlichkeitsdiagnostik ist notwendig, auch um motivationale Einflüsse vor dem Hintergrund der bisherigen Bewältigung von Krankheiten und Lebensschwierigkeiten zu bewerten. Sie allein liefert aber keine ausreichende Basis für die Schweregrad- und Leistungsbeurteilung (...). Für ein psychodynamisch orientiertes Vorgehen bietet sich die Operationalisierte Psychodynamische Diagnostik (OPD) an.
- *Einheitliche Beurteilung des Funktionsniveaus.* Als Orientierungsrahmen für die Begutachtung der Leistungsfähigkeit wird die Konzeption zur Klassifikation von Behinderungen empfohlen, wie sie im 2. Entwurf der Internationalen Klassifikation der Impairments, Disabilities and Handicaps (ICIDH-II) vorgenommen wird.
- *Notwendigkeit von Kenntnissen der Arbeitswelt.* Der Sachverständige sollte eine ausreichende Kenntnis über das für den Probanden relevante Berufsfeld haben bzw. erwerben. Bei der psychosomatischen Begutachtung geht es insbesondere um eine Analyse der psychosozialen Kontextfaktoren der Arbeitswelt (wie z.B. Konkurrenz, Hierarchie, Verantwortung, Monotonie). Die persönlichen Bedingungen der Partizipation umfassen das subjektive Erleben der Arbeitsplatzanforderungen ebenso wie die allgemeine psychosoziale Situation.

---

2 Bislang liegen weitere Leitlinien zur sozialmedizinischen Begutachtung für Probanden mit chronischen obstruktiven Lungenkrankheiten oder Asthma bronchiale, koronarer Herzerkrankung sowie für Probanden mit chronisch entzündlichen Darmerkrankungen vor. Sie enthalten Vorschläge zur Bewertung einzelner körperlicher Symptome (Durchfall, Schwindel, Atemnot usw.) die auch bei funktionellen oder somatoformen Störungen auftreten können. Diese Leitlinien können ebenfalls unter der Hompage der AWMF eingesehen werden.

Leitlinien zur Auswahl von Untersuchungsmethoden

- *Vorrang von Interview und Verhaltensbeobachtung.* Einen traditionell hohen Stellenwert (...) haben Interviews und die Beobachtung des Untersuchungsverhaltens. Interviews bieten insbesondere den Vorteil einer eng auf die individuellen Erfordernisse und Bedingungen des Patienten zugeschnittenen Erhebung relevanter Informationen. Zugleich können im Rahmen eines Interviews verschiedene Aspekte des Interaktionsverhaltens begleitend erfasst werden.
- *Ergänzender Einsatz psychologischer Testverfahren.* Testpsychologische Verfahren können, wenn sie kompetent eingesetzt und ausgewertet werden, zur Kohärenz und Plausibilität einer Beurteilung hinsichtlich störungs- und persönlichkeitsbezogener Diagnostik sowie der Leistungsbeurteilung beitragen. (...) Allerdings muss dabei berücksichtigt werden, dass insbesondere Symptom- oder Persönlichkeitsskalen für intelligente Versuchspersonen in ihrer Zielrichtung in der Regel gut erfassbar sind und eine tendenzielle Beantwortung der Frage – z.B. im Sinne einer Aggravation von Beschwerden – ohne größere Probleme ermöglichen, woraus sich für diese Bezugsgruppe eine Einschränkung der Validität dieser Tests ergibt(...).
- *Interdisziplinäre Ausrichtung bei psychologischen Testverfahren.* Sowohl die Auswahl relevanter Tests, als auch Auswertung und Interpretation sollte in enger Kooperation mit methodisch entsprechend ausgebildeten Kollegen (z.B. Psychologen) erfolgen. (...)

Leitlinien zur gutachterlichen Entscheidungsfindung- und begründung

- *Eindeutigkeit der Diagnose.* Die Diagnose muss ohne vernünftigen Zweifel gestellt werden können, Verdachtsdiagnosen sind nicht zulässig.
- *Hierarchisierung trotz Komorbiditätsprinzip.* Es gilt das Prinzip der Komorbidität, d.h. dem Probanden sollten so viele Diagnosen gemäß ICD-10 zugeordnet werden, wie sich aus der Symptomverteilung ergibt. Es sollte aber für die sozialmedizinische Beurteilung eine Hierarchisierung nach der Wichtigkeit der Störungen vorgenommen werden. Hinweise zur sozialmedizinischen Bewertung können operationalisierte diagnostische Kriterien dann liefern, wenn sie auch Aussagen zum Schweregrad und zu Verlaufsmustern der Störung enthalten (z.B. Somatisierungsstörung).
- *Trennung von störungsbezogener Diagnostik und sozialrechtlicher Bewertung.* Sozialrechtlich relevante Fragen insbesondere zur Leistungsfähigkeit dürfen keinesfalls ausschließlich mit der störungsbezogenen Diagnostik beantwortet werden.
- *Vorrang des klinischen Beurteilungsvermögens vor Testergebnissen.* Für die Beurteilung der Gesamtsituation eignen sich zusammenfassend weniger die psychologischen Tests als das klinische Beurteilungsvermögen des Gutachters, der die verschiedenen Aspekte insgesamt zu würdigen hat.
- *Leistungsbeurteilung als eigene Kategorie.* In der Leistungsbeurteilung (...) bündelt sich für die meisten sozialrechtlichen Fragestellungen (wichtigste Ausnahme: Kausalitätsfragen) die gutachterliche Beurteilung. Hier werden primär nicht die Einbußen der Probanden beschrieben, sondern positiv seine Fähigkeiten und entwickelbaren Leistungsressourcen unter verschiedenen (Arbeits-)Bedingungen. (...)

3 Leitlinien und Standards zur Begutachtung somatoformer Störungen

Leitlinien zum Umgang mit Verfälschungstendenzen

- *Kein Generalverdacht in Bezug auf Aggravation.* Es ist richtig, dass die „Tatsache des Versichertseins" ganz generell einen Risikofaktor für die Entwicklung und Aufrechterhaltung psychischer, somatoformer oder psychosomatischer Störungen darstellt. Es ist aber nicht zulässig, aus diesem generellen, vermutlich vorwiegend über unbewusste Prozesse vermittelten Zusammenhang auf das Vorliegen von bewusster Aggravation bei entsprechend Versicherten (kurz) zu schließen.
- *Differenzierung zwischen Bewusstseinsgrad der Motivation und Symptombildung.* Zur Orientierung über klinische Täuschungsphänomene ist es sinnvoll, den Bewusstheitsgrad von Motivation einerseits und den Prozess der Symptombildung andererseits getrennt zu beurteilen. Es ergibt sich dann folgende schematische Einteilung: Motivation und Symptombildung unbewusst: somatoforme Störung i.w.S.; Motivation und Symtombildung bewusst: Simulation, Aggravation; Motivation unbewusst, Symptombildung bewusst: artifizielle Störung, „Gerechtigkeitsbegehren"
- *„Überlistungen" des Probanden beweisen keine Simulation.* Der Unterschied zwischen Simulation und psychischer Störung liegt im bewussten Erleben des Probanden: Im Falle von Simulation werden die Beschwerden präsentiert, aber nicht erlebt; im Falle einer psychischen Störung dagegen werden sie präsentiert und erlebt. (...) In beiden Fällen lassen sich „Überlistungen" des Probanden (z. B. Nachweis der erhaltenen Bewegungs- oder Wahrnehmungsfähigkeit in unerwarteten Kontexten, Nachweis höherer kognitiver Leistungsfähigkeit in speziellen Tests) erzielen. Diese „Überlistungen" alleine beweisen aber nur die nicht organische Genese einer Störung, nicht aber per se eine Simulation.
- *Den Simulationsbeweis kann nur der Simulierer selbst liefern.* Der sichere Nachweis einer Simulation gelingt nur dann, wenn sie vom Betreffenden als solche im Nachhinein kenntlich gemacht wird oder wenn Beobachtungen gemacht werden, die auch bei wohlwollender Betrachtung nur den Schluss erlauben, dass eine Störung vollständig vorgetäuscht war. In allen anderen Fällen kann Simulation nur begründet vermutet werden – und auch das nur unter Würdigung des Gesamtbildes (...).
- *Aggravation.* Aggravation ist die bewusst intendierte, verschlimmernde bzw. überhöhende Darstellung einer vorhandenen Störung zum Zweck der Erlangung von (materiellen) Vorteilen. Sie ist in Begutachtungssituationen häufig, aber nicht regelmäßig nachweisbar (...). Aggravation muss abgegrenzt werden von einer anders motivierten Verdeutlichungstendenz vorhandener Beschwerden. Diese kann interaktionell motiviert sein (...).
- *Willentliche Verzerrungen können psychodynamisch erklärbar sein, sie sind aber nicht anspruchsbegründend.* Simulation und Aggravation sind (...) Ausdruck eines sozial normabweichenden Verhaltens. Diese Verhaltensdisposition kann im Einzelfall auf unbewusste intrapsychische Konflikte oder auf psychische Strukturdefizite zurückgehen und insoweit psychodynamisch erklärbar sein. In der Regel kann psychodynamische Ableitbarkeit im genannten Sinne aber nicht dazu führen, Aggravation oder Simulation von psychischen oder körperlichen Beschwerden als krankheitswertig und insofern anspruchsbegründend im Sinne der sozialen Sicherungssysteme zu akzeptieren (...).
- *Dissimulation.* Dissimulation ist eine verringernde, herunterspielende Darstellung von Beschwerden. Sie (...) ist zumeist intrapsychisch oder interpersonell

motiviert (Verleugnung, Angst, Scham) (…). Gewinnt ein Gutachter den Eindruck, dass ein Proband seine Beschwerden dissimuliert, muss auch das bei der Beurteilung von Schweregrad und Leistungsfähigkeit berücksichtigt werden im Sinne eines höheren Schweregrads.

- *Kontextabhängige Partizipationsmöglichkeiten als Hinweise auf schwache Plausibilität.* Ergeben sich deutliche Diskrepanzen zwischen den Partizipationsmöglichkeiten im privaten und im Umfeld des Erwerbslebens, so ist die Plausibilität eines Nicht-Könnens speziell im beruflichen Umfeld sorgfältig anhand der Kriterienlisten zu prüfen. Ein strenger Maßstab ist besonders dann anzulegen, wenn das berufliche Nicht-Können nicht unmittelbar aus der Wechselwirkung Anforderungsprofil – krankheitsbedingte Einschränkung erklärt werden soll, sondern aus der Wechselwirkung mit biographisch geprägten Bedingungen (z. B. geringer Kränkungstoleranz bei narzisstischer Persönlichkeitsstruktur, ohne dass die Kriterien einer narzisstischen Persönlichkeitsstörung erfüllt sind).
- *Keine moralische Bewertung von Verfälschungstendenzen.* Bei einer moralischen Bewertung von Aggravation sollte äußerste Zurückhaltung geübt werden (…). Zur Feststellung von Aggravation gelten analog die zur Simulation gemachten Anmerkungen.
- *Berücksichtigung willentlicher Verzerrungen.* Werden Verdeutlichungstendenz und/oder Aggravation begründet vermutet oder nachgewiesen, so sind diese Tendenzen bei der Beurteilung des Schweregrads einer Störung und der Leistungsfähigkeit zu berücksichtigen (im Sinne eines geringeren Schweregrads).
- *Vermeidung der Bezeichnung „Rentenneurose".* Die Verwendung des Begriffs „Rentenneurose" sollte vermieden werden (…).

Leitlinien zur Beurteilung der zumutbaren Willensanspannung

- *Willensanspannung als Schweregrad und Prognose der Beeinträchtigung.* Es ist sinnvoll, die Frage nach der zumutbaren Willensanspannung zu übersetzen in die im Wesentlichen deckungsgleiche Frage nach dem bisherigen und aktuellen Schweregrad sowie der Prognose einer krankheitsbedingten Beeinträchtigung. Wenn in einer plausibel nachvollziehbaren, konkreten Darstellung der Schweregrad als erheblich und die Prognose als eher ungünstig erscheinen, wird eine zumutbare Willensanspannung eher zu verneinen sein als bei leichteren Schweregraden und besserer Prognose.
- *Irrelevanz motivationaler Einflüsse.* Für die Beurteilung der Zumutbarkeit der Willensanspannung spielen bewusste wie unbewusste Aspekte der Motivation des Probanden keine Rolle.
- *Determinanten zumutbarer Willensanspannung.* Schweregrad und Prognose psychischer und psychosomatischer Störungen lassen sich erkennen aus der Art der psychischen Störung, da schon die diagnostischen Kriterien mancher, aber nicht aller psychischer Störungen nach ICD-10 das Vorliegen eines an den psychosozialen Folgen erkennbaren erheblichen Schweregrads der Störung nahe legen. Ebenso liefern das Vorliegen von psychischer und körperlicher Komorbidität, die Manifestation psychosozialer Auswirkungen der Störung, ein primär chronifizierender Verlauf ohne Remission und erfolglose, aber konsequent und lege artis durchgeführte Vorbehandlungen Hinweise auf den Schweregrad.

Leitlinien zur Beurteilung der Kausalität

- *Unterscheidung von wesentlicher Bedingung und Gelegenheitsursache.* Bei der Kausalitätsbeurteilung ist nachvollziehbar herauszuarbeiten, ob einem schädigenden Ereignis, das in zeitlichem Zusammenhang mit der Entstehung einer psychischen oder psychosomatischen Störung steht, mit Wahrscheinlichkeit die Bedeutung einer wesentlichen Bedingung zuzurechnen ist oder ob es als rechtlich nicht wesentliche Ursache, ggf. auch als sog. „Gelegenheitsursache" anzusehen ist. (...)
- *Zentrale Beurteilungskriterien.* Es ist vor diesem Hintergrund sinnvoll, die Wahrscheinlichkeit eines Kausalzusammenhangs zwischen einem schädigenden Ereignis und der Entwicklung einer psychischen/psychosomatischen Störung nach 4 Kriterien, die gegeneinander konkret abgewogen werden müssen, zu prüfen: a) dem objektiven Schweregrad des schädigenden Ereignisses: Lebensbedrohlichkeit, Dramatik, Verlauf der somatischen Behandlung; b) dem überindividuellen Schweregrad des subjektiven Erlebens des schädigenden Ereignisses: Todesangst, Miterleben von Tod/Schädigung von Nahestehenden, Unkontrollierbarkeit, Ohnmachtserleben, eingreifende Veränderung der materiellen oder sozialen Lebenszusammenhänge durch die objektiven Folgen des schädigenden Ereignisses, Verletzung von subjektiv besonders bedeutungsvollen („narzisstisch besetzten") Körperorganen wie Herz, Gehirn, Genitale; c) dem individuell bedingten Schweregrad des subjektiven Erlebens des schädigenden Ereignisses mit biographischen Hinweisen auf eine unspezifische Vulnerabilität in der Bewältigung auch geringerer Lebensbelastungen/Ereignisse (z. B. manifeste Hinweise auf schon früher stark erhöhte narzisstische Kränkbarkeit, die durch das Unfallerlebnis aktualisiert wird), auf eine spezifische Vulnerabilität in der Bewältigung speziell des schädigenden Ereignisses zum jetzigen Zeitpunkt im Leben (z. B.: durch vorangegangene Traumatisierung wird jetziges Ereignis bedrohlicher erlebt) – Ereignis dann möglicherweise eher mit Wahrscheinlichkeit kausal wirksam und d) möglichen sekundären Motiven, also z. B. sog. Begehrenshaltungen.

Schneider et al. (2001) haben diese Leitlinien um weitere gutachterlich relevante Themen und Orientierungshilfen erweitert und ein praxisnahes Handbuch publiziert. Insbesondere finden sich dort auch Hinweise zur Begutachtung spezieller Störungsbilder (u. a. somatoformer Störungen, Angststörungen, depressiver Störungen, Persönlichkeitsstörungen).

3.1.3 Leitlinien zur Schmerzbegutachtung medizinischer Fachgesellschaften

Insgesamt fünf medizinische Fachgesellschaften haben sich für die Erstellung von Leitlinien zur Begutachtung von Schmerzen zusammengeschlossen. Die Leitlinien wurden vereinbart von führenden Vertretern der Deutschen Gesellschaft für Neurologie (DGN), der Deutschen Gesellschaft für Psychiatrie, Psychotherapie und Nervenheilkunde (DGPPN), der Deutschen Gesellschaft für Psychosomatische Medizin und Psychotherapie (DGPM), des Deutschen Kollegiums für Psychosomatische Medizin (DKPM) und der Deutschen Gesellschaft für Orthopädie und Orthopädische Chirurgie (DGOOC). Sie sind im Internet publiziert unter http://www.anb-ev.de/leitlinien. Die Leitlinien legen einen besonderen Schwerpunkt auf die Qualifikation des Sachverständigen, die aufgrund der Komplexität der zu beurteilenden Sachverhalte unverzichtbar sei. Auch hier seien nur die zentralen Angaben genannt:

Leitlinien zur Qualifikation des Sachverständigen und zu fachkompetentem Verhalten

- *Kenntnis der Rechtsgebiete.* Der Sachverständige muss die Grundzüge der unterschiedlichen Rechtsgebiete und deren spezifische Forderungen kennen.
- *Aktueller evidenzbasierter Wissensstand.* Der Gutachter muss über den aktuellen evidenzbasierten Wissensstand der Krankheitsbilder mit Leitsymptom „chronischer Schmerz" verfügen.
- *Neutralität des Gutachters.* Der Gutachter muss es strikt vermeiden, Partei für den zu Untersuchenden oder den Auftraggeber zu nehmen. Der im konkreten Fall behandelnde Arzt soll daher i.d.R. nicht gleichzeitig als Gutachter tätig werden.
- *Terminologische Regeln.* Es soll nicht von „schmerztherapeutischen Gutachten" gesprochen werden, da therapeutische Anliegen mit den gutachterlichen Aufgaben nicht in Einklang zu bringen sind. Auch der Begriff des „Schmerzgutachtens" soll vermieden werden. (…) Daher soll von der „Begutachtung von Schmerzen" gesprochen werden.
- *Begutachtung als ärztliche Aufgabe.* Die Begutachtung von Schmerzen ist eine ärztliche Aufgabe. Psychologen und psychologische Psychotherapeuten können ggf. im Rahmen der psychiatrischen oder psychosomatischen Begutachtung nach Klärung mit dem Auftraggeber aufgrund ihrer speziellen Kompetenz mit der Erstellung einer Zusatzuntersuchung („Zusatzgutachten") beauftragt werden.

Leitlinien zur Durchführung der gutachterlichen Untersuchung

- Wenn bei fremdsprachigen Probanden ein Dolmetscher erforderlich ist, soll der Dolmetscher vom Auftraggeber benannt werden. Familienangehörige, Freunde oder Bekannte sind i.d.R. nicht heranzuziehen. Der Gutachter soll sich allerdings darüber im Klaren sein, dass Schmerzempfindung und -schilderung bei Probanden aus anderen Kulturräumen andersartig sein können und damit nur eingeschränkt in die deutsche Sprache übertragbar sind.

Leitlinien zu Inhalten und Methoden der Untersuchung

- *Gliederung des Gutachtens.* Die Begutachtung von Schmerzen erfordert neben der körperlichen Untersuchung eine detaillierte und umfassende Exploration des Probanden (…). Im Einzelnen sollen Gutachten vor allem folgende Punkte enthalten: Arbeits- und Sozialanamnese, allgemeine Anamnese, spezielle Schmerzanamnese, Behandlungsanamnese, Einschränkungen in den Aktivitäten des täglichen Lebens, Einschränkungen der Partizipation in verschiedenen Lebensbereichen, Selbsteinschätzung, Fremdanamnese.
- *Funktionseinschätzung gemäß ICF.* Es ist Aufgabe des Gutachters, insbesondere Beeinträchtigungen im täglichen Leben und in der sozialen Partizipation (…)

eingehend zu hinterfragen. Hinweise hierzu können auf den Seiten der WHO (ICF) gewonnen werden.
- *Multimodaler und multimethodaler Zugang.* Bei der körperlichen Untersuchung sollten neben der klinischen und ggf. apparativen Untersuchung weitere Informationen zu bestehenden Funktionsstörungen aus der Beobachtung des Probanden gewonnen werden durch die Beobachtung während der Begutachtung, allgemeine Befunde, den fachgebietsbezogenen Untersuchungsbefund, apparative Zusatzbefunde sowie unter Berücksichtigung der o. g. Einschränkungen Selbsteinschätzungsskalen.
- *Psychologische Testverfahren als Ergänzung.* Testpsychologische Verfahren und die Verwendung von Selbstbeurteilungsbögen können die Eigenschilderung der Beschwerden ergänzen und dienen der Standardisierung von Befunden.

Leitlinien zur gutachterlichen Entscheidungsfindung und -begründung

- *Schmerzbegutachtung als interdisziplinäre Aufgabe.* Die Begutachtung chronischer Schmerzen ist eine interdisziplinäre Aufgabe und erfordert Kompetenz sowohl zur Beurteilung körperlicher als auch psychischer Störungen. An erster Stelle soll durch geeignete Gutachter der Anteil durch Schädigungen des Nervensystems und anderer Gewebearten erklärbarer Schmerzen beurteilt werden. (…)
- Sind die Schmerzen und das Ausmaß der Beeinträchtigungen nicht oder nicht ausreichend durch Gewebeschäden erklärbar, soll der Gutachter, soweit er selbst nicht über entsprechende Kompetenz verfügt, dem Auftraggeber die Heranziehung eines psychiatrisch bzw. psychosomatisch geschulten Facharztes zur weiteren Begutachtung vorschlagen. Dieser Gutachter soll zusätzlich über eingehende Kenntnisse chronischer Schmerzen verfügen.
- *Nachrangigkeit testpsychologischer Untersuchungen.* Testpsychologischen Untersuchungen kommt wegen der Wiedergabe subjektiver Einschätzungen in der gutachterlichen Situation keine Bedeutung als objektives Kriterium zu. Eine unkritische Übernahme der darin geltend gemachten Beeinträchtigungen soll daher unterbleiben. Für die Beurteilung der tatsächlichen Funktionsbeeinträchtigungen sind der erhobene Befund während der Exploration und Untersuchung sowie die Verhaltensbeobachtung wesentlich.
- *Vorrang nachgewiesener Beeinträchtigungen vor apparativ gewonnenen Zufallsbefunden.* Das Ausmaß der Schmerzen ist bislang nicht quantifizierbar, wenngleich bildgebende oder neurophysiologische Verfahren für den Nachweis von Gewebeschädigungen unverzichtbar sind. Dem Nachweis körperlicher und/oder psychischer Beeinträchtigungen im Alltags- und beruflichen Leben kommt daher bei der Begutachtung von Schmerzen überragende Bedeutung zu. Apparativ gewonnene Zufallsbefunde ohne Relevanz für die beklagten Schmerzen sollen als nicht Schmerz erklärend benannt werden.
- *Unterscheidung von Schmerzkategorien.* In der gutachterlichen Situation sind drei Kategorien von Schmerzen zu unterscheiden: a) Schmerz als Begleitsymptom einer Schädigung des Nervensystems oder anderer Gewebearten mit den Untergruppen „Übliche Schmerzen" und „Außergewöhnliche Schmerzen"; b) Schmerz bei Schädigung des Nervensystems oder anderer Gewebearten und psychischer Komorbidität (z.B. Angststörung, depressive Störung); c) Schmerz als Leitsymptom einer psychischen Erkrankung (z.B. depressive Störungen, somatoforme Störungen).

- *Vages Verhältnis zwischen Diagnose und Schweregrad.* Die Schwere der Krankheit des Probanden ergibt sich aus den Diagnosen und den belegten Funktionsminderungen. Diagnosen allein erklären nicht den Schweregrad einer Schmerzsymptomatik (...).
- *Partizipationsstörungen als Schweregradmerkmale.* Hoher Leidensdruck ist dann anzunehmen, wenn sich Beeinträchtigungen im privaten und/oder beruflichen Alltagsleben und in der sozialen Partizipation nachweisen lassen, was im Gutachten detailliert darzustellen ist.
- *Überprüfung willentlicher Instrumentalisierung des Krankheitsverhaltens.* Lassen sich Funktionsbeeinträchtigungen zur Überzeugung des Gutachters nachweisen, gilt es zu klären, ob und inwieweit die geklagten Beschwerden bewusst oder bewusstseinsnah zur Durchsetzung eigener Wünsche gegenüber Dritten eingesetzt werden („sekundärer Krankheitsgewinn") und damit letztlich willentlich zu überwinden wären. (...) Allein die Tatsache lange dauernder Beschwerden schließt eine bewusstseinsnahe Steuerbarkeit nicht aus.
- *Leitlinie zur Glaubhaftigkeit der Angaben.* Zweifel am Ausmaß der geklagten Beschwerden können aufkommen, wenn eines oder mehrere der aus der Literatur bekannten Aggravationskriterien erfüllt sind (z. B. unpräzise-ausweichende Darstellung der Beschwerden und des Krankheitsverlaufs, fehlende Modulierbarkeit der Schmerzen).
- *Leitlinie zur Überwindbarkeit der Beeinträchtigungen.* Ist der Sachverständige überzeugt, dass die Funktionsbeeinträchtigungen bestehen und nicht mehr überwunden werden können, folgt in der Regel die Anerkennung der Funktionsbeeinträchtigung. Keine Anerkennung erfolgt, wenn die Beeinträchtigungen überwunden werden könnten oder wenn der Sachverständige nicht davon überzeugt ist, dass die Beeinträchtigungen in der geklagten Form bestehen.

3.1.4 Empfehlungen des Verbandes deutscher Rentenversicherungsträger (VDR)

Für medizinische Gutachter im Bereich der gesetzlichen Rentenversicherung wurden vom Verband Deutscher Rentenversicherungsträger die Publikationen *Das ärztliche Gutachten für die gesetzliche Rentenversicherung – Hinweise zur Begutachtung* (2000), *Empfehlungen für die sozialmedizinische Beurteilung psychischer Störungen – Hinweise zur Begutachtung* (Grosch et al., 2001) und das Handbuch *Sozialmedizinische Begutachtung für die gesetzliche Rentenversicherung* (2003) herausgegeben. Eine Neuauflage des Handbuchs war nach Angaben der Herausgeber notwendig geworden aufgrund verbesserter diagnostischer und therapeutischer Möglichkeiten in der Rehabilitation, einer verstärkten Gewichtung der seit 2002 vorliegenden ICF-Kriterien (Internationale Klassifikation der Funktionsfähigkeit, Behinderung und Gesundheit, s Kap. 7) und einer veränderten Rechtslage. Eine teilweise veränderte Rechtslage hatte sich durch die Reform der Renten wegen verminderter Erwerbsfähigkeit zum 01.01.2001 und Veränderungen im IX. Buch des Sozialgesetzbuches – Rehabilitation und Teilhabe behinderter Menschen – ergeben.

Gemäß der eingangs genannten Unterscheidung haben die VDR-Beiträge überwiegend den Charakter von Empfehlungen.

In den *Empfehlungen für die sozialmedizinische Beurteilung psychischer Störungen – Hinweise zur Begutachtung* (Grosch et al. 2001) werden Grundlagen der

3 Leitlinien und Standards zur Begutachtung somatoformer Störungen

Durchführung der Begutachtung und des Aufbaus eines Gutachtens, spezielle Gesichtspunkte bei einzelnen Krankheitsbildern sowie Fragen und Probleme von Rehabilitationseinrichtungen behandelt. Unter der Überschrift „Spezielle Gesichtspunkte" nimmt die Arbeit Stellung zum Problem der Gegenübertragung, der Aggravation und Simulation sowie der zumutbaren Willensanspannung. Testdiagnostische Zusatzuntersuchungen werden befürwortet. In Bezug auf die sozialmedizinische Leistungsbeurteilung wird empfohlen, ein individuelles positives und negatives Leistungsbild zu erstellen. Die Angaben zu Störungsbildern enthalten Informationen zur Beschreibung und Klassifikation des Störungsbildes, zur Psychopathologie, zur gesundheitlichen Integrität, d. h. zu Auswirkungen der Störung auf soziale Funktionen und auf die Partizipation an Aktivitäten des täglichen Lebens, zu Verlauf und Prognose und zur sozialmedizinischen Beurteilung.

Die sozialmedizinische Beurteilung somatoformer Störungen wird als besonders komplex und schwierig charakterisiert. Da leistungsmindernde körperliche Störungen häufig nicht bestehen, müsse sich der Gutachter an den psychopathologischen Auffälligkeiten orientieren. Wichtig sei eine ausführliche Befragung des Probanden zu Tagesaktivitäten und zum sozialen Rückzug. Bei weitgehender Einschränkung der Fähigkeit zur Teilnahme an den Aktivitäten des täglichen Lebens sei von einer Minderung des Leistungsvermögens auszugehen. Die Prognose sei um so ungünstiger, je chronifizierter sich das Krankheitsverhalten darstelle.

Das Handbuch des VDR (2003) enthält demgegenüber einen umfangreicheren „Allgemeinen Teil", der die rechtlichen Grundlagen der Begutachtung, terminologische und klassifikatorische Regelungen sowie arbeitsmedizinische und berufskundliche Grundlagen behandelt. Im speziellen Teil werden Empfehlungen und Standards für die sozialmedizinische Begutachtung der wichtigsten Störungsbilder formuliert, die sich teilweise an den publizierten Leitlinien der medizinischen Fachgesellschaften orientieren. Besonderer Stellenwert für die im vorliegenden Buch behandelten Störungsbilder kommt den Kapiteln 7 von Beyer & Heisel zu Krankheiten des Stütz- und Bewegungssystems, Kapitel 22 von Frommelt zu neurologischen Erkrankungen, Kapitel 23 von Foerster und Weig zu psychischen und Verhaltensstörungen sowie Kapitel 25 von Widder zu Schmerzsyndromen zu. Der Beitrag zu neurologischen Erkrankungen stellt die Besonderheiten der gutachterlichen Untersuchungssituation in den Vordergrund und nimmt auch am umfangreichsten und differenziertesten zu den sozialmedizinischen Bewertungen einzelner Krankheitsbilder Stellung.

Empfehlungen zur Bewertung somatoformer/psychischer Störungen

In Bezug auf die sozialmedizinische Beurteilung somatoformer Störungen führen Foerster und Weig in Übereinstimmung mit den VDR-Empfehlungen aus, dass sich die Beurteilung der Leistungsminderung auf psychopathologische Auffälligkeiten beziehen solle. Zur Schweregradbestimmung könnten die qualitativen Angaben zu individuellen Beeinträchtigungen, die Addition grob geschätzter körperlicher, psychischer und sozialer Beeinträchtigungen zum „Beeinträchtigungsschwere-Score" (Schepank, 1995) sowie qualitative Angaben zum Beschwerdeverlauf, zur Komorbidität, zum „Krankheitsgewinn", zum Verlust der sozialen Integration, zu bisherigen unbefriedigenden Behandlungsergebnissen und zu gescheiterten Rehabilitationsmaßnahmen genutzt werden. Verfälschungstendenzen und Verzerrungen in der Darstellung sollten anhand gängiger Kriterienlisten berücksichtigt werden. Fragen zur Prognose seien bei somatoformen Störungen kaum zu beantworten.

Gleiches gelte im Wesentlichen für differentialdiagnostisch relevante Störungen oder Beschwerdebilder wie z. B. Anpassungsstörungen, Konversionsstörungen, Neurasthenie, Multiple Chemical Sensitivity (MCS), Sick Building Syndrome (SBS), Chronic Fatigue Syndrome (CFS) und Fibromyalgie. Auch in diesen Fällen seien die konkreten psychopathologischen Symptome und die darauf zurückzuführenden konkreten Leistungseinschränkungen für die sozialmedizinischen Beurteilungen entscheidend, außerdem die Frage der Chronifizierung und der psychiatrischen Komorbidität.

Empfehlungen zur Bewertung chronischer Schmerzsyndrome

Der Beitrag von Widder (2003) widmet sich der sozialmedizinischen Beurteilung chronischer Schmerzsyndrome. In Übereinstimmung mit den Leitlinien der medizinischen Fachgesellschaften weist Widder u. a. darauf hin, dass

- bildgebende und andere apparative Untersuchungsverfahren bei der Beurteilung von Schmerzsyndromen von untergeordneter Bedeutung seien,
- standardisierte Selbstberichtsverfahren zur Beurteilung der Krankheitsbilder zwar erforderlich seien, jedoch Interpretationsrisiken enthalten und
- Plausibilitäts- und Konsistenzprüfungen zur Objektivierung der subjektiven Schmerzangaben notwendig seien.

Angesichts dieser Schwerpunkte hält Widder eine verstärkte Berücksichtigung von Glaubhaftigkeitsaspekten in der sozialmedizinischen Begutachtung chronischer Schmerzsyndrome für erforderlich. Hinweise auf inkonsistente Angaben sollten offen im Gutachten benannt werden. Die Anforderungen an ein Gutachten stimmen weitgehend mit den in den o.g. Leitlinien der medizinischen Fachgesellschaften genannten überein. Als Kompetenzstandard wird sowohl somatische als auch psychiatrische Fachkompetenz gefordert. Eine sozialrechtliche Beurteilung von Patienten mit chronischen Schmerzen durch Psychologen lehnt Widder ab.

3.1.5 Kommentar zu den Leitlinien der medizinischen Fachgesellschaften

Die bislang vorliegenden Leitlinien der medizinischen Fachgesellschaften wie auch die Empfehlungen des VDR tragen zweifellos dazu bei, die Abläufe und Inhalte der Begutachtung von Patienten mit psychischen bzw. somatoformen Störungen oder chronifizierten Schmerzen zu vereinheitlichen und gutachterliche Abläufe transparenter und für die Beteiligten nachvollziehbarer zu machen. Sie fördern den Austausch und die Zusammenarbeit der gutachterlich tätigen Ärzte, und sie erleichtern den Umgang mit komplexen Entscheidungssituationen. Insofern dienen sie der Qualitätssicherung bei der Gutachtenerstellung, zugleich schaffen sie die Grundlagen für einheitliche Bewertungen psychisch kranker wie auch chronisch schmerzkranker Probanden in den verschiedenen Rechtsbereichen.

Inhaltlich schwer nachvollziehbar ist indessen die Zurückhaltung gegenüber psychologischen Konzepten und Methoden bei der Begutachtung psychisch beeinträchtigter Personen. Einerseits dürften den Vertretern der hier genannten Fachgesellschaften die in Kapitel 1 und 2 aufgeführten Sachverhalte bekannt sein. Sie wissen, dass insbesondere chronifizierte Schmerzpatienten in sozialrechtlicher Begutachtung sehr häufig durch Befund-Befindens- bzw. Befund-Verhaltens-Diskrepanzen gekennzeichnet sind und dass bei diesen Personen die körperliche Schädigung nur wenig aussagt über den Grad der Funktionsbeeinträchtigung, den es zu bewerten gilt. Um so naheliegender wäre die Schlussfolgerung, *dass die sozialrechtliche Begutachtung dieser Probanden – nach Ausschluss körperlicher Beschwerdeursachen – in erster Linie psychologische bzw. psychodiagnostische Zugänge erfordert*. Stattdessen werden aber wissenschaftlich evaluierte psychodiagnostische Verfahren als generell nachrangig für die Begutachtung bewertet, und es werden etwa bei chronifizierten Schmerzpatienten prinzipielle Vorbehalte gegenüber psychologischen Sachverständigen als Hauptgutachtern vorgebracht. Diese Vorbehalte gelten ausgerechnet den Methoden und Vertretern derjenigen Disziplin, die sich traditionell mit der Erfassung und Bewertung psychischer, sozialer und leistungsbezogener Funktionen (und Funktionsbeeinträchtigungen) befasst.

Dabei stellt sich die Frage nach der psychodiagnostischen Kompetenz und der Eignung der Sachverständigen für die Begutachtung psychisch (somatoform) beeinträchtigter Probanden aus psychologischer Sicht eher umgekehrt. Denn welches Fachverständnis von Psychodiagnostik und nicht zuletzt auch welches Selbstverständnis spiegelt sich in den Empfehlungen der medizinischen Fachgesellschaften wider, wenn Fragen der Reliabilität, also der systematischen Kontrolle zufälliger Einflüsse, der Objektivität, also der Kontrolle der Abhängigkeit des Vorgehens vom jeweiligen Untersucher, und der Validität, also der Kontrolle des inhaltlichen Bezugs und der Gültigkeit der erfassten psychischen Merkmale und Verhaltensweisen, so nachrangig behandelt werden? Mit welcher Berechtigung gehen die Vertreter der medizinischen Fachgesellschaften davon aus, dass ohne komplexe Psychodiagnostik, ohne den Einsatz standardisierter und normierter psychologischer Mess- und Testverfahren eine fundierte Aussage etwa zur Gültigkeit und Zuverlässigkeit von Beschwerdeaussagen oder Funktionsbeeinträchtigungen möglich wäre? Welche unverhältnismäßige Bedeutung wird der Methode des freien Interviews zugestanden, das bekanntlich anfällig ist für zufällige und willkürliche Einflüsse und nur sehr eingeschränkte Kontrollmöglichkeiten enthält? Und wie kommen die Gesellschaften zu der Annahme, auf der Grundlage einer so schmalen Datenbasis, wie sie durch ein Interview und das darin beobachtete Interaktionsverhalten gegeben ist, Antwort- oder Aggravationstendenzen zuverlässig beurteilen zu können? Wer sich mit der nötigen Sorgfalt mit psychodiagnostischen Fragestellungen und Methoden auseinander setzt, der weiß, dass Appelle an die Souveränität des Untersuchers und seine „allgemeine ärztliche Erfahrung" nicht ausreichen können, um bekannte Probleme der eingeschränkten Messgenauigkeit, der fraglichen inhaltlichen Gültigkeit individueller Aussagen, der Kontrolle von Antworttendenzen, der Verhaltensvorhersage und der Vergleichbarkeit von Selbst- und Fremdbericht zu lösen. Zwar mag die verstärkte Ausrichtung der medizinischen Begutachtung an den ICF-Kriterien (vgl. Kap. 7) ein erster Schritt hin zur systematischen und kontrollierten Einschätzung des für die sozialrechtliche Beurteilung so wichtigen Funktionsniveaus sein. Die Verwendung einer entsprechenden Checkliste sagt aber immer noch wenig über die Zuverlässigkeit und Gültigkeit der erhobenen Angaben aus, und sie ersetzt insofern auch keine durchkomponierte psychologische Begutachtung.

Letztlich besteht kein Zweifel daran, dass die Tätigkeit als medizinischer wie auch psychologischer Sachverständiger im Sozialrecht hohe fachliche und auch soziale Kompetenzen erfordert. Dies gilt insbesondere für die Begutachtung von

Personen mit somatoformen Störungen oder chronischem Krankheitsverhalten. Der Appell an die Kompetenz und Erfahrung des Sachverständigen ist aber kein geeignetes Mittel zur Lösung komplexer psychodiagnostischer Fragestellungen. Viele der vorgelegten Leitlinien liefern zwar nützliche Orientierungshilfen zum Umgang mit der Begutachtungssituation, sie sind aber unverkennbar auch das Ergebnis eines primär medizinischen Zugangs in Entscheidungsbereiche, die teilweise erst durch psychologische bzw. psychodiagnostische Konzepte und Methoden zu erschließen sind.

3.1.6 Empfehlungen der Unfallversicherungsträger zur Begutachtung von Berufskrankheiten

Der Hauptverband der gewerblichen Berufsgenossenschaften hat 2001 Empfehlungen zur Begutachtung von Unfallfolgen herausgegeben. Die Empfehlungen betreffen überwiegend die formalen und rechtlichen Voraussetzungen für die Begutachtung von Unfallfolgen. Ein Schwerpunkt liegt auf Maßnahmen zur Qualitätssicherung und auf den Kriterien für die Aufnahme in ein Gutachterverzeichnis. Konkretere inhaltliche Hinweise zum gutachterlichen Vorgehen oder zur Bewertung einzelner Störungsbilder enthalten die Empfehlungen nicht.

3.1.7 Empfehlungen und Standards für die psychologische Begutachtung

Beiträge zur psychologischen Begutachtung

Innerhalb der psychologischen Fachgesellschaften sind einheitliche Vorgaben zum gutachterlichen Vorgehen etwa bei Probanden in sozialrechtlichen Entscheidungssituationen aufgrund psychischer oder psychosomatischer Störungen bislang nicht formuliert worden. Zu Fragen der psychologischen Begutachtung existieren einige Monographien. Hervorzuheben ist die Publikation „Psychologische Begutachtung" (Westhoff & Kluck, 1998), die mittlerweile als Standardwerk für die Planung und Durchführung einer gutachterlichen Untersuchung bis hin zur Abfassung eines psychologischen Gutachtens gelten kann. Allerdings enthält die Arbeit kaum spezifische Informationen zur Bewertung von Personen mit psychischen/somatoformen Störungen oder chronifiziertem Krankheitsverhalten.

Die Beiträge von Zuschlag (1992) und Kühne & Zuschlag (2001) widmen sich den praktischen Fragen der Planung, Durchführung und Erstellung von Gutachten weniger ausführlich. Sie informieren eher über Bedingungen und Rechtsgrundlagen der Begutachtung (z. B. Rechte und Pflichten des Sachverständigen) und über formale Aspekte wie z. B. den Aufbau und die Gliederung eines Gutachtens. Ausführlichere Hinweise zur Begründung psychologisch prüfbarer Fragestellungen, zur Herleitung und Begründung von Aussagen, zur Berücksichtigung motivationaler Einflüsse in der Untersuchungssituation und zur Beantwortung von Beweisfragen vermittelt Fisseni (1997). Wir (Pielsticker & Dohrenbusch, 2004) haben in einer Übersicht auf Besonderheiten der Begutachtung von Personen mit chronischen Schmerzen hingewiesen und Hinweise zur Planung, zum Aufbau und zur Formulierung schriftlicher Gutachten gegeben.

Standards für pädagogisches und psychologisches Testen

Ein wichtiges Element der psychologischen Begutachtung sind psychologische Tests. Um die Brauchbarkeit und Qualität psychologischer Tests zu sichern, wurden von den psychologischen Fachgesellschaften Standards für pädagogisches und psychologisches Testen herausgegeben (Häcker, Leutner & Amelang, 1998). Sie wurden auch für die Anwender psychologischer Testverfahren formuliert und sind daher auch für Sachverständige relevant.

Die Notwendigkeit für die Festlegung derartiger Standards wurde deshalb gesehen, weil psychologische Tests vermehrt auch von Nicht-Psychologen (z.B. Ärzten, Lehrern, Sozialarbeitern) verwendet werden. Durch diese Entwicklung nahm und nimmt das Risiko eines unangemessenen Umgangs mit psychologischen Verfahren zu.

Im Folgenden werden nur die Teile dargestellt, die für die sozialrechtliche Begutachtung von Personen mit psychischen/somatoformen Störungen von Bedeutung sind. Dies sind im Einzelnen: Standards zur Verantwortung des Sachverständigen (bzw. des Anwenders), zur Qualität der auszuwählenden Testverfahren, zur Interpretation von Testergebnissen und zu Besonderheiten der Testanwendung bei klinischen und arbeitsplatzrelevanten Fragestellungen. Die Beispiele und Kommentare sind vom Verfasser als Erläuterung hinzugefügt worden.

Leitlinien zur Verantwortung des Sachverständigen

- *Qualifikation der Testanwender.* Die Verantwortung für Testanwendungen sollte nur von Personen wahrgenommen oder an Personen delegiert werden, die eine ausreichende Ausbildung und Erfahrung vorweisen können, um dieser Verantwortung in fachlich und technisch angemessener Weise zu entsprechen (...).
- *Vermeidung negativer Folgen der Testanwendung.* Testanwender sollten aufmerksam gegenüber wahrscheinlich unbeabsichtigten Folgen des Testgebrauchs sein und Handlungen vermeiden, die unbeabsichtigte ungünstige Folgen nach sich ziehen.
- *Verantwortliche Testanwendung.* Testanwender sollten nicht den Versuch unternehmen, solche Probanden zu bewerten, deren besondere Merkmale (...) über den Rahmen ihrer eigenen akademischen Ausbildung oder supervidierten Praxis hinausgehen. Beispiel: Für die Interpretation der Ergebnisse spezifischer neuropsychologischer Funktionstests sind neuropsychologische Spezialkenntnisse erforderlich.

Leitlinien zur Qualität der auszuwählenden Testverfahren

- *Keine Tests ohne Validitätsbelege.* Es sind nur Testverfahren zu verwenden, die Validitätsbelege für die wichtigsten Arten von Schlussfolgerungen vorsehen, für die der Gebrauch des Tests empfohlen wird. Wenn ein Test für einen Zweck verwendet werden soll, für den er noch nicht validiert wurde oder für den kein abgesicherter Anspruch auf Validität besteht, ist der Benutzer für den Nachweis der Validität verantwortlich. Beispiel: Verwendet der Untersucher bei Skalen zur Erfassung der Schmerzqualität Normen von Patienten, die für die zu beurteilende Schmerzqualität irrelevant sind, so muss er (z.B. durch wissenschaftliche Literatur oder eigene wissenschaftliche Vergleichsdaten) nachweisen, dass die Verwendung dieser Vergleichsgruppe doch gerechtfertigt ist.

- *Geeignete Normierung.* Die Normierung der Angaben sollte an Gruppen erfolgt sein, mit denen der Anwender die zu testenden Probanden auch vergleichen wollte. Beispiel: Ein Testverfahren zur Erfassung somatoformer Beschwerden, das nur an Personen ohne Krankheitsverhalten entwickelt und normiert wurde, eignet sich nur bedingt, um Probanden mit intensivem Krankheitsverhalten in sozialrechtlicher Begutachtung zu vergleichen.
- *Zurückhaltende Interpretation von Screening-Tests.* Bei Testanwendungen in klinischer Praxis sollten Screening-Tests nur für die Identifizierung solcher Probanden verwendet werden, die einem weiteren Beurteilungsprozess unterzogen werden sollen. Die Ergebnisse solcher Tests sollten weder für die Charakterisierung einer Person, noch für irgendwelche Entscheidungen über eine Person herangezogen werden, die über die Empfehlung für eine weitergehende Bewertung hinausgehen, es sei denn, für diese anderen Verwendungsformen kann in angemessener Form Reliabilität und Validität nachgewiesen werden. Beispiel: Ein erhöhter Testwert auf einer SCL-90-R-Subskala sollte Anlass für weitere differenzierte Diagnostik sein und nicht als Kriterium für das Vorliegen einer bestimmten Störung fehlinterpretiert werden.

Leitlinien zur Interpretation von Testergebnissen

- *Berücksichtigung der Testgüte.* Testanwender sollten Angaben zur Validität und Reliabilität eines Tests für die beabsichtigte spezifische Verwendung bewerten (...). Auch Testverfahren mit verminderter psychometrischer Qualität können unter begründeten Umständen eine sinnvolle Ergänzung im Kontext einer umfangreicheren Testbatterie darstellen.
- *Keine intuitive Testinterpretation.* Der Anwender sollte keine eigene Interpretation des Ergebnisses vornehmen, wenn die Validität einer gängigen Interpretation nicht untersucht wurde. Beispiel: Ein Proband erzielt weit unterdurchschnittliche Internalitätswerte in Bezug auf Kontrollüberzeugungen zu Krankheit und Gesundheit. Diese Auffälligkeit ist nicht als Beleg für eine misslungene Krankheitsbewältigung zu bewerten, solange nicht empirisch belegt ist, dass niedrige Internalitätswerte überzufällig häufig mit misslungener Krankheitsbewältigung assoziiert sind.
- *Keine Subtest- oder Differenzinterpretation ohne Validitätsbeleg.* Immer wenn die Interpretation von Subtestwerten, Messwertdifferenzen oder Profilen vorgeschlagen wird, sollte der Testanwender in der Lage sein, die dieser Interpretation zugrunde liegenden empirischen Belege zu liefern
- *Vorsicht bei der Iteminterpretation.* Der Testanwender sollte die individuelle Reaktion eines Probanden auf ein einzelnes Item nicht als Beurteilungsgrundlage verwenden, es sei denn, das Testhandbuch liefert empirische Begründungen für diese Vorgehensweise (...).
- *Vorsicht bei Teständerungen.* Nimmt ein Testanwender maßgebliche Veränderungen bezüglich des Testformates, des Durchführungsmodus, der Anweisungen, der Sprache oder des Inhalts vor, so sollte er die Verwendung des Tests für diese veränderten Bedingungen revalidieren oder aber differenziert begründen, weshalb eine solche zusätzliche Validierung als nicht notwendig oder nicht möglich erachtet wird.
- *Testbedeutung im Entscheidungsprozess qualifizieren.* Testanwender sollten die Bedeutsamkeit eines Tests im Beurteilungs- und Entscheidungsprozess genau beschreiben und einen Testwert nicht als Begründung für eine Bewertung,

Empfehlung oder Entscheidung heranziehen, die zum größten Teil auf anderer Grundlage vorgenommen worden ist. Beispiel: Wenn der Sachverständige aufgrund des Interaktionsverhaltens des Probanden zu dem Schluss gekommen ist, dass Angaben zum Funktionsniveau inkonsistent waren, dann sollte z. B. ein auffälliger Wert in einem Symptomvalidierungstest nicht als „objektiver" Beleg für die fragliche Glaubhaftigkeit der Angaben verwendet werden.
- *Kontextbezogene Ergebnisinterpretation.* Bei Testanwendungen sollte der Testwert eines Probanden nicht als direkte „Abbildung" einer geringen Fähigkeitsausprägung bezüglich des getesteten Merkmals betrachtet werden, wenn nicht auch andere Erklärungen in Erwägung gezogen wurden, die für ein schwaches Ergebnis in diesem Test verantwortlich sein könnten.

Leitlinien zur Testanwendung bei klinischen oder arbeitsbezogenen Fragestellungen

- *Transparenz der Testinterpretation.* Testanwender sollten ihren Probanden die Testergebnisse, die Interpretationen sowie den Fehlerbereich ihrer Interpretationen mitteilen, wenn solche Informationen dem Klienten zugute kommen. Kommentar: Im Rahmen einer Begutachtung bedeutet dies, die gutachterliche Entscheidungsfindung möglichst transparent zu machen, um nicht zuletzt auch die Akzeptanz der Bewertung zu erhöhen.
- *Nachweis empirisch gestützter Interpretationsmöglichkeiten.* Werden Empfehlungen oder Entscheidungen ausgesprochen, die angeblich auf einer statistischen wie auch klinischen Grundlage beruhen, sollten auch kriteriumsbezogene Validitätsbelege für Grundgesamtheiten vorgelegt werden können, die denjenigen ähnlich sind, für die der Test verwendet werden soll. Beispiel: Wenn eine eingeschränkte Arbeitsfähigkeit u. a. dadurch begründet werden soll, dass der Proband weit überdurchschnittliche Werte in einem Depressionstest aufweist, dann sollte der Zusammenhang zwischen der Arbeitsfähigkeit und den Werten in diesem Depressionstest zuvor in empirischen Studien nachgewiesen worden sein.
- *Transparente Inhaltsvalidierung.* Inhaltsvalidierungen sollten auf der Basis einer expliziten Definition des betreffenden Inhaltsbereichs vorgenommen werden. Bei Selektions- und Klassifikationsfragen sowie Fragen der Einordnung in eine bestimmte Stufe der allgemeinen oder arbeitsplatzbezogenen Funktionsbeeinträchtigung sollte die Charakterisierung des Inhaltsbereichs auf einer allgemeinen Funktionsanalyse oder einer Arbeitsanalyse beruhen. Beispiel: Wenn der Grad einer verbliebenen Restleistungsfähigkeit mit Hilfe psychologischer Testverfahren zu beurteilen ist, dann sollte sich die Auswahl der Testverfahren und die Interpretation der Ergebnisse an der Analyse der beruflichen oder leistungsbezogenen Anforderungen orientieren. Erst nach Erstellung des Anforderungsprofils erfolgt die Testauswahl, nicht umgekehrt.
- *Zweifache Validierung bei konstruktbezogenen Belegen.* Wenn konstruktbezogene Belege den hauptsächlichen Hinweis auf Validität darstellen, müssen zwei Verbindungen aufgezeigt werden: Erstens sollte die Validität des Tests als Maß für das Konstrukt und zweitens sollte die Validität des Konstrukts als wesentlicher Bestimmungsfaktor für berufliche oder allgemeine Leistungsminderung oder Funktionsbeeinträchtigung belegt sein. Für diese Verbindung sollte eine eindeutige konzeptuelle Begründung bestehen. Sowohl das Konstrukt wie auch die damit in Verbindung gebrachten Tätigkeitsmerkmale sind sorgfältig zu

definieren. (...) Beispiel: Wenn der niedrige Testwert im Konzentrations-Leistungs-Test (KLT) als Beleg für eine eingeschränkte Belastbarkeit bei leichter beruflicher Tätigkeit interpretiert werden soll, dann muss gezeigt werden können, dass der KLT-Wert ein gültiger Indikator für Aufmerksamkeitsleistungen ist und dass gestörte oder beeinträchtigte Aufmerksamkeitsleistungen ausschlaggebend für die berufliche Belastbarkeit sind.

Die Standards für pädagogisches und psychologisches Testen machen deutlich, wie voraussetzungsvoll ein verantwortlicher Umgang mit psychologischen Testverfahren ist. Die Forderung, dass ihre Anwendung allein psychodiagnostisch geschulten Psychologen oder Sozialwissenschaftlern vorbehalten bleiben sollte, dürfte dennoch in der Praxis (leider) schwer durchsetzbar sein. Gutachterlich tätige Ärzte, die auf psychologische Testverfahren zurückgreifen, sollten dies nicht ohne psychologische Fachkompetenz tun.

3.2 Empfehlungen zur Begutachtung chronischer Schmerzpatienten des Arbeitskreises Psychologie in der interdisziplinären Schmerzbegutachtung der Deutschen Gesellschaft für Psychologische Schmerztherapie und -forschung (DGPSF)

Die folgenden Begutachtungsempfehlungen sind in der Auseinandersetzung mit den bereits vorliegenden medizinischen und psychologischen Leitlinien entstanden und bislang nicht an anderer Stelle publiziert worden. Die Empfehlungen wurden von Mitgliedern des Arbeitskreises „Psychologie in der interdisziplinären Schmerzbegutachtung" der DGPSF diskutiert. Der Bedarf für eine Weiterentwicklung von Leitlinien und Standards für die Begutachtung psychisch gestörter und chronisch schmerzkranker Personen in sozialrechtlichen Entscheidungssituationen wurde deshalb gesehen, weil einerseits die medizinischen Leitlinien aus Sicht der Arbeitskreisteilnehmer dem psychologischen Begutachtungszugang nur bedingt gerecht wurden und andererseits die psychologischen Standards zum Umgang mit Testverfahren zu wenig auf die Erfordernisse der sozialrechtlichen Begutachtung psychischer Störungen und chronischen Krankheitsverhaltens abgestimmt waren. Die Empfehlungen betreffen:

- den Kompetenzbereich psychologischer Sachverständiger in sozialrechtlichen Entscheidungsprozessen
- die Qualifikation der Sachverständigen
- die Durchführung klinischer Begutachtungen
- die Integration von Befunden und Heuristiken zur Entscheidungsfindung

Empfehlungen zum Kompetenzbereich
- *Zuständigkeit psychologischer Sachverständiger.* Klinische Psychologen sind aufgrund ihrer klinisch-psychologischen und psychodiagnostischen Ausbildung

in besonderer Weise befähigt, kognitive, emotionale, soziale und verhaltensbezogene Funktionen und Funktionsbeeinträchtigungen zu erfassen und nach methodischen und inhaltlichen Kriterien zu beurteilen. Sie sind auch in der Lage, die Auswirkungen psychischer Störungen oder chronifizierten Krankheitsverhaltens auf die Belastbarkeit und Leistungsfähigkeit von Personen zu bewerten. Insofern erfüllen Psychologen mit klinischen, psychodiagnostischen, arbeitspsychologischen und rechtspsychologischen Kenntnissen die notwendigen Voraussetzungen, um Personen mit psychischen/somatoformen Störungen oder chronifiziertem Krankheitsverhalten als Sachverständige im Sozialrecht eigenverantwortlich zu begutachten.

Empfehlungen zur Qualifikation von Sachverständigen

Die Begutachtung von Patienten mit psychischen Störungen oder chronifiziertem Krankheitsverhalten setzt fundierte psychologische und medizinische Kenntnisse sowie umschriebene juristische Kenntnisse voraus. Im Einzelnen sollte ein Sachverständiger, der Beeinträchtigungen aufgrund psychischer, insbesondere somatoformer Störungen oder aufgrund eines chronifizierten Schmerz- oder Krankheitsverhaltens zu begutachten hat, folgende Kenntnisse aufweisen:

- *Störungs- und Behandlungswissen*: Kenntnisse zu Epidemiologie, Ätiologie, Pathogenese, Prognose, Erscheinungsbild, Diagnostik und Therapie körperlicher Erkrankungen, insofern diese gehäuft oder regelmäßig mit dauerhaften Schmerzen oder somatoformen Beschwerden einhergehen; fundierte Kenntnisse zu psychischen Störungen und zum Erscheinungsbild, zu Ursachen und zur Therapie akuter, chronischer und chronifizierter Schmerzen
- *Wissen zur Funktionsbeurteilung*: Fundierte Kenntnisse zur Erfassung und Bewertung kognitiver, affektiv/motivationaler, sozialer und motorischer Funktionen und Funktionseinschränkungen
- *Methodologische Kenntnisse*: Kenntnis klinisch-psychologischer, medizin-psychologischer, leistungs-, motivations- und persönlichkeitspsychologischer Untersuchungsmethoden und ihrer jeweiligen theoretischen und methodologischen Grundlagen; Kenntnisse zur Diagnostik von Verfälschungstendenzen und zu ihren methodologischen Grundlagen
- *Arbeitsplatzbezogene Kenntnisse*: Kenntnis der Arbeitsbedingungen und -anforderungen und der Methoden zur Analyse von Arbeitsbedingungen und ihren Auswirkungen
- *Spezielle Begutachtungskenntnisse*: Kenntnisse zur Bewertung und Integration von Testergebnissen und zur Durchführung und Erstellung von Gutachten
- *Soziale Kompetenz*: Weiterhin sollte der Sachverständige über gute soziale Fähigkeiten und Handlungskompetenzen verfügen. Er/sie sollte die Fähigkeit besitzen, variabel zu interagieren und den Untersuchungsdialog auf die Erfordernisse der Untersuchung abzustimmen.
- *Mehrjährige Praxis*: Zu empfehlen sind vor der Tätigkeit als Sachverständiger mehrjährige praktische Erfahrungen mit psychisch gestörten oder chronisch schmerzkranken Patienten in einer therapeutischen oder rehabilitativen Behandlungseinrichtung.

Empfehlungen zur Planung und Durchführung der Begutachtung

- *Multimodaler Zugang.* Somatoforme Störungen und chronifizierte Schmerzen werden als ein komplexes Geschehen angesehen, das sich auf einer biologischen (körperlichen), einer affektiv-emotionalen, einer kognitiven, behavioralen und einer sozialen Ebene manifestiert. Die Erfassung und Bewertung nur einer Beschreibungsebene wird der Komplexität somatoformer (wie auch anderer psychischer) Störungen oder chronifizierter Schmerzen nicht gerecht. Ungeachtet der speziellen gutachterlichen Fragestellung ist bei der Begutachtung psychischer, insbesondere somatoformer Störungen und chronifizierter Schmerzen daher eine sorgfältige Erhebung der Beschwerdemanifestationen auf diesen Ebenen erforderlich. Ebenso ist die Erfassung der Kontextbedingungen für Beschwerdeäußerungen erforderlich.
- *Multimethodaler Zugang.* Die sozialrechtliche Begutachtung von Personen mit psychischen Störungen oder chronifizierten Schmerzen erfordert zur Objektivierung der Funktionsbeeinträchtigungen in der Regel psychodiagnostische Untersuchungsmethoden. Erst die Kombination verschiedener psychodiagnostischer Verfahren (z. B. Interview, Fragebögen, Verhaltensbeobachtungssystem, Funktions- und Leistungstests, psychophysikalische Tests, Aggravations- und Simulationstests, psychophysiologische Tests) und verschiedener Datenquellen (Selbst- und Fremdbeobachtung) ermöglicht eine zuverlässige Bewertung des Funktionsniveaus und die Kontrolle motivationaler Einflüsse auf die Beschwerdeschilderungen. Für den Einsatz psychologischer Testverfahren sind fundierte psychodiagnostische Kenntnisse unverzichtbar.
- *Kombination von dimensionaler und klassifikatorischer Diagnostik.* Dimensionale und klassifikatorische Diagnostik sollten sich ergänzen. Klassifikatorische psychopathologische Diagnostik dient der Identifikation krankheitswertiger Störungen gemäß verbindlicher Kriterien (aktuell ICD-10). Die klassifikatorische Diagnostik der Funktionsbeeinträchtigungen kann nach ICF erfolgen. Klassifikatorischer Diagnostik kommt aber oft nur eine Screening-Funktion zu. Sozialrechtlich relevante Merkmale der Psychopathologie oder der Funktionsbeeinträchtigung, insbesondere solche, die sich auf die Schwere der Störung oder Funktionsbeeinträchtigung beziehen, sollten daher durch Methoden der dimensionalen Diagnostik weiter untersucht werden. Diese bieten die Möglichkeit zur quantitativen Bewertung relevanter Merkmale.
- *Berücksichtigung biographischer Merkmale.* Um das Zusammenspiel von Einschränkungen und Kompensationsbemühungen beurteilen zu können, werden vielfach biographische Angaben erforderlich sein. Aus ihnen können die Bewältigungsgewohnheiten des Patienten (z. B. als psychodynamische „Abwehrmechanismen", als „Copingstile" oder als Attributionsmuster) abgeleitet werden.
- *Berücksichtigung von Verstärkerbedingungen für Krankheitsverhalten.* Die intrapsychischen, sozialen und materiellen Verstärkerbedingungen für das zu bewertende Krankheitsverhalten sollten differenziert unter Berücksichtigung der bereits vorliegenden Falldokumentation exploriert werden.

Allgemeine Empfehlungen zur Integration von Befunden und Entscheidungsfindung

- *Möglichkeit der theoretischen und/oder empirischen Fundierung von Erklärungen.* Die Zusammenhänge zwischen Störungsbild, Krankheitsverhalten und

Funktions- und Leistungsbeeinträchtigungen sollten auf der Grundlage geeigneter psychologischer Theorien oder Modelle (z. B. Lern- oder Handlungstheorien) oder empirischer Befunde erklärbar sein. Das bedeutet nicht, dass für jeden Einzelfall eine lückenlose theoretisch und/oder empirisch gestützte Erklärung für die gefundenen Zusammenhänge nachgewiesen werden muss.
- *Ausrichtung an psychodiagnostischen Prinzipien.* Der inhaltlichen Bewertung sozialrechtlich relevanter Verhaltens- und Erlebensweisen und Funktionseinschränkungen sollte eine Überprüfung der Gültigkeit und Zuverlässigkeit der Untersuchungsergebnisse vorausgehen.
- *Theoretische und/oder empirische Fundierung von Verlaufsprognosen.* Vorhersagen des Beschwerdeverlaufs oder Krankheitsverhaltens sollten mit Bezug zu theoretisch und/oder empirisch gestützten wissenschaftlichen Erkenntnissen zum Verlauf und zur Behandelbarkeit der zu beurteilenden Störungen und Beeinträchtigungen begründet werden. Die alleinige Ausrichtung der Verlaufsprognose und insbesondere des Änderungspotentials am Schweregrad einer psychischen (somatoformen) Störung erscheint unzureichend.

Zur Beurteilung der Glaubhaftigkeit der Angaben

- *Berücksichtigung der Möglichkeit willentlich verzerrter Beschwerdeäußerungen.* In Untersuchungssituationen, die mit erheblichen beruflichen oder finanziellen Konsequenzen für den zu Begutachtenden verbunden sind, sollten sowohl die Neigung zur Aggravation als auch die Neigung zur Dissimulation in Betracht gezogen werden.
- *Explizite Diagnostik willentlich verzerrter Darstellung.* Aggravations- und Simulationsdiagnostik setzt eine komplexe, nach Möglichkeit wahrscheinlichkeitstheoretisch gestützte Heuristik zur Bewertung von Reaktionsmustern und Verhaltensweisen voraus. Die Auswahl von Testverfahren und das Untersuchungsarrangement sollten geeignet sein, einen möglichen Aggravations- oder Simulationsverdacht durch mehrfache Belege abzusichern. Der Eindruck des Sachverständigen von der Glaubhaftigkeit der Klagen kann dazu orientierende Hinweise liefern, er allein wird aber in der Regel nicht ausreichen, um einen Verfälschungsverdacht auszuschließen oder zu begründen.
- *Notwendigkeit von Messwiederholungen.* Der Verdacht auf eine willentlich verzerrte Darstellung von Beschwerden oder Beeinträchtigungen sollte mittels geeigneter psychodiagnostischer Verfahren überprüft werden. Um willentliche Verzerrungen von Zufallseinflüssen unterscheiden und Antworttendenzen beurteilen zu können, sind in aller Regel Messwiederholungen erforderlich.
- *Berücksichtigung verzerrter Angaben bei der sozialrechtlichen Bewertung der Beschwerden.* Bei erheblich inkonsistenten oder verfälschten Angaben kann ein definitives Urteil über das Vorliegen einer krankheitswertigen psychischen Störung (und störungsbedingter Beeinträchtigungen) ggf. nicht mit der notwendigen Sicherheit erfolgen. Dies kann Auswirkungen auf die sozialrechtliche Bewertung der Beschwerden haben.

Zur Beurteilung von Funktionsbeeinträchtigungen

- *Getrennte Analyse von Funktionsbeeinträchtigung und Kompensation.* Die Bewertung schmerz- und beschwerdebedingter körperlicher oder psychischer Funktionseinschränkungen sollte sich auf Angaben zu beschwerdebedingten

Beeinträchtigungen, aber auch auf Erkenntnisse zu Kompensationsbemühungen und Kompensationserfolge stützen. Mit der Gegenüberstellung von Beeinträchtigung und Kompensation korrespondiert die getrennte Analyse von Funktionseinschränkungen und Ressourcen, von Krankheitsverhalten und Gesundheitsverhalten. Im Begutachtungsfall sollte ermittelt werden, inwieweit bestehende körperliche und psychische Einschränkungen durch Gesundheitsverhalten, aber auch durch persönliche, materielle und soziale Ressourcen (Fähigkeiten, Möglichkeiten) kompensiert werden können.

- *Unterscheidung von Kompensationsmöglichkeit und Kompensationsfähigkeit.* Die Bewertung der Kompensation psychischer und schmerzbedingter Beeinträchtigungen erfordert Angaben zur Kompensationsbereitschaft (Kompensationsmöglichkeit) und zur Kompensationsfähigkeit des Probanden. Letztere betrifft u. a. die noch erhaltene körperliche und psychische Leistungsfähigkeit sowie aktives Bewältigungsverhalten. Die Kompensationsbereitschaft betrifft die Motivation des Probanden, wirksame Kompensationsleistungen durchführen zu wollen.
- *Prüfung krankheitswertiger Beeinträchtigung der Kompensationsmöglichkeit.* Prognostische Fragen zur Überwindbarkeit der störungsbedingten Beeinträchtigungen können nicht ausschließlich mit Verweis auf den bisherigen Krankheitsverlauf und die Krankheitsschwere beantwortet werden. Zumindest sollte geprüft werden, inwiefern die Motivation zur Überwindung der bestehenden Schwierigkeiten aufgrund einer krankheitswertigen Antriebslosigkeit (z. B. depressiven Störung) dauerhaft eingeschränkt ist (vgl. Kap. 11).

Die aufgeführten Empfehlungen sind vorläufig, sie bringen zum Ausdruck, welche Aspekte aus psychologischer Sicht bei der Begutachtung psychisch/somatoform gestörter Personen in sozialrechtlichen Entscheidungssituationen stärker berücksichtigt werden sollten. Mit ihrer Darstellung verbindet sich die Hoffnung, dass in Zukunft auch verbindlichere interdisziplinäre Standards oder Leitlinien für die Begutachtung entwickelt werden, die dem aktuellen Stand der Medizin und der Psychologie entsprechen.

4 Sozialrechtliche Rahmenbedingungen medizinischer und psychologischer Begutachtung in Grundbegriffen

Die medizinische und psychologische Begutachtung von Patienten mit körperlichen oder psychischen Störungen ist eingebettet in die jeweils gültigen sozialrechtlichen Rahmenbedingungen. Die Rahmenbedingungen sind Veränderungen unterworfen, die wiederum Auswirkungen auf die Begutachtungspraxis haben. Für jeden Gutachter sind daher Grundkenntnisse zu den rechtlichen Rahmenbedingungen der Begutachtung unverzichtbar. Sie umfassen

- die versicherungsrechtlichen Grundlagen (z. B.: Welche Ansprüche kann ein Versicherter wann und unter welchen Bedingungen geltend machen? Welche formalen und inhaltlichen Voraussetzungen müssen gegeben sein, um Versicherungsleistungen in Anspruch zu nehmen? Welche Leistungsträger sind für welche Leistungen zuständig?)
- das sozialrechtliche Vokabular, das Verbindungen zwischen körperlichen bzw. psychischen Schäden und Beeinträchtigungen (medizinisch-psychologischen Sachverhalten) und rechtlichen Entscheidungen erst ermöglicht (z. B. die Definitionen von „Restleistungsvermögen", „Erwerbsunfähigkeit" usw.)
- die rechtlichen Grundlagen der Begutachtung (z. B.: Welche Rechte und Pflichten hat der Sachverständige? Welche Rechte und Pflichten hat der zu Begutachtende? Was sollte, was muss ein Gutachten enthalten? Wie werden Gutachtenleistungen vergütet?).

Die angesprochenen Themen sind umfangreich, und es ist nicht das Anliegen dieses Beitrags, sie ausführlich zu behandeln. Weiterführende Angaben und Erläuterungen zu einzelnen rechtlichen Hintergründen und Fragestellungen finden sich bei Bürck et al. (2000), Erlenkämper (2002), Roth & Seidel (2003), Schneider (2003), Hartje (2004) und dem Bundesministerium für Gesundheit und Soziale Sicherung (2004). Darüber hinaus sind alle sozialrechtlichen Regelungen, sofern sie im Sozialgesetzbuch festgelegt sind, im Internet offen zugänglich (Sozialgesetzbuch (SGB) I–XII Nachschlagewerk mit Volltextsuche. Kostenloser Download als PDF unter http://www.sozialgesetzbuch-bundessozialhilfegesetz.de; 2005).

Der folgende Beitrag liefert lediglich eine stichpunktartige Zusammenstellung der wichtigsten für die sozialmedizinische Begutachtung relevanten Rechtsbegriffe und Regelungen. Sie definieren das rechtliche Rahmengerüst, in dem sozialmedizinische Begutachtung derzeit durchgeführt wird.

4.1 Versicherungsrechtliche Grundlagen

Erwerbsfähigkeit, Gefährdung und Minderung der Erwerbsfähigkeit gemäß gesetzlicher Rentenversicherung und Schwerbehindertengesetz

- *Definition Erwerbsfähigkeit.* Unter Erwerbsfähigkeit wird im Rahmen der *gesetzlichen Rentenversicherung* die Fähigkeit eines Versicherten verstanden, unter Ausnutzung der Arbeitsgelegenheiten, die sich ihm nach seinen Kenntnissen und Erfahrungen sowie seinen körperlichen und geistigen Fähigkeiten im ganzen Bereich des wirtschaftlichen Lebens bieten, Erwerbseinkommen zu erzielen. Die Erwerbsfähigkeit ist insofern nicht auf eine bestimmte Tätigkeit oder die Tätigkeit in einem bestimmten Ausbildungsberuf beschränkt. Wenn aufgrund gesundheitlicher Beeinträchtigungen und damit verbundener Funktionseinschränkungen innerhalb von 3 Jahren mit einer Minderung der Erwerbsfähigkeit zu rechnen ist, dann liegt eine „erhebliche Gefährdung der Erwerbstätigkeit" vor.
- *Minderung der Erwerbsfähigkeit.* Ist es infolge von gesundheitlichen Beeinträchtigungen zu einer erheblichen und länger andauernden Einschränkung der Leistungsfähigkeit gekommen, wodurch der Versicherte seine bisherige Tätigkeit nicht mehr oder nicht mehr ohne wesentliche Einschränkungen ausüben kann, so liegt eine Minderung der Erwerbsfähigkeit vor. Die Minderung der Erwerbsfähigkeit wird nach derzeitigem Recht aber nicht an der bisherigen beruflichen Tätigkeit, sondern *allein an der Fähigkeit gemessen, jede denkbare Tätigkeit auf dem allgemeinen Arbeitsmarkt unter den üblichen Bedingungen ausüben zu können.* Bei der Begutachtung im Rahmen der gesetzlichen Rentenversicherung geht es daher um die Feststellung eines Gesundheitsschadens und seiner Auswirkungen auf die Ausübung einer Erwerbstätigkeit. Eine Minderung der Erwerbsfähigkeit setzt voraus, dass die Erwerbsfähigkeit zunächst in vollem Umfang bestanden und sich erst im Laufe der Zeit verringert hat.
- *Unterschiedliche Auslegung von Erwerbsminderung je nach Rechtsgebiet.* Im *sozialen Entschädigungsrecht* ist Erwerbsunfähigkeit anzunehmen, wenn eine MdE von mehr als 90% vorliegt (§ 31 Abs. 3 BVG). Die Erwerbsminderung (teilweise oder voll) in der *gesetzlichen Rentenversicherung* ist demgegenüber vom GdB/MdE-Grad unabhängig. Hier ist der Begriff der Erwerbsminderung allein auf die Einschränkung der Möglichkeit bezogen, eine Erwerbstätigkeit in einem bestimmten zeitlichen Umfang auszuüben.
- *Keine Leistungsansprüche für Beeinträchtigungen vor Versicherungsbeginn.* Eine Leistungseinschränkung, die bereits bei Eintritt in die Versicherung vorhanden war, kann grundsätzlich nicht zu einem Rentenanspruch führen, solange keine wesentliche Verschlechterung des Gesundheitszustandes eingetreten ist.
- *Schwerbehinderung ist nicht gleich Rentenberechtigung.* Das alleinige Vorliegen einer Schwerbehinderung (GdB von mindestens 50) oder einer hohen MdE bedingt noch nicht, dass eine Leistungsminderung im Sinne der gesetzlichen Rentenversicherung anzunehmen ist.

Rentenleistungen (Geldleistungen)

- *Änderung des Rentenrechts.* Seit der Reform des Rentengesetzes 2001 wird statt der bis zu diesem Zeitpunkt gültigen Unterscheidung von Berufsunfähigkeits-

und Erwerbsunfähigkeitsrente eine zweistufige Erwerbsminderungsrente gewährt: die Rente wegen voller Erwerbsminderung, sofern das Restleistungsvermögen für Tätigkeiten auf dem allgemeinen Arbeitsmarkt auf unter 3 Stunden gesunken ist, und die Rente wegen teilweiser Erwerbsminderung, wenn noch ein Restleistungsvermögen von 3 bis unter 6 Stunden besteht. Versicherte, die vor dem 02.01.1960 geboren sind, erhalten auch dann eine Rente wegen teilweiser Erwerbsminderung, wenn sie zwar auf dem allgemeinen Arbeitsmarkt mindestens 6 Stunden, in ihrem bisherigen Beruf oder in zumutbaren Verweisungstätigkeiten aber nur noch unter 6 Stunden arbeiten können.

- *Befristung der Rente/Zeitrente.* Die aus medizinischen Gründen bewilligten Renten werden nach aktuellem Recht nur noch als Zeitrenten geleistet. Die Befristung der Erwerbsminderungsrenten erfolgt für längstens 3 Jahre nach Rentenbeginn und kann wiederholt werden. Eine unbefristete Rente wird nur dann geleistet, wenn unwahrscheinlich ist, dass die Minderung der Erwerbsfähigkeit behoben werden kann. Unwahrscheinlich ist die Behebung dann, wenn bei Betrachtung des bisherigen Krankheitsverlaufs und unter Berücksichtigung noch vorhandener therapeutischer Möglichkeiten eine Besserung der Symptomatik und der Leistungsfähigkeit auszuschließen ist. Derzeit wird nach einer Gesamtdauer der Befristung von 9 Jahren gesetzlich vermutet, dass eine künftige Besserung unwahrscheinlich ist (§ 102 Abs. 2 Satz 1 SGB VI).
- *Entzug der Rente.* Renten wegen verminderter Erwerbsfähigkeit können bei Änderung der gesundheitlichen Verhältnisse grundsätzlich auch entzogen werden.

Behinderung nach dem Schwerbehindertengesetz

- *Definition „Behinderung".* Menschen sind behindert, wenn ihre körperliche Funktion, geistige Fähigkeit oder seelische Gesundheit mit hoher Wahrscheinlichkeit länger als sechs Monate von dem für das Lebensalter typischen Zustand abweichen und daher ihre Teilhabe am Leben in der Gemeinschaft beeinträchtigt ist.
- *Definition „Teilhabe".* Teilhabe bezeichnet die Beteiligung bzw. das Einbezogensein eines Kranken bzw. Behinderten in wesentliche Funktionsbereiche des Lebens. Er soll dabei weitgehend das Maß an Selbstbestimmung erhalten, das für jeden Bürger ohne Behinderung selbstverständlich ist. Jedem Menschen wird das gleichberechtigte Recht auf Teilhabe (Beteiligung) an zentralen Funktionsbereichen zugesprochen.
- *Leistungen der Rentenversicherer.* Die Leistungen der Rentenversicherer sind darauf ausgerichtet, die Teilhabe Behinderter zu verbessern. Unterschieden werden dabei Leistungen zur Rehabilitation, zur Teilhabe am Arbeitsleben, unterhaltssichernde und andere ergänzende Leistungen sowie Leistungen zur Teilhabe am Leben in der Gemeinschaft.
- *Quantifizierung des Grades der Behinderung.* Die Auswirkungen auf die Teilhabe am Leben in der Gemeinschaft werden als Grad der Behinderung (GdB) nach Zehnergraden abgestuft festgestellt.
- *Definition „Schwerbehinderung".* Eine Feststellung ist nur zu treffen, wenn ein GdB von wenigstens 20 vorliegt. Als schwerbehindert gilt eine Person mit einem GdB von 50. Eine Behinderung darf nur dann festgestellt werden, wenn sie mit an Sicherheit grenzender Wahrscheinlichkeit vorliegt, d.h. als bewiesen gelten kann. Die Vermutung der Behinderung reicht nicht aus.

- *Prüfung der Rehabilitierbarkeit.* Der Gewährung von Rentenleistungen geht bei verminderter Erwerbsfähigkeit stets die Prüfung voraus, ob die festgestellte Minderung durch Rehabilitationsleistungen behoben werden kann. Alle Möglichkeiten der Rehabilitation sind auszuschöpfen.
- *Leistungsanspruch des Versicherten.* Rehabilitationsleistungen oder andere Leistungen zur Teilhabe (am Leben) stehen dem Versicherten bei teilweiser Erwerbsminderung auch dann zu, wenn der Arbeitgeber dem Versicherten durch diese Leistungen den Arbeitsplatz voraussichtlich erhalten kann, auch wenn keine Aussicht auf eine wesentliche Besserung der gesundheitlichen Beeinträchtigungen besteht.

Besondere Einschränkungen: Hilflosigkeit

- *Definition „Hilflosigkeit".* Für die Gewährung einer Pflegezulage im sozialen Entschädigungsrecht (§ 35 Abs. 1 BVG) ist Grundvoraussetzung, dass der Beschädigte (infolge der Schädigung)"hilflos „ ist. Als hilflos ist derjenige anzusehen, der infolge von Gesundheitsstörungen nicht nur vorübergehend für eine Reihe von häufig und regelmäßig wiederkehrenden Verrichtungen zur Sicherung seiner persönlichen Existenz im Ablauf eines jeden Tages fremder Hilfe dauernd bedarf. Diese Voraussetzungen sind auch erfüllt, wenn die Hilfe in Form einer Überwachung oder einer Anleitung zu den genannten Verrichtungen erforderlich ist oder wenn die Hilfe zwar nicht dauernd geleistet werden muss, jedoch eine ständige Bereitschaft zur Hilfeleistung erforderlich ist.
- *Erläuterungen zur „Hilflosigkeit".* Häufig und regelmäßig wiederkehrende Verrichtungen zur Sicherung der persönlichen Existenz im Ablauf eines jeden Tages sind insbesondere An-und Auskleiden, Nahrungsaufnahme, Körperpflege, Verrichten der Notdurft. Außerdem sind notwendige körperliche Bewegung, geistige Anregung und Möglichkeiten zur Kommunikation zu berücksichtigen. Hilflosigkeit liegt nach Absatz 2 auch dann vor, wenn ein psychisch oder geistig behinderter Mensch zwar bei zahlreichen Verrichtungen des täglichen Lebens keiner Handreichungen bedarf, er diese Verrichtungen aber infolge einer Antriebsschwäche ohne ständige Überwachung nicht vornimmt.
- *Ausrichtung am Einzelfall.* Der Umfang der notwendigen Hilfe bei den häufig und regelmäßig wiederkehrenden Verrichtungen muss erheblich sein. Ob ein Zustand der Hilflosigkeit besteht, ist unter Berücksichtigung aller in Betracht kommenden Umstände des einzelnen Falles zu entscheiden.

Besondere Einschränkungen: Einschränkung der Bewegungsfähigkeit

- In seiner Bewegungsfähigkeit im Straßenverkehr erheblich beeinträchtigt ist, wer infolge einer Einschränkung des Gehvermögens (auch durch innere Leiden oder infolge von Anfällen oder von Störungen der Orientierungsfähigkeit) nicht ohne erhebliche Schwierigkeiten oder nicht ohne Gefahren für sich oder andere Wegstrecken im Ortsverkehr zurückzulegen vermag, die üblicherweise noch zu Fuß zurückgelegt werden.

Richtlinien zur Bemessung des Grades der Behinderung (GdB) und der Minderung der Erwerbsfähigkeit (MdE)

- *Kausale vs. finale Orientierung als zentrale Unterscheidung*: MdE und GdB unterscheiden sich lediglich dadurch, dass die MdE kausal (nur auf Schädigungsfolgen) und der GdB final (auf alle Gesundheitsstörungen unabhängig von ihrer Ursache) bezogen sind. Bei der Feststellung des GdB im Rahmen des Schwerbehindertengesetzes spielen weder die Art noch die Ursachen der Behinderung eine Rolle. Die medizinische Diagnose ist demnach für die Feststellung des Grades der Behinderung streng genommen irrelevant.
- *Gemeinsamkeiten von MdE und GdB*: MdE und GdB werden nach gleichen Grundsätzen bemessen. Hinweise auf die Beurteilung finden sich in den Anhaltspunkten für die ärztliche Gutachtertätigkeit im sozialen Entschädigungsrecht und nach dem Schwerbehindertengesetz (Bundesministerium für Arbeit und Sozialordnung, 2004). GdB und MdE haben die Auswirkungen von Funktionsbeeinträchtigungen in allen Lebensbereichen und nicht nur die Einschränkungen im allgemeinen Erwerbsleben zum Inhalt. MdE und GdB sind Maße für die körperlichen, geistigen, seelischen und sozialen Auswirkungen der Funktionsbeeinträchtigung aufgrund eines Gesundheitsschadens.
- *Kein Zusammenhang zur Leistungs- und Erwerbsfähigkeit*: Aus dem GdB/MdE-Grad ist nicht auf das Ausmaß der Leistungsfähigkeit zu schließen. GdB und MdE sind grundsätzlich unabhängig vom ausgeübten oder angestrebten Beruf zu beurteilen, es sei denn, dass bei Begutachtungen im sozialen Entschädigungsrecht ein besonderes berufliches Betroffensein berücksichtigt werden muss. Die Anerkennung von verminderter Erwerbsfähigkeit durch einen Rentenversicherungsträger oder die Feststellung einer Dienstunfähigkeit oder Arbeitsunfähigkeit erlauben keine Rückschlüsse auf den GdB/MdE-Grad, wie umgekehrt aus dem GdB/MdE-Grad nicht auf die genannten Leistungsvoraussetzungen anderer Rechtsgebiete geschlossen werden kann.
- *Normale altersbedingte Beeinträchtigungen werden nicht gewichtet*. GdB und MdE setzen stets eine Regelwidrigkeit gegenüber dem für das Lebensalter typischen Zustand voraus. Physiologische Veränderungen im Alter sind daher bei der GdB/MdE-Beurteilung nicht zu berücksichtigen. Als solche Veränderungen sind die körperlichen und psychischen Leistungseinschränkungen anzusehen, die sich im Alter regelhaft entwickeln, d. h. für das Alter nach ihrer Art und ihrem Umfang typisch sind.
- *Mindestdauer der Gesundheitsstörung*. GdB und MdE setzen eine nicht nur vorübergehende und damit eine über einen Zeitraum von mehr als sechs Monaten sich erstreckende Gesundheitsstörung voraus. Dementsprechend ist bei abklingenden Gesundheitsstörungen der Wert festzusetzen, der dem über sechs Monate hinaus verbliebenen – oder voraussichtlich verbleibenden – Schaden entspricht.
- *Durchschnittswerte bei schwankenden Verläufen*: Schwankungen im Gesundheitszustand bei längerem Leidensverlauf ist mit einem Durchschnittswert Rechnung zu tragen. Dies bedeutet: Wenn bei einem Leiden – über einen Zeitraum von sechs Monaten nach Krankheitsbeginn hinaus – der Verlauf durch sich wiederholende Besserungen und Verschlechterungen des Gesundheitszustandes geprägt (…) ist, dann können die zeitweiligen Verschlechterungen – im Hinblick auf die dann anhaltenden Auswirkungen auf die gesamte Lebensführung – nicht als vorübergehende Gesundheitsstörungen betrachtet

werden. Dementsprechend muss in solchen Fällen bei der GdB/MdE-Beurteilung von dem „durchschnittlichen" Ausmaß der Beeinträchtigung ausgegangen werden.
- *Höhe der GdB/MdE-Bewertung bei psychischen Störungen.* Gehen seelische Begleiterscheinungen erheblich über die dem Ausmaß der organischen Veränderungen entsprechenden üblichen seelischen Begleiterscheinungen hinaus, so ist eine höhere GdB/MdE-Bewertung berechtigt. (...) Beurteilungsgrundlage ist wie immer die allgemeine ärztliche Erfahrung hinsichtlich der regelhaften Auswirkungen. Außergewöhnliche seelische Begleiterscheinungen sind anzunehmen, wenn anhaltende psychoreaktive Störungen in einer solchen Ausprägung vorliegen, dass eine spezielle ärztliche Behandlung dieser Störungen – z.B. eine Psychotherapie – erforderlich ist.
- *Unterscheidung von zukünftigen Gesundheitsstörungen und Heilungsbewährung.* Gesundheitsstörungen, die erst in der Zukunft zu erwarten sind, sind bei der GdB/MdE-Beurteilung nicht zu berücksichtigen. Die Notwendigkeit des Abwartens einer Heilungsbewährung bei Gesundheitsstörungen, die zu Rezidiven neigen, stellt eine andere Situation dar; während der Zeit des Abwartens einer Heilungsbewährung ist ein höherer GdB/MdE-Wert, als er sich aus dem festgestellten Schaden ergibt, gerechtfertigt.
- Gehirn einschließlich Psyche ist als Funktionssystem zusammenfassend zu beurteilen.
- *Die Sätze für körperliche Gesundheitsschäden beinhalten bereits psychische Begleiterscheinungen und Schmerzen:* Bei der GdB/MdE-Beurteilung sind auch seelische Begleiterscheinungen und Schmerzen zu beachten. Die in der GdB/MdE-Tabelle niedergelegten Sätze berücksichtigen bereits die üblichen seelischen Begleiterscheinungen (z.B. bei Entstellung des Gesichts, Verlust der weiblichen Brust).

Integration von Einzelbefunden: der Gesamt-GdB/MdE-Grad

- *Keine formalistische Integration von MdE- oder GdB-Einzelgraden:* Liegen mehrere Funktionsbeeinträchtigungen vor, so sind zwar Einzel-GdB/MdE-Grade anzugeben; bei der Ermittlung des Gesamt-GdB/MdE-Grades durch alle Funktionsbeeinträchtigungen dürfen jedoch die einzelnen Werte nicht addiert werden. Auch andere Rechenmethoden sind für die Bildung eines Gesamt-GdB/MdE-Grades ungeeignet. Maßgebend sind die Auswirkungen der einzelnen Funktionsbeeinträchtigungen in ihrer Gesamtheit unter Berücksichtigung ihrer wechselseitigen Beziehungen zueinander.
- *Der höchste Einzel-GdB/MdE als Ausgangsgröße:* Bei der Beurteilung des Gesamt-GdB/MdE-Grades ist in der Regel von der Funktionsbeeinträchtigung auszugehen, die den höchsten Einzel-GdB/MdE-Grad bedingt und dann im Hinblick auf alle weiteren Funktionsbeeinträchtigungen zu prüfen, ob und inwieweit hierdurch das Ausmaß der Behinderung größer wird, ob also wegen der weiteren Funktionsbeeinträchtigungen dem ersten GdB/MdE-Grad 10 oder 20 oder mehr Punkte hinzuzufügen sind, um der Behinderung insgesamt gerecht zu werden.
- *Geringe Einzel-GdB/MdE-Grade bedingen meist keinen höheren Gesamt-GdB:* Von Ausnahmefällen abgesehen, führen zusätzliche leichte Gesundheitsstörungen, die nur einen GdB/MdE-Grad von 10 bedingen, nicht zu einer Zunahme des Ausmaßes der Gesamtbeeinträchtigung, die bei der Gesamtbeurteilung

berücksichtigt werden könnte, auch dann nicht, wenn mehrere derartige leichte Gesundheitsstörungen nebeneinander bestehen. Auch bei leichten Funktionsbeeinträchtigungen mit einem GdB/MdE-Grad von 20 ist es vielfach nicht gerechtfertigt, auf eine wesentliche Zunahme des Ausmaßes der Behinderung zu schließen.
- *Vergleiche mit anderen Gesundheitsschäden als Bewertungshilfe*: Bei der Gesamtwürdigung der verschiedenen Funktionsbeeinträchtigungen sind unter Berücksichtigung aller sozialmedizinischen Erfahrungen Vergleiche mit Gesundheitsschäden anzustellen, zu denen in der Tabelle feste GdB/MdE-Werte angegeben sind.

Minderung der Erwerbsfähigkeit und Kausalität im Rahmen der gesetzlichen Unfallversicherung und des sozialen Entschädigungsrechts

Schädigungsfolge

- Als Schädigungsfolge wird im *sozialen Entschädigungsrecht* jede Gesundheitsstörung bezeichnet, die mit einer nach dem entsprechenden Gesetz zu berücksichtigenden Schädigung in ursächlichem Zusammenhang steht. Die Auswirkungen der Schädigungsfolge werden mit dem Grad der Minderung der Erwerbsfähigkeit (MdE) bemessen.
- Zu den Schädigungsfolgen gehören auch Abweichungen vom Gesundheitszustand, die keine MdE bedingen.

Kausalkette

- *Dreistufiges Vorgehen:* Um eine Gesundheitsstörung als Unfallfolge bezeichnen zu können, muss ein ursächlicher Zusammenhang zwischen der versicherten Tätigkeit und dem Unfallgeschehen (haftungsbegründende Kausalität), zwischen der gesundheitlichen Schädigung und dem schädigenden Ereignis (haftungsausfüllende Kausalität) und zwischen der Gesundheitsstörung und der unfallbedingten gesundheitlichen Schädigung (ebenfalls haftungsausfüllende Kausalität) nachgewiesen werden.

Bemessung der unfallbedingten Minderung der Erwerbsfähigkeit

- Bei der Bemessung der MdE werden Nachteile berücksichtigt, die die Versicherten dadurch erleiden, dass sie bestimmte von ihnen erworbene besondere berufliche Kenntnisse und Erfahrungen infolge des Versicherungsfalles nicht mehr oder nur noch in vermindertem Umfang nutzen können, soweit solche Nachteile nicht durch sonstige Fähigkeiten, deren Nutzung ihnen zugemutet werden kann, ausgeglichen werden. Entscheidend ist, inwiefern die versicherte Person in Erwerbsmöglichkeiten auf dem allgemeinen Arbeitsmarkt, die ihr vorher offen gestanden hätten, eingeschränkt ist.
- *Die MdE ist auf die Kausalität abzustimmen.* Eine unfallbedingte Minderung der Erwerbsfähigkeit kommt nur dann in Betracht, wenn der unfallbedingten Schädigung eine überragende oder in Kombination mit anderen Schäden annähernd gleichwertige Bedeutung zukommt. Überwiegt jedoch die Bedeutung des schädigungsfremden Leidens für das Auftreten der Gesundheitsstörung, dann gilt der Unfall nicht als Ursache im Sinne des Gesetzes.

- *Die einfache Wahrscheinlichkeit als Kriterium:* Für die Beurteilung und Annahme eines ursächlichen Zusammenhangs genügt die einfache Wahrscheinlichkeit. Diese ist nach gängiger Meinung dann gegeben, wenn nach der geltenden wissenschaftlichen Lehrmeinung mehr für als gegen einen kausalen Zusammenhang zwischen Schädigung und Gesundheitsschaden spricht. Dabei ist zu unterscheiden, ob es auf der Grundlage einer bestehenden „Krankheitsanlage" lediglich zu einer Verschlimmerung einer bereits vorhandenen Gesundheitsstörung gekommen ist oder ob das schädigende Ereignis die Gesundheitsstörung erstmalig hervorgerufen hat.
- *MdE als Differenz zum Zustand vor dem schädigenden Ereignis:* Mit der MdE wird allein die Verringerung des Funktionsniveaus im Vergleich zum Zustand vor dem Ereignis bewertet. Bei einem bestehenden „Vorschaden" ist dieser in die Bewertung der MdE einzubeziehen.

4.2 Rechtliche Grundlagen der sozialrechtlichen Begutachtung

Zur rechtlichen Stellung des Sachverständigen

- Grundsätzlich sind Ärzte und Psychologen (wie auch Angehörige anderer Berufsgruppen) verpflichtet, auf gerichtliche Anforderung als Sachverständige tätig zu werden.
- Der gerichtlich beauftragte Sachverständige ist weder gegenüber dem Kläger noch dem Versicherer (Renten-, Kranken- oder Unfallversicherer) vertraglich gebunden (§ 407 a ZPO). Er unterliegt ausschließlich einem Vertragsverhältnis gegenüber dem beauftragenden Gericht.

Auswahl und Beauftragung des Sachverständigen

- *Entscheidungsgewalt des Gerichts:* Es liegt grundsätzlich im Ermessen des Gerichts, welcher Beweismittel es sich bedient. Nach § 106 SGG hat der Vorsitzende bereits vor der mündlichen Verhandlung alle notwendigen Maßnahmen zu treffen, um den Rechtsstreit in einer mündlichen Verhandlung zu erledigen. Kommt es zu keiner Einigung, wird gemäß § 118 SGG in Verbindung mit §§ 402ff ZPO ein Sachverständigenbeweis erhoben.
- *Beschluss über Beweisthemen ist bindend:* Der Sachverständige wird daraufhin vom Richter per Beweisbeschluss beauftragt. Der Beweisbeschluss beinhaltet u.a. die konkreten Beweisfragen (Beweisthemen), die der Sachverständige zu beantworten hat (§ 118 SGG, § 404 ZPO). Eine Überschreitung der Beweisthemen ohne vorherige Abstimmung mit dem beauftragenden Richter ist in jedem Fall zu vermeiden.
- *Auswahl des Gutachters kann nicht delegiert werden:* Das Gericht kann die Auswahl des Gutachters nicht der Leitung einer Klinik übertragen oder dem ernannten Sachverständigen die Auswahl eines Mitgutachters überlassen (§ 404, Abs. 1 ZPO).

- *Vorschlagsrecht des Klägers:* Im sozialgerichtlichen Verfahren nach § 109 SGG hat der Kläger die Möglichkeit, die Einholung eines Gutachtens bei einem Sachverständigen seiner Wahl zu beantragen. Das Sozialgericht hat diesem Antrag grundsätzlich zu entsprechen. Das Gericht ist aber frei, zusätzlich dazu noch andere Sachverständige mit der Begutachtung zu beauftragen, sofern Entscheidungen weiterhin strittig sind.
- *Informationspflicht des Gerichts:* Das Gericht soll den Sachverständigen auf seine Pflichten hinweisen.

Pflichten des Sachverständigen

- Der Sachverständige hat unverzüglich zu prüfen, ob der Auftrag in sein Sachgebiet fällt und ohne die Hinzuziehung weiterer Sachverständiger erledigt werden kann. Ist das nicht der Fall, so hat der Sachverständige das Gericht unverzüglich zu verständigen.
- Die Beurteilung einer durch körperliche Schäden geminderten Erwerbsfähigkeit ist nicht möglich ohne eine medizinische Abklärung der körperlichen Schäden und ihrer Auswirkungen.
- Soweit der Sachverständige sich der Mitarbeit einer anderen Person bedient, hat er diese namhaft zu machen und den Umfang ihrer Tätigkeit anzugeben, falls es sich nicht um einen Hilfsdienst von untergeordneter Bedeutung handelt. Gerade bei Patienten mit somatoformen Beschwerden, intensiviertem Krankheitsverhalten und chronifizierten Schmerzen ist die Hinzuziehung einer weiteren Person und die arbeitsteilige Durchführung der gutachterlichen Untersuchung in der Regel mit Vorteilen verbunden, weil die Beobachtung des Untersuchungsverhaltens durch zwei Untersucher objektiviert werden kann. Insbesondere die Situationsabhängigkeit des Klageverhaltens kann durch die Hinzuziehung einer weiteren qualifizierten Person zuverlässiger dokumentiert werden.
Es ist rechtlich nicht festgelegt, in welcher Form der Sachverständige die andere Person namhaft macht, die er zur Begutachtung hinzuzieht. Wenn wenigstens eine andere Person für Hilfsdienste zur Begutachtung hinzugezogen und dem auftraggebenden Richter benannt wurde, muss der benannte Sachverständige deutlich machen, dass er wesentliche entscheidungsrelevante Informationen selbst erhoben und er insbesondere die Integration der gewonnenen Informationen in das gutachterliche Urteil selbst vorgenommen hat. Die Formulierung „Einverstanden aufgrund eigener Untersuchung und Urteilsbildung" bringt diesen Sachverhalt zum Ausdruck.
- Hat der Sachverständige Zweifel an dem Inhalt und Umfang des Auftrages, so hat er unverzüglich eine Klärung durch das Gericht herbeizuführen. Erwachsen voraussichtlich Kosten, die erkennbar außer Verhältnis zum Wert des Streitgegenstandes stehen oder einen angeforderten Kostenvorschuss erheblich übersteigen, so hat der Sachverständige rechtzeitig hierauf hinzuweisen.
- Der Sachverständige hat auf Verlangen des Gerichts die Akten und sonstigen für die Begutachtung beigezogenen Unterlagen sowie die Untersuchungsergebnisse unverzüglich herauszugeben oder mitzuteilen. Kommt er dieser Pflicht nicht nach, so ordnet das Gericht die Herausgabe an.
- Der Sachverständige hat die Maßnahmen zu ergreifen, die nach fachlichen Erwägungen und pflichtgemäßem Ermessen zur Beantwortung der Beweisfragen erforderlich sind. Zum Beispiel enthält die Frage, ob und an welchen psychischen Störungen der Kläger leidet, in der Regel die Frage, ob die geklagten

Beschwerden glaubhaft sind. Hält der Sachverständige die Frage der Glaubhaftigkeit der Beschwerden für entscheidungsrelevant, so wird er gezielte Glaubhaftigkeitsprüfungen in dem fachlich notwendigen Umfang durchführen, auch wenn der auftraggebende Richter keine explizite Frage zur Glaubhaftigkeit der Klagen formuliert hat.

Teil 2　Praxis der Begutachtung

5 Planung, Durchführung und Erstellung eines psychologischen Gutachtens

Maria Meise

Das folgende Kapitel behandelt Probleme der Begutachtungspraxis, es zeigt Probleme auf, die im Rahmen der Vorbereitung und Durchführung gutachterlicher Untersuchungen insbesondere psychisch und somatoform gestörter Personen auftreten können. Es vermittelt aber auch Anregungen, wie Sachverständige mit Schwierigkeiten und Problemsituationen in der Begutachtung umgehen können. Ein weiterer Schwerpunkt liegt auf der Erstellung psychologischer Gutachten, auf Hinweisen zur Sichtung und Ordnung entscheidungsrelevanter Informationen und zur Abfassung des Textes.

Zur Praxis psychologischer Begutachtung liegen bereits einige allgemeine Gliederungsvorschläge und Durchführungsanleitungen vor, z. B. Fisseni (2004) oder Westhoff & Kluck (2003). Einige der dort aufgeführten Hinweise werden in den für die Begutachtung somatoform gestörter Probanden relevanten Ausschnitten im vorliegenden Beitrag aufgegriffen. Allerdings sind die genannten Beiträge weder spezifisch auf die Besonderheiten der sozialrechtlichen Begutachtung zugeschnitten, noch legen sie den Schwerpunkt auf die Begutachtung von Personen mit psychischen Störungen oder Verhaltensstörungen. Veröffentlichungen zur Begutachtung funktioneller und somatoformer Störungen oder chronischer Schmerzsyndrome sind erst in den letzten Jahren erschienen, z. B. Schneider, Henningsen & Rüger (2001), Widder et al. (2002) oder Pielsticker & Dohrenbusch (2004). Die Schwerpunkte dieser Arbeiten liegen aber stärker auf konzeptionellen Fragen und Fragen der Leitlinienorientierung, weniger auf den hier behandelten praktischen, unmittelbar durchführungsbezogenen Fragestellungen.

5.1 Organisatorisches

5.1.1 Annahme eines Begutachtungsauftrags

Grundsätzlich ist ein Sachverständiger verpflichtet, einen z. B. vom Sozialgericht vergebenen Begutachtungsauftrag zu übernehmen. Er kann ihn in begründeten Fällen aber auch ablehnen, etwa wenn die Fragestellung unklar ist oder über das Fachgebiet oder die Kompetenz des Gutachters hinausgeht oder die empirische Basis zur Beantwortung der Frage nicht ausreicht. Ist die Fragestellung des Gutachtenauftrags nicht eindeutig formuliert, sollte der Auftraggeber um eine eindeutige Formulierung gebeten werden. Zumeist handelt es sich bei sozialgerichtlichen Fragestellungen aber um festgelegte Beweisfragen nach Gesundheitsstörungen, spezifischen Funktionsbeeinträchtigungen und/oder Behandlungsmöglichkeiten, die sich an den sozialrechtlichen Rahmenbedingungen orientieren. Einige sind in Tabelle 5.1 aufgeführt.

Tab. 5.1: Beispiele für Beweisfragen

I. Wie wirken sich die festgestellten Gesundheitsstörungen auf die Leistungsfähigkeit der Kläger im Erwerbsleben – einschließlich des Weges zur Arbeit – aus? Kann der Kläger noch
  a) körperlich – schwere – mittelschwere – leichte oder nur noch leichteste Arbeiten
  b) Arbeiten im Gehen – Stehen – Sitzen – wechselweise im Gehen, Stehen und/oder Sitzen oder nur noch im Sitzen
  c) Arbeiten in gebückter Haltung bzw. andauernder oder längerer einseitiger körperlicher Belastung oder nur noch Arbeiten ohne derartige Zwangshaltung
  d) Arbeiten im Freien – im Freien unter Witterungsschutz oder nur noch in geschlossenen Räumen
  e) in Wechselschicht – ausschließlich in Tagesschicht verrichten?
II. Kann der Kläger noch täglich an 5 Tagen die Woche mit den betriebsüblichen Unterbrechungen vollschichtig 8 Stunden, mind. 6 Stunden, unter 6 Stunden oder weniger als 3 Stunden tätig sein?
III. Ist die festgestellte Minderung der Erwerbsfähigkeit vorübergehender Natur in dem Sinne, dass eine begründete Aussicht besteht, dass sie in absehbarer Zeit behoben sein wird?

Der Auftraggeber sollte darüber informiert werden, dass körperliche Schäden mit Hilfe von psychologischen Untersuchungsmethoden nicht objektiviert werden können, wohl aber deren sozialrechtlich relevante Auswirkungen auf die Funktions- und Leistungsfähigkeit. Allerdings sind Probanden, die um die sozialrechtliche Anerkennung ihrer gesundheitlichen Beeinträchtigungen streiten, meist schon wiederholt körperlich untersucht worden, sodass hier kein weiterer körperlicher Untersuchungsbedarf besteht. Somatoform gestörte Versicherte wurden in der Regel „ergebnislos" körperlich untersucht, für diesen Fall verfügen Psychologen über die notwendigen fachlichen Voraussetzungen, um als Sachverständige tätig zu werden. Manche Auftraggeber müssen auf diesen Sachverhalt explizit hingewiesen werden.

Bei *unzureichender medizinischer Vorbefundung* muss dem Auftraggeber vorgeschlagen werden, erst noch einen medizinischen Sachverständigen zu beauftragen. Es kann die Abläufe erleichtern, wenn der Sachverständige über eine Liste von Fachärzten verfügt, mit denen er bereits erfolgreich kooperiert hat. Eine sorgfältige organmedizinische Abklärung ist insbesondere dann sicherzustellen, wenn die vorliegenden Informationen lediglich kurze medizinische Befunde und Beurteilungen enthalten oder wenn sich während der Begutachtung Hinweise auf weitere körperliche oder schwerwiegende psychische Erkrankungen z. B. durch Suchtverhalten (Medikamentenmissbrauch, Alkoholismus) ergeben, die einer weiteren medizinischen Abklärung bedürfen. Ein weiteres Zusatzgutachten muss allerdings vom Auftraggeber befürwortet werden, nicht zuletzt, um die Kostenfrage und das organisatorische Procedere zu klären.

Selbst bei eindeutig formulierten Fragestellungen kann es vorkommen, dass *nicht genügend empirisch gesichertes Wissen vorliegt, um ausgewählte Beweisfragen zu beantworten.* Beispielsweise ist eine wissenschaftlich begründete Bewertung von Aggravationstendenzen bei schwacher empirischer Befundlage derzeit nur eingeschränkt möglich. Der Sachverständige kann z. B. nicht den Beweis liefern, dass ein Versicherter unzutreffende Angaben macht. Im Einzelfall können dem Auftraggeber Vorschläge zur Neuformulierung der Fragestellung gemacht werden, die mit den verfügbaren Methoden beantwortet werden können. Muss der Gutachtenauftrag abgelehnt werden, so sind die Gründe dafür darzulegen. Eventuell kann auf einen qualifizierten Ersatz-Gutachter hingewiesen werden.

5.1.2 Zeitliche Rahmenbedingungen und Vergütung

Der Sachverständige ist verpflichtet, eine Begutachtung in einem angemessenen Zeitraum durchzuführen und das Gutachten fertig zu stellen. Üblicherweise bewegen sich die Fristen im Rahmen von 4–12 Wochen.

Eine akute Erkrankung des Probanden oder besondere Umstände, die mit starken emotionalen Belastungen einhergehen (z. B. Todesfall im engen Angehörigenkreis unmittelbar vor dem Untersuchungstermin), können eine Verschiebung der Untersuchung notwendig machen. Diese sollte dem Auftraggeber umgehend mitgeteilt werden. Weitere Gründe für eine Verschiebung des Termins können die unerwartete Bewilligung von Rehamaßnahmen, Klinikaufenthalte oder Zusatzuntersuchungen sein, die für die gutachterliche Untersuchung relevante Informationen liefern und innerhalb der gutachterlichen Untersuchung berücksichtigt werden sollten. Wenn bei chronischen Schmerzpatienten besondere Behandlungsmaßnahmen wie z. B. ein Medikamentenentzug, der Einsatz einer Morphinpumpe oder eine Operation kurz vor dem geplanten Untersuchungstermin eingeleitet wurde, ist es ratsam, mit dem Auftraggeber einen längeren zeitlichen Abstand zum Untersuchungstermin zu vereinbaren, um den Behandlungserfolg abzuwarten.

Die *Vergütung* der Begutachtungsleistung muss im Vorfeld mit dem Auftraggeber geklärt sein. Die im Auftrag von Sozialrichtern vergebenen Gutachten werden aus öffentlichen Mitteln vergütet. Ausnahmen sind Gutachten, die vom Kläger auf persönlichen Wunsch erstellt werden, wenn von Seiten des Gerichts die Einholung eines weiteren Gutachtens als nicht mehr notwendig erachtet wird. In solchen Fällen trägt der Kläger die Kosten.

Gesetzliche Grundlage der Vergütung von Sachverständigen ist das Gesetz über die Entschädigung von Zeugen und Sachverständigen (ZSEG). Manche Gerichte vereinbaren aber zusätzlich zu den gesetzlichen Regelungen gesonderte Vergütungsregelungen mit Sachverständigen in Form von Einzelverträgen. Diese können eine feste Grundvergütung enthalten, mit der gutachterliche Grundleistungen wie Vorbereitung, Erhebung der Vorgeschichte oder Abfassung des Gutachtens abgegolten sind. Da bei psychologischen Untersuchungen in der Regel psychodiagnostische Testverfahren zur Anwendung kommen, sollte geklärt werden, welche der Verfahren zusätzlich vergütet werden. Üblicherweise richtet sich die Vergütung der Verfahren nach dem einfachen Satz der aktuellen GOÄ. Gutachten, die über Berufsgenossenschaften angefordert werden, werden in der Regel nach festen Vergütungssätzen bezahlt (UV – GOÄ 2002, Gebührenordnung für Ärzte in der gesetzlichen Unfallversicherung).

Ein Teil der Gutachten wird über private Versicherungsträger angefordert. Die Vergütung ist hier Verhandlungssache und ggf. abhängig vom Streitwert des Verfahrens. Es kann sinnvoll sein, den Untersuchungsaufwand zuvor zu skizzieren und einen Kostenvoranschlag zu machen. Dies ist insbesondere bei sehr zeitaufwendigen Untersuchungen ratsam.

5.2 Konzeption und Vorbereitung der Untersuchung

Die psychologische Begutachtung von Probanden mit somatoformen Störungen erfordert immer eine sorgfältige Untersuchungsplanung und Vorbereitung. Dies gilt insbesondere bei Begutachtungen zu sozialrechtlichen Fragen etwa des Grades der Behinderung oder der Erwerbsfähigkeit.

Es empfiehlt sich, die Planung und den Ablauf der Begutachtung unter Berücksichtigung von Vorinformationen aus der Akte individuell auf den Klienten abzustimmen. Im Folgenden wird aufgezeigt, wie eine Untersuchung individuell konzipiert werden kann.

5.2.1 Inhaltliche Vorbereitung: Aktenanalyse

Als Basis für eine individuelle Konzeption einer Untersuchung dienen relevante Angaben über Verlauf und Entwicklung der Beschwerden. Vorinformationen können Aufschluss darüber geben, wie sich die interessierenden körperlichen und psychischen Merkmale und Bedingungen im Laufe der Zeit verändert haben. Insbesondere bei somatoformen Störungen sind Aspekte wie die kontinuierliche Zunahme an Beschwerden ohne körperlichen Befund, häufig wechselnde Diagnosen oder erfolglose Behandlungen aufschlussreich für die Beschwerdeverarbeitung des Probanden. Je nach Umfang der Akte und Länge des Verfahrens liegen mitunter schon mehrere Gutachten, Arztberichte und andere relevante Schreiben vor.

Bei der Aktenanalyse und der anschließenden Zusammenfassung sollte der Fokus aus (zeit-)ökonomischen Gründen auf denjenigen Informationen liegen, die für die Beantwortung der Beweisfragen relevant sind. Von Bedeutung sind vor allem die Beurteilungen der Vorgutachter und deren Begründungen. Bei Fragen zur Minderung der Erwerbsfähigkeit geben zuweilen auch Arbeitszeugnisse wertvolle Informationen über das Leistungsniveau z. B. vor einem Unfallereignis oder der Zunahme von Beschwerden. Gegebenenfalls dokumentieren sie sogar den Verlauf eines Leistungsabfalls im Zusammenhang mit den Beschwerden.

Wesentliche Aspekte der Aktenanalyse in der sozialrechtlichen Begutachtung betreffen die Anamnese, bisherige Befunde zu Störungen, Funktionsbeeinträchtigungen und Diagnosen sowie Angaben zur bisherigen Behandlung, zur Arbeits- und Leistungsfähigkeit und zur Glaubhaftigkeit des Klägers. Tabelle 5.2 zeigt einige Gliederungspunkte zur Aufbereitung relevanter Vorinformationen.

5 Planung, Durchführung und Erstellung eines psychologischen Gutachtens

Tab. 5.2: Relevante Vorinformationen

Anamnese

- Angaben zur biographischen Entwicklung und zum bisherigen Beschwerdeverlauf
- Angaben über jeweilige Behandlungen, Medikation und Eigeninitiative
- Darstellung der aktuellen Beschwerden aus Sicht des Klägers

Wesentliche Befunde

- Ergebnisse körperlicher Untersuchungen
- Klinisch relevante Beobachtungen
- Angaben zu funktionellen Einschränkungen
- Ergebnisse zum psychischen Befund, Ergebnisse psychologischer Testverfahren
- Befunde zu Diskrepanzen zwischen Testergebnissen und Krankheitsverhalten
- Gesicherte Hinweise auf Aggravationstendenzen

Angaben zur Therapie

- Bisherige ambulante und stationäre Behandlungsmaßnahmen
- Bisherige Behandlungserfolge
- Angaben zur Motivation und Mitarbeit des Patienten in Therapie und Rehabilitation

Leistungsbeurteilung

- Angaben zur beruflichen Tätigkeit und zur Leistungsfähigkeit im Alltag
- Angaben zum Funktions- und Leistungsniveau im Verlauf
- Angaben zu Leistungsbeeinträchtigungen

Diagnosen

In der Übersicht sollten das Datum der Quelle, der Verfasser, Blattziffern – sofern Aktenauszüge zitiert werden – und die Art der Quelle (z. B. Gutachten, Stellungnahme, Reha-Bericht etc.) angegeben werden. Angaben aus anderen Quellen sind in indirekter Rede mitzuteilen. Der Vorteil einer tabellarischen Gestaltung, wie sie in Tabelle 5.3 exemplarisch dargestellt ist, besteht in einer schnellen Übersicht über wesentliche Aspekte des bisherigen Verlaufs. Der Leser kann auf diese Weise die Argumentation leicht nachvollziehen und die entsprechende Textstelle bei Bedarf nachschlagen.

Tab. 5.3: Exemplarische Übersicht über relevante Vorinformationen

Nr.	Quelle	Relevante Befunde, Diagnosen und Beurteilungen
1.	Orthop. GA von Frau Dr. K. vom 09.05.2005 (**Bl. 235 der Gerichtsakte**)	• Degeneratives LWS-Syndrom • Chondropathie bds. • Kein Hinweis auf Wurzelreizsyndrom
	Anamnese • Dauerschmerzen in LWS mit Ausstrahlung über linkes Gesäß in die Vorderseite des li. Beines; zeitweise strumpfförmiger Schmerz li.; angegebene Schmerzdauer: 2 Jahre **Wesentliche Befunde** • Besteigen der Untersuchungsliege unter starker Schmerzäußerung; das Verlassen der Liege sei im Schwung mit gestreckten Beinen erfolgt • Psychisch bestehe eine subdepressive Grundstimmung mit phobischen Fixierungen und vermehrter emotional-affektiver Irritierbarkeit sowie Schlafstörungen, innere Unruhe und Abgeschlagenheit **Angaben zur Therapie** • 1–2 x pro Woche Reha-Zentrum; sie dürfe keine falschen Bewegungen machen, da sonst sofort Tramal injiziert werden müsse **Leistungsbeurteilung** • Vollschichtige Arbeitsfähigkeit von 6 und mehr Stunden mit üblichen Pausen. Die längere Einnahme von Zwangshaltungen, häufiges Bücken, Heben und Tragen von Lasten über 10 kg sollten vermieden werden	
2.	Rehabericht über stat. Aufenthalt vom 12.06–05.07.05 (**Bl. 245ff der Gerichtsakte**) von Dr. S.	• Instabilität der Wirbelsäule (M53.2)
	Beurteilung/Reha-Erfolg • Subjektiv kein Reha-Erfolg, nur das Gehen habe sich etwas verbessert; es werde eine weitere Trainingstherapie empfohlen; Pat. wolle wieder arbeiten gehen und Arbeitszeiten entsprechend anpassen; Rentenanträge seien noch nicht geplant	

In einem anschließenden freien Text kann im Anschluss der Verlauf des Streitverfahrens mit orientierenden Eckdaten wie Krankschreibungen, Arbeitslosigkeit, Rentenanträgen, Ablehnungsbescheiden und Klageschriften skizziert werden.

5.2.2 Inhaltliche Vorbereitung: Formulierung psychologischer Fragestellungen

Gutachterliche Fragestellungen sind in der Regel nicht so formuliert, dass sie mit psychologischen Konzepten und Methoden direkt beantwortet werden können. Sind die Fragen des Auftraggebers zu allgemein oder unkonkret gehalten, müssen die Beweisfragen in „psychologische" Fragen „übersetzt" werden. Diese Übersetzung sollte im Gutachten transparent gemacht werden.

Dazu empfiehlt es sich, die Variablen zur Beantwortung von Beweisfragen zur Funktionsfähigkeit, Behinderung, Arbeitsfähigkeit etc. zu operationalisieren und die Fragestellung im Sinne psychologischer Arbeitshypothesen zu strukturieren. Lautet die Fragestellung bspw.: „Wie wirken sich die Beschwerden auf die geistige Leistungsfähigkeit aus?", so muss die „geistige Leistungsfähigkeit" nach psychologischen Kriterien näher bestimmt werden (vgl. hierzu auch Kap. 9). Insgesamt gilt, dass Funktions- und Leistungsmessungen umso spezifischer auf Beweisfragen bezogen werden können, je enger die Beweisfragen auf psychologisch erfassbare Funktionen abgestimmt sind. Ist es z. B. von Interesse, inwiefern Schmerzen Einfluss auf die weitere Ausübung der bisherigen Berufstätigkeit etwa als „Datenverarbeitungskaufmann" haben, so ist die Frage nach schmerzbedingten Beeinträchtigungen der kurz- und langfristigen Konzentrationsfähigkeit sinnvoll. Es werden in diesem Fall aber nicht alle Merkmale untersucht, die mit „geistiger Leistungsfähigkeit" in Verbindung stehen.

Westhoff & Kluck (2003) haben ausgehend von ihrer „Allgemeinen Verhaltensgleichung" (Verhalten = F_I (O, K, E, M, S, U)) potentiell relevante körperliche (O), kognitive (K), emotionale (E), motivationale (M) und soziale (S) Variablen inklusive äußerer Lebensbedingungen (U = Umgebungsvariablen) systematisch zusammengestellt, durch die sich menschliches Verhalten beschreiben, erklären und vorhersagen lässt. In Anlehnung an diese Systematisierung ist zur Orientierung in Tabelle 5.4 eine Auswahl von geläufigen Beweisfragen sowie deren mögliche Übersetzung in psychologische Konstrukte aufgeführt.

Tab. 5.4: Übersetzung der Fragestellung in psychologische Konstrukte (nach Westhoff & Kluck, 2003)

Fragestellung	Psychologisches Konstrukt V = FI (U, O, K, E, M, S)	Methodik
Umgebungsvariablen (U) (äußere Lebensbedingungen)		
• Willensanstrengung • Glaubhaftigkeit • Entlastungsmotive • Motivation	• Finanzielle Situation • Wohnsituation • Familiäre Situation • Wichtige weitere äußere Lebensbedingungen	• Exploration (schriftlich oder mündlich) • Fremdanamnestische Daten
Organismusvariablen (O) (körperliche Bedingungen)		
• Körperliche Belastbarkeit • Einschränkungen • Gehfähigkeit und Fahrtüchtigkeit • Psychische Störungen	• Körperliche Belastbarkeit und Funktionsfähigkeit • Ernährungsverweise und Gesundheitsverhalten • Beeinträchtigungen • Behinderungen, Entwicklungsstand • Krankheiten und Verletzungen, auch defekt abgeheilte • Abhängigkeit und Missbrauch von psychotropen Substanzen (Alkohol, Medikamente, Drogen, Nikotin) • Körperliche Besonderheiten	• Untersuchung als Arbeitsprobe • Verhaltensbeobachtung • Erfassung des aktuellen körperlichen Funktionsniveaus im Alltag • Aktenstudium • Zusatzgutachten

Fortsetzung auf S. 92

Fragestellung	Psychologisches Konstrukt V = FI (U, O, K, E, M, S)	Methodik
Kognitive Variablen (K) (Leistungsfähigkeit und Inhalte des Wahrnehmens, Lernens und Denkens)		
• Einschränkungen der geistigen Leistungsfähigkeit (positives und negatives Leistungsbild) • Spezifische intellektuelle Fertigkeit in Beruf • Dauer und Schwere der Belastbarkeit • Fahrtüchtigkeit • Veränderbarkeit	• Allgemeines Intelligenzniveau (Auffassungsvermögen) • ggf. Intelligenzstruktur • Konzentration • Reaktions- und Übersichtsfähigkeit • Daueraufmerksamkeit (Vigilanz) • Umstellungsfähigkeit • Aufmerksamkeit • Gedächtnis (Kurz- und Langzeit) • Auslösende Bedingungen • Kontingenzen • positive Verstärkungen auch i. S. eines sekundären Krankheitsgewinns • spezifische, berufsbezogene Kenntnisse (Bürokenntnisse, EDV, technisches Verständnis, Sprachkenntnisse etc.) • Arbeitsverhalten	• Allgemeine und spezifische Leistungstests (Konzentrations- und Aufmerksamkeitstests; Intelligenztests, Gedächtnistests, spez. Leistungstests z. B. Bürotest oder Sprachtests • Exploration • Verhaltensbeobachtung • Spezifische klinische Verfahren • Verfahren zur Krankheitsverarbeitung • Fremdanamnestische Befunde
Emotionale Variablen (E)		
• Willenskraft	• Emotionale Belastbarkeit („Nervenkraft") • Umgang mit Belastungen • Verhalten bei Frustration • Relativ überdauernde (negative) Gefühle wie Angst und Minderwertigkeit • Emotionale Probleme und affektive Beeinträchtigungen • Stimmungen und Stimmungsschwankungen	• Verhaltensbeobachtung unter Stressinduzierung • Klinische Verfahren zu spez. Störungsbildern (Depression, Zwang, Angst, Schmerzen) • Strukturiertes Interview • Fremdanamnese
Motivationale Variablen (M)		
• Frage nach Veränderungsmotivation • Frage nach Willenskraft • Fragen zur Glaubhaftigkeit	• Verantwortungsbewusstsein • Ausdauervermögen und Disziplin • Zuverlässigkeit • Sorgfalt • Allgemeine Leistungsorientierung • Ziel- und Zukunftsorientierung • Erwartungen und Anspruchshaltung • Aktivität und Eigeninitiative	• Persönlichkeitsinventare • Glaubhaftigkeitstests • Beobachtung des Arbeitsverhalten • Verhalten im Umfeld der Untersuchung • Exploration • Verhaltensproben (Demonstrationen von Bewältigungsverhalten) • Interaktionsgestaltung

Fortsetzung auf S. 93

Fragestellung	Psychologisches Konstrukt V = FI (U, O, K, E, M, S)	Methodik
Soziale Variablen (S)		
• Fragen zu sozialen Kompetenzen im Rahmen von Kundenkontakt oder leitenden Funktionen • Fragen zur Veränderungsmotivation und Willensanspannung	• Soziale Kompetenzen wie Verantwortungsbewusstsein, Abgrenzungsvermögen, Annehmen und Einfordern von Unterstützung, • Überzeugungen und Einstellungen zu Gesundheit und Krankheit; zur Arbeitsfähigkeit • Einstellungen zu Pflichten und Verpflichtungen • Einflüsse von bedeutsamen Anderen (Angehörige, Ärzte, Gerichte, Arbeitgeber etc.)	• Verhaltensbeobachtung • Fremdanamnestische Daten • Persönlichkeitstests • Verfahren zur Krankheitsverarbeitung • Exploration

Nach Auswahl der psychologischen Variablen auf der Basis von Vorinformationen und Fachwissen kann das psychodiagnostische Untersuchungsinstrumentarium in Form von Interviewleitfäden, psychologischen (Leistungs-)Tests, Fragebögen, Tests zu körperlichen Funktionen, psychophysiologischen Tests, psychophysikalischen Tests sowie in Form von Kategorien zur Verhaltensbeobachtung zusammengestellt werden.

5.2.3 Organisatorische Vorbereitung

Um die notwendigen Informationen erheben zu können, ist eine sorgfältige Vorbereitung erforderlich. Diese betrifft die Einladung des Probanden, die Planung zeitlicher und räumlicher Abläufe, die Strukturierung der Untersuchungsbedingungen, die Bereitstellung notwendiger Arbeitsmittel und die Sicherstellung einer möglichst unbelasteten Untersuchungs- und Arbeitsatmosphäre. Die Planung und Organisation der Untersuchung wird umso wichtiger sein, je stärker nicht nur die Ergebnisse von Befragungen und psychologischen Tests, sondern auch Angaben zum Untersuchungs- und Arbeitsverhalten des Probanden zur Beantwortung der Beweisfragen genutzt werden. Insbesondere die Begutachtungskonzeption der „Untersuchung als Arbeitsprobe" (vgl. Kap. 8) erfordert einen hohen Planungs- und Organisationsaufwand. Im Folgenden sind einige Hinweise zur Gestaltung der Untersuchung aufgeführt, die sich in der Begutachtung von Probanden mit somatoformen Störungen und chronifizierten Schmerzen bewährt haben.

Einladung des Probanden

Um dem Probanden ausreichend Zeit zur Vorbereitung oder zur Koordination eigener Termine zu geben (z. B. Organisation der Fahrgelegenheit oder einer Begleitperson, Umlegung von Arztterminen, Ersuch um Urlaub, Bearbeitung von Fragebögen, Einholen von Unterlagen etc.), sollte die Einladung mindestens eine Woche vor dem geplanten Termin erfolgen. Zur Vermeidung logistischer Pannen hat es sich als sinnvoll erwiesen, die gewünschte Form der Terminbestätigung

(Post, Fax, E-Mail, Telefon) anzugeben. Das Beifügen einer kurzen Wegbeschreibung oder Angaben zu öffentlichen Verkehrsmitteln ist kein Muss, aber ein freundliches Entgegenkommen bei Probanden, die eine längere Anfahrtsstrecke haben oder nicht ortskundig sind.

Abhängig von den Inhalten wie auch von den äußeren Rahmenbedingungen sollte in der Einladung auf die Mitnahme einer Brille oder anderer notwendiger Hilfsmittel zur Verständigung wie z. B. Hörgeräte hingewiesen werden. Dies dient nicht zuletzt der eigenen Absicherung, da mit Komplikationen zu rechnen ist, wenn Probanden nach zweistündiger Anfahrt angeben, in Erwartung einer medizinischen Untersuchung keine Brille mitgenommen zu haben. Durch solche Pannen kann nicht nur die Durchführung der Untersuchung erheblich verzögert, sondern auch der Einsatz psychodiagnostischer Verfahren erschwert werden. „Vergessen" Probanden trotz entsprechender Hinweise ihre Hilfsmittel oder bringen sie sich für eine ganztägige Untersuchung keine ausreichende Verpflegung mit, so kann dieses Verhalten in die Beurteilung motivationaler Aspekte mit einfließen.

Um bereits zu Beginn der Untersuchung eine Übersicht über relevante anamnestische Angaben zu erhalten, hat es sich bewährt, schon mit der Einladung einen *Anamnesefragebogen* zu verschicken und den Probanden zu bitten, diesen alleine zu bearbeiten und ausgefüllt zur Untersuchung mitzubringen. Auf diese Weise können bereits im Vorfeld relevante Informationen erhoben werden. Außerdem können die Antworten bereits erste Hinweise auf die Bereitschaft des Klienten geben, sich zu unterschiedlichen Themen mitzuteilen, die sein Leben, seine Beschwerden und sein Umfeld betreffen. Standardisierte und normierte Fragebögen sollten im Vorfeld der Untersuchung nicht versandt und ausgefüllt werden.

Gestaltung der Rahmenbedingungen

Während der Untersuchung sollten Arbeitsmittel zur Verfügung stehen, mit deren Hilfe sich der Proband selbst oder mit Unterstützung der Untersucher seinen Arbeitsplatz bestmöglich gestalten kann. Bereits zu Beginn der Untersuchung sollte er dafür auf die freie Nutzung sämtlicher Arbeits- und Hilfsmittel hingewiesen werden. Dazu gehören eine Auswahl verschiedener Sitzmöglichkeiten wie höhen- und sitzverstellbare, ergonomisch gestaltete Bürostühle, Sitzbälle, Hocker, flexibel einsetzbare Stehpulte, höhenverstellbare Tische sowie weitere Hilfsmittel wie Keilkissen, Rücken- oder Kopfstützen usw. Ferner sollte ein ausreichend großer flimmerfreier Monitor oder Flachbildschirm zur Verfügung stehen.

Bei längeren Begutachtungen oder bei stärker beeinträchtigten Probanden sollten längere Pausen einkalkuliert werden, in denen der Proband die Möglichkeit hat, sich hinzulegen und zuzudecken. Daher sollten Liegen, Matratzen und Decken zur Verfügung stehen. Da manche Probanden im Liegen weiterarbeiten wollen, sollte für entsprechende Stützmöglichkeiten gesorgt sein.

Zwar gibt das Verpflegungsverhalten auch Aufschluss auf die Motivation des Probanden, seine Arbeitskraft über den Tag zu erhalten und sich um seine Belange zu kümmern, doch können Hunger und Durst eine deutliche Leistungsminderung mit sich bringen, die das tatsächliche Leistungsvermögen verfälscht. Es sollte daher sichergestellt werden, dass der Proband in Bezug auf Verpflegung und Getränke optimal versorgt ist und es nicht zu einem Leistungsabfall aufgrund mangelnder Versorgung kommt.

Der/die Sachverständige muss weiterhin dafür sorgen, dass die Möglichkeit einer kontinuierlichen Verhaltensbeobachtung des Probanden in der Untersuchung sichergestellt wird. Es empfiehlt sich eine direkte Aufzeichnung von Beobachtungsdaten in den PC oder auf Protokollbögen. Tonbandaufnahmen sollten zur Dokumentation von Explorationen verwendet werden. Zuvor muss der Proband über die Dokumentationspflicht aufgeklärt und um seine Einwilligung zur Aufzeichnung der Gespräche gebeten werden.

Um ein störungsfreies Umfeld zu ermöglichen, sollten sich abgesehen von den Untersuchern und dem Probanden während der Untersuchung keine weiteren Personen im Untersuchungsraum aufhalten. Abhängig von der Anzahl anwesender Begleitpersonen sollte daher für ausreichende Räumlichkeiten gesorgt sein. Daneben sollte der Einfluss von Störquellen wie Telefon, nicht unmittelbar mit der Untersuchung befasste Mitarbeiter, laufender Praxis- oder Klinikbetrieb etc. möglichst gering gehalten werden.

Weiterhin muss der Sachverständige im Vorfeld der Untersuchung dafür sorgen, dass die notwendigen Hilfsmittel zur Begutachtung zur Verfügung stehen. Häufige Hilfsmittel für die Durchführung psychologischer und auch körperlicher Tests sind zum Beispiel Stoppuhr, Taschenrechner, psychophysiologische Messverfahren (Blutdruck- und Pulsmessgerät), Bandmaß (z. B. zur Erfassung der Beweglichkeit wie Finger-Boden-Abstände), krankengymnastisches Übungszubehör wie Gymnastikbänder oder Gymnastikball (falls der Proband diese zur Demonstration seiner häuslichen Übungen braucht) sowie eine Waage. Für körperliche Funktionsprüfungen eignen sich im Fachhandel erhältliche Gymnastikmatten.

Flexible und (zeit-)ökonomische Ablaufplanung

Eine großzügige (Zeit-)Planung sowie eine flexible Handhabung des Instrumentariums tragen maßgeblich zu einem reibungslosen Ablauf und zur Vermeidung unnötiger Leerläufe bei. Es ist sinnvoll, *ein Basisinventar für zentrale Informationen zusammenzustellen,* um bei einem unerwartet langsamen Arbeitsverhalten oder bei frühzeitigem Abbruch der Untersuchung möglichst viele relevante Daten erhoben zu haben.

In Bezug auf die Kalkulation der Bearbeitungszeiten von Fragebögen oder anderen Testverfahren ist darauf hinzuweisen, dass abhängig von Begutachtungssituationen für die Bearbeitung der Instrumente oft deutlich mehr Zeit zu veranschlagen ist als in Handanweisungen angegeben. Ein verlangsamtes Arbeitsverhalten kann dabei bereits Hinweise geben auf Störungen des Antriebs, kognitive Beeinträchtigungen, zwanghafte Persönlichkeitszüge, aber auch auf eine schwache Testmotivation. In der Praxis hat sich die *Erstellung eines schriftlichen Ablaufplans für die Untersuchung* bewährt, in dem Angaben zur zeitlichen Reihenfolge der Untersuchungsverfahren, zur jeweils erwarteten Bearbeitungsdauer, zur Priorität der Ergebnisse für die Beantwortung der Beweisfragen und zur Platzierung von Pausenzeiten aufgeführt sind. Die tatsächliche Bearbeitungsdauer kann zur Überprüfung der Arbeitsgeschwindigkeit ebenfalls hier verzeichnet werden.

Zum schnellen Überblick und zur reibungslosen Koordination einzelner Untersuchungseinheiten ist es günstig, sich einen *Ordner anzulegen, in dem die wichtigsten Aktenauszüge, der Ablaufplan und die geplanten Instrumente in der Reihenfolge ihrer Anwendung enthalten* sind. Um ein individuelles Testen zu gewährleisten, sollten alternative Verfahren sofort zur Hand sein, falls sich beim Probanden unerwartete Themen abzeichnen bzw. aufgrund der Vorgeschichte erwartete Themen keine Relevanz haben (z. B. wenn weniger eine depressive Symptomatik, sondern eine Zwangsstörung im Vordergrund steht).

Die Möglichkeiten zur individuellen und flexiblen Abstimmung der Untersuchung auf den Probanden werden durch eine sofortige Auswertung einzelner Verfahren während der Untersuchung noch erweitert. Dazu sollten *computerisierte Auswertungen* der Testergebnisse vorbereitet sein, die eine zeitraubende Auswertung von Paper-Pencil-Verfahren mittels Auszählungen oder Schablonen erheblich beschleunigen. Mit diesem Vorgehen lassen sich nicht nur weitere psychodiagnostische Verfahren flexibler anpassen, sondern auch bereits während der Untersuchung Antworttendenzen wie Neigungen zu inkonsistentem, appellativem oder einseitigem Antwortverhalten dokumentieren. Darüber hinaus können Explorationsfäden noch während der Untersuchung um neue Themenkomplexe oder Fragen nach widersprüchlichen Angaben erweitert werden. Möglicherweise ergeben sich durch dieses Vorgehen in Bezug auf die Beweisfragen neue Funktionalitäten oder Zusammenhänge zum Krankheitsverhalten, die ohne eine direkte Auswertung während der Untersuchung nicht ausreichend berücksichtigt worden wären.

5.2.4 Komplikationen im Vorfeld der Untersuchung

Bereits bei der Vorbereitung und der Konzeption der Untersuchung können Missverständnisse oder Unklarheiten einen ungünstigen Einfluss auf die spätere Begutachtung haben. In Tabelle 5.5 sind einige Störeinflüsse und Möglichkeiten zu deren Vermeidung bzw. Bewältigung aufgeführt.

Tab. 5.5: Komplikationen und Hinweise zum gutachterlichen Vorgehen im Vorfeld der Untersuchung

Situation	mögliches Vorgehen
• Der Proband reagiert nicht auf die Einladung.	• Sollte der Proband den Untersuchungstermin einige Tage vor der Untersuchung noch immer nicht bestätigt haben, sollte er angerufen werden. Liegt aus den Akten keine Telefonnummer vor, ist diese meist über den Auftraggeber zu beziehen. • Im Gespräch sollte der Proband nach Gründen gefragt werden, so dass Vorbehalte, mangelnde Information von Seiten des Auftraggebers oder andere Missverständnisse direkt geklärt werden können. Ggf. muss der Zweck der anstehenden Untersuchung noch einmal ausführlich erläutert werden.
• Der Proband lehnt es ab, an der Untersuchung teilzunehmen.	• Zunächst sollte telefonisch versucht werden, den Probanden für eine Mitarbeit zu gewinnen und ihm ggf. die rechtlichen Konsequenzen seines Verhaltens deutlich zu machen. Auch sollte er darauf hingewiesen werden, dass der Auftraggeber über sein Verhalten informiert wird. • Hält der Proband seine ablehnende Haltung bei, empfiehlt es sich, ein möglichst wortgetreues Gesprächsprotokoll zu erstellen, den Auftraggeber über den Sachverhalt zu informieren und weitere Schritte mit ihm abzuklären.

Fortsetzung auf S. 97

Situation	mögliches Vorgehen
• Die Untersuchung findet aufgrund der Verweigerungshaltung des Probanden oder aus anderen Gründen kurzfristig nicht statt.	• Der Auftraggeber ist über den Sachstand zu informieren. Für die bis zu diesem Zeitpunkt erbrachten Leistungen wie Aktenstudium, Vorbereitung der Untersuchung, Porto- und Telefonkosten etc. kann eine Aufwandsentschädigung in Rechnung gestellt werden.
• Bei der Terminbestätigung werden unerwartet schwache (deutsche) Sprachkenntnisse des Probanden deutlich.	• Bei einer psychologischen Untersuchung sind ausreichende deutsche Sprachkenntnisse unabdingbar. Da Angehörige in sozialrechtlicher Begutachtung nicht als Übersetzer hinzugezogen werden sollten, ist die Kostenübernahme für einen Dolmetscher mit dem Auftraggeber vorher zu klären. Wird dieser von Seiten des Auftraggebers nicht bewilligt, kann als Kompromiss die Hinzuziehung von Angehörigen oder Freunden vorgeschlagen werden, doch sollten die daraus möglicherweise entstehenden Qualitätseinbußen des Gutachtens deutlich gemacht werden. • Bei der Untersuchung sollte deutlich mehr Zeit für einzelne Instrumente eingeplant werden, sofern die einzelnen Fragen für den Probanden übersetzt werden müssen. • Ist eine ausreichende Verständigung aufgrund sprachlicher Barrieren nicht möglich, ist zu überlegen, ob der Gutachtenauftrag zurückgegeben und die Hinzuziehung eines sprachkundigen Sachverständigen empfohlen werden sollte.

5.3 Durchführung der Untersuchung

Eine kooperative Haltung des Probanden zur Untersuchung stellt eine wichtige Voraussetzung für eine verwertbare Datenerhebung dar. Zuweilen kommt es jedoch auch trotz sorgfältiger Vorbereitung zu unvorhergesehenen Situationen, die ein flexibles und kompetentes Verhalten seitens des Sachverständigen oder Untersuchers erforderlich machen. Im folgenden Abschnitt werden daher neben Hinweisen zur Ablauf- und Interaktionsgestaltung, eventuell auch unter Hinzuziehung von Begleitpersonen, einige problematische Interaktionen skizziert und mögliche Reaktionsweisen dargestellt. Die formulierten Empfehlungen basieren dabei überwiegend auf eigenen Erfahrungen als Sachverständige.

5.3.1 Zum Untersuchungsverhalten des Sachverständigen bzw. Untersuchers

Beginn der Untersuchung

Probanden bringen oft nur geringe Vorerfahrungen hinsichtlich psychologischer Untersuchungen mit und stehen daher der Begutachtungssituation mitunter verunsichert gegenüber. Schon bei der mündlichen Terminbestätigung sollten ihnen daher die Abläufe erläutert und mögliche Vorbehalte aufgegriffen werden. Bspw.

kann die vielleicht ungewöhnliche Länge einer ganztägigen Untersuchung als Vorteil für die Probanden herausgestellt werden, weil sie die Möglichkeit einer sehr sorgfältigen Analyse bietet.

Grundsätzlich sollten der Sachverständige wie auch andere an der Begutachtung beteiligte Untersucher von Beginn an großen Wert auf eine im persönlichen Umgang freundlich-wohlwollende, in der Sache aber neutrale und wertungsfreie Untersuchungsatmosphäre legen. Abhängig von der Länge der Anreise und Klagen der Probanden über Belastungserleben wird es oft als Entgegenkommen gewertet, wenn Probanden nach Ankunft eine Erholungspause oder ein Getränk vor Beginn der Untersuchung angeboten wird. Die Reaktionen der Probanden, insbesondere Diskrepanzen zwischen geklagten Beschwerden, der Inanspruchnahme von Entlastungsangeboten und dem späteren Leistungsverhalten können dabei bereits erste Hinweise zum Funktionsniveau geben. Beobachtungen vor dem eigentlichen Untersuchungsbeginn sind insofern relevant, als sich Probanden hier noch nicht im Prozess der Untersuchung sehen und sich daher mitunter anders verhalten als während der Untersuchung. Wartezeiten, die der Proband untätig im Wartezimmer verbringt, sollten vermieden werden, und die Untersuchung sollte zum vereinbarten Zeitpunkt beginnen.

In der *Vorbesprechung* nach der Begrüßung sind alle Fragen zur Organisation und zum Ablauf zu klären. Ist der Einbezug von Begleitpersonen in die Untersuchung geplant, ist es sinnvoll, diese an der Vorbesprechung zur zeitlichen Abstimmung zu beteiligen. Die Anwesenheit von Begleitpersonen im Vorgespräch empfiehlt sich auch dann, wenn Probanden sehr ängstlich oder misstrauisch, stark beeinträchtigt oder sehr jung sind. Abhängig von Vorerfahrungen der Probanden werden ihnen in der Vorbesprechung das Vorgehen, der Ablauf und das Instrumentarium der psychologischen Untersuchung transparent gemacht. Wie im folgenden Beispiel verdeutlicht, sollte bereits im Vorgespräch ein allgemeiner Rahmen für das Untersuchungsvorgehen vermittelt werden.

Untersucher: *„Sie werden nun hier eine ganze Reihe an Testverfahren und Fragebögen bearbeiten, in denen Sie gebeten werden, Angaben über Ihre Beschwerden und Ihre Person zu machen. Einige dieser Verfahren bearbeiten Sie alleine, andere Tests werden wir zusammen durchführen. Eventuell werden Sie nicht bei jeder Frage oder bei jedem Verfahren einen unmittelbaren Bezug zu Ihren Beschwerden oder Ihrem Anliegen sehen. Jedes Verfahren hat aber einen Sinn und bildet quasi einen Baustein im gesamten Untersuchungsablauf. Viele dieser Bausteine sollen schließlich ein umfassendes Bild von Ihnen und Ihren Beeinträchtigungen ergeben. Da einige Fragebögen sehr lang sind, antworten Sie am besten, ohne lange zu überlegen, da sich gezeigt hat, dass die spontanen Antworten meist am ehesten zutreffen."*

Darüber hinaus sollten Probanden zu Beginn der Untersuchung explizit aufgefordert werden, Pausen selbst zu bestimmen und Pausenbedürfnisse rechtzeitig zu signalisieren. Ggf. kann der Untersucher auch darauf hinweisen, dass kleinere Zwischenpausen und eine längere Mittagspause empfehlenswert sind, bei Bedarf aber selbstverständlich Pausen selbst gestaltet werden können:

> „Wir möchten Sie bitten, Ihre Pausen selbst zu bestimmen, da Sie selbst am besten merken, wann Sie müde werden. Viele Probanden empfinden es als günstig, mehrere kürzere Pausen von 5–10 Minuten und mittags eine etwas längere Pause zu machen. Wenn Sie Ihre Pausen aber anders handhaben möchten, dann können Sie dies gerne tun. Bitte sagen Sie rechtzeitig Bescheid, wenn Sie das Bedürfnis nach einer Unterbrechung haben und nicht erst, wenn Sie zu müde sind oder nicht mehr können. Sie sollen sich hier nicht über Ihre Kräfte hinaus belasten. Wenn Sie möchten, können Sie sich in den Pausen in einen Ruheraum zurückziehen, etwas essen, sich hinlegen oder auch nach draußen gehen. Das überlassen wir ganz Ihnen."

Durch solche Instruktionen sichert sich der Sachverständige bereits im Vorfeld gegenüber etwaigen späteren Vorwürfen ab, den Probanden unangemessen belastet zu haben. Dies ist insofern von Bedeutung, als von manchen Probanden, die mit dem Untersuchungsergebnis unzufrieden sind, im Nachhinein eine Überforderung durch die Untersuchung oder durch zu kurze Pausen beklagt wird.

Am Ende des Vorgesprächs sollten der Proband oder seine Begleitpersonen Gelegenheit haben, eigene Fragen zu stellen. In diesem Zusammenhang sollten die beteiligten Personen ermuntert werden, auch während der Untersuchung bei Bedarf Fragen zu stellen oder Bedürfnisse direkt anzusprechen.

Im Untersuchungsverlauf

Die Hauptaufgaben des Sachverständigen bzw. des Untersuchers sind die Durchführung von Interviews, Testverfahren, Funktionsprüfungen, psychophysiologischen oder psychophysikalischen Messungen sowie eine kontinuierliche Verhaltensbeobachtung inkl. der Dokumentation der Ergebnisse und Beobachtungen. Zugleich muss er/sie für optimale Arbeitsbedingungen sorgen. Im Verlauf einer mehrstündigen Untersuchung ist es nicht selten notwendig, mit Motivationsproblemen des Probanden umzugehen oder schwierige Interaktionen mit Begleitpersonen zu handhaben.

Zum Umgang mit der Test- und Untersuchungsmotivation des Probanden benötigt der Untersucher bzw. Sachverständige in der Regel gute soziale Kompetenzen. Manche Probanden reagieren paradox auf eine motivierende Ansprache und reduzieren daraufhin ihre Arbeits- bzw. Testleistung. Andererseits bedarf es bei vorgerückter Untersuchungszeit oder bei Stimmungseinbrüchen oft ermutigender Worte, um Probanden zur kooperativen Mitarbeit zu bewegen. Dies ist insbesondere dann der Fall, wenn sich der Proband sehr misserfolgsorientiert verhält, zu erheblicher Abwertung der eigenen Leistungen neigt oder die Gefahr besteht, dass durch Abbruch der Untersuchung relevante Instrumente nicht mehr zur Anwendung kommen.

Allgemein gilt es, über die gesamte Untersuchung eine wohlwollende, wenn auch neutrale, unvoreingenommene und professionelle Haltung gegenüber allen an der Untersuchung beteiligten Personen beizubehalten. Selbst wenn der Proband von sich aus ironische oder sarkastische Bemerkungen macht oder einen sehr persönlichen Austausch mit dem Testleiter sucht, sollte diese neutrale Haltung gewahrt bleiben.

Verhaltensbeobachtungen sollte der Untersucher/Sachverständige sofort in ein zuvor festgelegtes Beobachtungsprotokoll eintragen. Die Eingabe in den PC ist dabei am ökonomischsten. Zur schnellen und unauffälligen Dokumentation von Eindrücken eignen sich neben den vorher festgelegten Beobachtungskategorien individuell konzipierte Ratingskalen, Check- oder Strichlisten. Zur Verbesserung der Objektivität ist die Anwesenheit von zwei Beobachtern wie z.B. dem Sachverständigen und einem weiteren Untersucher optimal, jedoch nicht immer möglich.

Die Beobachtungskategorien können sich aus den Beweisfragen bzw. deren Übertragung in die oben aufgeführten Variablen (vgl. Kap. 5.2.2) ergeben. Bei der Begutachtung von Probanden mit Schmerzen und körperlichen Beschwerden eignen sich Kategorien wie körperliche und psychische Belastbarkeit, Schmerz- und Beschwerdeverhalten, Inkonsistenzen, Arbeitsverhalten, Pausengestaltung sowie Interaktionsverhalten. In Tabelle 5.5 sind ausgewählte Beispiele aufgeführt, wie psychologische Variablen durch direkte Verhaltensbeobachtung erfasst werden können. Liegt der Schwerpunkt der Beweisfragen auf anderen Aspekten wie Selbständigkeit, Planungsfähigkeit etc., so sollten die Beobachtungskategorien entsprechend verändert werden. Die Anzahl der Beobachtungskategorien sollte so gewählt werden, dass sie die Wahrnehmungskapazität eines Beobachters nicht überschreitet. Dadurch wird die Wahrscheinlichkeit von Beobachtungsfehlern minimiert. Inhaltlich sollten die Beobachtungseinheiten klar umrissen sein und möglichst wenig Interpretationsspielraum für den Beobachter lassen.

Tab. 5.6: Beobachtungskategorien zum Untersuchungsverhalten in der Begutachtung

Variable	Beispiele für konkrete Beobachtungseinheiten
Konzentration	• Geistige Flexibilität und Wendigkeit im Gespräch • Langfristige Konzentration im Verlauf durch Erfassung von Schläfrigkeit, Verlangsamung der Arbeitsgeschwindigkeit, Gedächtnislücken, Wortfindungsstörungen, Vorbeireden an Fragestellung oder Irritation
Körperliche Belastbarkeit	• Sitz- und Stehvermögen • Bewegungsverhalten (Schonverhalten, Bewegungseinschränkungen) • Erfassung von nach außen sichtbaren Anstrengungsverhalten (Schwitzen, Zähne zusammenbeißen, Muskelzittern vs. geringer Muskeltonus, sofortiger Abbruch einer Testbewegung ohne Begründung etc.)
Kompensationsbemühungen	• Pausen (Pausenwahl, Pausenlänge, Pausengestaltung wie Hinlegen, Nahrungsaufnahme, Ausgleichsbewegungen) • Ausgleichsbemühungen zur Erhaltung der Leistungsfähigkeit (Bewegungsverhalten, Kurzunterbrechungen, Medikamente)
Psychische Belastbarkeit	• Psychische Reaktionen auf längere leichte und mittelschwere Belastung (Affektive Labilität in Form von lautem Ärger, Weinen, Gereiztheit oder sogar Aggressivität, lautes Klagen, rascher Wechsel von Affekten, psychomotorische Unruhe)

Fortsetzung auf S. 101

Variable	Beispiele für konkrete Beobachtungseinheiten
Interaktionsgestaltung und Klageverhalten	• Ausmaß von Schmerz- und Klageverhalten (unter Berücksichtigung der Diskrepanz zwischen geklagten Beschwerden und sonstigem Arbeits- und Bewegungsverhalten) • Wechselndes Verhalten gegenüber „Hilfskräften" und „Gutachter", das vom wahrgenommenen Status bzw. der „Wichtigkeit" der betreffenden Person abhängig gemacht wird (z. B. Ausmaß der kommunizierten Beschwerden) • Soziale Kompetenzen in Bezug auf die angemessene Artikulation und Durchsetzung von Bedürfnissen und Ansprüchen, kommunikative Kompetenzen, Reaktionen auf Anforderung
Kooperation und Arbeitsverhalten	• Verhalten im Vorfeld der Untersuchung (Pünktlichkeit, Terminvereinbarung, Klageverhalten) • Bearbeitung von im Vorfeld zugesandten Fragebögen (ausführlich, einseitig, stichwortartig, stereotyp, flüchtig, differenziert etc.) • Mitarbeit bei Leistungstests • Effektive Nutzung von Pausen • Eigeninitiative Gestaltung des Arbeitsplatzes (Einstellen des Stuhls, Nutzung verschiedener Arbeitsmöglichkeiten inkl. Stehpult, Nutzung von Kissen, Sitzbällen etc.) • Antwortverhalten (vage, abwehrend, einsilbig, Themen aussparend vs. offen differenziert und ausführlich)
Glaubhaftigkeit	• Konsistenz von Aussagen, die innerhalb der Untersuchung getätigt werden • Konsistenz von beklagten Beschwerden und gezeigtem Verhalten (z. B. nur 2-malige Toilettenfrequenz während ganztägiger Untersuchung bei beklagter autonomer Funktionsstörung des unteren Gastrointestinaltraktes mit Angaben, die Toilette bis zu 40 x täglich aufsuchen zu müssen)

5.3.2 Probleme der Verhaltensbeobachtung

Abhängig von eigenen Erfahrungen mit der untersuchten Probandengruppe, aber auch beeinflusst durch die individuelle Interaktion mit dem einzelnen Probanden innerhalb der Begutachtung können sich subjektive Urteile, Wertungen und Annahmen über die zu begutachtende Person herausbilden, die nicht weiter überprüft werden. Solche impliziten Annahmen können nicht nur bei der Datenerhebung, sondern auch bei der Abfassung des Gutachtens erhebliche Fehlerquellen darstellen.

Um Verzerrungstendenzen bei der Verhaltensbeobachtung und im Umgang mit den beteiligten Personen so gering wie möglich zu halten, ist eine entsprechende fachliche Qualifikation oder aber eine sorgfältige Schulung des Untersuchungsleiters notwendig. Der Untersucher sollte nicht nur über eine genaue Kenntnis der Beobachtungskategorien sowie deren Aufzeichnungscode verfügen, sondern sich auch möglicher Fehlerquellen infolge der eigenen selektiven Wahrnehmung bewusst sein. Tabelle 5.7 gibt in Anlehnung an Fisseni (2004) einen Überblick über häufige Fehlerquellen bei der Beobachtung und Bewertung von Personen unter Begutachtungsbedingungen.

Tab. 5.7: Fehlertendenzen bei der Verhaltensbeobachtung

Mögliche Fehlerquellen	Beispiel
1. Hofeffekt oder Überstrahlungseffekt: Eine zentrale Eigenschaftsdimension des Probanden bestimmt die Eindrucksbildung.	Proband reagiert in der Untersuchung auf Fragen des Sachverständigen gereizt. Der Beobachter interpretiert dies als Ausdruck einer allgemeinen, dauerhaften Verweigerungshaltung und unterschätzt situative Einflüsse.
2. Positions-Effekt: Erster oder letzter Eindruck steuert die gesamte Beurteilung, wobei die erste oder letzte Information das Urteil maßgeblich prägt.	Proband verhält sich nur bei der Begrüßung auffällig klagsam und appellativ, was im Gutachten als „allgemeine Aggravationstendenz" ausgelegt wird, obgleich das Verhalten des Probanden in der weiteren Untersuchung weitgehend unauffällig ist.
3. Milde-/Strenge-Effekt: Tendenz des Beobachters, generell günstige oder strenge Urteile abzugeben.	Probanden, die sich während der Untersuchung sehr angepasst, korrekt, auskunftswillig und freundlich verhalten, erhalten vom Gutachter eine für sie günstigere Beurteilung als Probanden, die sich weniger kooperativ zeigen.
4. Zentrale Tendenz: Der Beobachter bevorzugt neutrale und meidet extreme Urteile.	Unabhängig vom Ausmaß demonstrativen Verhaltens neigt ein Sachverständiger dazu, das Auftreten des Probanden als „angemessene Verdeutlichungstendenz" zu deklarieren.
5. Kontrastfehler/ Ähnlichkeitsfehler: Der Beobachter neigt dazu, bei Probanden Eigenschaften zu „erkennen", die er sich selbst abspricht (Kontrastfehler) bzw. selbst zuschreibt (Ähnlichkeitsfehler).	Beobachter hat ähnliche körperliche Beschwerden wie der Proband und vergleicht das eigene Bewältigungsverhalten mit diesem (z. B. Proband wird im Vergleich zu sich selbst als übertrieben klagsam (Kontrastfehler) oder optimal an sein Beschwerdebild angepasst wahrgenommen (Ähnlichkeitsfehler) und bewertet, ohne dass dieser Eindruck weiteren Prüfungen unterzogen wird)
6. Erwartungs-Effekt: Der Beobachter lässt sich von ungeprüften Hypothesen in seiner Beurteilung leiten.	Auf der Basis von stereotypen Vorstellungen über (finanzielle) Entlastungsmotive von Patienten mit einer somatoformen Schmerzstörung interpretiert der Beurteiler sämtliche Widersprüche in den Angaben des Probanden oder jedes Beschwerdeverhalten als Beleg für Simulation. Dadurch fühlt er sich in seiner Annahme bestätigt.
7. Fundamentaler Attributionsfehler: die Tendenz, das Verhalten anderer Menschen ausschließlich anhand von dessen Persönlichkeitsmerkmalen zu erklären und dabei die sozialen Einflussfaktoren oder Umgebungsbedingungen zu unterschätzen.	Der Einfluss durch die außergewöhnliche Belastung durch die Begutachtungssituation wird als möglicher Einflussfaktor auf das Beschwerde- und Leistungsverhalten des Probanden innerhalb der Untersuchung nicht ausreichend berücksichtigt.

5.3.3 Einbezug von Begleitpersonen

Werden Probanden von Angehörigen, Bekannten oder Freunden begleitet, bringt es eine Reihe von Vorteilen, diese als zusätzliche Informationsquelle zu nutzen. Hinweise darauf, dass jede zusätzliche Information relevant ist und Begleitern hier die Möglichkeit geboten wird, ihre Perspektive darzustellen, können dabei die Kooperationsbereitschaft erhöhen. Zum Teil zeigen sich insbesondere Angehörige oder enge Freunde sogar sehr mitteilungsbedürftig, weil sie sich im Alltag überfordert fühlen und im Umgang mit den Beschwerden ihres Angehörigen oder Freundes an ihre Grenzen stoßen. Zu Angaben verpflichtet werden können Begleitpersonen jedoch nicht.

Stehen Fragen zur Glaubhaftigkeit des Probanden zur Diskussion, sollten inhaltliche Absprachen bzw. Abgleiche zwischen Proband und Begleitperson verhindert werden. Organisatorisch günstig ist es deshalb, fremdanamnestische Informationen zu Themenkomplexen, die mit Angaben des Probanden abgeglichen werden sollen, zeitgleich mit dem Probanden in getrennten Räumlichkeiten zu erheben.

Zur Ökonomisierung des Vorgehens können den Begleitpersonen zu Beginn Fragebögen gegeben werden, in denen sie nicht nur Angaben zum wahrgenommenen Funktionsniveau des Probanden machen sollen, sondern auch durch offen formulierte Fragen die Möglichkeit erhalten, ihre Sicht der Dinge darzustellen. Auf Basis dieser Angaben können interessierende Themenkomplexe (sozialer Rückzug, Interaktionsverhalten, Funktionsniveau etc.) auch im Vergleich zu Angaben des Probanden im anschließenden Interview vertieft werden. Auch hier sollten die Angaben per Tonband aufgezeichnet werden.

5.3.4 Umgang mit Komplikationen

In sozialrechtlichen Begutachtungssituationen stehen der Proband und zuweilen auch dessen Begleitpersonen aufgrund der ungewohnten Belastung nicht selten unter hoher Anspannung. Daher kann es während und nach der Untersuchung zu Komplikationen kommen, die den Untersuchungsablauf behindern, Ergebnisse verfälschen und die auf die Qualität des Gutachtens einen negativen Einfluss haben können.

Kritische Situationen sollten daher immer entweder ausführlich schriftlich mittels Tonband oder Video dokumentiert werden, um das korrekte Verhalten des Gutachters oder anderer anwesender Personen in solchen Situationen im Zweifelsfall belegen zu können. Dieses Vorgehen dient vor allem der eigenen rechtlichen Absicherung. Wird das Ergebnis des Gutachtens mehrere Monate nach der Untersuchung angefochten, führen Probanden bzw. deren rechtliche Vertreter nicht selten Störungen in der Interaktion als Beleg für eine Befangenheit des Gutachters oder unangemessenen Ablauf der Untersuchung an, um damit das Ergebnis der Begutachtung in Frage zu stellen.

Hinweise zum Umgang mit Komplikationen, die sich bei der Organisation der Untersuchung, im Umgang mit Probanden und Begleitpersonen, aber auch im Anschluss an die Begutachtung ergeben können, sind exemplarisch in Tabelle 5.8 aufgeführt.

Tab. 5.8: Umgang mit Komplikationen während der Untersuchung

Problematische Situation	Strategien, die sich in der Praxis bewährt haben
Komplikationen bei der Organisation	
• Proband hat seine Hilfsmittel (Brille, Hörgerät, Sitzkissen etc.) nicht mitgebracht	• Sofern in der Einladung explizit die Bitte um Mitnahme dieser Hilfsmittel formuliert worden ist, sollte das Verhalten Eingang in die Beurteilung der Arbeitsmotivation des Probanden finden. • Bei fehlender Brille ggf. Notbrillen mit verschiedenen Dioptrin-Stärken bereitstellen (z. B. einfache Lesebrillen aus Kaufhäusern), Fragebögen groß kopieren oder auch Fragen vorlesen. • Bei fehlendem Hörgerät Anteil schriftlicher Diagnostik erhöhen und Interviewfragen schriftlich vorlegen. • Zur Not eine Begleitperson bitten, zurückzufahren und das Hilfsmittel zu organisieren, während die Untersuchung mit anderen Teilen fortgesetzt wird.
• Proband berichtet über neuere (organmedizinische) Untersuchungen mit neuen Erkenntnissen, kann diese aber nicht zur Verfügung stellen	• Ggf. Einverständniserklärung und Anschrift der zuständigen Stelle geben lassen, um Untersuchungsergebnisse erbitten zu können. • Dieses Prozedere kann auch über den Auftraggeber laufen, wobei möglicherweise mit weiteren zeitlichen Verzögerungen wegen des höheren organisatorischen Aufwands zu rechnen ist.
• Proband gibt zu Beginn oder im Verlauf der Untersuchung an, zur Testung seiner Grenzen nicht seine üblichen Medikamente genommen zu haben	• In der Einladung darauf hinweisen, dass Medikamente wie gewohnt genommen werden sollten. Eine Kontrolle dieser Bitte ist jedoch nicht möglich. Im ungünstigsten Fall nutzt der Proband diese Anmerkung dazu, falsche Angaben zu machen, um seine Eingeschränktheit zu verdeutlichen. • Gründe für die fehlende Einnahme des Medikamentes erfragen. • Im Anschluss Antworten dokumentieren und in Bezug zu anderen Informationen setzen, die ebenfalls auf eine aggravierende Darstellung von Beschwerden hinweisen.
Komplikationen in der Interaktion mit dem Probanden	
• Proband möchte keine Tonbandmitschnitte der Gespräche	• Zur eigenen rechtlichen Absicherung sollte eine Befragung ohne Nachweismöglichkeiten nicht durchgeführt werden, insbesondere wenn der Proband bereits im Vorfeld ein auffälliges Verhalten demonstriert. • Daher auf die Dokumentationspflicht von rechtlicher Seite her hinweisen. Besteht der Proband auf seiner Forderung, sollte diese Untersuchungseinheit nicht durchgeführt und der Auftraggeber über die Reaktionen des Probanden unterrichtet werden.

Fortsetzung auf S. 105

• Proband demonstriert starkes appellatives Beschwerdeverhalten in Form von Stöhnen, Einnahme verkrampfter Haltung, schmerzverzerrtem Gesicht etc.	• Unterbrechen der Untersuchung • Sachlich-zugewandte Haltung beibehalten und Probanden fragen, was gerade geschieht; hier ergeben sich in Bezug auf die Verhaltensbeobachtung mitunter wertvolle Hinweise bezüglich Krankheitsmodell, Beschwerdeverarbeitung und der Art der Interaktionsgestaltung über Beschwerdeverhalten; • Nachfragen, was der Proband in solchen Situationen normalerweise jetzt tun würde (aktive vs. passive Maßnahmen wie Medikamenteneinnahme, Hinlegen, Durchführung von Ausgleichsbewegungen, Hilfe des Partners holen usw.); • Nachfragen, ob in der Untersuchung entsprechende Maßnahmen zur Verfügung gestellt werden können; • Beobachten, wie Proband auf Entlastungsangebote reagiert, ansonsten nur auf dessen explizite Bitte hin aktiv werden; • Beobachten, ob die Unterbrechung effektiv zur Erholung genutzt wird; die Länge bleibt dem Probanden überlassen, sofern diese nicht über Gebühr lang wird; dann fragen, ob er weiterarbeiten könnte.
• Proband gibt zu verstehen, die Untersuchung nicht mehr fortsetzen zu können	• Genau schildern lassen, warum der Proband der Ansicht ist, nicht mehr weiterarbeiten zu können (Schmerzen, Konzentration); • Pause anbieten oder bei starker Erschöpfung auf die Möglichkeit eines weiteren Termins hinweisen.
• Proband dekompensiert und fängt an, laut zu weinen, oder zeigt andere Anzeichen starker psychischer Belastung	• Untersuchung unterbrechen und warten, bis der Proband wieder ansprechbar ist; • Fragen, was die hohe Belastung ausmacht und ob eine Unterbrechung notwendig ist; beobachten, ob Proband eine Unterbrechung nutzt, sein Leiden zu demonstrieren, oder ob er Wege sucht, z. B. durch kurze Pause, kurzen Rückzug in den Warte- oder Ruheraum, Glas Wasser trinken oder durch sachliche Schilderung, was seine Reaktion ausgelöst hat, angemessen mit der Überforderungssituation umzugehen; • Möglichst nur auf Aufforderung des Probanden intervenieren; bei leichten Überlastungsreaktionen ist es sinnvoll, die Untersuchung oder die Exploration möglichst bald wieder aufzunehmen und zunächst mit einem weniger belastenden Thema fortzufahren (z. B. Fragen zum Freundeskreis etc.).

Fortsetzung auf S. 106

• Proband verhält sich unkooperativ, gereizt und aggressiv (Bsp.: Proband knüllt Fragbogen zusammen, springt auf, wirft den Tisch um und gibt zu verstehen, nicht einzusehen, warum er das alles über sich ergehen lassen müsse, da die Sachlage doch eindeutig sei)	• Verständnis signalisieren, dass Untersuchung und Verfahren anstrengend ist; fragen, was den Proband aufgebracht hat und ob evtl. eine Pausenunterbrechung benötigt wird; • Betonung der Notwendigkeit einer kooperativen Haltung bzw. der Mitwirkungspflicht des Probanden in der Untersuchung; • Bei persönlichen Angriffen oder anhaltender Aggressivität bestimmt auftreten, klare Grenzen setzen und Regeln eines angemessenen Umgangs miteinander als Voraussetzung für weitere Untersuchung skizzieren; • Hinweis auf das formale Prozedere des Verfahrens; • Bei anhaltender Aggressivität oder Bedrohung sachlich auf Notwendigkeit eines Abbruchs der Untersuchung und Rückgabe des Auftrages an das Gericht hinweisen; • Verhalten des Probanden möglichst mittels Tonband oder Video dokumentieren; Dokumentation und Notwendigkeit, dieses Verhalten dem Gericht mitteilen zu müssen, für den Probanden transparent machen.
• Proband reagiert irritiert oder sogar ärgerlich auf Messwiederholungen, z. B. die Erfassung des Alltagsniveaus (*„Das habe ich doch eben schon mal ausgefüllt! Wollen Sie sagen, dass ich lüge?"*)	• Vorgehen als ein von der Person des Probanden unabhängiges Standardvorgehen darstellen
• Explizite Verweigerungshaltung (Proband weigert sich mit Hinweis auf ausreichende Vorberichte, Gutachten etc., weitere Angaben zu machen)	• Auf keinen Fall provozieren lassen; • Bei vollständiger Weigerung muss Gutachtenauftrag nebst Rechnung über eine Aufwandentschädigung für bis dato erbrachte Leistungen mit genauer Schilderung der Ereignisse (wenn möglich mit Originalzitaten oder Transkriptionen von Ton- oder Videoaufnahmen) zurückgegeben werden. Dieses Vorgehen sollte in der Untersuchungssituation sachlich angekündigt werden.
• Hohe Misserfolgsorientierung und Abwertung der eigenen Person unter Herausstellung von Defiziten	• Sachlich darauf hinweisen, dass Untersuchung dazu dient, einen differenzierten Überblick über die Person und ihr Funktionsniveau zu erhalten, dafür aber dessen kontinuierliche Mitarbeit nötig ist; • Wenn Proband gute Ergebnisse erzielt hat, kann dies nebenbei angeführt werden; • Nur beiläufig auf Klageverhalten eingehen, wenn möglich direkt dokumentieren;

Fortsetzung auf S. 107

• Proband strengt sich bei körperlichen Funktionsprüfungen über Gebühr an (a) oder zeigt keinerlei Motivation (b)	• Proband explizit darauf hinweisen, sich nicht über die eigenen Leistungs- und Schmerzgrenzen hinaus zu belasten (wichtig, damit Proband Untersuchung nicht im Nachhinein als unangemessene Überforderungssituation darstellt); • Dem Probanden sachlich erklären, warum diese Funktionsprüfung durchgeführt wird, und nachfragen, warum er glaubt, diese Prüfung nicht durchführen zu wollen oder zu können;
• Proband drängt während der Untersuchung auf vorläufige Beurteilungen	• Verständnis für Interesse signalisieren, aber auf die Notwendigkeit einer komplexen Abwägung und Auswertung hinweisen; bei wiederholter Nachfrage auf den formalen Rechtsweg verweisen.
• Proband äußert Besorgnis, bezogen auf voreilige Bewertungen	• Hinweis darauf, dass die aufwendige Untersuchung dazu dient, fundierte Beurteilungen zu erstellen.
• Proband klagt darüber, nicht nur vom Sachverständigen selbst, sondern auch von Mitarbeitern untersucht worden zu sein.	• Der Proband sollte darauf hingewiesen werden, dass der Sachverständige wesentliche Teile der Untersuchung tatsächlich selbst durchführen muss, dass er aber keinen Anspruch darauf hat, ausschließlich vom beauftragten Sachverständigen untersucht (getestet) zu werden.
• Proband wertet andere Gutachter oder Verfahrensbeteiligte demonstrativ ab	• Den Probanden höflich darauf hinweisen, dass das Verhalten der Vorgutachter hier nicht beurteilt werden kann, dabei die eigene Neutralität betonen.
• Proband nutzt gehäuft Unterbrechungen, um über Beschwerden zu klagen	• Hinweis darauf, den Inhalt der Akten und den Verlauf der Beschwerden zu kennen; • Verweis auf späteres Interview, in dem der Proband seine Ansicht ausführlich darlegen kann.
• Proband drängt auf rasches Ende der Untersuchung aufgrund eigener „Termine"	• Auf die Einladung verweisen, in der explizit hervorgehoben wird, dass die Untersuchung voraussichtlich einen ganzen Tag dauern wird, und den Probanden bitten, Termine umzulegen. Beschließt der Proband ohne vorherige Absprache trotzdem, früher gehen zu wollen, kann ein Minimalprogramm durchgeführt werden und im Gutachten oder in einem gesonderten Anschreiben an den Auftraggeber ein entsprechender Hinweis auf die mangelnde Mitwirkung des Probanden erfolgen. Ebenso sind die negativen Auswirkungen dieses Verhaltens auf die Qualität des Gutachtens deutlich zu machen.

Fortsetzung auf S. 108

• Proband gestaltet Interaktion mit Untersuchern sehr persönlich, erkundigt sich nicht mehr nach Qualifikationen, sondern auch nach privaten Themen (Lebenslauf, familiäre Situation)	• Sachdienliche Fragen nach der beruflichen Qualifikation beantworten; • Bei persönlichen Fragen das Anliegen des Probanden sachlich, freundlich, aber bestimmt in den Vordergrund stellen.

Probleme in der Interaktion mit Begleitpersonen

• Begleitpersonen möchten bei den Untersuchungen anwesend sein	• Den Begleitpersonen freundlich, aber bestimmt begründen, warum deren Anwesenheit auf die Datenerhebung einen ungünstigen Einfluss haben kann. Ihnen als Alternative anbieten, in einem anderen Raum zu warten oder den Probanden zu einem vereinbarten Zeitpunkt abzuholen.
• Begleitpersonen möchten sich selbst nicht zur Situation des Probanden aus ihrer Perspektive äußern	• Vorteile fremdanamnestischer Informationen hervorheben und Bedauern zum Ausdruck bringen; eine ablehnende Haltung aber akzeptieren, da keine Auskunftspflicht besteht.

Komplikationen nach der Untersuchung

• Proband dementiert im Nachhinein, über seine Möglichkeiten zur Pausengestaltung und über andere organisatorische Rahmenbedingungen ausreichend informiert worden zu sein	• Mitschnitt des Vorgespräches via Tonband oder Video, in dem entsprechende Möglichkeiten dem Probanden explizit offeriert werden.
• Proband gibt im Nachhinein an, dass der Sachverständige kaum anwesend war.	• Sich vom Probanden am Ende der Untersuchung schriftlich bestätigen lassen, wie lange der beauftragte Sachverständige anwesend war.
• Proband schickt nach der Untersuchung Briefe, in denen er noch einmal seine Überforderung durch die Untersuchung betont	• Schreiben zur Kenntnis nehmen und mit den übrigen Unterlagen an den Auftraggeber schicken, der dann über die weitere Verwendung entscheidet; • Ggf. das Schreiben im Gutachten erwähnen; • Von einer Eingangsbestätigung abgesehen, ist die Aufnahme einer persönlichen Korrespondenz mit dem Probanden nach der Untersuchung nicht empfehlenswert, da der Gutachter seine neutrale Position auf jeden Fall zu wahren hat.

5.4 Abfassung des Gutachtens

Thomae (1967) konzipiert das psychologische Gutachten als einen Versuch der Kommunikation zwischen Experten (= Diplom-Psychologe) und Laien (= Fragesteller, Auftraggeber). Bisher gibt es keine einheitlichen Richtlinien, wie diese Kommunikation stattzufinden hat. Es existieren jedoch Kriterien und Standards, wie sie bspw. in den „Richtlinien für die Erstellung psychologischer Gutachten" des Berufsverbandes Deutscher Psychologen (Kühne & Zuschlag, 2001) ausgeführt werden.

5 Planung, Durchführung und Erstellung eines psychologischen Gutachtens

Ein Gutachten gliedert sich in mehrere Teile, deren formale und inhaltliche Abfassung nachfolgend näher erläutert wird. Die Empfehlungen orientieren sich überwiegend an den Ansätzen von Fisseni (2004) und den Richtlinien des Berufsverbandes Deutscher Psychologen, sie werden jedoch um einige Besonderheiten erweitert, die für sozialrechtliche Begutachtung somatoform gestörter Probanden von Bedeutung sind.

Auch wenn es Freiheitsgrade hinsichtlich der Gestaltung und der inhaltlichen Strukturierung gibt, so sollte ein Gutachten doch mindestens die Fragestellung, die Untersuchungsverfahren, die relevanten Daten und deren Interpretation sowie die entsprechenden Schlussfolgerungen in Bezug auf die Fragestellung umfassen. Tabelle 5.9 gibt exemplarisch eine Übersicht über den formalen Aufbau eines Gutachtens zur Frage der Erwerbsminderung.

Tab. 5.9: Beispiel für den formalen Aufbau eines Gutachtens

Formaler Aufbau des Gutachtens

Abschnitt	Inhalte
1. Kopf (Überblick) (vgl. 5.4.1)	• Sachverständiger/Gutachter und Mitarbeiter; Anschrift • Auftraggeber, Adressat, ggf. Aktenzeichen • Betreff: z. B. Beweisanordnung, Auftrag vom, Schreiben vom ... • Überblick über Klienten, Anlass und Fragestellung des Gutachtens • Auflistung aller Quellen und (Zusatz-)Untersuchungen, auf die sich das Gutachten stützt, sowie Nennung beteiligter Personen
2. Vorgeschichte (vgl. 5.4.1)	• Aktenanalyse und Verlauf in tabellarischer und strukturierter Form (vgl. Punkt 5.2)
3. Untersuchungsbericht (vgl. 5.4.2)	• Überblick über Ablauf der Untersuchung (Untersuchungsdatum, Untersuchungsort, Anfang und Ende der Untersuchung) • Thematisch gegliederte *Inhaltsübersicht*, in der die Verhaltensbeobachtung, Explorationen und die angewendeten Instrumente nummeriert und ggf. mit Angabe von Seitenzahlen aufgeführt sind • Zusammenfassende Darstellung der inhaltlich strukturierten Verhaltensbeobachtungen und Explorationen sowie der Testergebnisse • Zusammenfassende Befundung zu relevanten Themen wie Glaubhaftigkeit, Arbeitsmotivation, Krankheitsverhalten etc. Sofern deren Beantwortung expliziter Bestandteil der Beweisfragen ist, werden diese in der Stellungnahme aufgeführt.

Fortsetzung auf S. 110

Abschnitt	Inhalte
4. Befund und Stellungnahme (vgl. 5.4.3)	• Beantwortung der Beweisfragen unter enger Anlehnung an die Befunde aus dem Untersuchungsbericht mit Angabe der Belegnummern • Datum der Anfertigung • Unterschrift aller Beteiligten; ggf. Stempel
5. Anhang (vgl. 5.4.4)	• Legende über Kürzel und Ausprägungsgrade zur Erleichterung der Lesbarkeit von Testergebnissen für Laien • Aufführung von Untersuchungsergebnissen in tabellarischer und inhaltlich komprimierter Form

5.4.1 Übersicht und Vorinformation

Im ersten Teil des Gutachtens sind Fragen zur Problemstellung, zu beteiligten Personen, zu Untersuchungsterminen und -instrumenten zu klären. Dazu gehört die übersichtliche Gestaltung der Informationen zu Art des Gutachtens, Thema, Auftraggeber, Aktenzeichen, Zeitpunkt der Beauftragung, Beweisbeschlüsse bzw. Auftragsart sowie der Angaben zum Klienten und zum Sachverständigen.

Nach Angabe der Fragestellung des Auftraggebers und der Strukturierung der Fragestellung aus der Perspektive des psychologischen Sachverständigen werden alle genutzten Informationsquellen in einer auch für Laien verständlichen Sprache aufgeführt und beschrieben.

Typische Quellen sind Aktenanalysen (z.B. Vor- und Zusatzgutachten, Arztberichte, Zeugnisse etc.), (teil-) standardisierte Interviews, Verhaltensbeobachtungen, Tests, Fragebögen, Funktionsprüfungen, Arbeitsproben und apparative Verfahren. Ferner sind im Übersichtsteil Einzelheiten des Untersuchungsrahmens wie Örtlichkeiten, zeitliche Abläufe und an der Untersuchung beteiligte Personen inkl. Assistenten oder Hilfspersonal aufzuführen.

> *Beispiel: „Gemäß der Beweisanordnung des Sozialgerichts Koblenz vom 09.05.2005 erstatten wir das folgende psychologische Gutachten. Hintergrund ist der Rechtsstreit des J.K., geb. am xxxxx, gegen die BfA-Berlin (AZ xxxxxxxx) wegen Gewährung einer Rente."*
>
> *Das Gutachten stützt sich auf die bis zum 09.05.2005 vorliegenden Akten (1 Gerichtsakte, 1 Verwaltungsakte), die Ergebnisse der psychodiagnostischen Untersuchung von Herrn K. am 19.05.2005 in Bonn in der Zeit von 9.30–17.00 Uhr sowie auf die Exploration der Ehefrau Frau K. usw.*

Den einleitenden Angaben schließen sich Angaben zur Vorgeschichte an, in der die relevanten Vorbefunde aufgeführt sind und der Verlauf des bisherigen Verfahrens skizziert wird (zum Vorgehen und zur formalen Gestaltung der Vorgeschichte siehe Kap. 5.2.1).

5.4.2 Abfassung des Untersuchungsberichtes

Insbesondere bei komplexen und langen Gutachten sollte aus Gründen der Leserfreundlichkeit eine einmal gewählte Form der Ergebnisdarstellung beibehalten werden. Zur besseren Übersicht empfiehlt es sich, eine Inhaltsübersicht der angewandten Verfahren ggf. mit Seitenzahlen und Belegnummern vor die Ergebnisdarstellung zu platzieren.

Gliederung der Ergebnisdarstellung

Die Ergebnisse der testpsychologischen Untersuchung inkl. Exploration, Verhaltensbeobachtung, Fragebogenergebnissen, Funktionsprüfungen sowie die Ergebnisse der psychophysiologischen Messungen werden getrennt nach Verfahren und thematisch strukturiert dargestellt. Bewährt hat sich bei der Darstellung der Ergebnisse (test-)psychologischer Verfahren in Anlehnung an Fisseni (2004) eine Gliederung in vier Teile: 1. Testbeschreibung, 2. Verhaltensbeobachtung, 3. Mitteilung der relevanten Ergebnisse und 4. Interpretation nach den wissenschaftlich-psychologischen Regeln.

Zu 1. Die Testbeschreibung enthält in der Regel neben Titel und Nummerierung Angaben über Autor(en), Erscheinungsjahr sowie eine Kurzbeschreibung des Tests. Darüber hinaus sollten zur Verfügung stehende Normpopulationen (Alter, Geschlecht, Berufs- oder Patientengruppen etc.) aufgeführt werden.

Zu 2. Testbezogene Verhaltensbeobachtungen sollten kurz gehalten und vor allem dann aufgeführt werden, wenn sie erkennbar Einfluss auf das Ergebnis haben – z. B. instruktionswidriges Verhalten, wenn der Proband beim Konzentrationstest ständig geredet oder gehäuft Verständnisfragen bei komplexer formulierten Items gestellt hat.

Zu 3. Im Ergebnisteil hat sich eine tabellarische Darstellung von Konstrukten, Merkmalausprägungen, Normen und numerischen Werten für jedes Verfahren als übersichtlich und nicht zuletzt aus Platzgründen als zweckmäßig erwiesen. Da für die Beantwortung der Beweisfragen oft nur ein Teil der Ergebnisse benötigt wird, können die Tabellen mit Auflistung aller Roh- und Normwerte in den Anhang verlegt werden.

Zu 4. Oft liefern die einzelnen Testverfahren eine Fülle von Informationen. Die Ergebnisse eines Tests müssen aber nicht ausschöpfend aufgeführt und diskutiert werden. Die Interpretation der Testergebnisse sollte einen engen inhaltlichen Bezug zu den Beweisfragen aufweisen, nicht zu viele Details enthalten und auf die wichtigsten Ergebnisse reduziert sein. Dies ist insbesondere bei umfangreichen Persönlichkeitsinventaren sowie bei aufwendigen Verfahren zur Beschwerdecharakteristik oder zur Krankheitsverarbeitung der Fall. So könnte bspw. bei Beurteilung der Arbeitsmotivation die Skala „*Leistungsorientierung*" des FPI-R bedeutsam sein, während bei der Frage nach affektiven Beeinträchtigungen das Ausmaß an „*Lebenszufriedenheit*" ergänzende Hinweise zu einer depressiven Symptomatik liefert. Das Ausmaß der „*sozialen Orientierung*" spielt dagegen bei der Beurteilung der Arbeitsfähigkeit möglicherweise nur eine untergeordnete Rolle.

Sprachregelung

Verhaltensbeschreibungen, Ergebnisberichte und Interpretation sind im Imperfekt zu berichten, da es sich um test- und situationsbezogene Aussagen handelt, durch die noch keine abschließenden Urteile über den Probanden getroffen werden. Darüber hinaus sollten Interpretationen unpersönlich gehalten werden (z.B.: „Es lag eine ausgeprägte Tendenz vor ..."; „Die Ergebnisse sprechen für ..." etc.). Ein Beispiel für eine Ergebnisdarstellung gibt Kasten 5.1.

Nr. 12   Freiburger-Persönlichkeitsinventar (FPI-R)

Das FPI-R (Fahrenberg, Hampel & Selg, 2001) ist ein Persönlichkeitsverfahren, das relevante Konzepte in der Selbstbeschreibung der Durchschnittsbevölkerung erfasst. Es liegen nach Geschlecht und sieben Altersgruppen differenzierte Normen vor.

„Die Selbstschilderung von Herrn B. verwies auf eine auffallend geringe Zufriedenheit mit dem eigenen Leben auch mit Rückblick auf die bisher erreichten Erfolge, was auf eine depressive, bedrückt-grüblerische Grundstimmung sowie eine depressiv verzerrte Wahrnehmung des bisherigen Lebens hinweist. Bei ausgeprägter sozialer Orientierung stellte er sich im sozialen Kontakt als gehemmt, unsicher, kontaktscheu und leicht erregbar dar [...] usw."

Kasten 5.1: Auszug aus einer FPI-R Ergebnisdarstellung

Darstellung von Explorationen

Um dem Leser seitenlange wörtlich abgetippte Interviews zu ersparen, sollte die Darstellung von Explorationen inhaltlich gestrafft und unter Bezugnahme auf die Fragestellung thematisch strukturiert sein. Bei Begutachtungen somatoformer Störungen kann sich die Struktur daran orientieren, krankheits- und funktionsbezogene Angaben des Probanden oder auch dessen Begleitpersonen in ein differentialätiologisches (kausales) Bedingungsmodell in Form einer Analyse prädisponierender, auslösender und aufrechterhaltender Faktoren zu integrieren.

Wörtliche Aussagen des Probanden sollten sehr sparsam und wenn überhaupt nur verwendet werden, wenn ein für die Fragestellung wichtiger Sachverhalt nicht knapper und treffender als durch das Zitat verdeutlicht werden kann (z.B.: *„Die psychosomatischen Gespräche haben nichts gebracht, die Ergotherapie nichts und diese Konzentrationsübungen auch nicht. Alles Humbug, alles Blödsinn, Geldmacherei!"*). Zitate sollten in den jeweiligen Kontext gesetzt, kenntlich gemacht und in Anführungszeichen gesetzt werden. Das Zitieren sprachlich ungeschickter Formulierungen, lokaler Dialekte oder Bemerkungen, die erkennbar negative Konsequenzen für den Probanden nach sich ziehen können, zeugt weder von Wertschätzung, noch stellen sie inhaltlich relevante Informationen dar. Ebenso sind wertende Formulierungen unbedingt zu meiden.

Alle weiteren Angaben des Probanden werden in indirekter Rede dargestellt.

5.4.3 Abfassung von Befund und Stellungnahme

Befund und Stellungnahme nehmen eine Schlüsselstellung im Gutachten ein. Hier werden Schlussfolgerungen, Beurteilungen und Empfehlungen logisch und nachvollziehbar an die Ergebnisse angeknüpft. Die im Vorfeld abgeleiteten psychologischen Variablen (vgl. Kap. 5.2.2) werden jetzt wieder in Antworten zur Fragestellung des Auftraggebers zurückübersetzt.

Inhaltliche Gestaltungkriterien

Da vom Auftraggeber zumeist Fragen nach relativ stabilen Merkmalen oder Verhaltensanteilen z. B. zur Arbeitsfähigkeit oder zu Gesundheitsstörungen gestellt werden, schlägt Fisseni (2004) drei Kriterien vor, wie stabile Merkmale auf Basis der Untersuchungsergebnisse bestimmt werden können:
Verhaltensmerkmale sollten zum einen *zeitstabil* sein. Über unterschiedliche Zeitpunkte sollte bspw. ein auffälliges Merkmal wie demonstratives Klageverhalten immer wieder in vergleichbarer Form in den Vorgutachten dokumentiert sein, sich anhand der biographischen Angaben zurückverfolgen lassen oder durch geeignete Inventare erfasst worden sein.
Zum zweiten sollten sich überdauernde Eigenschaften oder Verhaltensweisen über vergleichbare Situationsklassen in der gleichen Form wiederfinden lassen. Klagt ein Proband über erhebliche Konzentrationsdefizite und sind diese aber nur in vereinzelten Situationen erkennbar oder unterliegen die Testergebnisse während der Untersuchung starken Schwankungen, so ist das Vorliegen einer dauerhaften Einschränkung der Konzentrationsfähigkeit fraglich. Möglicherweise spielen in diesem Fall motivationale Einflüsse eine größere Rolle als kognitive Beeinträchtigungen. Relevante Aussagen über stabile Verhaltensweisen, Kompetenzen oder Einschränkungen sollten daher in der Regel von *mindestens zwei unabhängigen Verfahren (Quellen)* belegt werden. Es können z. B. belastungsabhängige Konzentrationsschwächen durch Messwiederholung, mittels eines weiteren Konzentrationstests, durch Verhaltensbeobachtung während einer anspruchsvollen Tätigkeit oder auch durch fremdanamnestische Informationen erfasst und hinsichtlich ihrer Konsistenz geprüft werden.
Zuletzt sollte zur Bestimmung der Stabilität des Merkmals geprüft werden, in welchem Ausmaß ähnliche Konstrukte vergleichbare Ausprägungen aufweisen. Erzielt ein Proband in einem klinischen Verfahren sehr hohe Angstscores, sollten mit Ängstlichkeit in Zusammenhang stehende Variablen wie Unsicherheit im Sozialkontakt, vegetative Labilität, Vermeidungsverhalten, Rückzug, Grübeln, Katastrophisieren ebenfalls erhöhte Ausprägungen aufweisen.
Sofern wissenschaftliche Untersuchungen oder Begründungen zur Stützung einer Argumentation herangezogen werden, sind diese mit den entsprechenden Literaturangaben anzugeben. Diese können in Form von Fußnoten oder in einem gesonderten Verzeichnis am Ende des Gutachtens aufgeführt werden. Obgleich insbesondere das Anführen neuer wissenschaftlicher Erkenntnisse die Qualität des Gutachtens erhöhen kann, ist mit Hinblick auf die Zielgruppe des Gutachtens (Richter, Rechtsanwälte, Sachbearbeiter, Kläger) eine sparsame und gezielte Verwendung von Literaturhinweisen zu empfehlen.

Formale Gestaltungskriterien

Bei kürzeren Gutachten ist es zumeist üblich, die wesentlichen Resultate aus dem Ergebnisteil im Untersuchungsbefund inhaltlich zusammenfassend darzustellen. Bei komplexeren Fragestellungen mit vielen Beweisfragen führt ein solches Vorgehen jedoch zu unnötigen Verdopplungen und zur Überlänge des Gutachtens. Es hat sich daher als ökonomisch erwiesen, nur Themen, die nicht explizit in den Beweisfragen zu erörtern sind, aber aus psychologischer Sicht zur Klärung der Beweisfragen beitragen, in den Befund vor die Stellungnahme zu platzieren. Hierzu gehören beispielsweise Fragen zur Glaubhaftigkeit der Angaben, der Arbeitsmotivation oder der Krankheitsverarbeitung.

Hinsichtlich der formalen Gestaltung sollte jede Aussage oder Beurteilung in der Stellungnahme durch einen entsprechenden Hinweis auf die Quelle belegt sein. Für die Adressaten des Gutachtens erhöht sich durch dieses Vorgehen die Nachvollziehbarkeit der Beurteilungen bei der Beantwortung der Beweisfragen erheblich. Belegnummern der einzelnen Verfahren können am Textrand aufgeführt oder hinter die Aussage in Klammern gesetzt werden.

Zu jedem Thema bzw. zu jeder Beweisfrage werden alle relevanten Informationen aus den verschiedenen Quellen des Ergebnisteils zusammengetragen, ggf. inhaltlich strukturiert oder gewichtet und zu einer zusammenfassenden Schlussfolgerung integriert. In der Stellungnahme dürfen keine neuen Fakten auftauchen, die in der Ergebnisdarstellung oder in der Aktenanalyse nicht benannt wurden. Die Abfassung erfolgt nun im Präsens in Form einer abschließenden Beurteilung. Wenn Teile einer Fragestellung nicht zu beantworten oder widersprüchlich sind, so gilt es, diesen Sachverhalt fachlich zu begründen und ggf. einen entsprechenden Experten zur Beantwortung der Teilfrage hinzuzuziehen.

5.4.4 Gestaltung des Anhangs

Testergebnisse können in tabellarischer Form in den Anhang gestellt werden und dienen dem detaillierten Nachweis von Ergebnissen. In der tabellarischen Darstellung der Testergebnisse sollten der Titel des Verfahrens, Skalenbezeichnungen, ggf. eine kurze inhaltliche Skalenbeschreibung sowie Rohwerte, Transformationen in entsprechend standardisierten Werte (T-Wert, IQ, z-Wert) sowie deren Ausprägungen (z. B. durchschnittlich, weit unterdurchschnittlich) enthalten sein. Gegebenenfalls können insbesondere bei Leistungstests sowie bei Verlaufsmessungen kritische Differenzen und Vertrauensintervalle angegeben werden.

6 Diagnostik somatoformer Störungen und chronifizierter Schmerzen in der Begutachtung

Diagnostische Überlegungen und Entscheidungen gehen in der sozialrechtlichen Begutachtung allen weiteren Überlegungen voraus. Diese Reihenfolge ergibt sich daraus, dass ohne eine nachgewiesene Krankheit oder krankheitswertige Störung kein Anspruch auf sozialrechtliche Entlastungen oder Entschädigungen besteht. Die Entscheidung über das Vorliegen einer Krankheit oder einer krankheitswertigen Störung ist insofern in der sozialrechtlichen Begutachtung zwar eine notwendige, aber keine hinreichende Begründung dafür, dass sozialrechtliche Entlastungs- oder Entschädigungsleistungen in Anspruch genommen werden können.

6.1 Die gesicherte Diagnose als Voraussetzung für krankheitsbedingte Entlastung

Um die Diagnose zu sichern, müssen die *krankheitsbedingten Beschwerden und Beeinträchtigungen zunächst von nicht krankheitsbedingten Beschwerden und Beeinträchtigungen und normalen Lebensproblemen* unterschieden werden. Nicht krankheitsbedingte bzw. nicht krankheitswertige Beeinträchtigungen sind solche, die aufgrund altersbedingter Veränderungen und Beeinträchtigungen sowie „normaler" Lebensumstände eintreten können. Weder krankhaft noch krankheitswertig sind z. B. Probleme, die im Rahmen der üblichen Lebensführung auftreten wie etwa belastende Veränderungen in der schulischen und beruflichen Entwicklung, Ablösungsprobleme, Probleme des Alterns und altersbedingt abnehmender Leistungsfähigkeit, Probleme der sozialen Integration, Ehe- und Partnerschaftsprobleme, Probleme der Existenzsicherung bzw. der Finanzierung des Lebensunterhaltes oder auch Probleme, die durch eine ungeeignete oder unzureichende Behandlung der bestehenden Beschwerden verursacht wurden.

In der sozialrechtlichen Begutachtung ist der Sachverständige aufgefordert, die Entscheidung über die Krankheitswertigkeit des beklagten Leidens in Bezug zu setzen zu den allgemein üblichen Lebens- und auch Leidenserfahrungen. Die Ausrichtung an einem idealen Gesundheitszustand, wie er sich bspw. in der WHO-Gesundheitsdefinition andeutet, entspricht nicht den bestehenden Richtlinien (vgl. Anhaltspunkte für die ärztliche Gutachtertätigkeit, Kap. 3). Eine Orientierungshilfe für die Bewertung nicht krankheitswertiger Beeinträchtigungen bieten die sog. Z-Codierungen des ICD-10 (WHO, 1993; Kap. 21). Tabelle 6.1 zeigt eine Auswahl der so bezeichneten Probleme. Die Codierungen geben die Möglichkeit, psychosoziale Probleme zu klassifizieren, die im Alltag von Normalpersonen oft gut bewältigt werden, die aber auch Anlass sein können für die Suche nach professioneller Hilfe.

Tab. 6.1: Auswahl von Faktoren, die den Gesundheitszustand beeinflussen und zur Inanspruchnahme von Gesundheitsdiensten führen (Z-Kodierungen, ICD-10)

- Probleme in Verbindung mit Berufstätigkeit und Arbeitslosigkeit (Z56.-)
- Probleme in Verbindung mit Wohnbedingungen und ökonomischen Verhältnissen (Z59.-)
- Probleme in Verbindung mit der sozialen Umgebung (Z60) wie z.B. Anpassungsprobleme bei Veränderungen der Lebensumstände (Z60.0)
- Probleme durch negative Kindheitserlebnisse (Z61) wie z.B. Ereignisse in der Kindheit, die den Verlust des Selbstwertgefühls zur Folge haben (Z61.3)
- Sonstige Probleme bei der (eigenen) Erziehung (Z62) wie z.B. ungenügende elterliche Überwachung (Z62.0), elterliche Überfürsorglichkeit (Z62.1)
- Sonstige Probleme in der primären Bezugsgruppe (Z63) wie z.B. Probleme in der Beziehung zum Ehepartner (Z63.0), ungenügende familiäre Unterstützung (Z63.2)
- Probleme bei der Lebensführung (Z72) wie Rauchen (Z72.0), Alkoholgenuss (Z72.1), Gebrauch psychotroper Substanzen (Z72.2), Mangel an körperlicher Bewegung (Z72.3), ungeeignete Ernährungsweise und Essgewohnheiten (Z72.4)
- Probleme verbunden mit Schwierigkeiten bei der Lebensbewältigung wie Erschöpfungssyndrom (Z73.0), akzentuierte Persönlichkeitszüge (Z73.1), Mangel an Entspannung oder Freizeit (Z73.2)
- Personen, die Gesundheitsdienste aus anderen Gründen in Anspruch nehmen wie z.B. Personen, die eine Krankheit vortäuschen (Simulant) (Z76.5)

Einige der in der ICD-10 aufgeführten nicht krankheitswertigen Probleme finden sich gehäuft bei Personen mit somatoformen Beschwerden und chronifizierten Schmerzen. Die meisten Personen in sozialrechtlicher Begutachtung haben beispielsweise Probleme in Verbindung mit Berufstätigkeit (Z56), viele leben unter eingeschränkten ökonomischen Bedingungen (Z59). Egle und Hoffmann (1993) haben darauf hingewiesen, dass Personen mit chronischen „psychogenen" Schmerzen überproportional viele psychosoziale Probleme im Elternhaus sowie negative Kindheitserlebnisse angeben. Häufig sind bei somatoform gestörten Probanden in der Begutachtung auch Probleme mit medizinischen Behandlungsmöglichkeiten (Z75) oder dem Nichtbefolgen ärztlicher Maßnahmen (Z91.1) zu finden, da z.B. einem Berentungswunsch oft misslungene Behandlungsversuche vorausgehen.

Die Unterscheidung krankheitswertiger von nicht krankheitswertigen psychischen Störungen erfolgt gemäß der ICD-10-Kriterien. Krankheitswertig sind die Beschwerden erst dann, wenn die ICD-10-Kriterien für krankheitswertige Störungen ohne einen begründeten Zweifel erfüllt sind. Schwierigkeiten im Rahmen sozialrechtlicher Begutachtung können dann auftreten, wenn Probanden den ganz überwiegenden Teil ihrer normalen Lebens- und Arbeitsplatzprobleme als Folge ihrer Krankheit oder krankheitswertigen Störung sehen und diese Sichtweise auch nachdrücklich in der Untersuchung vertreten. In diesen Fällen kann „die Krankheit" quasi zur „Projektionsfläche" und Begründung für alle körperlichen, psychischen und sozialen Probleme werden, die der Betroffene erfahren hat. Eine präzise und vollkommen eindeutige Unterscheidung krankheitswertiger und nicht krankheitswertiger Probleme und Beschwerden wird mitunter kaum zu leisten sein. Trotzdem muss der Sachverständige sich an dieser Unterscheidung orientieren, und er sollte auch versuchen, dem Probanden die Notwendigkeit dieser Unterscheidung deutlich zu machen.

6.2 Zum Krankheitswert chronischen Krankheitsverhaltens: konzeptionelle Probleme

Das Problem der Unterscheidung von krankheitswertigen und nicht krankheitswertigen Beschwerden und Verhaltensweisen betrifft weite Teile der Diagnostik somatoformer Störungen, und jeder Sachverständige wird im Rahmen der Begutachtung somatoform gestörter Personen mit diesem Problem konfrontiert. Im ersten Kapitel wurde bereits darauf hingewiesen, dass somatoform gestörte Personen letztlich immer durch ein bestimmtes Verhalten, genauer: durch ein bestimmtes Krankheits- und Inanspruchnahmeverhalten gekennzeichnet sind. Dieses ist – wie anderes Verhalten auch — multipel determiniert, es unterliegt bewussten und unbewussten, gewollten und spontanen, willkürlichen und unwillkürlichen Einflüssen. Die diagnostische Aufgabe des Sachverständigen besteht darin, die Beschwerden und Verhaltensweisen im Sinne ihres „Krankheitswertes" zu ordnen und zu bewerten. Dabei spielt die Bewusstseinsnähe der Verhaltensweisen – zumindest theoretisch – eine entscheidende Rolle. Sieht der Sachverständige überwiegend unbewusste, unwillkürliche Einflüsse als verhaltensbestimmend an, so wird er das Verhalten eher als „krankheitswertig" klassifizieren, sieht er das Klage-, Bewältigungs- und Inanspruchnahmeverhalten vor allem durch willkürliche Einflüsse bestimmt, so ist die Bewertung als „nicht krankheitswertig" wahrscheinlich.

Wie aber kann die Bewusstseinsnähe des Verhaltens geprüft werden? Bislang stehen für die Praxis keine diagnostischen Methoden zur Verfügung, die dazu bei Klagen über psychische oder körperliche Beschwerden zuverlässige Angaben liefern könnten. Der Sachverständige kann daher über die Bewusstseinsferne (bzw. die Krankheitswertigkeit) eines Verhaltens kaum begründete Aussagen machen. Er hat lediglich die Möglichkeit, auf die gängigen Klassifikationskriterien für psychische Störungen zurückzugreifen. Auf der Grundlage der Annahme, dass die Klassifikationskriterien für psychische Störungen Beschwerdebilder kennzeichnen, die sich der willentlichen Kontrolle vollständig oder teilweise entziehen, muss nicht bei jedem Probanden die Bedeutung unwillkürlicher Prozesse im Krankheitsgeschehen positiv nachgewiesen werden. Die Krankheitswertigkeit (d. h. die Unwillkürlichkeit bzw. Unkontrollierbarkeit) des Beschwerdeverhaltens wird vielmehr unterstellt, sobald eine Person die entsprechenden Kriterien für eine krankheitswertige Störung erfüllt.

Indessen reichen die Klassifikation des Störungsbildes und die Anerkennung der Krankheitswertigkeit für die Bewertung der Störungsbilder und ihrer Auswirkungen auf das Funktionsniveau in der Regel nicht aus. Der Sachverständige muss zum Beispiel berücksichtigen, dass auch klassifikatorisch irrelevante Verhaltensweisen oder Symptome für die klinische (und auch sozialrechtliche) Bewertung der Störung bedeutsam sein können. Bspw. kann ein unzweckmäßiges Essverhalten bei chronisch-rezidivierend auftretenden somatoformen Magenbeschwerden dazu führen, dass sich die Symptomatik kontinuierlich verstärkt und zu erheblichen Funktionseinbußen führt. Für die Diagnose der „somatoformen autonomen Funktionsstörung, gastrointestinales System" wäre dieses Essverhalten aber irrelevant. Das bedeutet, dass sich das dominierende Verhaltensproblem nicht unbedingt in den Diagnosekriterien widerspiegeln muss. Entsprechend können Probleme der Interpretation und Bewertung gestörter Verhaltensweisen dadurch entstehen, dass der Sachverständige das Krankheitsverhalten eines Probanden einseitig auf seine diagnostische Relevanz hin prüft und diagnostisch irrelevante Verhaltensweisen vernachlässigt.

Dennoch hat die klassifikatorische ICD-10-Diagnose für viele Sachverständige nach wie vor einen hohen Stellenwert. Nicht selten stellt die Vergabe einer ICD-10 Diagnose bereits die Weichen für die sozialrechtliche Bewertung des Beschwerdebildes. Dieser Praxis ist entgegenzuhalten, dass die gesicherte Diagnose lediglich die Voraussetzungen einer sozialrechtlichen Anerkennung körperlicher oder psychosozialer Beschwerden markiert. Sozialrechtlich bestimmend ist aber letztlich immer das Krankheitsverhalten mit seinen Auswirkungen auf das Funktionsniveau.

6.3 Die wichtigsten Krankheits- und Störungsgruppen

Die folgende Zusammenstellung skizziert somatoforme Störungen wie auch angrenzende Beschwerdebilder. Der Beschreibung des Störungsbildes schließen sich jeweils Angaben zum differentialdiagnostischen Vorgehen unter Begutachtungsbedingungen sowie Hinweise auf Methoden zur Erfassung und Bewertung des Schweregrades an. Eine ausführliche Beschreibung der körperlichen Krankheiten, die normalerweise mit chronischen oder chronifizierten Schmerzen einhergehen, kann hier nicht gegeben werden. Im Einzelnen werden die folgenden Störungsgruppen behandelt:

- *Somatoforme Störungen*: Sie sind charakterisiert durch die wiederholte Darbietung körperlicher Symptome in Verbindung mit hartnäckigen Forderungen nach medizinischen Untersuchungen trotz wiederholter negativer Ergebnisse und Versicherung der Ärzte, dass die Symptome nicht körperlich begründbar sind. Ihnen ist gemeinsam, dass die ggf. nachgewiesenen körperlichen Schäden oder Störungen nicht die Art und das Ausmaß der Symptome, das Leiden und die innerliche Beteiligung der Patienten erklären können. Die folgenden Störungen gelten als *nicht somatoform*: Nägelkauen, sexuelle Funktionsstörungen, Ticstörungen, Trichotillomanie.
- *Konversionsstörungen/dissoziative Störungen*: Ihr gemeinsames Merkmal ist die Beeinträchtigung der Integration von Erfahrungen, aber auch unmittelbarer Empfindungen und der Kontrolle von Körperbewegungen.
- *Psychische und Verhaltenseinflüsse bei andernorts klassifizierten Erkrankungen*: Darunter werden psychische Auffälligkeiten verstanden, die den Schweregrad einer körperlichen Erkrankung oder die Auswirkungen körperlicher Erkrankungen auf das Funktionsniveau negativ beeinflussen können. Ergänzend werden Schmerzsyndrome dargestellt, die nicht primär als psychische Störungen klassifiziert werden.
- *Angrenzende klinische Syndrome*: Ihr gemeinsames Merkmal sind Klagen über inhaltlich spezifizierte körperliche, mutmaßlich somatoforme Beschwerden, die teilweise von den psychiatrischen Klassifikationen abweichen.

- *Sonstige Persönlichkeits- und Verhaltensstörungen*: Sie sind gekennzeichnet durch die bewusste oder unbewusste Motivation zu intensiviertem Krankheitsverhalten oder durch die vermehrte Inanspruchnahme medizinischer oder sonstiger Unterstützung.

Weitere Störungsgruppen, die häufig komorbid in Verbindung mit somatoformen Störungen auftreten und in der sozialrechtlichen Begutachtung somatoform gestörter Probanden ebenfalls eine Rolle spielen können, sind affektive (insbesondere depressive) Störungen, Angst- und belastungsreaktive Störungen, Störungen durch Substanzmissbrauch (insbesondere Missbrauch von Analgetika), nicht organische Schlafstörungen sowie Persönlichkeitsstörungen. Sie werden hier nur unter differentialdiagnostischem Aspekt behandelt.

Somatoforme Störungen

6.3.1 Somatisierungsstörung

Charakteristisch für die Störung sind nach ICD-10 multiple, wiederholt auftretende und häufig wechselnde körperliche Symptome, die wenigstens zwei Jahre bestehen. Die meisten Betroffenen haben eine lange und komplizierte „Patienten-Karriere" hinter sich, sowohl in der Primärversorgung als auch in spezialisierten medizinischen Einrichtungen, in denen viele Untersuchungen mit negativem Befund sowie ergebnislose explorative Operationen durchgeführt worden sein können. Die Symptome können sich auf jeden Körperteil oder jedes System des Körpers beziehen. Der Verlauf der Störung ist chronisch und fluktuierend und häufig mit einer Störung des sozialen, interpersonalen und familiären Verhaltens verbunden. Eine weniger als zwei Jahre andauernde und weniger auffallende Symptomatik wird besser als undifferenzierte Somatisierungsstörung (F45.1) klassifiziert.
Nach der Definition des DSM-IV beginnt die Somatisierungsstörung vor dem 30. Lebensjahr. Um die DSM-IV-Diagnose stellen zu können, müssen vier verschiedene Schmerzsyndrome, zwei gastrointestinale Symptome, ein psychosexuelles Symptom und ein pseudoneurologisches Symptom sowie entweder das Fehlen einer nachvollziehbaren körperlichen Ursache oder eine übertrieben wirkende Symptomdarbietung nachweisbar sein. *Pseudoneurologische Symptome* sind z.B. Gedächtnisstörungen, Schluckstörungen, Verlust der Stimme, Taubheit (Hörverlust), Doppeltsehen, Verschwommensehen, Blindheit, Gangstörungen, Muskelschwäche oder Schmerzempfindung. *Gastrointestinale Symptome* sind z.B. Appetitverlust, Geschmacksstörungen, Völlegefühl, Erbrechen. *Schmerzsyndrome* können als generalisierte oder lokalisierte Schmerzen auftreten. *Psychosexuelle Symptome* sind z.B. sexuelle Gleichgültigkeit, Erektions- oder Ejakulationsstörungen oder unregelmäßiger Zyklus. Bevölkerungsepidemiologische Studien zeigen, dass 86–95 % aller Menschen mindestens ein somatoformes Symptom in einem 4-wöchigen Zeitraum aufweisen, der durchschnittliche Erwachsene erlebt etwa ein Symptom alle 4–6 Tage. Die ganz überwiegende Anzahl dieser Bagatellsymptome (ca. 75–90 %) führen nicht zu einer ärztlichen Behandlung.

Hinweise zur Differentialdiagnostik in der Begutachtung

Viele der genannten körperlichen Symptome sind häufige Alltagsphänomene, die belastungsreaktiv vermehrt auch bei Gesunden auftreten können und die als isolierte Symptome keinen Krankheitswert (i.S. einer Behandlungsbedürftigkeit) haben. In den Symptomlisten von ICD-10 und DSM-IV sind Art und Anzahl der benannten Symptome ausschlaggebendes Kriterium für die Vergabe der Diagnose. Nach ICD-10 sind differentialdiagnostisch vor allem körperliche Störungen, affektive Störungen und Angststörungen, eine hypochondrische Störung sowie Wahnstörungen zu berücksichtigen.

Hinzu kommt, dass in der Zahl angegebener körperlicher Symptome auch generelle Zustimmungstendenzen auf Fragen zu Beschwerden zum Ausdruck kommen können. Angesichts der Heterogenität möglicher körperlicher Symptome kann die Unterscheidung krankheitswertiger Symptome von Antworttendenzen im Einzelfall schwierig zu beurteilen sein. Dabei wird das Risiko einer falsch positiven Diagnose (d.h. der fälschlichen Diagnose einer Somatisierungsstörung aufgrund von Zustimmungstendenzen) in der Regel umso stärker erhöht sein, je mehr sich die Diagnose allein auf die Anzahl der beklagten Beschwerden stützt, je weniger Distraktoritems (uncharakteristische Symptome) in die Exploration der Beschwerden eingefügt werden und je weniger das bisher gezeigte Krankheits- und Inanspruchnahmeverhalten berücksichtigt wird.

Weiterhin sollte berücksichtigt werden, dass die Somatisierungsstörung wesentlich durch intensiviertes Krankheitsverhalten und eine erhöhte Inanspruchnahme medizinischer Leistungen gekennzeichnet ist. Das Krankheits- und Inanspruchnahmeverhalten und seine Abhängigkeit von äußeren Einflüssen sollten daher sorgfältig geprüft werden. Erst in Kombination mit einem intensivierten Krankheitsverhalten kommt somatoformen Symptomen Krankheitswert zu. Differentialdiagnostisch sollten daher auch Störungsbilder oder Verhaltensweisen berücksichtigt werden, die primär Krankheitsverhalten beschreiben (Entwicklung körperlicher Symptome aus psychischen Gründen (F68) oder Psychische und Verhaltensfaktoren bei andernorts klassifizierten Erkrankungen (F54)).

Methoden zur Beurteilung des Schweregrades der Störung

Der Schweregrad der Störung, also die Schwere des subjektiven Leidens und das Ausmaß der störungsbedingten körperlichen, affektiv-emotionalen, kognitiven und sozialen Funktionsbeeinträchtigungen, kann zunächst mittels Interview exploriert werden. Eine relativ grobe Einschätzung des quantitativen Ausmaßes des Schweregrades ist mit Hilfe des Beeinträchtigungsschwere-Scores (Schepank, 1995) möglich. Stärker störungsspezifische Methoden zur Quantifizierung des Schweregrades stellen Symptomlisten dar. Bspw. wird der Proband im Screening für Somatoforme Störungen (Rief, Hiller & Heuser, 1997) zu 68 überwiegend körperlichen Symptomen befragt. Sofern Antworttendenzen ausgeschlossen wurden, kann die Anzahl der angegebenen Symptome als ein Hinweis auf die Schwere der Störung interpretiert werden. Weitere Verfahren sind die Beschwerden-Liste (Zerssen, 1976), die den Grad subjektiver Beeinträchtigung durch körperliche und Allgemeinbeschwerden erfasst und die Freiburger Beschwerdenliste (Fahrenberg, 1994). Neben Hinweisen auf die Schwere der Störung können Symptom- und Beschwerdelisten auch genutzt werden, um die Konsistenz eines Antwortverhaltens zu prüfen. So kann z.B. anhand der Frankfurter Beschwerdeliste geprüft werden, ob die Beschwerden in einzelnen körperlichen Funktionsbereichen mit bereichsspezifischen Angaben in anderen Verfahren übereinstimmen. Mit Hilfe der Symptom-Checkliste SCL90-R (Franke, 2002) kann geprüft werden, ob vermehrte Symptomnennungen nur körperliche Beschwerden betreffen oder ob Symptome für die ganze Breite psychischer Störungen beklagt werden. Diagnostisch aufschlussreich kann es in diesem Zusammenhang sein, wenn z. B. im Kontext psychischer Symptomlisten ein ganz anderes Antwortmuster für körperliche Beschwerden gezeigt wird als im Kontext z. B. von Persönlichkeitsmerkmalen.

Bei der Interpretation von Symptomlisten ist zu berücksichtigen, dass ein erhöhter Skalenwert allein kein Beleg für die Richtigkeit der Diagnose einer Somatisierungsstörung ist. Zur breiter angelegten Bestimmung des Schweregrades somatoformer Störungen kann auch das Freiburger Persönlichkeitsinventar (FPI-R; Fahrenberg, Hampel & Selg, 2001) verwendet werden, das mit seinen Skalen Körperliche Beschwerden, Gesundheitssorgen, Lebenszufriedenheit, Beanspruchung und Emotionalität auch wesentliche Dimensionen des Belastungserlebens und der Beeinträchtigung von Personen mit Somatisierungsstörungen und anderen somatoformen Störungen abbildet.

6.3.2 Undifferenzierte Somatisierungsstörung

Wenn die körperlichen Beschwerden zahlreich, unterschiedlich und hartnäckig sind, aber das vollständige und typische klinische Bild einer Somatisierungsstörung nicht erfüllt ist, dann sollte gemäß ICD-10 die Diagnose der Undifferenzierten Somatisierungsstörung erwogen werden. Nach DSM-IV ist das Hauptmerkmal der Undifferenzierten Somatoformen Störung mindestens eine körperliche Beschwerde, die sechs Monate oder länger andauert. Die häufigsten Beschwerden sind chronische Müdigkeit, Appetitlosigkeit oder gastrointestinale oder urogenitale Symptome. Wie bei der Somatisierungsstörung können diese Symptome nicht vollständig durch einen medizinischen Krankheitsfaktor oder durch die direkte Wirkung einer Substanz erklärt werden, oder die körperlichen Beschwerden bzw. die resultierende Beeinträchtigung gehen weit über das Ausmaß hinaus, das aufgrund der Anamnese, der körperlichen Untersuchung oder der Laborbefunde zu erwarten ist. Die Symptome müssen in klinisch bedeutsamer Weise Leiden oder Beeinträchtigungen in sozialen, beruflichen oder anderen wichtigen Funktionsbereichen verursachen. Die Diagnose wird nicht gestellt, wenn die Symptome besser durch eine andere psychische Störung erklärt werden können. Ebenso dürfen die Symptome nicht absichtlich erzeugt oder vorgetäuscht werden.

Hinweise zur Differentialdiagnostik in der Begutachtung

Die Undifferenzierte Somatoforme Störung unterscheidet sich von der Somatisierungsstörung gemäß DSM-IV vor allem durch die erforderliche Vielzahl von Symptomen über einen Zeitraum von mehreren Jahren und durch den Zeitpunkt der Erstmanifestation (vor dem 30. Lebensjahr). In der ICD-10 wird zudem darauf hingewiesen, dass Einschränkungen der sozialen und familiären Funktionsfähigkeit bei einer Undifferenzierten Somatisierungsstörung vollständig fehlen können. Wenn die körperlichen Beschwerden weniger als sechs Monate bestanden haben, sollte die Diagnose einer Nicht Näher Bezeichneten Somatoformen Störung gestellt werden. Auch bei einer Major Depression, bei Angststörungen und Anpassungsstörungen können nicht erklärbare körperliche Symptome auftreten. Im Gegensatz zu der Undifferenzierten Somatoformen Störung sind die körperlichen Beschwerden bei Vorgetäuschten Störungen oder der Simulation absichtlich erzeugt.

Methoden zur Beurteilung des Schweregrades der Störung

Geeignet sind die im Zusammenhang mit der Somatisierungsstörung, z. T auch der somatoformen Schmerzstörung oder autonomer Funktionsstörungen aufgeführten Verfahren.

6.3.3 Somatoforme autonome Funktionsstörung

Bei der somatoformen autonomen Funktionsstörung richtet sich die Spezifizierung nach dem Organ oder Organsystem, das nach Auffassung der Betroffenen den Ursprung der beklagten Symptome darstellt. Die Symptome werden vom Patienten so geschildert, als beruhten sie auf der körperlichen Krankheit des Organs, das weitgehend oder vollständig vegetativ inneviert oder kontrolliert wird. In der ICD-10 werden folgende autonome Funktionsstörungen unterschieden:

- *Kardiovaskuläres System.* Hier sind insbesondere anfallsartig auftretende Symptome ähnlich einer Panikattacke zu nennen. Der Schwerpunkt liegt auf Herzsensationen, Tachykardie, Extrasystolen, Schmerzen oder Ziehen im Brustbereich, begleitet von Schwitzen, Hitze- oder Kältegefühlen, Todesgefühl sowie ständiger ängstlicher (hypochondrischer) Konzentration auf das Herz mit Sicherheitsdenken und Schonverhalten.
- *Oberer Gastrointestinaltrakt* (Speiseröhre und Magen). Dem oberen Gastrointestinaltrakt werden funktionelle Störungen der Speiseröhre wie Globusgefühl (Fremdkörpergefühl) im Hals, Ruminationssymptome („Wiederkäuen"), Dysphagie (Schluckstörung), Sodbrennen oder psychogener Singultus („Schluckauf") zugeordnet. Die funktionellen Störungen des Magens beinhalten vor allem Symptome einer Dyspepsie („Reizmagen"), die aus mindestens drei Monate andauernden Oberbauchbeschwerden mit Schmerzen, Druck- und Völlegefühl im Oberbauch, Aufstoßen, vorzeitigem Sättigungsgefühl und Appetitmangel, Übelkeit, Brechreiz und Sodbrennen jeweils ohne hinreichende organische Ursache bestehen können. Die Beschwerden bei einer ulcusähnlichen Dyspepsie nehmen häufig nach Nahrungsaufnahme ab. Eine Dyspepsie ähnlich einer Motilitätsstörung ist vor allem durch frühes Sättigungs-, Völle- und Blähungsgefühl, morgendliche Übelkeit, Würgereiz und Erbrechen sowie Aufstoßen gekennzeichnet. Bei einer Refluxstörung stehen Sodbrennen und Aufstoßen von Magensaft oder Essen im Vordergrund, dabei verschlimmert Nahrungsaufnahme typischerweise die Beschwerden.
- *Unterer Gastrointestinaltrakt.* Diesem Bereich werden in Anlehnung an die sog. Rom-Kriterien (Drossman et al., 1990) das Colon irritabile (Reizdarmsyndrom), psychogene Flatulenz (Blähungen bzw. Meteorismus), funktionelle Obstipation (Verstopfung) und psychogene Diarrhoe (Durchfall) zugeordnet. Ein colon irritabile ist gekennzeichnet durch abdominelle Schmerzen im Zusam-

menhang mit der Defäkation sowie mindestens zwei der folgenden Symptome: veränderte Stuhlfrequenz, veränderte Stuhlform, gestörte Defäkation, Schleimabsonderung, Blähungen.
- *Respiratorisches System.* Diesem Funktionssystem wird das Hyperventilationssyndrom zugeordnet, das durch ein thorakales Druck- oder Engegefühl und atypische pektangiöse Schmerzen gekennzeichnet ist, in deren Folge die Atmung beschleunigt oder vertieft wird. Eine weitere Störung kann z. B. ein fortdauernd oder belastungsabhängig verstärkt auftretender, körperlich nicht erklärbarer Husten sein.
- *Urogenitales System.* Bei Männern zeigen sich z. B. wiederholter Harndrang, Schmerzen in der Leistengegend und an den Geschlechtsteilen, Verzögerungen beim Wasserlassen, Schmerzen oder Brennen während oder nach dem Wasserlassen (Dysurie), ohne dass körperliche Schäden oder Entzündungszeichen nachweisbar sind. Die psychogene Pollakisurie („Reizblase") ist primär durch häufigen Harndrang gekennzeichnet und tritt häufiger bei Frauen auf.

Als diagnostische Leitlinien gelten aktuell hartnäckige und störende Symptome der vegetativen Stimulation, zusätzliche subjektive organ- oder systembezogene Symptome und die intensive Beschäftigung mit der Möglichkeit einer ernsthaften Erkrankung des genannten Organs nach Ausschluss einer Störung der Struktur oder Funktion dieses Organs oder Systems.

Hinweise zur Differentialdiagnostik in der Begutachtung

Differentialdiagnostisch sollte berücksichtigt werden, dass Symptome des kardiovaskulären und respiratorischen Systems gehäuft mit generalisierten oder umschriebenen Angststörungen einhergehen, in diesen Fällen sind die entsprechenden Angststörungen zu diagnostizieren. Stehen nicht die beklagten Symptome, sondern die benannten und beobachtbaren körperbezogenen Befürchtungen im Vordergrund, so kann dies für eine hypochondrische Störung sprechen. Lässt sich nur eines von mehreren Kriterien für eine bestimmte somatoforme autonome Funktionsstörung nachweisen, so kann die Diagnose nicht vergeben werden. In diesen Fällen kann ggf. eine „undifferenzierte Somatisierungsstörung" diagnostiziert werden.

Differentialdiagnostische Probleme können sich auch aus der verzerrten (übertriebenen) Darstellung der Beschwerden ergeben. Aus der Aggravationsforschung ist bekannt, dass Symptome umso überzeugender auch verzerrt dargestellt werden können, je mehr eigene Erfahrungen der Betreffende mit der Symptomatik hat. Da nahezu jeder schon Erfahrungen mit umschriebenen vegetativen Funktionsabweichungen oder auch -störungen gemacht hat, kann es bei diesen Störungen für den Sachverständigen im Einzelfall schwierig sein, zwischen real erlebten (ggf. krankheitswertigen) und verzerrt dargestellten (ggf. nicht krankheitswertigen) Beschwerden zu unterscheiden.

Methoden zur Beurteilung des Schweregrades der Störung

Unterstützend zur Bewertung somatoformer autonomer Funktionsstörungen kann die Freiburger Beschwerdenliste (Fahrenberg, 1994) verwendet werden. Sie erfasst differenziert die Beeinträchtigungen in verschiedenen Funktionsbereichen (Allgemeinbefinden, Emotionale Reaktivität, Herz-Kreislauf, Magen-Darm, Kopf-Hals-Reizsyndrom, Anspannung, Sensorik, Schmerz, Motorik, Haut) und orientiert sich somit weitgehend an den ICD-Kategorien. Außerdem existieren syndrombezogene Fragebögen zu Beeinträchtigungen des respiratorischen Systems, zu Beeinträchtigungen durch Hautprobleme, durch urogenitale Probleme und durch Störungen der Darmfunktionen. Bei Störungen des kardiovaskulären oder respiratorischen Systems kann der im Zusammenhang mit Angststörungen verwendete Fragebogen zu körperbezogenen Ängsten, Kognitionen und Vermeidung (Ehlers, Margraf & Chambless, 2001) Aufschluss über interne Auslösebedingungen, Befürchtungen des Probanden und über das Muster des Vermeidungsverhaltens liefern. Auf dieser Grundlage wird die Funktionsstörung ggf. als umso schwerer zu bewerten sein, je mehr Auslösebedingungen für Symptomverhalten identifiziert werden können, je intensiver die krankheitsbezogenen Befürchtungen sind und je umfassender das Vermeidungsverhalten des Probanden ist. Wird primär eine Schweregradbeurteilung der Symptomatik auf der Grundlage typischer Angstsymptome angestrebt, so kann das Beck-Angst-Inventar (Margraf & Ehlers, 2006) genutzt werden.

Der „Bowel Disease Questionnaire" (Talley et al., 1990) eignet sich zur Unterscheidung von Probanden mit primär körperlich und primär psychisch bedingten Magenbeschwerden und liefert um so mehr Hinweise auf den Schweregrad, je mehr psychische Auslösebedingungen für Beschwerden im Alltag des Probanden identifiziert werden können.

6.3.4 Anhaltende somatoforme Schmerzstörung

Nach ICD-10 ist die vorherrschende Beschwerde ein andauernder, schwerer und quälender Schmerz, der durch einen physiologischen Prozess oder eine körperliche Störung nicht vollständig erklärt werden kann. Er tritt in Verbindung mit emotionalen Konflikten oder psychosozialen Belastungen auf, die schwerwiegend genug sein sollten, um als entscheidende ursächliche Faktoren gelten zu können. Die Folge ist meist eine beträchtlich gesteigerte persönliche oder medizinische Hilfe und Unterstützung. Schmerzzustände mit vermutlich psychogenem Ursprung, die im Verlauf depressiver Störungen oder einer Schizophrenie auftreten, sollten hier nicht berücksichtigt werden.

Das DSM-IV sieht die folgenden diagnostischen Kriterien für die als „Schmerzstörung" bezeichnete Störung vor: Schmerzen stehen im Vordergrund des klinischen Bildes und weisen zur Rechtfertigung klinischer Beachtung einen ausreichenden Schweregrad auf; der Schmerz verursacht in klinisch bedeutsamer Weise Leiden oder Beeinträchtigungen in sozialen, beruflichen oder anderen wichtigen Funktionsbereichen; psychischen Faktoren kommt eine große Bedeutung für Beginn, Schweregrad, Exazerbation oder Aufrechterhaltung der Schmerzen zu; das Symptom oder der Ausfall wird nicht absichtlich erzeugt oder vorgetäuscht; der Schmerz kann durch eine affektive, Angst- oder psychotische Störung nicht besser erklärt werden und erfüllt nicht die Kriterien für eine Dyspareunie. Es werden drei Typen von Schmerzstörungen unterschieden: Schmerzstörung in Verbindung mit psychischen Faktoren, Schmerzstörung in Verbindung mit psychischen und medizinischen Krankheitsfaktoren, Schmerzstörung mit medizinischen Krankheitsfaktoren. Weiterhin ist die Unterscheidung von akutem (bis zu sechs Monaten) und chronischem (länger als sechs Monate) Schmerz vorgesehen.

Das DSM-IV liefert insofern eine modernere und dem heutigen Forschungsstand angemessenere Einteilung, als hier eine scharfe Trennung zwischen körperlich und psychisch verursachten Schmerzen aufgegeben wurde. Die DSM-IV-Klassifikation ist vereinbar mit der Schmerzdefinition der Internationalen Gesellschaft zum Studium des Schmerzes (IASP), die verschiedene Ebenen der Schmerzdeskription unterscheidet und die von der Möglichkeit ausgeht, dass für Schmerzempfindungen ganz unterschiedlicher Qualität und Intensität periphere Läsionen im Sinne einer Reizauslösung fehlen können.

Von *chronifizierten Schmerzen* wird gesprochen, wenn das Schmerzgeschehen mindestens sechs Monate andauert, wenn der Schmerz seine Alarmfunktion verloren hat und der Betroffene zunehmend psychische Begleiterscheinungen aufweist. Chronifizierung geht häufig einher mit mangelhafter Information des Patienten über den gutartigen Verlauf der Erkrankung, einer Überbewertung körperlicher/radiologischer Befunde, lange andauernder Krankschreibung, Verordnung, Anwendung und Empfehlung vorwiegend passiver pharmakologischer und physiotherapeutischer Maßnahmen, Vernachlässigung prophylaktischer Maßnahmen und der Nichtbeachtung psychosozialer Faktoren. Allerdings hat der Begriff des „chronifizierten Schmerzes" bisher keinen Eingang in die internationalen Klassifikationssysteme gefunden.

Hinweise zur Differentialdiagnostik in der Begutachtung

Schmerzen müssen im Vordergrund der Beschwerden stehen. Sind die Kriterien für eine Somatisierungsstörung erfüllt, so wird keine somatoforme Schmerzstörung diagnostiziert.

In jedem Fall fordert die Diagnose der somatoformen Schmerzstörung eine umfangreiche Diagnostik. Dabei ist zu berücksichtigen, dass sich der somatoforme Charakter einer Schmerzstörung nach gängiger Auffassung bereits darin zeigt, dass keine peripheren Schädigungen am Ort des Schmerzempfindens und auf dem Weg der Schmerzleitung nachgewiesen werden können. Auffällige kortikale (physiologische) Prozesse werden aber für die Diagnose meist nicht verwendet, obwohl Gruppenuntersuchungen zeigen, dass sich für manche „somatoformen" chronischen Schmerzsyndrome mittels bildgebender Verfahren kortikale (körperliche) Auffälligkeiten nachweisen lassen. Die Anwendung der Erkenntnisse auf den Einzelfall ist jedoch schwierig. Dennoch würde die Diagnose einer somatoformen Schmerzstörung vermutlich seltener vergeben, wenn kortikale physiologische Auffälligkeiten, die mit dem Schmerzempfinden korrespondieren und dieses (teilweise) erklären, stärker in der Praxis berücksichtigt würden.

In den ICD-10-Leitlinien wird differentialdiagnostisch als Hauptproblem die Differenzierung dieser Störung von der histrionischen Verarbeitung organisch verursachter Schmerzen und von der Somatisierungsstörung benannt. Histrionische Tendenzen können darin zum Ausdruck kommen, dass die Patienten leicht verängstigt und vorwurfsvoll werden können und ein aufmerksamkeitssuchendes Verhalten entwickeln.

Chronische Schmerzen aufgrund bekannter oder vermuteter psychophysiologischer Mechanismen wie z. B. Migräne, Spannungskopfschmerzen oder Rückenschmerzen im Zusammenhang mit Wirbelsäulenveränderungen zählen nicht zu somatoformen Schmerzstörungen, sie sind entsprechend der wahrscheinlichen Pathophysiologie als körperliche Erkrankungen nach ICD-10 zu kodieren. Angesichts der hohen Rate ätiologisch nicht eindeutig zuzuordnender chronischer Schmerzsyndrome erscheint diese Praxis teilweise fragwürdig.

Weiterhin sollte unter Begutachtungsbedingungen die differentialdiagnostische Abgrenzung einer krankheitswertigen Schmerzsymptomatik von einer aggravierten oder simulierten Beschwerdedarstellung geprüft werden. Inkonsistente Klagen oder Beschwerden, die mit den bekannten Mechanismen der Verursachung, Wahrnehmung und Verarbeitung von Schmerzen nicht in Einklang zu bringen sind, können die Glaubhaftigkeit des Beschwerdebildes relativieren. Zur Validierung des Beschwerdebildes ist es häufig sinnvoll, Angaben zu erinnerten Schmerzen, zu aktuellen Schmerzen, zum Schmerzverlauf, zur Schmerzerträglichkeit und nicht zuletzt zur Schmerzempfindlichkeit zu kombinieren (vgl. Kap. 10).

Eine besondere Bedeutung für die Diagnose der somatoformen Schmerzstörung und ihre Unterscheidung von nicht krankheitswertigen Beschwerden hat der Nachweis schmerzmodulierender oder schmerzauslösender psychischer Faktoren. Wenn nicht gezeigt werden kann, dass psychosozialen Problemen oder emotionalen Konflikten eine wichtige Rolle für Beginn, Schweregrad oder Aufrechterhaltung der Schmerzen zukommt, dann spricht dies zumindest nach ICD-10 gegen eine (somatoforme) Schmerzstörung.

Methoden zur Beurteilung des Schweregrades der Störung

Zur Bewertung des Schweregrades chronischer Schmerzsyndrome und ihrer Auswirkungen sollten verschiedene psychodiagnostische Verfahren und verschiedene Datenquellen genutzt werden (zsf. s. Scholz, 1994; Dohrenbusch, 2001 a). Angaben zur Schmerzausdehnung bzw. Schmerzlokalisation können mit Hilfe von Körperschema-Vorlagen exploriert werden. Durch Körperschema-Vorlagen können Schmerzen weitgehend unabhängig von den sprachlichen Fähigkeiten der Patienten erfasst werden. Sie unterscheiden sich u.a. in der Differenziertheit der Beschreibung (z.B. Melzack, 1975; Lautenschläger et al., 1991). Unterschiede in unterschiedlich differenzierten Befragungskontexten können genutzt werden, um Antworttendenzen bei der Schmerzbeschreibung zu prüfen.

Ausgedehnte (multilokuläre) Schmerzen gehen häufig mit stärkeren Beeinträchtigungen einher. Bei chronifizierten Schmerzen sollte geprüft werden, ob und inwiefern die Klagen mit einer allgemein erhöhten Schmerz- oder Wahrnehmungsempfindlichkeit in Zusammenhang zu bringen sind. Die Anzahl druckschmerzhafter Punkte (Tenderpoints; vgl. Wolfe et al., 1990) oder eine dolorimetrische Testung (Dohrenbusch, 2002) können hierzu orientierende Hinweise geben. Es liegen verschiedene empirische Belege dafür vor, dass eine erhöhte Druckschmerzempfindlichkeit mit einer Reihe von Begleitkomplikationen verknüpft ist. Multilokulär druckschmerzhafte Patienten sind im Durchschnitt stärker funktionsbeeinträchtigt, sie beschreiben sich tendenziell als ängstlicher und depressiver, zeigen intensiveres Krankheitsverhalten und häufiger chronifizierende Krankheitsverläufe.

Zur Beurteilung der Schwere der Schmerzsymptomatik können auch Deskriptorenlisten verwendet werden. Eine schwerere Gestörtheit kann in einem intensiveren sensorischen, evaluativen und affektiven Schmerzerleben zum Ausdruck kommen. Dies kann z.B. anhand der Hamburger Schmerz-Adjektiv-Liste (Hoppe, 1991), der Mehrdimensionalen Schmerzskala (Lehrl, Ciske & Blaha, 1980) der Schmerzempfindungsskala (Geissner, 1996) oder des McGill-Schmerzfragebogens (Melzack, 1975) untersucht werden. Eine schwerere Gestörtheit kann aber auch darin zum Ausdruck kommen, dass affektive Beeinträchtigungen oder depressive

Symptome das Beschwerdebild zusätzlich bestimmen. Diese können mit Hilfe von Inventaren zur Depressionsdiagnostik wie z. B. der Allgemeinen Depressionsskala (Hautzinger & Bailer, 1993), der deutschen Version des Beck Depressions-Inventars (Hautzinger et al., 1995) oder der deutschen Version der Hospital Anxiety and Depression Scale (Herrmann, Buss & Snaith, 1995) eingeschätzt werden.

In Bezug auf die Schmerzverarbeitung kann sich eine schwerere Gestörtheit z. B. darin zeigen, dass nur wenig oder auch extrem viel Bewältigungsverhalten praktiziert wird, dass erhebliche schmerzbedingte affektive Beeinträchtigungen beklagt werden, dass nur wenige dysfunktionale Bewältigungsstrategien in rigider Form verfolgt werden oder dass soziale Isolation und andere Formen von Vermeidungsverhalten im Vordergrund stehen. Um diese und andere Verarbeitungsmerkmale prüfen zu können, eignen sich z. B. das Kieler Schmerz-Inventar (Hasenbring, 1994), der Fragebogen zur Schmerzregulation (Schermelleh-Engel, 1995), der Fragebogen zur Schmerzverarbeitung (Geissner, 2001), der Chronic Pain Coping Inventory (Jensen et al., 1996) und die Fragebögen zur Erfassung schmerzbezogener Kontrollüberzeugungen und Selbstinstruktionen (Flor, 1991).

Das Ausmaß schmerzbedingter Funktionseinschränkungen kann mit einfachen und komplexen Verfahren zum Funktionsniveau qualitativ und quantitativ erfasst werden. An Selbstberichtsverfahren sind z. B. der SF36 Fragebogen zum Gesundheitszustand (Bullinger & Kirchberger, 1998), das Krankheits-Beeinträchtigungs-Profil (Bergner et al., 1981; dt. Version von Dohrenbusch, 1987), der Pain Disability Index (dt. Version Dillmann et al., 1994) und der Multidimensionale Schmerzfragebogen (MPI; Kerns & Turk, dt. Version von Flor, 1991) zu nennen. Als einfacher Kennwert zur Fremdeinschätzung des Funktionsniveaus steht z. B. der GAF-Wert des DSM-IV (American Psychiatric Association, 1996) zur Verfügung. Eine Übersicht über Funktionseinschränkungsindizes bei chronischen Schmerzen geben Mannerkorpi & Ekdahl (1996).

Ein störungsübergreifendes Profil zur Einschätzung krankheitsbedingter Funktionsbeeinträchtigungen, das sich auch zur Beurteilung chronischer Schmerzpatienten in bestimmten Arbeitsplatzbedingungen eignet, ist das im Auftrag des Bundesministeriums für Arbeit und Sozialordnung entwickelte Profilvergleichsverfahren MELBA (Merkmalsprofile zur Eingliederung Leistungsgewandelter und Behinderter in Arbeit). Es ist Teil des Gesamtverfahrens IMBA (Integration von Menschen mit Behinderungen in die Arbeit) und erfasst psychische und funktionsbezogene Merkmale per Selbstbericht (s. Gagel et al., 2004). Auch das beobachtbare Schmerzverhalten kann zur Beurteilung des Schweregrades der Störung genutzt werden. Beispiele für relevante Verhaltensindikatoren gibt z. B. der Tübinger Bogen zur Erfassung des Schmerzverhaltens (Flor, 1991). Eine Zusammenstellung weiterer Methoden gibt Scholz (1994).

Schließlich sei auch auf Einschränkungen bei der Verwendung psychodiagnostischer Verfahren hingewiesen. Einige der gängigen Selbstberichtsverfahren wurden bislang nicht an Personen in sozialrechtlichen Begutachtungssituationen normiert. Das relativiert die Möglichkeit, die Ergebnisse in Bezug auf diese Stichprobe zu interpretieren, schließt aber ihre Verwendung in der Begutachtung nicht grundsätzlich aus. Schmerztagebücher scheinen zu Begutachtungszwecken wenig geeignet, weil willkürliche Antworttendenzen darin nur schwer kontrolliert werden können.

6.3.5 Körperdysmorphe Störung

Die Betroffenen beschäftigen sich ständig mit einem eingebildeten, tatsächlich jedoch nicht vorhandenen körperlichen Mangel. Häufig werden Verunstaltungen im Gesicht beklagt, wie Hautflecken, Narben, eine krumme Nase, Hautfalten etc. Gelegentlich können sich auch tatsächliche kleinere Körperanomalien zeigen, deren Auswirkungen auf das Erscheinungsbild jedoch von der Person stark übertrieben bzw. verzerrt dargestellt werden. Häufig versuchen die Betroffenen, mit Hilfe der Plastischen Chirurgie oder eines Hautarztes den anscheinenden Mangel auszugleichen. Handelt es sich um wahnhafte Überzeugungen oder um Überzeugungen, die der Anorexia nervosa oder dem Transsexualismus zuzuordnen sind, so darf die Diagnose der körperdysmorphen Störung nicht gestellt werden.

Hinweise zur Differentialdiagnostik in der Begutachtung

In der sozialrechtlichen Begutachtung sind Personen mit einer körperdysmorphen Störung ohne zusätzliche komorbide körperliche Schäden oder psychische Störungen selten. Dennoch kann sich z. B. bei der Begutachtung chronisch kranker Schmerzpatienten die Frage stellen, ob eine diskrete, kaum wahrnehmbare körperliche Veränderung bzw. Deformierung aufgrund einer körperlichen Erkrankung (z. B. bei rheumatischen Erkrankungen: geringfügige Schwellungen der Fingergelenke im Frühstadium einer rheumatoiden Arthritis, Hautveränderungen bei einer Psoriasis-Arthritis oder Veränderungen der Körperhaltung bei ankylosierender Spondilitis) zu einer krankheitswertig verzerrten Selbstwahrnehmung führt. In diesem Fall ist zu prüfen, inwiefern die verzerrte Körperwahrnehmung mit vermehrtem Krankheits- und Inanspruchnahmeverhalten und insbesondere sozialen Funktionsbeeinträchtigungen einhergeht. Krankheitsverhalten kann sich in Bemühungen zeigen, den subjektiven Makel zu beseitigen oder konsequent zu verstecken, außerdem sprechen Gefühle der Trauer oder Verzweiflung aufgrund des Makels für eine krankheitswertige Beeinträchtigung. Stehen nicht die verzerrte Wahrnehmung der Körperformen oder der Körperoberfläche, sondern andere körperbezogene Wahrnehmungsverzerrungen im Vordergrund, die sich zusätzlich beeinträchtigend auf die Verarbeitung einer bereits vorhandenen körperlichen Erkrankung auswirken, so kann die Diagnose F54 (Psychische und Verhaltensfaktoren bei andernorts klassifizierten Erkrankungen) in Betracht gezogen werden. Begründet der Proband soziales Vermeidungsverhalten vor allem mit seinen körperlichen Mängeln, kann auch die Diagnose einer sozialen Phobie oder einer selbstunsicheren Persönlichkeitsstörung zutreffend sein.

Methoden zur Beurteilung des Schweregrades der Störung

Der Schweregrad der Störung bemisst sich wesentlich an dem Ausmaß, in dem die verzerrte Wahrnehmung und Bewertung des eigenen Körpers zu affektiven oder sozialen Beeinträchtigungen führt. Mit der Überzeugung, körperlich verunstaltet zu sein, können Gefühle der Trauer, der inneren Leere und der Verzweiflung verbunden sein. Diese können mit Hilfe der o .g. Inventare zur Depressionsdiagnostik dimensional erfasst und bewertet werden (Hautzinger & Bailer, 1993; Hautzinger et al., 1995; Herrmann, Buss, & Snaith, 1995). Die sozialen Auswirkungen einer körperdysmorphen Störung können mit sozialem Rückzug oder soziaIer Angst, Isolation und rückzugsbedingt abnehmender sozialer Kompetenz einhergehen. Zur Beurteilung sozialer Funktionsbeeinträchtigungen eignen sich Verfahren zum Ausmaß interpersoneller Probleme wie z.B. der Interaktions-Angst-Fragebogen (IAF; Becker, 1997) oder das Inventar zur Erfassung interpersoneller Probleme (IIP-D; Horowitz, Strauß & Kordy, 2000). Es liegen aber auch Selbstberichtsverfahren vor, die die Wahrnehmung und Bewertung des eigenen Körpers multidimensional erfassen und Normen zu verschiedenen klinischen Gruppen enthalten. So liefert der Fragebogen zur Beurteilung des eigenen Körpers (Strauß & Richter-Appelt, 1996) mit den Skalen „Körperliche Attraktivität und Selbstvertrauen", „Akzentuierung des körperlichen Erscheinungsbildes", „Unsicherheiten und Besorgnis im Zusammenhang mit dem Äußeren" und „Körperliche Reaktionen und körperlich-sexuelles Missempfinden" Hinweise auf ein gestörtes Körperempfinden und eine gestörte Körperwahrnehmung, die auch zur Schweregradbestimmung genutzt werden können. Der Fragebogen zum Körperbild (Clement & Löwe, 1996) misst „Ablehnende Körperbewertung" und „Vitale Körperdynamik", wobei insbesondere die ablehnende Körperbewertung aussagekräftig für den Schweregrad der Störung sein kann. Nicht nur Informationen zur Körperwahrnehmung oder zur Zufriedenheit mit dem eigenen Körper, sondern auch zur Integration des Körpers in das eigene Selbstkonzept liefern die Frankfurter Selbstkonzeptskalen (Deusinger, 1998). Besondere Relevanz für die Bewertung einer körperdysmorphen Störung kommt den Skalen „Selbstakzeptanz des Körpers", „Akzeptanz des Körpers durch andere" und „Aspekte der äußeren Erscheinung" zu.

6.3.6 Hypochondrische Störung

Gemäß ICD-10 ist das vorherrschende Kennzeichen eine beharrliche Beschäftigung der Patienten mit der Möglichkeit, an einer oder mehreren schweren und/oder fortschreitenden körperlichen Krankheiten zu leiden. Die Störung manifestiert sich in anhaltenden körperlichen Beschwerden oder der anhaltenden Beschäftigung der Betroffenen mit ihren körperlichen Phänomenen. Nach DSM-IV ist die Störung charakterisiert durch die übermäßige Beschäftigung des Betroffenen mit der Angst bzw. der Überzeugung, eine schwere Krankheit zu haben, begründet mit der Fehlinterpretation körperlicher Zeichen oder Empfindungen als Beweis für körperliche Krankheit. Zugleich stützt eine eingehende körperliche Untersuchung nicht die Diagnose einer körperlichen Erkrankung, welche die körperlichen Zeichen oder Empfindungen oder die unbegründete Interpretation derselben durch den Betroffenen erklären könnte. Die Angst oder Überzeugung, an einer Krankheit zu leiden, besteht auch nach der ärztlichen Rückversicherung weiter, dass keine Krankheit vorliegt. Die Dauer der Störung beträgt mindestens sechs Monate und darf kein wahnhaftes Ausmaß annehmen.

Hinweise zur Differentialdiagnostik in der Begutachtung

Differentialdiagnostisch zu berücksichtigen sind die Somatisierungsstörung, bei der sich krankheitsbezogene Ängste typischerweise auf eine Vielzahl von Beschwerden beziehen, die körperdysmorphe Störung, bei der die Besorgnis vor allem die äußere Erscheinung betrifft, depressive Störungen, die ebenfalls mit übertriebenen körperbezogenen Ängsten einhergehen können, fixierte körperliche Wahnideen, die sich der Methode des „genetischen Verstehens" entziehen und in ihrer Qualität oder Intensität nicht mehr nachvollziehbar sind, sowie Angst- und Panikstörungen, die entweder paroxysmalen Charakter haben oder – im Fall der generalisierten Angststörung – zwar auch, aber nicht nur durch körperbezogene Sorgen gekennzeichnet sind. Weiterhin ist zu bedenken, dass frühe Stadien chronischer neurologischer oder endokriner Erkrankungen oder verborgener Malignome mit diskreten oder rezidivierend auftretenden Symptomen einhergehen können, auf die insbesondere ein informierter Patient – teilweise auch berechtigt – mit starker Angst reagieren kann. In diesen Fällen stellt eine intensive emotionale oder ängstliche Reaktion auf einen medizinischen Krankheitsfaktor keine hypochondrische Störung dar.

Demonstrativ überzeichnete körperliche (hypochondrische) Ängste sind in der Begutachtung auch zu unterscheiden von willentlichen Begehrenshaltungen, die z. B. als „Entwicklung körperlicher Symptome aus psychischen Gründen" klassifiziert werden können. Gemäß DSM-IV schildern hypochondrische Patienten die körperliche Anamnese und alle bisherigen Untersuchungen und erfolglosen Behandlungsversuche sehr ausführlich, sie geben Komplikationen im Umgang mit dem medizinischen Versorgungssystem an, äußern Unzufriedenheit mit Behandlern und Behandlungen sowie Verschlechterungen in der Arzt-Patient-Beziehung. Diese Merkmale sind gehäuft auch bei primär entlastungsorientierten Probanden in sozialrechtlichen Konfliktsituationen zu beobachten.

Methoden zur Beurteilung des Schweregrades der Störung

Das älteste Verfahren zur Quantifizierung hypochondrischer Tendenzen ist der Whiteley-Index (Pilowsky, 1967) mit ursprünglich 20, in der deutschen Version 14 Fragen mit dichotom kodierten Antwortmöglichkeiten. Nach Rief (1995) liegt darin der Grenzwert zur Diskriminierung von hypochondrischen und nicht hypochondrischen Patienten bei 8 Punkten.

Ein umfangreicheres Verfahren zur Quantifizierung hypochondrischer Tendenzen ist der Illness Behavior Questionnaire (Pilowsky & Spence, 1983) u.a. mit Skalen zu Krankheitssorgen, Krankheitsangst und hypochondrischen Annahmen. Das Hypochondrie-Hysterie-Inventar (Süllwold, 1995) besteht aus 65 Items und bildet die Intensität hypochondrischer und hysterischer (hysteroider) Persönlichkeitstendenzen sowie den Grad der Ansteckungsangst ab. Nach Angaben der Testautorin kann damit der Fehler vermieden werden, dass ein sehr hypochondrischer Patient mit einer ausgeprägt hysteroiden Persönlichkeit verwechselt wird, die bestimmte Symptome übertreibt oder vortäuscht, um Beachtung und Zuwendung zu erlangen. Die Skala „Hypochondrie" des eher psychodynamisch orientierten Fragebogens zur Abschätzung des Psychosomatischen Krankheitsgeschehens (Koch, 1996) prüft die Konzentration auf das eigene Körpergeschehen. Weiterhin enthält der MMPI-2 (Hathaway & McKinley, 2000) neben der Basisskala „Hypochondrie" eine Skala zu „Allgemeinen Gesundheitssorgen", die ebenfalls zur quantitativen Erfassung hypochondrischer Tendenzen genutzt werden kann. Allerdings erfasst der MMPI-2 nicht nur spezifische krankheitsbezogene Ängste, sondern auch assoziierte Merkmale wie extreme Selbstbezogenheit, Verbitterung und Pessimismus, die Übertreibung somatischer Probleme sowie das Auftreten wechselhafter, vielfältiger Beschwerden. Bei den hier genannten Verfahren weisen in der Regel glaubhaft erhöhte Werte auf einen höheren Schweregrad der Störung hin.

6.3.7 Konversionsstörung und dissoziative Störungen

Die Konversionsstörung wird nach ICD-10 den dissoziativen und nach DSM-IV den somatoformen Störungen zugeordnet. Im DSM-IV liegt der Fokus darauf, dass körperliche Symptome ohne erkennbare körperliche Ursache beklagt werden. Die Betroffenen klagen über motorische oder sensorische („pseudoneurologische") Funktionsstörungen wie z. B. Koordinations- oder Gleichgewichtsstörungen, Lähmungen oder Muskelschwäche, für die trotz gründlicher medizinischer Untersuchung keine körperliche Ursache nachgewiesen werden kann. Demgegenüber steht in der ICD-10 der vermutete zugrunde liegende Pathomechanismus für diese Symptome im Vordergrund mit der Annahme, dass die Beschwerden vor allem Ausdruck eines unzureichend verarbeiteten Problems oder Konfliktes sind. Infolgedessen komme es zu einem teilweisen oder völligen Verlust oder einer mangelnden Integration von Erinnerungen, Empfindungen oder kontrollierten motorischen Prozessen.

Ein Zusammenhang zwischen psychischen Faktoren und dem Symptom oder Ausfall wird in beiden Klassifikationssystemen angenommen, insofern Konflikte oder andere Belastungsfaktoren dem Beginn oder der Exazerbation des Symptoms oder des Ausfalls immer vorausgehen sollten. Nach DSM-IV ist weiterhin kennzeichnend für eine Konversionsstörung, dass das Symptom oder der Ausfall nicht absichtlich erzeugt oder vorgetäuscht wird. Außerdem sollte das Symptom oder der Ausfall nicht vollständig durch einen medizinischen Krankheitsfaktor, durch die direkte Wirkung einer Substanz oder als kulturell sanktionierte Verhaltens- oder Erlebensformen erklärt werden können. Das Symptom verursacht in klinisch bedeutsamer Weise Leiden oder Beeinträchtigungen, oder es rechtfertigt eine medizinische Abklärung. Schließlich darf es sich nicht auf Schmerz oder eine sexuelle Funktionsstörung begrenzen, es darf nicht ausschließlich im Verlauf einer Somatisierungsstörung auftreten und sollte nicht besser durch eine andere psychische Störung erklärt werden können.

Die nach ICD-10 am ehesten als „somatoform" zu bezeichnenden konversionsneurotischen Störungsbilder sind die dissoziativen Störungen der Bewegung und der Sinnesempfindung (F44.4–F44.7). Dabei handelt es sich um den Verlust oder um eine Veränderung von Bewegungsfunktionen oder Empfindungen ohne nachweisbare körperliche Ursache.

Hinweise zur Differentialdiagnostik in der Begutachtung

Eine neurologische Untersuchung möglicher Schädigungen oder Funktionseinschränkung spezifischer Nerven oder neuronaler Strukturen ist immer notwendige Voraussetzung, um die Diagnose zu stellen. Nach ICD-10 folgen die Symptome häufig den Vorstellungen der Betroffenen von einer körperlichen Krankheit, die von physiologischen oder anatomischen Gegebenheiten abweichen können. Manche Experten sehen in der Abweichung sensorischer Missempfindungen oder Schmerzen vom Versorgungsgebiet eines Nervs daher bereits Belege für eine konversionsneurotische Störung. Dagegen ist einzuwenden, dass Abweichungen der Klagen von den physiologischen oder anatomischen Gegebenheiten in der Praxis so häufig sind, dass sie vermutlich kein zuverlässiger Indikator einer konversionsneurotischen Symptomatik sind (vgl. auch Kap. 10). Außerdem sind krankheitswertige Abweichungen im Rahmen einer Konversionsstörung meist nicht sicher von willentlich motivierten Abweichungen zu unterscheiden, die aus Unkenntnis des Probanden über physiologische und anatomische Zusammenhänge entstanden sein können.

Bei neurologischen Erkrankungen oder bei früher gut angepassten Personen mit normalen Familien- und Sozialbeziehungen sollte die Diagnose sehr zurückhaltend gestellt werden. Nach ICD-10 sollten die folgenden Störungs- und Krankheitsbilder differentialdiagnostisch eingehend geprüft werden: neurologische Erkrankungen wie z. B. multiple Sklerose oder systemischer Lupus erythematodes in jeweils frühem Erkrankungsstadium, andere schlecht definierte körperliche Beschwerden wie somatoforme Störungen oder Neurasthenie sowie isolierte dissoziative Symptome, die im Zusammenhang mit anderen psychischen Störungen wie z. B. Schizophrenie oder schwerer Depression auftreten können.

Unter Begutachtungsbedingungen sollten bei Klagen über pseudoneurologische Störungen auch mögliche Antworttendenzen in der Darstellung der Erlebnishintergründe geprüft werden. Dies gilt insbesondere dann, wenn der Proband selbst konversionsneurotische Deutungen seiner Beschwerden vorbringt und diese als Folge einer Traumatisierung interpretiert. In diesen Fällen sollte generell die Gedächtnisfähigkeit überprüft werden. Gedächtnisbeeinträchtigungen können auch bei depressiven Störungen, bei neurologischen Erkrankungen oder im Rahmen eines hirnorganischen Psychosyndroms nach einer Hirnschädigung sowie nach schwerwiegenden körperlichen Verletzungen auftreten.

Methoden zur Beurteilung des Schweregrades der Störung

Da Konversionssymptome sehr individuelle Formen annehmen können, ist das Interview in der Regel der wichtigste Zugang, um Qualität und Schwere der Beeinträchtigung zu erfassen. Allerdings sollte eine konversionsneurotische Symptomatik in einer Begutachtungssituation nach Möglichkeit auch testpsychologisch im Hinblick auf die Abweichung der beklagten Funktionsbeeinträchtigung von Zufallsschwankungen geprüft werden. Dazu liefert z. B. die Testbatterie zur Forensischen Neuropsychologie (Heubrock & Petermann, 2000) eine Reihe von Einzelmodulen, mit deren Hilfe willentliche Einflüsse bei der Darstellung pseudoneurologischer Symptome objektiviert werden können.

Generell wird der Schweregrad einer konversionsneurotischen Störung wesentlich von der Art der Symptomatik abhängen. Zum Beispiel verursachen visuelle Störungen in der Regel andere Funktionsbeeinträchtigungen als umschriebene motorische Ausfälle. Spezielle Selbstberichtverfahren zur Beurteilung der Schwere spezifischer konversionsneurotischer (sensorischer oder motorischer) Ausfälle liegen bislang m.W. nicht vor. Sieht man den Schweregrad der Störung als eine Funktion der Vielzahl neurologischer bzw. pseudoneurologischer Symptome, so eignen sich die im Zusammenhang mit der Somatisierungsstörung genannten Beschwerdelisten. Auch die Skala 3 (Hysterie, Konversionsstörung) des MMPI-2 (Hathaway & McKinley, 2000) liefert ein quantitatives Maß für die Schwere einer Konversionssymptomatik, das zum großen Teil auf der Anzahl sensorischer und motorischer Beschwerden basiert. Allerdings beschreiben einige der 60 Items dieser Skala auch Persönlichkeitsmerkmale wie z. B. die Leugnung von Problemen oder das Fehlen sozialer Angst, die gehäuft bei Patienten mit dissoziativen Symptomen beobachtet werden. Stehen Klagen über kognitive Beeinträchtigungen im Vordergrund, dann können – mit Einschränkungen – auch z. B. die Skalen „Wachsamkeit" oder „Logisches Schlussfolgern" des 16-Persönlichkeitsfaktoren-Test (16PF-R; Schneewind & Graf, 1998) zur Schweregradbestimmung hinzugezogen werden.

Direktere Möglichkeiten zur Erfassung der Krankheitsschwere liefern demgegenüber Fragebögen zur Erfassung der Schwere krankheitsbedingter Beeinträchtigungen wie z. B. das bereits genannte Krankheits-Beeinträchtigungs-Profil (Bergner et al., 1981), der SF36 (Bullinger & Kirchberger, 1998) oder das Profil der Lebensqualität chronisch Kranker (Siegrist, Broer & Junge, 1996). Diese Verfahren sind insbesondere bei primär motorischen oder sensorischen Ausfällen geeignet, die mit Bewegungs- und Funktionsbeeinträchtigungen im Alltag einhergehen. Ein glaubhaft erhöhtes Ausmaß an krankheitsbedingter Funktionsbeeinträchtigung im Alltag wird in der Regel mit einem höheren Schweregrad der Störung gleichzusetzen sein.

Bei inkonsistenten oder teilweise unbestimmten Erinnerungen an traumatisierende Ereignisse, deren unzureichende Verarbeitung als Teilursache für die Störung angenommen wird, sollten Gedächtnisleistungen genauer überprüft werden. Fehlerhafte Angaben z. B. aufgrund von Gedächtnisstörungen können dazu beitragen, eine Konversionsstörung fälschlich zu diagnostizieren. Demnach kann der Nachweis z. B. körperlich verursachter Gedächtnisstörungen (z. B. bei Alzheimer-Krankheit, vaskulären Erkrankungen, Parkinson-Krankheit oder alkoholbedingten neurologischen Schädigungen) sowohl die Berechtigung der Diagnose, als auch die Schwere der Konversionsstörung in Frage stellen. Zur Verfügung stehen Screening-Verfahren, komplexe psychometrische Testverfahren bzw. Testbatterien wie z. B. der Berliner Amnesietest (Metzler, Voshage & Rösler, 1992) oder der Lern- und Gedächtnistest 3 (Bäumler, 1974), experimentelle Verfahren, die eine Analyse umschriebener Teilfunktionen erlauben sowie verhaltensdiagnostische Verfahren (vgl. Thöne-Otto & Markowitsch, 2004). Sind die nachgewiesenen Gedächtnisausfälle glaubhaft und als Ausdruck einer Konversionsstörung interpretierbar, so kann ihre Ausprägung ebenfalls als Maß für die Schwere der Störung gelten.

Psychische und Verhaltensfaktoren bei andernorts klassifizierten Erkrankungen (ICD-10: F54)

6.3.8 Psychophysiologische Erkrankungen

Diese Kategorie eignet sich zur Klassifikation von Wechselwirkungen zwischen körperlichen Erkrankungen und Verhaltenseinflüssen, insofern psychischen oder Verhaltenseinflüssen eine besondere Bedeutung bei der Aufrechterhaltung oder Verstärkung der körperlichen Beschwerden zugeschrieben werden kann. Dies setzt voraus, dass ein Zusammenhang, besser noch eine kausale Beziehung zwischen Verhaltenseinflüssen und körperlichen Beschwerden differenziert und einzelfallbezogen beschrieben werden kann.

Üblicherweise wird diese Kategorie auf die klassischen „Psychosomatosen" wie z. B. Asthma bronchiale, Colitis ulcerosa, Migräne, Ulcus ventriculi et duodeni, rheumatoide Arthritis oder Neurodermitis angewendet. Die Forschungen der letzten 30 Jahre haben allerdings die Hoffnungen auf krankheitsspezifische Persönlichkeits-, Konflikt- oder Verhaltenskorrelate in den meisten Fällen nicht erfüllt (Köhler, 1995). Es ließen sich trotz wiederholter Bemühungen kaum krankheitsspezifische psychodynamische Konfliktkonstellationen, krankheitsspezifische Einstellungen, Persönlichkeitstypen oder Bewältigungsmechanismen identifizieren, die als spezifisch und charakteristisch nur für ein bestimmtes Krankheitsbild gelten können. Ganz bewusst ist diese diagnostische Kategorie daher offen und mit

Interpretationsspielräumen formuliert worden. Sie enthält Möglichkeiten, ganz verschiedene Verhaltenseinflüsse wie z. B. dysfunktionale Denkgewohnheiten, Verhaltensstereotypien, Bewältigungsmuster oder Attributionsstile zu bezeichnen und deren Einfluss auf die Genese oder Chronifizierung einer körperlichen Erkrankung zu bestimmen. Eine besondere Rolle spielen in diesem Zusammenhang chronische Rückenschmerzen, die sowohl durch krankhafte Veränderungen an den Wirbelkörpern oder Bandscheiben, aber auch durch dysfunktionales Bewegungsverhalten oder eine ungünstige Beschwerdeverarbeitung verursacht sein können.

Grundsätzlich schließt die F54-Diagnose die Diagnose einer somatoformen Störung nicht aus. Bei nachgewiesenen körperlichen Schäden oder Veränderungen kann es im Einzelfall aber schwierig sein, eine eindeutige Grenze zwischen somatoformen Störungen und den „Psychischen und Verhaltensfaktoren bei andernorts klassifizierten Erkrankungen" zu ziehen.

Hinweise zur Differentialdiagnostik in der Begutachtung

Differentialdiagnostische Überlegungen betreffen vor allem die Abgrenzung zu psychischen Störungen, die bei chronischen Krankheiten aufgrund dysfunktionaler Krankheitsverarbeitung vermehrt auftreten können. So kann z. B. überwiegend passives, antriebsgemindertes oder zielloses Bewältigungsverhalten in Verbindung mit körperlichem Schon- und sozialem Vermeidungsverhalten Ähnlichkeiten zu depressiven Störungsbildern aufweisen. In diesen Fällen ist die Abgrenzung zu affektiven bzw. depressiven Störungen erforderlich. Das rigide und unflexible Festhalten an ungeeigneten Formen der Belastungsverarbeitung kann mit ängstlichen, zwanghaften oder hypochondrischen Verhaltenstendenzen korrespondieren. In diesen Fällen ist die Abgrenzung von somatoformen Störungen, aber auch von Angststörungen zu prüfen. Tendenzen der Selbstüberforderung trotz deutlicher Erschöpfungszeichen oder der Missachtung oder Verleugnung körperlicher Signale, die zur Verschlimmerung oder Chronifizierung einer körperlichen Erkrankung beitragen können, können aber auch Teil eines habituierten sozialen Verhaltensmusters sein. In diesen Fällen sollten Überschneidungen z. B. zu einer dependenten oder selbstunsicher-vermeidenden Persönlichkeitsstörung geprüft werden.

In der Begutachtung wird die Kategorie F54 gelegentlich verwendet, um darauf hinzuweisen, dass neben den körperlichen Schäden nur geringfügige krankheitswertige psychische Störungen vorliegen. Zwar ist auch die F54-Diagnose als eine „psychische Störung" konzipiert, sie lässt aber offen, inwiefern sich die psychischen und Verhaltenseinflüsse der willentlichen Kontrolle durch den Probanden entziehen.

Methoden zur Beurteilung des Schweregrades der Störung

Zur Beurteilung des Schweregrades psychischer und Verhaltensfaktoren bei körperlichen Erkrankungen sind in der Begutachtung zwei Gruppen psychologischer Testverfahren zu unterscheiden: zum einen Instrumente, die den Schweregrad oder die Verarbeitung der jeweiligen körperlichen Erkrankung zum Gegenstand haben, zum anderen Instrumente, die störungsübergreifend Verarbeitungs- und Bewältigungsstile oder Persönlichkeits- oder Konfliktmerkmale erfassen, die mutmaßlich Auswirkungen auf das Erscheinungsbild oder den Verlauf der körperlichen Erkrankung haben.

Zur erstgenannten Gruppe gehören z. B. der IPC-Diabetes-Fragebogen (Kohlmann et al., 1994) für Probanden mit Diabetes, das Inventar zu Essverhalten und Gewichtsproblemen für Probanden mit Adipositas (Diehl & Staufenbiel, 2003), der Fragebogen zur Messung der psychosozialen Belastung bei chronisch-entzündlichen Darmerkrankungen (Petrak, 2002) oder der Fragebogen für Asthmapatienten (Schandry, 1995). Zur Gruppe der störungsübergreifenden Inventare zählen etwa der Freiburger Fragebogen zur Krankheitsverarbeitung (Muthny, 1989), das Trierer Inventar zum chronischen Stress (Schulz, Schlotz & Becker, 2005) oder der Fragebogen zur Erfassung von Kontrollüberzeugungen zu Krankheit und Gesundheit (Lohaus & Schmitt, 1989). Dabei wird es meist für die Schwere einer körperlichen Erkrankung sprechen, je schwächer gesundheitliche Kontrollüberzeugungen ausgeprägt sind, je intensiver und umfangreicher das psychische Belastungserleben ist und je rigider auch langfristig ungeeignete Bewältigungsstrategien aufrechterhalten werden. Der Aussagewert dieser Verfahren wird aber im Einzelfall davon abhängen, wie sehr die darin erfassten Konstrukte auch den Pathomechanismus beschreiben, der die Chronifizierung oder Verschlimmerung der körperlichen Erkrankung im Einzelfall begünstigt.

6.3.9 Schmerzsyndrome, nicht primär als psychische Störungen klassifiziert

Das ICD-10 unterscheidet verschiedene Gruppen von Schmerzsyndromen, die primär durch die Lokalisation des Schmerzes oder einen wahrscheinlichen pathophysiologischen Mechanismus gekennzeichnet sind, der den Schmerz erklärt. Diese Syndrome werden hier der Vollständigkeit halber genannt, weil sie in der sozialrechtlichen Begutachtung von Probanden mit chronischen Schmerzen immer wieder diagnostiziert werden. Zu nennen sind zunächst das durch die Dauer (länger als 6 Monate) bestimmte „chronische Schmerzsyndrom" (ICD-10: R52.2) und die chronischen Rückenschmerzen (M54.99), weiterhin die durch die Lokalisation gekennzeichneten Schmerzsyndrome (femoropatellar M79.66; lumbal, vertebragen, lokal M54.5; thorakal R07.4, zephalo-brachial M53.1, zervikal M54.2) und schließlich die durch ein Funktionssystem in Verbindung mit charakteristischen lokalen oder multilokulären Manifestationen gekennzeichneten Schmerzsyndrome (muskuloskeletal M79.19, myofaszial M79.19, polymyalgisch M35.3, thalamisch R52.1).

Hinweise zur Differentialdiagnostik und zur Schweregradbeurteilung in der Begutachtung

Alle Schmerzsyndrome setzen die sorgfältige medizinische Untersuchung voraus. Abzugrenzen sind Schmerzsyndrome, die nicht primär als psychische Störungen klassifiziert sind, vor allem von einer Schmerzstörung, die psychische Einflüsse sowie dauerhaft intensiviertes Krankheitsverhalten als mitbestimmend für das Beschwerdebild vorsieht. Außerdem sollten die körperlichen Defekte nicht ausreichend sein, um Ausdehnung oder Intensität der Schmerzen zu erklären. Abzugrenzen ist weiterhin die Diagnose „Psychische und Verhaltensfaktoren bei andernorts klassifizierten Krankheiten", die eine begründete Annahme eines pathophysiologischen Mechanismus zwischen psychischen Einflüssen und körperlichen Störungen erfordert. Die Schweregradbeurteilung der nicht primär als psychische

Störungen klassifizierten Schmerzsyndrome kann sich auf eine Vielzahl psychodiagnostischer Verfahren stützen (z. B. Inventare zur Schmerzempfindung, Schmerz- und Stressbewältigung, Funktionseinschränkung, Schmerzempfindlichkeitsmessungen), die im Zusammenhang mit der somatoformen Schmerzstörung genannt wurden (vgl. Kap. 6.3.4).

Angrenzende klinische Syndrome

Die folgenden Syndrome sind bei somatoformen Störungen differentialdiagnostisch von Bedeutung, weil sich deren Klassifikationskriterien ebenfalls an Klagen über körperliche Beschwerden orientieren. Sie sind auch deshalb hier anzuführen, weil sie in den letzten Jahren verstärkt alternativ oder in Ergänzung zu psychiatrischen Diagnosen verwendet wurden. Offensichtlich nimmt, wie auch eine Studie von Gallagher et al. (2005) zeigt, bei Ärzten die Tendenz zur Vergabe eher spezifischer Diagnosen wie chronisches Müdigkeitssyndrom, Neurasthenie oder Fibromyalgie immer mehr zu. Möglicherweise zeigt sich darin auch eine wachsende Bereitschaft vieler Ärzte, Klagen über Allgemeinbeschwerden als krankheitswertig zu bewerten.

6.3.10 Neurasthenie und chronisches Müdigkeitssyndrom

Die diagnostischen Leitlinien für Neurasthenie (F48.0) sind anhaltende Klagen über gesteigerte Ermüdbarkeit nach geistiger Anstrengung oder über körperliche Erschöpfung nach geringsten Anstrengungen sowie mindestens zwei der folgenden sieben Symptome: Muskelschmerzen, Schwindelgefühle, Spannungskopfschmerzen, Schlafstörungen, Unfähigkeit zu entspannen, Reizbarkeit oder Dyspepsie. Damit vergleichbar sind die Kriterien für das chronische Müdigkeits- oder Erschöpfungssyndrom. Sie sehen neben anhaltender Müdigkeit oder leichter Ermüdbarkeit bei deutlicher Reduktion der Leistungsfähigkeit mindestens vier von acht Begleitsymptomen (Halsschmerzen, schmerzhafte Lymphknoten, Muskelschmerzen, wandernde nicht entzündliche Gelenkschmerzen, neu aufgetretene Kopfschmerzen, Konzentrationsstörungen, nicht erholsamer Schlaf, verlängerte Erschöpfung nach früher tolerierten Beanspruchungen) vor (Lieb et al., 1996). Während die klinisch diagnostischen Leitlinien für Neurasthenie kein zeitliches Kriterium enthalten, sollten die Symptome nach den ICD-10-Forschungskriterien mindestens drei Monate andauern. Für die Diagnose des chronischen Müdigkeitssyndroms werden mindestens sechs Monate Beschwerdedauer angegeben.

Hinweise zur Differentialdiagnostik und Schweregradbeurteilung in der Begutachtung

Erschöpfung und Müdigkeit werden sehr häufig von Personen in sozialrechtlichen Begutachtungssituationen beklagt. In der hohen Prävalenz spiegelt sich vermutlich nicht nur krankheitswertiges Erleben, sondern auch die allgemeine Verbreitung von Erschöpfungs- und Müdigkeitsangaben in der Bevölkerung wider, die in Bevölkerungsstichproben mit Prävalenzen von 20–40 % angegeben wird.

Um den Krankheitswert der Störung zu prüfen, sollte bei chronisch erschöpften Probanden in sozialrechtlicher Begutachtung zunächst untersucht werden, inwiefern die Müdigkeit als Folge veränderter Umweltbedingungen wie z. B. fehlender oder geringer Tagesstruktur bei länger andauernder Arbeitsunfähigkeit, monotoner Tätigkeit ohne Ausgleich oder auch durch erhebliche soziale und körperliche Entlastung aufgetreten oder verstärkt wird. Angesichts der Nähe der Leitsymptomatik zu Allgemeinbeschwerden ist die Diagnosevergabe an die Bedingung gebunden, dass der Betroffene tatsächlich erheblich an der Müdigkeit leidet (von einem „quälenden Erschöpfungsgefühl" ist die Rede). Es reicht insofern für die Diagnose nicht aus, wenn der oder die Betroffene den Tag auf einem niedrigen Aktivitätsniveau verbringt. Differenzialdiagnostisch von einer Neurasthenie zu unterscheiden sind organisch bedingte (z. B. infektionsbedingte) Erschöpfungszustände, ein postencephalitisches Syndrom, ein hirnorganisches Psychosyndrom nach Schädel-Hirn-Trauma sowie somatoforme, affektive oder Angststörungen. Weiterhin ist eine (isolierte) neurasthenische Schwäche von Antriebslosigkeit und psychomotorischer Hemmung im Rahmen einer depressiven Störung zu unterscheiden.

Methoden zur Beurteilung des Schweregrades der Störung

Angesichts der Überschneidungen zu einer depressiven Symptomatik können Verfahren zur Depressionsdiagnostik ggf. genutzt werden, sie liefern für eine umschriebene neurasthenische Symptomatik aber nur vergleichsweise wenig brauchbare Zusatzinformation. Persönlichkeitsfragebögen enthalten vereinzelt Skalen, die vor allem das Erschöpfungserleben betreffen. Beispielsweise können glaubhaft unterdurchschnittliche Werte in Bezug auf Wachheit und Lebhaftigkeit des 16-PF-R (Schneewind & Graf, 1998) oder überdurchschnittliche Werte in Bezug auf die Skalen Psychasthenie und Interesselosigkeit sowie geistige Leere des MMPI 2 (Hathaway & McKinley, 2000) je nach individueller Ausgestaltung der Symptomatik auch als Maße für die Schwere der Störung verwendet werden. Die bei einer neurasthenischen Störung ebenfalls häufigen Aufmerksamkeits- und Gedächtnisstörungen sollten zumindest anhand eines Screening-Verfahrens zur Abschätzung des Schweregrades kognitiver Beeinträchtigungen überprüft werden, z. B. durch den Kurztest zur Erfassung von Gedächtnis- und Aufmerksamkeitsstörungen (Erzigkeit, 2001). Weitere testdiagnostische Untersuchungen zur Beurteilung von Konzentrations- und Aufmerksamkeitsstörungen werden insbesondere bei Fragen zur Arbeits- und Erwerbsfähigkeit erforderlich sein. Hinweise hierzu liefert Kapitel 8.

6.3.11 Fibromyalgie, generalisiertes Schmerzsyndrom, Allodynie

Einen eigenen Ansatz zur Klassifikation ausgedehnter Schmerzen schlug das American College of Rheumatology vor (Wolfe et al., 1990). Demzufolge wird eine Fibromyalgie dann diagnostiziert, wenn Probanden über ausgedehnte Spontanschmerzen (vorder- und rückseitig, ober- und unterhalb der Taille) klagen und zugleich eine erhöhte multilokuläre (Druck-)Schmerzempfindlichkeit festgestellt werden kann. Eine erhöhte Druckschmerzhaftigkeit wird dann angenommen, wenn der Proband an mindestens 11 von 18 schmerzempfindlichen Druckpunkten (Tenderpoints) auf einen konstanten Druck von 4kp deutliche Schmerzreaktionen zeigt. Wie die somatoforme Schmerzstörung bestimmt sich auch die Fibromyalgie wesentlich vom Beschwerdebild her, sie geht häufig mit psychosozialen Problemen und intensiviertem Krankheitsverhalten einher und weist hohe Komorbiditätsraten für Ängste und affektive Beeinträchtigungen auf.

Für Patienten mit ausgedehnten Schmerzen ohne auffällig erhöhte Schmerzempfindlichkeit wird vereinzelt auch der Begriff des „generalisierten Schmerzsyndroms" verwendet.

Steht eine extrem ausgeprägte Schmerzempfindlichkeit im Vordergrund, so spricht man von „Allodynie". Sie wird gelegentlich diagnostiziert, wenn bei der Schmerzempfindlichkeitsprüfung nicht nur an den sog. Tenderpoints, sondern auch an normalerweise unempfindlichen sog. Kontrollpunkten eine erhöhte Schmerzhaftigkeit ermittelt wurde. Weder die Klagen über generalisierte Schmerzen noch eine allgemein erhöhte Schmerzempfindlichkeit begründen für sich genommen eine krankheitswertige psychische Störung.

Hinweise zur Differentialdiagnostik in der Begutachtung

Eine körperliche Abgrenzung sollte erfolgen von den regionalen muskuloskeletalen Störungen (z. B. von Periarthropathien, Kettentendomyosen oder vom komplexen regionalen Schmerzsyndrom) sowie vom myofaszialen Schmerzsyndrom. Ausgedehnte Schmerzen und multilokulär erhöhte Druckschmerzempfindlichkeit können bei entzündlichen Krankheiten der Gelenke, der Wirbelsäule, des Bindegewebes, der Gefäße, bei Myopathien, endokrinen Störungen und bei Infekten auftreten.

Parallelen im Krankheitsverlauf sowie Überschneidungen im Erscheinungsbild lassen es gerechtfertigt erscheinen, die Fibromyalgie in engem Zusammenhang zur somatoformen Schmerzstörung zu sehen. Die bei der Schmerzstörung genannten differentialdiagnostischen Überlegungen gelten insofern entsprechend. Besonders zu berücksichtigen sind Schlafstörungen, Neurasthenie, Schmerzen im Rahmen affektiver Störungen sowie der Missbrauch psychotroper Substanzen (insbesondere Analgetika). Abzugrenzen ist die Fibromyalgie weiterhin von (nicht krankheitswertigem) dauerhaftem Krankheitsverhalten und vermehrter Inanspruchnahme medizinischer Hilfsangebote.

Anders als bei der somatoformen Schmerzstörung ist die Diagnose einer Fibromyalgie auch bei körperlichen Systemerkrankungen wie z. B. einer systemischen Lupus-Erkrankung oder einer blande verlaufenden, mit wenig Entzündungsaktivität einhergehenden rheumatoiden Arthritis problemlos möglich, sofern der Proband die Kriterien erfüllt. Bei einer somatoformen Schmerzstörung ist hingegen bei gesichertem Nachweis einer körperlichen Erkrankung, die multilokuläre Schäden oder Störungen verursacht, immer zu prüfen, inwiefern die Beschwerden durch die körperlichen Veränderungen erklärt werden können.

Methoden zur Beurteilung des Schweregrades der Störung

Auch hier gelten die im Zusammenhang mit der (somatoformen) Schmerzstörung gemachten Angaben. Einen auf die Problematik von Fibromyalgie-Patienten zugeschnittenen Kennwert legten Burckhardt, Clark & Bennett (1993) mit dem Fibromyalgie-Impact-Questionnaire vor, einem Selbstberichtverfahren für Patienten, das die mit Fibromyalgie assoziierten körperlichen und psychischen Beeinträchtigungen anhand von 10 Items erfasst. Die psychometrischen Eigenschaften sind bislang jedoch nicht so überzeugend, dass ein Routineeinsatz des Verfahrens zu empfehlen ist.

6.3.12 Multiple Chemikalienüberempfindlichkeit (MCS = Multiple Chemical Sensitivity)

Nach Blaschko, Zilker & Förstl (1999) liegt die heute als „Idiopathic Environmental Intolerance (IEI)" bezeichnete Störung dann vor, wenn der Betroffene über körperliche oder psychische Beschwerden klagt, die er als Folge einer neurotoxischen oder anderen organischen Veränderung nach Umweltexposition ansieht. Dabei geht die Ursachenattribution mit Ängsten hinsichtlich des weiteren Beschwerdeverlaufs insbesondere bei anhaltender Exposition und daraus resultierendem Vermeidungsverhalten einher. Die Diagnose der Umweltbezogenheit bezieht sich nur auf die Überzeugung des Betroffenen und ist unabhängig vom Nachweis einer Exposition. Aufgrund der Kognitionen zeigt der Betroffene dauerhaftes Krankheits- bzw. Inanspruchnahmeverhalten gegenüber Ärzten oder Therapeuten. Morschitzky (2000) führt dazu aus, dass im Falle eines Verdachts auf Überempfindlichkeit gegen chemische Stoffe unbedingt zu prüfen sei, ob Umweltstoffe tatsächlich als mögliche Beschwerdeursache in Frage kommen können. Weltweite Untersuchungen zeigten aber, dass bei vielen MCS-Patienten eher psychische als körperliche Faktoren ursächlich für die Beschwerden seien.

Hinweise zur Differentialdiagnostik und Schweregradbeurteilung in der Begutachtung

Im Gegensatz zur Somatisierungsstörung liegt bei umweltbezogenen Beschwerden der Schwerpunkt auf dem Umstand, dass die Beschwerden externen Ursachen zugeschrieben werden. Die Symptome selbst können denen einer Somatisierungsstörung gleichen. Bei der Somatisierungsstörung stehen Klagen über vielfältige körperliche Symptome in Verbindung mit vermehrtem Inanspruchnahmeverhalten im Vordergrund, bei der hypochondrischen Störung wird die Möglichkeit hervorgehoben, dass die Beschwerden Ausdruck einer Gefährdung sein könnten.

Der Schweregrad wird als umso stärker ausgeprägt zu bewerten sein, je umfangreicher (aufwendiger, kostspieliger) die Maßnahmen waren, die zur Vermeidung der beschwerdeauslösenden Substanzen ergriffen wurden, je nachhaltiger die sozialen Konsequenzen des Vermeidungsverhaltens sind (z.B. soziale Isolation, Verlust des Arbeitsplatzes) und je mehr komorbide Störungen glaubhaft festgestellt werden können. Schweregradbeurteilungen können durch Verfahren zum Funktionsniveau und zum Bewältigungsverhalten (Krankheitsverarbeitung) gestützt werden (vgl. Hinweise zum Schweregrad der Somatisierungsstörung und psychischer und Verhaltensfaktoren bei andernorts klassifizierten Erkrankungen). Bei der Schweregradbeurteilung sollte berücksichtigt werden, dass viele Betroffene nicht rehabilitationsmotiviert, sondern rentenfixiert sind. Trotzdem sind die meisten nach geeigneter Behandlung normal belastbar (Plassmann, 2001).

Sonstige Persönlichkeits- und Verhaltensstörungen

Den sog. „Sonstigen Persönlichkeits- und Verhaltensstörungen" (F68) kommt in der sozialrechtlichen Begutachtung somatoform gestörter oder beeinträchtigter Probanden insofern Bedeutung zu, als sie vermehrtes Krankheits- und Inanspruchnahmeverhalten betreffen. Von besonderem Interesse sind in diesem Zusammenhang die Kategorien „artifizielle Störung" und „Entwicklung körperlicher Symptome aus psychischen Gründen".

6.3.13 Artifizielle/Vorgetäuschte Störungen (F68.1)

Eine artifizielle Störung, auch Münchhausen-Syndrom genannt, wird diagnostiziert, wenn der Proband kontinuierlich Symptome oder Beschwerden vortäuscht, ohne dass diese mit psychischen Störungen oder körperlichen Schäden in Verbindung gebracht werden können. Die Störung kann so weit gehen, dass die betreffende Person sich selbst verletzt. Die Nachahmung von Schmerzen und das Bestehen auf dem Vorhandensein der körperlichen Schäden können so hartnäckig sein, dass wiederholt medizinisch-therapeutische Maßnahmen durchgeführt werden. Die Motivation für dieses Verhalten wird als der willentlichen Kontrolle nicht oder zumindest nicht vollständig unterworfen angesehen. Als zentrales unbewusstes Motiv wird die Einnahme der Krankenrolle angesehen.

Hinweise zur Differentialdiagnostik und zur Schweregradbeurteilung

Abzugrenzen ist das Verhalten von dem bewussten Vortäuschen einer Störung oder Erkrankung (Simulation) sowie von krankheitswertig selbstschädigendem Verhalten, wie es z.B. bei Patienten mit einer Borderline-Persönlichkeitsstörung vorkommen kann. Bei Patienten mit einer Borderline-Störung gehen mögliche selbstschädigende Verhaltensweisen typischerweise mit intensiven, aber unbeständigen sozialen Beziehungen und dauernder tiefer Verzweiflung (permanenter Krise) einher. Die Schädigungen dienen bei Borderline-Patienten aber nicht primär der Erhaltung der Krankenrolle, sondern der allgemeinen sozialen Beziehungsgestaltung. Weiterhin ist zu prüfen, ob das Krankheitsverhalten als Teil einer dependenten oder einer histrionischen Persönlichkeitsstörung interpretiert werden kann. Dies kann dann der Fall sein, wenn die Person die Beziehung zu Ärzten und Therapeuten als lebenswichtig erlebt und praktisch keine engeren sozialen Beziehungen außerhalb des medizinisch-therapeutischen Systems pflegt.

In Abgrenzung zur Somatisierungsstörung, für die angenommen wird, dass sowohl die Beschwerdeschilderung als auch die zugrunde liegende Motivation für das Beschwerdeverhalten unbewusst sind, wird bei der vorgetäuschten Störung angenommen, dass nur die Motivation für die Beschwerdeschilderung unbewusst, die Produktion und Schilderung von Beschwerden hingegen bewusst ist. Die Abgrenzung von der „Entwicklung körperlicher Symptome aus psychischen Gründen" (F68.0) kann im Einzelfall schwierig sein, da in beiden Fällen die Anteile bewusster und unbewusster Prozesse am Störungsbild nicht eindeutig bestimmt sind und die Kennzeichnungen wenig konkret sind.

In der Begutachtungspraxis wird der artifiziellen Störung in der Regel stärkerer Krankheitswert (geringere Bewusstseinsnähe) unterstellt als der „Entwicklung körperlicher Symptome aus psychischen Gründen". Die Unterscheidung von Simulation betrifft die Offensichtlichkeit, mit der das Symptom- oder Beschwerdeverhalten durch externe Verstärkerbedingungen erklärt werden kann. Die Schweregradbeurteilung in der sozialrechtlichen Begutachtung kann sich zum einen auf das Ausmaß der Funktionsbeeinträchtigungen, zum anderen auf den experimentell oder zumindest testpsychologisch begründeten Verdacht willentlich motivierten Täuschungsverhaltens gründen.

6.3.14 Entwicklung körperlicher Symptome aus psychischen Gründen (F68.0)

Nach ICD-10 ist die Bezeichnung zu verwenden bei körperlichen Symptomen, die vereinbar mit und ursprünglich verursacht worden sind durch eine gesicherte körperliche Störung, Krankheit oder Behinderung und die wegen des psychischen Zustandes des Betroffenen aggraviert werden oder länger anhalten. Es entwickelt sich ein histrionisches Verhalten mit zusätzlichen Beschwerden nicht körperlichen Ursprungs. Der Patient ist meist durch seine Schmerzen oder die Behinderung beeinträchtigt und von möglicherweise berechtigten Sorgen über seine längerdauernde Behinderung beherrscht. Unzufriedenheit mit dem Behandlungsergebnis oder Enttäuschung über mangelnde Zuwendung durch medizinisches Fachpersonal können ebenfalls motivierende Faktoren sein. Einige Personen scheinen auch durch die Möglichkeit einer finanziellen Entschädigung nach Unfällen oder Verletzungen motiviert zu sein, aber das Syndrom verschwindet selbst dann nicht, wenn ein Rechtsstreit erfolgreich beendet ist.

Hinweise zur Differentialdiagnostik und zur Schweregradbeurteilung in der Begutachtung

Ursprünglich ist die ICD-10-Kategorie F68 gedacht als Bezeichnung für ein zumindest teilweise krankheitswertiges Krankheits- oder Inanspruchnahmeverhalten, das sich der willentlichen Kontrolle und Steuerung durch den Betroffenen entzieht. Als dazugehöriger Begriff wird die sog. „Rentenneurose" genannt, die als „zwanghaft auf die Aufgehobenheit der eigenen beruflichen Leistungsfähigkeit oder auf finanzielle Entlastungs- oder Entschädigungsleistungen anmutende Fixierung" beschrieben wird.

Über den Krankheitswert der Störung wird kontrovers diskutiert. Streng genommen kann nur der (unwillentliche, unkontrollierbare) Zwangscharakter der Fixierung verbunden mit der Unfähigkeit, gegenteilige Aussagen von Ärzten zu akzeptieren, als „krankheitswertig" interpretiert werden. Hingegen wird das unbeirrte Festhalten an vermeintlich legitimen Forderungen samt bewusstseinsnaher Begründung (z.B. aufgrund der persönlichen Überzeugung, lange genug gearbeitet zu haben) für sich genommen in der Regel nicht als krankheitswertig zu bewerten sein.

Die Unterscheidung von willentlicher Simulation ist zwar konzeptionell möglich, sie ist aber in der Praxis eingeschränkt, weil beide Kategorien die primäre Ausrichtung des Krankheits- und Inanspruchnahmeverhaltens an äußeren Verstärkerbedingungen vorsehen (Merten, 2001). Es kann lediglich spekuliert werden, dass ein strategisch und kontrolliert simulierender Proband seine Beschwerden und

Beeinträchtigungen mit größerem Geschick, besserer Vorbereitung und besseren manipulativen Fähigkeiten vorträgt als ein Proband, der sich unter dem Zwang sieht, finanzielle Entlastung zu erfahren. Umgekehrt erscheint es naheliegend, dass ein Proband der Kategorie F68.0 durch ein Mindestmaß an Rigidität, fehlende Anpassungsbereitschaft oder -fähigkeit oder auch Ungeschicklichkeit bei der Formulierung eigener Forderungen gekennzeichnet sein kann. Zuverlässige Unterscheidungen können aus solchen Überlegungen aber letztlich nicht abgeleitet werden.

Anders als bei psychischen Störungen ohne offensichtliche Entlastungsmotive kann hier ein höherer Schweregrad auch nicht gleichgesetzt werden mit schwerwiegenderen krankheitswertigen Funktionsbeeinträchtigungen, die sich der Kontrolle des Betroffenen entziehen. Ein höherer (krankheitswertiger) Schwere- und Beeinträchtigungsgrad kann möglicherweise dann angenommen werden, wenn zwanghaft-rigide Verhaltensmuster nicht nur die Inanspruchnahme medizinisch-sozialer Leistungen, sondern auch den Umgang mit der eigenen Person betreffen und wenn wiederholt Bemühungen gescheitert sind, die offensichtliche Fixierung auf die Krankenrolle durch geeignete therapeutische Maßnahmen abzuschwächen. Für die Schwere der psychischen Störung kann es ebenso sprechen, wenn aus der Biographie des Betroffenen individuelle Motive erkennbar werden, die das rigide Festhalten am Entlastungsmotiv zumindest teilweise erklären können (z.B. jahrelange psychische Überforderung, die zu der Überzeugung geführt hat, die einzige Überlebensform sei eine radikale Rollenumkehr). Auch komorbide Persönlichkeitsstörungen, die ein rigides Festhalten an bestimmten Lösungen begünstigen (z.B. paranoide, schizoide, emotional instabile oder zwanghafte Persönlichkeitsstörungen), können den Verdacht stützen, dass das Verhaltensmuster Teil eines krankheitswertigen Erlebens ist, das sich der willentlichen Kontrolle des Klägers entzieht.

Dessen ungeachtet wird in der Praxis die Kategorie F68.0 aber vermutlich noch am ehesten für Personen verwendet, deren Entlastungsmotive eher bewusstseinsnah erscheinen. Je bewusstseinsnäher und je stärker sich das Klageverhalten erkennbar an externen Verstärkerbedingungen orientiert, umso eher wird davon auszugehen sein, dass die gesundheitlichen Probleme auch willentlich überwunden werden können.

6.4 Integration diagnostischer Information in der Begutachtung

In der sozialrechtlichen Begutachtung sollten klassifikatorischen und insbesondere schweregradbezogenen Überlegungen jeweils Analysen zur Gültigkeit und Zuverlässigkeit der Angaben und Befunde vorausgehen. Zur Integration der gewonnenen Informationen wird die folgende Abfolge vorgeschlagen:

1. *Sichtung der Informationen zur klassifikatorischen Diagnostik*. Gesichtet werden sollten alle relevanten Vorbefunde sowie die in der Untersuchung erhobenen Selbst- und Fremdberichte zur Deskription und Genese des Störungsbildes.
2. *Sichtung der Informationen zum Schweregrad der Störung und störungsbedingter Beeinträchtigung*. Hierzu zählen z.B. die Ergebnisse der dimensionalen

und/oder der klassifikatorischen Erfassung affektiver, kognitiver und sozialer Funktionsbeeinträchtigungen, Interviewangaben und Testergebnisse zum Bewältigungsverhalten, zum Funktionsniveau, zu Persönlichkeitsmerkmalen, zu bisherigen Behandlungsmaßnahmen und Behandlungserfolgen sowie zur Behandlungs- und Rehamotivation.

3. *Überprüfung der Konsistenz und Glaubhaftigkeit von Angaben zur Klassifikation und zum Schweregrad der Störung.* Hierzu können Informationen aus Vorbefunden und aus der gutachterlichen Untersuchung genutzt werden. Erläuterungen hierzu liefert Kapitel 10. Bei offensichtlich willentlich verzerrten (aggravierten oder simulierten) Beschwerdedarstellungen ist davon auszugehen, dass der Proband die Beschwerden und Beeinträchtigungen mit willentlicher Anspannung überwinden kann. Nicht selten wird – häufig aus diagnostischer Unsicherheit oder weil zufallskritische Belege nicht erhoben wurden – der explizite Hinweis auf vermutete Antworttendenzen oder intentional verzerrte Angaben vermieden. Bei der Benennung auffällig inkonsistenter oder motivational verzerrter Angaben oder Testergebnisse sollte der Sachverständige berücksichtigen, dass das Gutachten nicht nur eine zutreffende Einschätzung der Situation des Probanden liefern sollte, sondern auch darauf auszurichten ist, dass der Proband die Erkenntnisse und daraus abgeleiteten Schlussfolgerungen akzeptieren kann. Eine zurückhaltende Formulierung dürfte daher auch bei nachgewiesenen Verzerrungen angemessen sein.

4. *Festlegung der Diagnose(n), Abgrenzung von nicht krankheitswertigem Verhalten.* Die Festlegung der Diagnose orientiert sich an ICD-10. Körperliche Erkrankungen und psychische Störungen sind gleichermaßen zu benennen. Die Diagnose einer somatoformen Störung setzt immer eine medizinische Untersuchung voraus.

In der Begutachtung sollte sich auch die klassifikatorische Diagnostik psychischer Störungen nicht auf eine Kriterienpsychopathologie und das Auszählen von Symptomen oder die Anwendung formaler zeitlicher Kriterien beschränken. Über die Schwere des Leidens oder das Ausmaß des Krankheitsempfindens sagen die Kriterien allein ohnehin nur wenig aus.

Eine vollständige Erfassung aller potenziell krankheitswertigen Störungen kann mit Hilfe eines strukturierten klinischen Interviews (z. B. SKID; Wittchen, Zaudig & Fydrich, 1997) sichergestellt werden. Grundsätzlich gilt in der Diagnostik das Prinzip der Komorbidität, demzufolge die Störungen anzugeben sind, für die der Proband die Kriterien erfüllt. Die Unterordnung einzelner Störungsbilder unter eine „Hauptdiagnose" ist nach aktuellem Verständnis nicht zulässig.

5. *Bewertung der Schwere der krankheitswertigen Störung und krankheitsbedingter Funktionsbeeinträchtigungen.* Die Klassifikation somatoformer Störungen und chronischer Schmerzsyndrome beinhaltet – anders als z. B. die Klassifikation affektiver Störungen – meist keine direkte Aussage zur Schwere der Symptomatik. Um die Krankheitsschwere zu bestimmen, werden in der Literatur zur Begutachtung folgende Kriterien genannt:
    - *Intensität der Beschwerden* (bei Schmerzen: Intensität und Ausdehnung);
    - *Umfang und Art komorbider Störungen*; hier ist an körperliche Erkrankungen, vor allem aber an verhaltensbeeinflussende psychische Störungen wie affektive Störungen, Störungen durch Missbrauch oder Abhängigkeit von psychotropen Substanzen oder an Persönlichkeitsstörungen zu denken.
    - *Dauer der Erkrankung*; eine längere Erkrankungsdauer wird oft mit einer ausgeprägteren Schwere der Störung gleich gesetzt. Diese Interpretation gilt

aber nicht für alle Erkrankungen, da der Bewältigungsaufwand und der Grad der Belastung aufgrund chronischer (körperlicher) Erkrankungen mit zunehmender Erkrankungsdauer eher abzunehmen scheint (Dohrenbusch, 1988). Zuzunehmen scheint mit zunehmender Krankheitsdauer lediglich die Fixierung auf Krankheits- und Inanspruchnahmeverhalten bei körperlichen Beschwerden, die nicht befriedigend durch körperliche Schäden erklärt werden können;
- *Chronifizierungsgrad*, also der Grad der Verselbstständigung des Krankheits- und Inanspruchnahmeverhaltens;
- Umfang und Anzahl von *Behandlungen, die wiederholt erfolglos lege artis durchgeführt wurden.*

Auf der Grundlage biopsychosozialer Modelle der Krankheitsentstehung und -verarbeitung können zur Bestimmung des Schweregrades der krankheitswertigen Beschwerden und Funktionsbeeinträchtigungen weiterhin genutzt werden (in Klammern jeweils mögliche Indikatoren einer ausgeprägteren Krankheitsschwere):
- Ergebnisse *psychologischer Funktions- und Leistungstests* zu Beeinträchtigungen der Konzentration, des Gedächtnisses, der kognitiven Leistungsfähigkeit
- Ergebnisse *körperlicher Funktions- und Leistungstests* zu Beeinträchtigungen der Kraft, der Ausdauer, der Beweglichkeit und der körperlichen Koordinationsfähigkeit
- Angaben zu *dysfunktionalen Formen des Bewältigungsverhaltens*
- Angaben zu *gesundheits- oder krankheitsbezogenen Kontrollüberzeugungen* (z. B. geringe Internalität, schwache schmerzbezogene Kontrollüberzeugungen)
- Angaben zu *Persönlichkeitsmerkmalen* (z. B. hohe Emotionalität, geringe Offenheit für neue Erfahrungen, schwache Steuerungsfähigkeit, Belastbarkeit oder Willensstärke)
- Angaben zu *klinisch relevanten Verhaltensmustern* (z. B. ausgeprägtes Typ-A-Verhalten, auffällige Alexithymie, schwache Ambiguitätstoleranz)
- Angaben zur *Stressbelastung und zum Stress- bzw. Belastungserleben* (z. B. dauerhaft erhöhtes Belastungserleben, Neigung zu Selbstüberforderung)

Zur Bestimmung des Schweregrades krankheitsbedingter Funktionsbeeinträchtigungen können auch Erkenntnisse über *willentliche Einflüsse* genutzt werden. Dies ist deshalb sinnvoll, weil die hier behandelten psychischen und Verhaltensstörungen in der Regel durch das Zusammenwirken unbewusster (unwillkürlicher, unkontrollierter) und bewusster (willentlicher, kontrollierter) Einflüsse entstehen. Bewusstseinsnahe Verhaltensweisen können die Entwicklung krankheitswertiger (psychischer/somatoformer) Störungen begünstigen, wenn z. B. die Beschwerden trotz gegenteiliger Empfehlungen von Ärzten und Therapeuten fast ausschließlich durch bewusstes Schon- und Entlastungsverhalten bewältigt werden. In diesen Fällen kann angenommen werden, dass bewusstseinsnahe Anteile einen wesentlichen Anteil am Krankheitsgeschehen ausmachen, was eher gegen die Schwere der psychischen Störung spricht. Im Rahmen der Schweregradbestimmung sollte folglich auch danach gefragt werden, inwieweit der Proband die Chronifizierung seiner körperlichen Beschwerden nicht nur in Kauf genommen hat, sondern z. B. durch sein Therapieverhalten zur Chronifizierung beigetragen hat (vgl. Kap. 11).

Gegen die Berücksichtigung willentlicher Einflüsse bei der Schweregradbestimmung wird mitunter eingewendet, das frühere Verhalten sei in Bezug auf die

Bewertung der aktuellen Krankheitsschwere ohne Bedeutung. Dieser Einwand ist aber insofern nicht überzeugend, als der „Schweregrad" einer psychischen/ somatoformen Störung erst unter Berücksichtigung der bisherigen Störungsentwicklung ergibt. Angaben zum Schweregrad setzen immer den Bezug zu einem (meist mehrmonatigen oder auch mehrjährigen) Zeitfenster voraus, in dem willkürliche und unwillkürliche Verhaltensanteile zusammengewirkt haben. Gerade bei psychischen Störungen können sich Aussagen zum Schweregrad daher nicht auf die Befindlichkeit oder die Ausprägung der Symptomatik zum Untersuchungszeitraum beschränken.

6. *Sozialrechtliche Beurteilung der Leistungsfähigkeit (Erwerbsfähigkeit) oder des Grades der Behinderung.* Als Orientierungshilfe für die sozialrechtliche Bewertung krankheitsbedingter Funktionsbeeinträchtigungen sind Empfehlungen einzelner Autoren oder Fachgruppen publiziert worden. Allerdings bleiben diese Vorschläge in Bezug auf die sozialrechtliche Bewertung somatoformer und angrenzender Störungsbilder vielfach unbestimmt. Selbst bei Beschwerdebildern, die recht differenziert auch in ihren Auswirkungen auf das psychische Erleben, auf soziale Bedingungen und auf das Funktionsniveau im Alltag beschrieben worden sind (wie z.B. der Fibromyalgie, vgl. Kasten), bleibt die konkrete Bewertung dem Einzelfall überlassen. Weitere Hinweise zur sozialrechtlichen Bewertung liefern die folgenden Kapitel.

Sozialmedizinische Bewertung der Fibromyalgie (nach Hausotter, 2000)

- Die Bewertung muss nach den Kriterien des chronischen Schmerzsyndroms erfolgen.
- Gegen die Wiederherstellung der vollen Erwerbstätigkeit sprechen ein mehrjähriger Verlauf, kontinuierliche Chronizität trotz adäquater Behandlung und gescheiterte Rehabilitationsmaßnahmen.
- Die Leistungsfähigkeit ist oft auf Dauer beeinträchtigt. Es bestehen Leistungseinschränkungen hinsichtlich körperlicher Schwerarbeit, Zwangshaltung, Akkordarbeit und besonderer Stressbelastung. Nicht mehr oder nur noch eingeschränkt zumutbar gelten aber neben körperlich schweren Tätigkeiten auch Schreibarbeiten oder Raumausstattung.
- Eine vollschichtige Leistungsfähigkeit für leichte bis gelegentlich mittelschwere Tätigkeiten bleibt in der Regel erhalten.

7 Einschätzung der Leistungsfähigkeit anhand der ICF-Kriterien

Tim Tonhauser

7.1 Bedeutung der Leistungsfähigkeit in der Begutachtung

Nach der neuen Rentenkonzeption (Gesetz zur Reform der Rente wegen verminderter Erwerbsfähigkeit vom 20.12.2000 (EM-ReformG, BGB1 I, S. 2998) wird die Minderung der Erwerbsfähigkeit grundsätzlich nicht mehr an dem ausgeübten Beruf, sondern an der Fähigkeit gemessen, jede denkbare Tätigkeit auf dem allgemeinen Arbeitsmarkt unter den üblichen Bedingungen ausüben zu können. Eine Rente wegen voller Erwerbsminderung setzt voraus, dass das Restleistungsvermögen auf dem allgemeinen Arbeitsmarkt unter drei Stunden gesunken ist. Besteht ein Restleistungsvermögen von drei bis unter sechs Stunden, liegt eine teilweise Erwerbsminderung vor. Wohingegen bei einem Restleistungsvermögen von täglich sechs Stunden und mehr keine rentenrechtlich relevante Erwerbsminderung vorliegt (SGB VI, § 43).

Somit kommt der Beurteilung des Leistungsvermögens in Gutachtenverfahren eine wesentliche Stellung zu, als diese die Grundlage für die richterliche Entscheidung über das Ausmaß beispielsweise der Minderung der Erwerbsfähigkeit darstellt. „Die zentrale Fragestellung an den Arzt[1] ist mit der Leistungsfähigkeit des Versicherten im Erwerbsleben verknüpft." (Cibis & Schuntermann, 2003, S. 82). Schneider, Henningsen & Rüger (2001) sprechen gar von der herausragenden Stellung der Beurteilung der Leistungsfähigkeit im Rahmen der gutachterlichen Tätigkeiten. Hierbei fällt allerdings auf, dass diese in der Literatur durchgängig untermauerte Bedeutung (s. a. Widder & Aschoff, 1995; Raspe, 1997; Schulte, 1999; Köhler, 1999) allzu oft keinen Wiederhall in der Praxis findet. So sind in Gutachten immer wieder ausführliche Stellungnahmen zur diagnostischen Einordnung der zu begutachtenden Personen zu lesen. Die Ausführungen zur Leistungsfähigkeit fallen dagegen immer noch zu oft spärlich aus.

Da sich der Anspruch auf Rente grundsätzlich auf das Vorliegen eines krankheitswertigen Gesundheitsproblems beschränkt, gilt es, zunächst die gesundheitliche Situation zu erfassen. Auf der Basis der erhobenen Befunde können Diagnosen gestellt werden, die in einer abschließenden Epikrise zusammengefasst werden. Schon in diesem Prozess kommt der Abgleichung der Angaben der zu begutachtenden Person mit dem eigenen klinischen Eindruck des Versicherten und den gestellten Diagnosen im Sinne einer Plausibilitätsprüfung entscheidende Bedeutung zu. In einem zweiten Schritt folgt die Beurteilung des Leistungsvermögens der zu

---

[1] Entsprechend natürlich an den Psychologen!

begutachtenden Person. Für die Begutachtung sind ausschließlich die im Zusammenhang mit den erhobenen Gesundheitsschäden stehenden Leistungseinschränkungen von Interesse, da nur diese zu einem Anspruch auf Rente berechtigen (SGB VI, § 44). Auch hierbei spielt die Überprüfung der Plausibilität und möglicher Aggravations- bzw. Simulationstendenzen eine entscheidende Rolle. Schließlich folgt als weiterer Schritt die Überprüfung der prognostischen Einschätzung des Krankheitsgeschehens (Reha vor Rente, SGB IX, § 8). Innerhalb dieses komplexen gutachterlichen Prozesses soll im Weiteren der Fokus auf die Beurteilung der Leistungsfähigkeit gelegt werden. Für die anderen Punkte sei an dieser Stelle auf die entsprechenden Kapitel (s. Kap. 5, 6, 9, 10 und 11) in diesem Buch verwiesen.

Grundsätzlich sind Erwerbsfähigkeit und Leistungsfähigkeit in ihrer Bedeutung nicht gleichzusetzen. Erwerbsfähigkeit ist die individuelle Fähigkeit, Arbeit zu verrichten und Erwerbseinkommen zu erzielen. Somit wird die Erwerbsfähigkeit zweifach determiniert: einerseits durch die subjektiven Merkmale der körperlichen, geistigen oder seelischen Leistungsfähigkeit des Versicherten, andererseits durch das objektive Merkmal der Verwertbarkeit dieser Leistungsfähigkeit in der Arbeitswelt. Eine Minderung der Erwerbsfähigkeit setzt hierbei voraus, dass sie zunächst in vollem Umfang bestanden und sich erst im Laufe der Zeit verringert hat. Eine Leistungseinschränkung, die bereits bei Eintritt in die Versicherung vorhanden war, kann grundsätzlich nicht zu einem Rentenanspruch führen, solange keine wesentliche Verschlechterung des Gesundheitszustandes eingetreten ist. Darüber hinaus muss die Einschränkung der Erwerbsfähigkeit auf krankhaften Gesundheitsveränderungen beruhen.

Im Unterschied zum Recht der Unfallversicherung und zum Recht der Schwerbehinderten ist in der Rentenversicherung nicht die prozentuale Minderung der Erwerbsfähigkeit bzw. der Grad der Behinderung (GdB), sondern das individuelle verbliebene Leistungsvermögen (Restleistungsvermögen) festzustellen. Hierbei ist sowohl zu prüfen, welchen beruflichen Anforderungen der Versicherte nicht mehr gewachsen ist (negatives Leistungsbild), als auch, welchen er noch gerecht wird (positives Leistungsbild). Die gutachterliche Leistungsbeurteilung ist der zentrale Anknüpfungspunkt für die nachfolgende Verwaltungsentscheidung. Aufgabe des Gutachters ist es folglich, ein umfassendes Bild der Leistungsfähigkeit des Begutachteten zu erstellen. Es ist hingegen nicht Aufgabe des Gutachters, die Erwerbsfähigkeit eines Menschen festzustellen, vielmehr muss er die für eine solche versicherungsrechtliche Entscheidung notwendigen Informationen liefern. Im Folgenden soll dargestellt werden, welchen Stellenwert die ICF im Rahmen dieser Leistungsbeurteilung haben kann.

7.2 International Classification of Functioning, Disability, and Health (ICF) im Überblick

7.2.1 Geschichte

Im Mai 2001 wurde die International Classification of Functioning, Disability, and Health (WHO, 2001) von der Weltgesundheitsorganisation verabschiedet. Die deutschsprachige Übersetzung (Internationale Klassifikation der Funktionsfähigkeit, Behinderung und Gesundheit) wurde letztmals im Oktober 2004 vom Deutschen Institut für medizinische Dokumentation und Information (DIMDI, 2004) überarbeitet und soll nach Genehmigung durch die WHO in Buchform herausgegeben werden. Hintergrund dieser Veröffentlichungen war ein langwieriger Revisionsprozess der 1980 erstmals veröffentlichten Internationalen Klassifikation der Schädigung, Fähigkeitsstörungen und Beeinträchtigungen (ICIDH). Nachdem mehrere Entwürfe zu einer Überarbeitung der ICIDH vorgelegt wurden (s. WHO-Newsletter 1–10), hatte sich die grundlegende konzeptuelle Basis so weit von der ursprünglichen Konzeption der ICIDH entfernt, dass eine Veröffentlichung unter neuem Namen beschlossen wurde. Elementar für die Neukonzeption ist die Abkehr von einem linearen Modell der Krankheitsfolgen hin zu einem dynamischen Modell, welches die Wechselwirkungen zwischen einem Gesundheitsproblem (ICD) und den gegebenen Kontextfaktoren auf die funktionale Gesundheit berücksichtigt (vgl. Tab. 7.1).

Tab. 7.1: ICIDH und ICF im Vergleich

	ICIDH	ICF
Konzept:	Kein übergreifendes Konzept	Konzept der Funktionsfähigkeit
Grundmodell:	Krankheitsfolgenmodell	Bio-psycho-soziales Modell der Komponenten von Gesundheit
Orientierung:	Defizitorientiert: es werden Behinderungen klassifiziert	Ressourcen- und defizitorientiert: es können unmittelbar positive und negative Bilder der Funktionsfähigkeit erstellt werden
Grundlegende Aspekte:	Schädigung Fähigkeitsstörung Beeinträchtigung (sozial)	Körperfunktionen und -strukturen Aktivitäten Partizipation (Teilhabe)

Eine Person ist nach neuer Konzeption dann funktional gesund bzw. funktionsfähig, wenn – vor dem Hintergrund ihrer Kontextfaktoren –

1. ihre körperlichen Funktionen (einschließlich des mentalen Bereichs) und Körperstrukturen denen eines gesunden Menschen entsprechen (Konzepte der Körperfunktionen und -strukturen);
2. sie alles tut oder tun kann, was von einem Menschen ohne Gesundheitsproblem (ICD) erwartet wird (Konzept der Aktivität);
3. sie ihr Dasein in allen Lebensbereichen, die ihr wichtig sind, in der Weise und dem Umgang entfalten kann, wie es von einem Menschen ohne gesundheitsbedingte Beeinträchtigung der Körperfunktionen oder -strukturen oder der Aktivitäten erwartet wird (Konzept der Partizipation (Teilhabe) an Lebensbereichen).

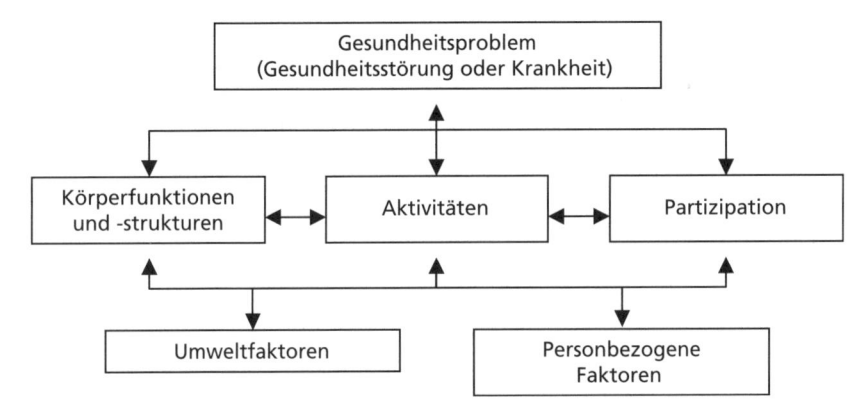

Abb. 7.1: Wechselwirkung der einzelnen Komponenten innerhalb der ICF.
Abdruck mit freundlicher Genehmigung der World Health Organization (WHO); © WHO.

Abbildung 7.1 gibt eine Übersicht über die damit angesprochenen Gesundheitskomponenten und ihre Wechselwirkungen. Eine funktionale Problematik wird in aller Regel durch eine Krankheit ausgelöst. Eine Person, deren funktionale Gesundheit beeinträchtigt ist, muss jedoch nicht im engeren Sinne krank sein. So können auch nach Abklingen bspw. einer psychischen Störung weiterhin funktionale Einschränkungen bestehen bleiben, wenn psychische Erkrankungen in einer Gesellschaft stigmatisiert sind. Beispielsweise könnte sich diese Stigmatisierung auf die Teilhabe in unterschiedlichen Lebensbereichen auswirken, wodurch ein funktionales Problem bestünde. Dies weist auf die wesentliche Bedeutung der Kontextfaktoren (hier der gesellschaftlichen Einstellungen) für die funktionale Gesundheit eines Menschen hin.

Dynamisch ist das Modell der ICF insofern, als jeder Bereich des Modells wiederum Auswirkungen auf die anderen Bereiche haben kann. So können Aktivitätseinschränkungen über längere Zeit zu Muskelatrophien (Strukturschädigung) führen, Arbeitslosigkeit (Beeinträchtigung der Teilhabe) hat möglicherweise Auswirkungen auf die psychische Funktionsfähigkeit durch die Entwicklung einer Depression etc.

7.2.2 Zielsetzung der ICF

Als allgemeines Ziel der ICF wird in deren Einführung genannt, eine einheitliche und standardisierte Sprache und einen festen Rahmen für die Beschreibung von Gesundheitszuständen und mit Gesundheit zusammenhängenden Zuständen zur Verfügung zu stellen. Ein Aspekt besteht hierbei darin, die Kommunikation zwischen verschiedenen Benutzern zu verbessern.

Über diese Zielsetzung hinaus bietet der Aufbau der ICF die Möglichkeit, Profile zur Funktionsfähigkeit, Behinderung und Gesundheit eines jeden Menschen zu erstellen.

Darüber hinaus wird in der Veröffentlichung der ICF auch explizit Bezug auf eine Anwendung im sozialpolitischen Bereich und auf dem Gebiet des Versicherungswesens genommen: „Die ICF bezieht sich auf und enthält die Rahmenbedingungen für die Herstellung von Chancengleichheit von Personen mit Behinderungen. Daher stellt die ICF ein geeignetes Instrument für die Umsetzung internationaler Aufträge bezüglich der erklärten Menschenrechte und für die nationale Gesetzgebung zur Verfügung" (DIMDI, 2004, S. 10).

Die Bedeutung der ICF mag beispielhaft anhand der Revision des Neunten Buchs des Sozialgesetzbuchs (SGB IX) vom 19.06.2001 veranschaulicht werden. Das bisherige Rehabilitationsrecht wurde aufgehoben und mit dem Schwerbehindertenrecht zu einem neuen Recht zur Teilhabe zusammengefasst. Hierbei wurden wesentliche Aspekte der ICF aufgenommen.

7.2.3 Aufbau der ICF

Die ICF besteht aus zwei Teilen mit jeweils zwei Komponenten:

- Teil 1: Funktionsfähigkeit und Behinderung mit
  1.1 Körperfunktionen und Körperstrukturen
  1.2 Aktivität und Partizipation (Teilhabe) sowie
- Teil 2: Kontextfaktoren mit
  2.1 Körperfunktionen und Körperstrukturen
  2.2 Umweltfaktoren und personenbezogenen Faktoren (werden in der ICF bisher nicht klassifiziert)

Die einzelnen Komponenten sind wiederum unterteilt in verschiedene Domänen bzw. Kapitel, die inhaltlich sinnvolle und abgeschlossene Bereiche der einzelnen Komponenten zusammenfassen.

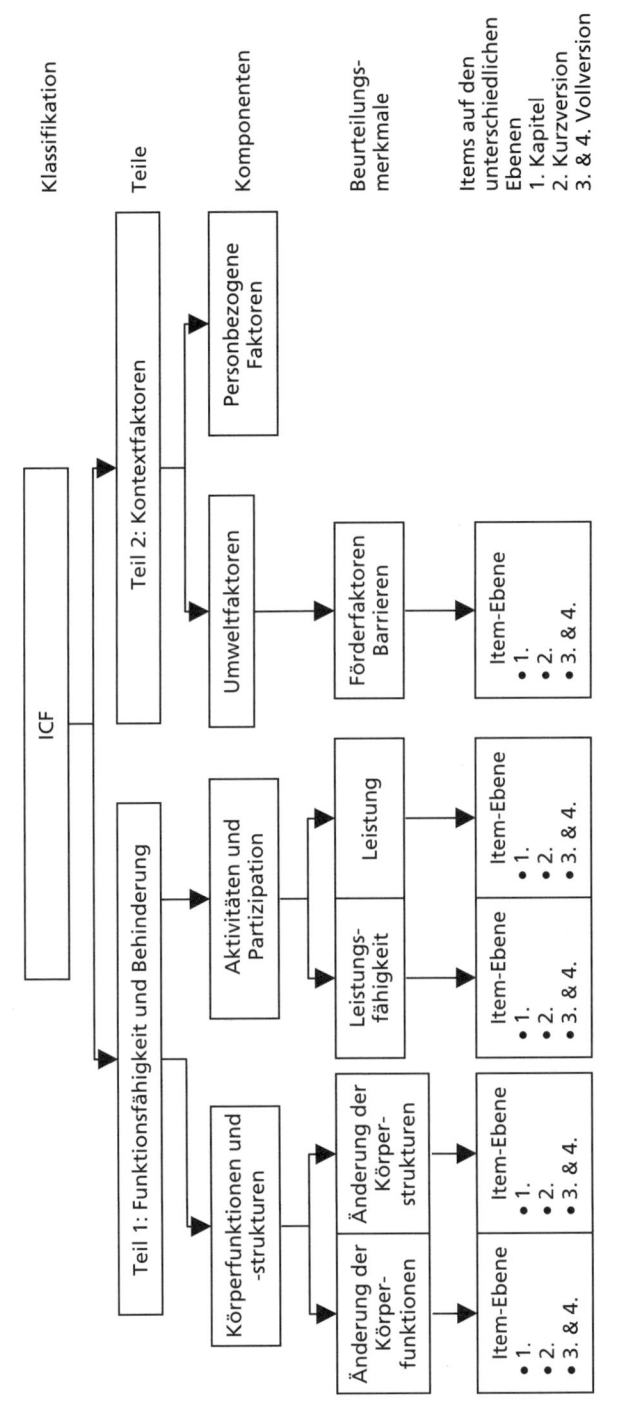

7 Einschätzung der Leistungsfähigkeit anhand der ICF-Kriterien

Abb. 7.2: Struktur der ICF. Abdruck mit freundlicher Genehmigung der World Health Organization (WHO); © WHO.

Teil 2 Praxis der Begutachtung

Die Komponenten Körperfunktionen und Körperstrukturen bestehen aus acht Kapiteln (Domänen), die parallel aufgebaut sind. Aktivität und Partizipation (Teilhabe) wurden in neun, Umweltfaktoren in fünf Kapiteln zusammengefasst.

Auf Itemebene unterscheidet die ICF eine Kurzversion mit einer Klassifikation auf der zweiten Ebene und eine Vollversion, die eine dritte und vierte Ebene enthält und damit eine wesentlich differenziertere Klassifikation erlaubt. Darüber hinaus finden sich auf vierter Ebene die entsprechenden Operationalisierungskriterien für jedes Item mit entsprechenden Ein- und Ausschlusskriterien.

Tab. 7.2: Liste der Kapitelüberschriften (erste Verzweigungsebene der Klassifikation)

Körperfunktionen		Körperstrukturen	
Kapitel 1	Mentale Funktionen	Kapitel 1	Struktur des Nervensystems
Kapitel 2	Sinnesfunktionen und Schmerz	Kapitel 2	Auge, Ohr und damit im Zusammenhang stehende Strukturen
Kapitel 3	Stimm- und Sprechfunktionen	Kapitel 3	Strukturen, die an der Stimme und dem Sprechen beteiligt sind
Kapitel 4	Funktionen des kardiovaskulären, hämatologischen, Immun- und Atmungssystems	Kapitel 4	Strukturen des kardiovaskulären, des Immun- und des Atmungssystems
Kapitel 5	Funktionen des Verdauungs-, des Stoffwechsel- und des endokrinen Systems	Kapitel 5	Mit dem Verdauungs-, Stoffwechsel und endokrinen System in Zusammenhang stehende Strukturen
Kapitel 6	Funktionen des Urogenital- und reproduktiven Systems	Kapitel 6	Mit dem Urogenital- und dem Reproduktionssystem im Zusammenhang stehende Strukturen
Kapitel 7	Neuromuskuloskeletale und bewegungsbezogene Funktionen	Kapitel 7	Mit der Bewegung in Zusammenhang stehende Strukturen
Kapitel 8	Funktionen der Haut und der Hautanhangsgebilde	Kapitel 8	Strukturen der Haut und Hautanhangsgebilde

Aktivität und Partizipation (Teilhabe)		Umweltfaktoren	
Kapitel 1	Lernen und Wissensanwendung	Kapitel 1	Produkte und Technologien
Kapitel 2	Allgemeine Aufgaben und Anforderungen	Kapitel 2	Natürliche und vom Menschen veränderte Umwelt
Kapitel 3	Kommunikation	Kapitel 3	Unterstützung und Beziehungen

Fortsetzung auf S. 153

Aktivität und Partizipation (Teilhabe)	Umweltfaktoren
Kapitel 4 Mobilität	Kapitel 4 Einstellungen
Kapitel 5 Selbstversorgung	Kapitel 5 Dienste, Systeme und Handlungsgrundsätze
Kapitel 6 Häusliches Leben	
Kapitel 7 Interpersonelle Interaktionen und Beziehungen	
Kapitel 8 Bedeutende Lebensbereiche	
Kapitel 9 Gemeinschafts-, soziales und staatsbürgerliches Leben	

7.2.4 Klassifikation in der ICF

Deskriptive Klassifikation

Die Kodierung innerhalb der ICF beruht auf einem alphanumerischen System. An erster Stelle steht ein alphabetisches Kürzel, mit welchem die jeweiligen Komponenten bezeichnet werden:

b = Körperfunktionen   d = Aktivität und Partizipation
s = Körperstrukturen   e = Umweltfaktoren

Jedem Buchstaben folgt ein numerischer Kode, der nach Kapitelnummer und weiteren Gliederungsebenen unterteilt ist. Anhand zweier Beispiele sei das Vorgehen der Klassifikation veranschaulicht.

Würde beispielsweise ein Patient mit Kopfschmerzen vorstellig, wären diese Schmerzen im zweiten Kapitel (Sinnesfunktion und Schmerz) des Bereichs Körperfunktionen (b) einzuordnen. Somit lautete die Kodierung auf zweiter Ebene und damit in der vorgeschlagenen Kurzversion b280 (= Schmerz). In der Vollversion würde weiter differenziert werden, indem der Schmerz auf dritter Ebene als Schmerz in einem Körperteil und auf vierter Ebene als Kopf- & Nackenschmerz beschrieben würde:

z. B. Kopfschmerz
→ b = Körperfunktionen
　　→ b2 = Sinnesfunktionen und Schmerz
　　　　→ b280 = Schmerz (2. Ebene)
　　　　　　→ b2801 = Schmerz in einem Körperteil (3. Ebene)
　　　　　　　　→ b28010 = Kopf- & Nackenschmerz (4. Ebene)

Leidet ein Proband an einer depressiven Störung, so könnte diese mit Hilfe der ICF-Kriterien wie folgt beschrieben werden: Dieses Leiden hätte vermutlich Auswirkungen auf Funktionen des Temperaments und der Persönlichkeit (b126; Kurzversion), wie z. B. bezüglich der psychischen Stabilität (b1263; Vollversion) oder auch der Zuverlässigkeit (b1267; Vollversion). Darüber hinaus kann geprüft werden, ob ebenfalls Funktionen der psychischen Energie und des Antriebs (b130; Kurzversion) beeinträchtigt sind und wie das Ausmaß der psychischen Energie (b1300; Vollversion) oder der Motivation durch die Störung eingeschränkt sind (b1301; Vollversion). Schließlich könnten auch Funktionen der Aufmerksamkeit (b140), psychomotorische Funktionen (b147) oder Emotionale Funktionen (b152) usw. beeinträchtigt sein. Demnach wäre z. B. eine Person mit Depressionen durch die folgenden Ziffern deskriptiv klassifiziert:

→ b126 = Funktionen des Temperaments und der Persönlichkeit
　→ b1263 = Psychische Stabilität
　→ b1266 = Selbstvertrauen
　→ b1267 = Zuverlässigkeit
→ b130 = Funktionen der psychischen Energie und des Antriebs
　→ b1300 = Ausmaß der psychischen Energie
　→ b1301 = Motivation
→ b140 = Funktionen der Aufmerksamkeit
→ b152 = Emotionale Funktionen

Beurteilende Klassifikation

Soweit dargestellt, fehlt der deskriptiven Klassifikation noch ein wichtiger Teil innerhalb der ICF: die Beurteilungsebene. Es geht darum, das Ausmaß eines Problems zu bestimmen. Innerhalb der ICF wird dieses Ausmaß jeweils nach denselben quantitativen Beurteilungsmerkmalen beschrieben (vgl. Tab. 7.3). Ein Zuschreibungs- oder Interpretationsproblem kann durch diese einheitliche Regelung insofern entstehen, als je nach betrachtetem Konstrukt das Ausmaß der Schädigung (von Körperfunktionen oder -strukturen), der Beeinträchtigung der Aktivität oder Partizipation (Teilhabe) oder der Barrieren (Umweltfaktoren) bezeichnet wird.

Tab. 7.3: Quantifizierung der Beurteilungsmerkmale zur Festlegung des Ausmaßes oder der Größe des Problems

Code	Bezeichnung	Erläuterung	Prozent
xxx.0	nicht vorhanden	(ohne, kein, unerheblich…)	0–4 %
xxx.1	leicht ausgeprägt	(schwach, gering …)	5–24 %
xxx.2	mäßig ausgeprägt	(mittel, ziemlich …)	25–49 %
xxx.3	erheblich ausgeprägt	(hoch, äußerst …)	50–95 %
xxx.4	voll ausgeprägt	(komplett, total …)	96–100 %
xxx.8	nicht spezifiziert		
xxx.9	nicht anwendbar		

Die Prozentwerte werden als Perzentile bezüglich der Bevölkerungsstandards verstanden. Die Kodierung „nicht spezifiziert" (xxx.8) steht für Problembereiche, die bspw. aufgrund nicht erhobener Informationen nicht eindeutig beurteilt werden können, die Kodierung „nicht anwendbar" (xxx.9) für Probleme, die für einen Patienten keine Relevanz haben, wie z. B. der Bereich der Menstruationsbeschwerden für einen männlichen Probanden.

Über diese erste Beurteilungsebene hinaus gibt es innerhalb der ICF noch weitere Beurteilungsmerkmale, die der folgenden Tabelle zu entnehmen sind.

Tab. 7.4: Beurteilungsmerkmale für die einzelnen Domänen

Körperfunktionen	Körperstrukturen	Aktivität	Umweltfaktoren
1. Ausmaß der Schädigungen	1. Ausmaß der Schädigungen 2. Art der Schädigung 3. Lokalisation der Schädigung	1. Leistung 2. Leistungsfähigkeit	1. Barriere und Förderfaktoren
bxxx._	sxxx._ _ _	dxxx._ _	exxx._ (Barrieren) exxx+_ (Förderfakt.)

Für die Beurteilung der Leistungsfähigkeit sind somit die Bereiche Aktivität und Partizipation (Teilhabe) von entscheidender Bedeutung. Innerhalb der ICF wird zwischen Leistung und Leistungsfähigkeit differenziert. Dabei beschreibt das Beurteilungsmerkmal für Leistung, „was ein Mensch in seiner üblichen Umwelt tut", wohingegen die Leistungsfähigkeit darauf abzielt, „das höchstmögliche Niveau der Funktionsfähigkeit, das ein Mensch in einer bestimmten Domäne zu einem bestimmten Zeitpunkt erreichen kann", zu beschreiben.

Allerdings enthalten diese Definitionen Interpretationsschwierigkeiten. Der Hauptunterschied liegt, so in der ICF formuliert, in den Auswirkungen der üblichen Umwelt (Leistung) im Vergleich zu einer einheitlichen Umwelt (Leistungsfähigkeit). Dagegen sprechen die Definitionen für eine Unterscheidung zwischen der tatsächlichen Aktivität eines Menschen („performance") und den ihm möglichen Aktivitäten („capacity"). Diese Unklarheit zeigte sich auch in einer Befragung durch die WHO, in der 60 % der Antwortenden meinten, dass sich „Aktivität" darauf bezöge, was eine Person wirklich tut, 40 % der Befragten waren hingegen der Ansicht, es gehe darum, was eine Person tun könne (newsletter 9, 2001).

7.3 ICF in der Begutachtung

Deskriptive Beschreibung der Leistungsfähigkeit

Die ICF umfasst in der Vollversion etwa 1 500 Items. Wie lässt sich diese Komplexität auf ein praktikables Maß reduzieren? Eine Möglichkeit besteht darin, die Struktur (Kapitelüberschriften) und Begrifflichkeiten der ICF einer deskriptiven Beschreibung der Leistungsfähigkeit zugrunde zu legen. Das folgende Fallbeispiel veranschaulicht dieses Vorgehen:

Fallbeispiel Herr S., Diagnose: „Somatoforme Schmerzstörung"

1 Diagnostische Einordnung
Bei dem Kläger liegt als Gesundheitsstörung eine Anhaltende Somatoforme Schmerzstörung vor, geklagt werden chronische lumbale Rückenschmerzen mit Ausstrahlung in beide Beine, außerdem ein wiederkehrender unspezifischer Nackenschmerz. Seit 1987 ist eine Schädigung der Nervenwurzel S1 links nachgewiesen mit dauerhafter Gefühlsminderung, jedoch ohne Kraftminderung des linken Beines.

2 Beurteilung der Leistungsfähigkeit
2.1 Lernen und Wissensanwendung
Hier zeigen sich keinerlei Einschränkungen des Klägers. Die Fokussierung der Aufmerksamkeit gelingt Herrn S. in der Gesprächssituation sehr gut. Ebenso findet Herr S. Lösungen für alltägliche Probleme. Hierzu führt Herr S. viele Beispiele aus der Gestaltung seines Berufsalltags an.

2.2 Allgemeine Aufgaben und Anforderungen
Bei der Durchführung der täglichen Routine zeigt sich der Kläger in der Lage, die anstehenden Tätigkeiten zu planen und das eigene Aktivitätsniveau zu handhaben. Insbesondere Pausen und Erholungsphasen, die bei zunehmenden Schmerzen notwendig werden, kann Herr S. in seiner Alltagsgestaltung berücksichtigen. Schwierigkeiten zeigt der Kläger im Umgang mit Stress und psychischen Anforderungen, hier liegen mäßig ausgeprägte Leistungseinschränkungen vor.

2.3 Kommunikation
Herr S. ist im Bereich der Kommunikation nicht eingeschränkt.

2.4 Mobilität
Im Bereich der Mobilität gibt es beim Kläger mäßige bis starke Einschränkungen. So liegen erhebliche Einschränkungen beim Wechsel elementarer Körperpositionen (hocken, knien, sich beugen) und bei längerem Verbleiben in einer Körperhaltung vor. Auch beim Heben und Tragen von schwereren Gegenständen gibt es deutliche Einschränkungen.

2.5 Selbstversorgung
Es liegen keine qualitativen Einschränkungen vor. Der Kläger kann sich selber waschen, duschen, anziehen etc.

2.6 Häusliches Leben
Herr S. kann die Waren des täglichen Bedarfs beschaffen und auch die anfallenden Arbeiten in und um das Haus alleine durchführen.

2.7 Interpersonelle Interaktionen und Beziehungen
Herr S. zeigt im direkten Kontakt keinerlei Einschränkungen grundlegender interaktioneller Aktivitäten. Herr S. hat einen großen Bekanntenkreis, in welchem er sich allerdings aufgrund der Schmerzen nicht mehr so aktiv bewegt wie früher. In seiner gegenwärtigen Beziehung ist Herr S. sehr zufrieden. Für konflikthafte Beziehungen fehlen Herrn S. allerdings konstruktive Lösungsstrategien, er reagiert mit Abbruch.

> 2.8 Bedeutende Lebensbereiche
> Dieser Bereich der Aktivität/Partizipation bezieht sich insbesondere auf die Beteiligung am Arbeitsleben. Dieser Bereich ist explizite Fragestellung des Gutachtenverfahrens und kann letztendlich nur abschließend unter Berücksichtigung aller Aspekte beantwortet werden.
>
> 2.9 Gemeinschafts-, soziales und staatsbürgerliches Leben
> Herr S. sieht sich aufgrund der Schmerzproblematik nicht mehr in der Lage, seine 34-jährige aktive Mitgliedschaft in der Blaskapelle aufrechtzuerhalten. Allerdings hat er durch die Übernahme von Vorstandstätigkeiten den Kontakt weiter aufrechterhalten. Innerhalb der ICF fällt in diesen Bereich auch die Freizeitgestaltung. Herr S. gestaltet seine Freizeit aktiv. Zusammenfassend ist die Leistungsfähigkeit des Klägers in diesem Bereich als leicht eingeschränkt zu beurteilen.
>
> 3 Schlussfolgerung
> Unter den üblichen Bedingungen eines Arbeitsverhältnisses kann der Kläger noch mindestens 6 Stunden und bis zu 8 Stunden täglich arbeiten.
> Dem Kläger sind noch leichte, gelegentlich auch mittelschwere Tätigkeiten möglich, wobei jedoch auf schweres Heben und Tragen über 10 kg verzichtet werden muss. Nicht möglich sind Tätigkeiten unter Zwangshaltungen, mit häufigem Bücken oder anhaltend über Kopf. Zu achten ist auf die Möglichkeit zum selbstbestimmten Wechsel zwischen Gehen, Stehen und Sitzen. Nicht möglich sind Tätigkeiten unter erhöhtem Leistungsdruck, in Wechselschicht oder im Akkord.

Die Beschreibung der Leistungsfähigkeit anhand der Kapitelüberschriften der ICF bietet den Vorteil, die Einschätzung der Leistungsfähigkeit über die reine Beurteilung der körperlichen Leistungsfähigkeit hinaus um wesentliche Bereiche zu erweitern (s. auch Roth & Seidel, 2003). Zudem erhöht dieses Vorgehen die Transparenz der Beurteilung der Leistungsfähigkeit in der abschließenden Beantwortung der gutachterlichen Fragestellungen.

Item-basierte Verwendung der ICF

Darüber hinaus bietet eine Item-gestütze Anwendung der ICF weitere Möglichkeiten. Hier ist es möglich, über die rein beschreibende Nutzung hinaus differenzierte Leistungsprofile von zu begutachtenden Menschen zu erstellen. In Heft 5 (Februar 2004) der Schauflinger Briefe werden diesbezüglich drei unterschiedliche Herangehensweisen formuliert.

1. Eindimensional-hierarchische Ebene
   Auf der eindimensional-hierarchischen Ebene müsste der Gutachter die Itemliste der ICF zur Hand nehmen und systematisch die zutreffenden Items heraussuchen. Da es sich hier bei der Vollversion um ca. 1 500 Items handelt, ist dieser Weg für die praktische Anwendung ohne Interesse. Aber selbst für die reduzierte Kurzversion erscheint ein solches Vorgehen nicht praktikabel.

2. Core-Set-orientiertes Vorgehen
Ein Ansatz, die umfangreiche Itemliste auf ein praktikables Maß zu reduzieren, besteht im sog. Core-Set-orientierten Vorgehen. So hat die WHO eine ICF-Checkliste (WHO, 2002) veröffentlicht, welche auf der Basis von 5 100 Fällen die relevantesten Items enthält. Da dieses Vorgehen aber nicht störungsspezifisch war, enthält diese Checkliste viele Items, die für Probanden mit somatoformen Störungen oder chronischen Schmerzen unwesentlich sind. Andererseits werden für diese Störungsbilder wesentliche Bereiche nicht ausführlich genug berücksichtigt. Zielführender erscheint insofern das Vorgehen der Forschungsgruppe um Stucki (Stucki et al., 2002), die inzwischen für verschiedene Krankheitsbilder (unter anderem für das generalisierte Schmerzsyndrom, lumbale Rückenschmerzen, rheumatoide Arthritis, aber auch depressive Störungen) spezifische Core-Sets entwickelt haben und diese in groß angelegten Studien validieren. Auch diese spezifischen Core-Sets lassen sich nicht einfach auf den Gutachtenprozess übertragen, da es sich bei der gutachterlichen Fragestellung und insbesondere hier die Beurteilung der Leistungsfähigkeit um eine ganz spezielle Fragestellung handelt, diese Core-Sets aber für die allgemeine klinische Arbeit entwickelt wurden.
3. Signal-Item-basiert
Hier ist die Idee, über eine begrenzte Anzahl an Signalitems auf Schädigungen bzw. Beeinträchtigungen in anderen Funktionsbereichen zu schließen. Allerdings liegen hierzu bislang noch keine weiteren Vorarbeiten vor.

Der Vorteil einer Item-basierten Nutzung der ICF liegt sicherlich in der deutlich höheren Transparenz der Leistungsbeurteilung und der daraus resultierenden besseren Vergleichbarkeit. In diesem Sinne könnte die ICF auch die juristische Forderung nach einheitlichen Grundlagen für die Begutachtung erfüllen (s. SGB IX). Dagegen steht allerdings zum gegenwärtigen Zeitpunkt, dass für den Bereich somatoformer Störungen und insbesondere chronischer Schmerzerkrankungen noch keine praktikable Zusammenstellung von Items für das Gutachtenverfahren vorliegt. Es ist aber vorstellbar, dass gerade für die spezielle Fragestellung der Leistungsbeurteilung in einem Gutachtenverfahren ein eigenes zusammengestelltes Core-Set entwickelt werden kann, welches die für diese Fragestellung relevanten Beurteilungskomponenten beinhaltet. Hier liegen erste Ergebnisse aus dem Bereich der neurologischen Rehabilitation vor (s. Schauflinger Briefe 1–5). Allerdings wird es noch einiges an Arbeit bedeuten, eine entsprechende Empfehlung auch für den Schmerzbereich aussprechen zu können.

7.4 Kritische Würdigung

Der große Vorteil der ICF für den Gutachtenprozess ist sicherlich darin zu sehen, dass das Augenmerk auf die Beurteilung der Leistungsfähigkeit gerichtet wird. Trotz vielfältiger Betonung der Wichtigkeit dieser Beurteilung fällt diese in der Begutachtungspraxis immer wieder allzu kurz aus. Die rein beschreibende Verwendung der ICF richtet das Augenmerk des Gutachters auf wesentliche Bereiche der Aktivität und Partizipation. Sie trägt insofern dazu bei, die für eine umfassende

Beurteilung der Leistungsfähigkeit notwendigen Informationen (Alltagsgestaltung, Freizeitgestaltung etc.) zu erfassen. Ein weiterer Vorteil ist darin zu sehen, dass die abschließende Beurteilung der Leistungsfähigkeit transparent und nachvollziehbar wird, was in der gegenwärtigen Begutachtungspraxis nicht immer der Fall ist (s. Wagner et al. 2003).

Darüber hinaus bietet die ICF die Möglichkeit, anhand der Beurteilungskriterien Leistungsprofile der zu beurteilenden Menschen zu erstellen. Diese würden die Transparenz der Beurteilung weiter erhöhen und darüber hinaus zu einer wesentlich besseren Vergleichbarkeit führen. Hierfür fehlt es allerdings zum gegenwärtigen Zeitpunkt an ausgereiften und praktikablen Vorschlägen. Die Entwicklung eines Core-Sets für den Bereich der Sozialversicherungen ist in Arbeit (s. Newsletter on the WHO-FIC (2004)) und soll bis 2006 fertig gestellt sein. Allerdings bleibt auch dann noch die Frage offen, wie ein solch erstelltes Profil zu bewerten ist. Es wird also noch einige Zeit dauern, bis die ICF in Form einer Profilerstellung Eingang in die Begutachtungspraxis finden wird.

Grundlage hierfür sind sicherlich auch ausreichende Studien zur Absicherung der Qualität des Klassifikationssystems. Insbesondere Hinweise zur Qualität der Beurteilungsübereinstimmung stellen eine elementare Voraussetzung für das Ziel dar, den Gutachtenprozess transparent und vergleichbar zu gestalten. Hierzu wurden in der Revisionsphase (beta-testing) vielfältige internationale Studien durchgeführt. In Newsletter 9 der WHO (2001) wird ein kurzer Überblick gegeben. Die Übereinstimmung unterschiedlicher Rater liegt zwischen 0.7 und 1.0 und ist damit als zufriedenstellend bis sehr hoch zu bewerten. Für die deutschsprachige Veröffentlichung liegen m. W. noch keine entsprechenden Ergebnisse vor. Ein Überblick über laufende Studien findet sich bei DIMDI (2005), zu Recht wird allerdings im Schauflinger ICF-Brief (2004) darauf hingewiesen, dass bislang noch zu wenige quantitative Studien durchgeführt werden.

Schließlich ist darauf hinzuweisen, dass mit der ICF ein reines Klassifikationssystem vorliegt. Die ICF ist damit kein Assessment-Instrument. Die WHO formuliert explizit das Ziel, dass die notwendigen Assessment-Instrumente noch zu entwickeln sind. Vielversprechender scheint allerdings der Ansatz, vorhandene und statistisch abgesicherte Verfahren auf ihre Kompatibilität mit der ICF hin zu untersuchen. Auch hierzu sind international vielfältige Aktivitäten zu verzeichnen (s. Newsletter on the WHO-FIC, 2004; Schuntermann, 2001).

Viele Fragen müssen zum gegenwärtigen Zeitpunkt noch offen bleiben (s. auch Schuntermann, 2003). Mit den gesetzgeberischen Veränderungen sind allerdings Rahmenbedingungen geschaffen, die eine deutliche Weichenstellung in Richtung einer Anwendung der ICF im Rahmen gutachterlicher Tätigkeit erkennbar werden lassen. Nicht nur, dass die Revision des SGB IX wesentliche Aspekte der ICF aufgenommen hat, der Gesetzgeber hat auch explizit eine für alle Rehabilitationsträger einheitliche Sprache gefordert, welche die ICF zur Verfügung stellt.

8 Die Untersuchung als Arbeitsprobe – ein psychodiagnostischer Ansatz zur Beurteilung der Einsatzfähigkeit für leichte Erwerbstätigkeiten

Unter Erwerbsfähigkeit wird in der gesetzlichen Rentenversicherung die Fähigkeit eines Versicherten verstanden, unter Ausnutzung der Arbeitsgelegenheiten, die sich ihm nach seinen Kenntnissen und Erfahrungen sowie seinen körperlichen und geistigen Fähigkeiten *im ganzen Bereich des wirtschaftlichen Lebens* bieten, Erwerbseinkommen zu erzielen. Die Erwerbsfähigkeit ist gemindert, wenn der Versicherte infolge gesundheitsbedingter erheblicher und länger andauernder Einschränkung der Leistungsfähigkeit seine bisherige oder zuletzt ausgeübte berufliche Tätigkeit nicht oder nicht mehr ohne wesentliche Einschränkungen ausüben kann (Roth & Seidel, 2003). Auf der Grundlage dieser sozialrechtlichen Vorgaben muss der Sachverständige auf möglichst breiter Informationsbasis ein Bild von den Leistungsbeeinträchtigungen, aber auch vom noch erhaltenen Leistungsvermögen des Versicherten zeichnen. Dabei wird sich die gutachterliche Argumentation zu Fragen der Erwerbsminderung aufgrund psychischer/somatoformer Störungen oder chronifizierter Schmerzen zumeist auf die Ergebnisse der Voruntersuchungen, der klinischen Untersuchung, der Exploration oder psychologischer Testverfahren stützen. Um aber beurteilen zu können, ob ein Proband vollschichtig, halbschichtig oder weniger als drei Stunden pro Tag eine leichte oder mittelschwere Tätigkeit erbringen kann, sind selbst die vorliegenden Ergebnisse mitunter immer noch unzureichend. In diesen Fällen kann es sinnvoll sein, *die Untersuchung selbst als Variante einer dosierten Belastung* zu konzipieren, die einem normalen Arbeitstag entspricht. Das Verhalten des Probanden unter Untersuchungsbedingungen kann dann Informationen über Verhaltensweisen und -änderungen im Tagesverlauf liefern, die die reale Belastbarkeit des Probanden direkter und zuverlässiger abschätzbar machen.

Die Idee, Aussagen zur Belastbarkeit vom Verhalten unter simulierten Arbeitsplatzbedingungen abhängig zu machen, ist nicht neu. Sie wird vor allem in Bereichen umgesetzt, in denen die Passung zwischen Arbeitsplatzbedingungen und der individuellen Leistungsfähigkeit optimiert werden soll, also in der beruflichen Rehabilitation und der beruflichen Belastungserprobung. So bietet bspw. das Arbeitssimulationsgerät ERGOS (s. Gagel et al., 2004) die Möglichkeit, über 240 Aufgaben Arbeitsabläufe zu simulieren und daraus Aussagen zur Belastbarkeit, aber auch zur Verhaltensoptimierung am Arbeitsplatz abzuleiten. Solche komplexen Arbeitssimulationsverfahren zeichnen sich dadurch aus, dass nicht nur Testergebnisse, sondern auch das Untersuchungsverhalten unter den auf die Fragestellung abgestimmten Test- und Belastungsbedingungen als valide Indikatoren für die zu beurteilende Belastbarkeit interpretiert werden können. Es ist naheliegend, die Idee von der Simulation spezifischer arbeitsplatzbezogener Anforderungen auf die Beurteilung der allgemeinen Leistungsfähigkeit zu übertragen. Dementsprechend werden im Folgenden Möglichkeiten der Begründung von Begutachtungsentscheidungen aufgezeigt unter der Voraussetzung, dass die Untersuchung selbst als eine Arbeitsprobe für leichte und gelegentlich mittelschwere Tätigkeiten interpretiert wird.

8.1 Die psychologische Untersuchung als Arbeitsprobe für leichte Tätigkeiten

Im Rahmen von Rentenstreitverfahren wird in der Regel die Frage gestellt, ob der Proband noch leichte und gelegentlich mittelschwere Tätigkeiten halb- oder vollschichtig erbringen kann oder ob das tägliche Leistungsvermögen auf unter drei Stunden herabgesunken ist. Nach dem Konzept der „Untersuchung als Arbeitsprobe" sollte die Untersuchung zeitlich und von der Belastung des Probanden her so gestaltet sein, dass dessen Verhalten im Untersuchungsverlauf direkte Hinweise auf die Beantwortung der Beweisfrage liefern kann. Entsprechend sollte die Untersuchung einem Belastungsprofil für leichte bis gelegentlich mittelschwere Tätigkeiten entsprechen.

Eine psychologische Untersuchung eignet sich insofern zur Simulation einer „leichten Tätigkeit", als überwiegend sitzende Tätigkeiten mit kognitiven Leistungen gefordert sind. Im Vordergrund steht zumeist die Bearbeitung psychologischer Tests oder Fragebögen, die vor allem das Konzentrationsvermögen, die Vigilanz (Daueraufmerksamkeit) sowie Gedächtnisfähigkeiten beanspruchen. Außerdem werden das Instruktionsverständnis, die Auffassungsgabe und die Arbeitsgeschwindigkeit bei der Durchführung von Testverfahren sichtbar. Das Verhalten im Interview kann Hinweise auf kommunikative und soziale Fähigkeiten liefern. Schließlich können aus dem Untersuchungs- und Pausenverhalten im Untersuchungsverlauf Erkenntnisse dazugewonnen werden, wie der Proband mit Belastungen im Tagesverlauf umgeht. Insofern fallen in einer Untersuchung, die einem Arbeitstag angepasst ist, viele entscheidungsrelevante Informationen an, die über die Ergebnisse der Befragungen und spezifischen Leistungstests hinausgehen und die zur Beantwortung der Beweisfragen genutzt werden können.

Die Untersuchung als Experiment

Ein besonderer Vorteil der hier vorgeschlagenen „Untersuchung als Arbeitsprobe" besteht darin, dass Belastungen im Sinne eines Einzelfallexperiments kontrolliert verstärkt und reduziert werden können. Belastungsqualität und Belastungsintensität können durch die Auswahl und die Abfolge der Untersuchungsverfahren im Untersuchungsverlauf gezielt variiert werden. Je nach Fragestellung können körperlich leichte (überwiegend sitzende) Tätigkeiten mit körperlichen Entlastungsbewegungen oder körperlichen Belastungstests kombiniert werden. Letztere sollten geeignet sein, Aussagen über mittelschwere körperliche Tätigkeiten aus dem Untersuchungsverhalten abzuleiten.

Die Bearbeitung von Fragebögen ohne Zeitlimit stellt in der Regel eine Form *leichter geistiger* (konzentrativer) Belastung dar. Fragebögen, die eine längere Bearbeitungszeit (über 30–45 Minuten) erfordern, simulieren eine leichte bis mittlere konzentrative Dauerbelastung. Speed-Tests mit Zeitbegrenzung, insbesondere solche zur Überprüfung der Konzentrations- oder Gedächtnisfähigkeit, aber auch Intelligenz- und Simulationstests können mittlere bis hohe konzentrative Belastungen induzieren. Die Bewertung der Belastungsintensität wird in diesen Fällen von den einzelnen Verfahren abhängen.

Körperliche Belastung kann bei sitzender Tätigkeit durch die Dauer des Sitzens, die Sitzunterlage und die Sitzhaltung induziert werden. Durch die Demonstration von körperlichen Halte- oder Bewegungsübungen, durch Treppensteigen oder durch Funktionstests an Geräten zur körperlichen Funktionsdiagnostik kann eine mittelschwere körperliche Belastung erreicht werden.

Eine *psychische* Belastung ist erfahrungsgemäß mit Testverfahren oder anderen Erhebungsmethoden verbunden, die entweder vom Probanden nicht unmittelbar in ihrer Funktion durchschaut werden oder die das Entlastungsbedürfnis des Probanden kritisch hinterfragen. Demnach werden z. B. Beschwerdelisten oder Schmerzfragebögen von den meisten Probanden als wenig belastend oder auch als entlastend empfunden, weil sie dem Interesse des Versicherten entgegenkommen, die Beschwerden in der Untersuchung darzustellen. Demgegenüber führt die Bearbeitung von Persönlichkeitstests oder ein Interview, in dem die Bewältigungsbemühungen des Probanden kritisch hinterfragt werden, nicht selten zu erhöhter psychischer Anspannung und intensiviertem Belastungserleben.

Es ist sinnvoll, im Sinne eines Umkehrdesigns im Einzelfallexperiment im Anschluss an Phasen deutlich erhöhter oder erniedrigter konzentrativer oder körperlicher Belastung jeweils Messungen zum unmittelbaren körperlichen und psychischen Status durchzuführen. Auf diese Weise kann die *Belastungsabhängigkeit von Leistungs- und Befindlichkeitsänderungen* im Tagesverlauf unmittelbar geprüft werden. Darüber hinaus kann auch die *Belastbarkeitsgrenze für geistige Tätigkeiten* durch eine Abfolge psychologischer Tests und körperlicher Funktionstests simuliert werden. So können bspw. mehrere aufeinander folgende Ausdauer- und Speed-Tests zur konzentrativen und gedächtnisbezogenen Leistungsfähigkeit zur Einschätzung der Grenze der geistigen Belastbarkeit genutzt werden.

Tabelle 8.1 veranschaulicht den Zeitplan für eine ganztägige Untersuchung, die im Sinne einer Arbeitsprobe für leichte und gelegentlich mittelschwere Tätigkeiten unter normalen Arbeitsbedingungen konzipiert ist. Den Angaben zu den Themen und Untersuchungsinhalten sind jeweils Angaben zur durchgeführten Untersuchungsmethode und zur Qualität und Intensität der durch die Untersuchung induzierten Belastung zugeordnet. Bei den Angaben zur Qualität und Intensität der Belastung handelt es sich lediglich um Schätzungen, die sich aus der Kenntnis der Messmethode ergeben. Häufig lässt sich der tatsächliche Belastungscharakter einer Erhebungsmethode für einen einzelnen Probanden erst im Nachhinein bestimmen.

Tab. 8.1: Beispiel einer ganztägigen Untersuchung im Sinne einer Arbeitsprobe

Zeit	Themen/Inhalte	Methode	Belastungsqualität und -intensität der Maßnahme
9.00	Begrüßung/Instruktion	Verhaltensbeobachtung	keine Belastung
9.05	Kardiovaskuläre Aktivierung nach Anreise	Messung von Herzrate und Blutdruck	keine Belastung

Fortsetzung auf S. 163

8 Die Untersuchung als Arbeitsprobe – ein psychodiagnostischer Ansatz

Zeit	Themen/Inhalte	Methode	Belastungsqualität und -intensität der Maßnahme
9.10	Aktuelles Befinden	Befindlichkeitsskala	leichte konz. Belastung
9.20	Konzentrationsleistung	Aufmerksamkeits- Belastungs-Test	hohe konzentrative Belastung
9.30	Funktionsniveau im Alltag	Fragebogen zum Funktionsniveau	leichte konzentrative Belastung
9.30	Persönlichkeitsdiagnostik	Persönlichkeitsfragebogen	leichte konzentrative und körperliche Dauerbelastung
10.40	Kardiovaskuläre Aktivierung nach geistiger Belastung	Messung von Herzrate und Blutdruck	keine Belastung
10.45	Befindlichkeit nach geistiger Belastung	Befindlichkeitsskala	leichte konzentrative Belastung
10.50	Pause	Verhaltensbeobachtung	keine Belastung
10.55	Beschwerdeverarbeitung	Fragebogen zur Krankheitsverarbeitung	leichte konzentrative und körperliche Dauerbelastung
11.35	Antworttendenzen	Forced choice-Gedächtnistest	kurzfristige mittlere konzentrative Belastung
11.45	Schmerz- und Beschwerdediagnostik	Schmerzfragebogen	leichte konzentrative Belastung
12.15	Pause	Verhaltensbeobachtung	keine Belastung
12.45	Belastungs- oder Motivationsdiagnostik	Leistungsmotivationsinventar	dauerhaft leichte konzentrative Belastung
13.15	Antworttendenzen	Fragebogen	leichte konzentrative und psychische Belastung
13.30	Erfassung der körperlichen Kraft und Beweglichkeit	Durchführung von Körperhaltungs- und Bewegungsübungen	leichte bis mittelschwere körperliche Belastung
14.15	Kardiovaskuläre Aktivierung	Messung von Herzrate und Blutdruck	keine Belastung

Fortsetzung auf S. 164

Zeit	Themen/Inhalte	Methode	Belastungsqualität und -intensität der Maßnahme
14.20	Schmerzdiagnostik, Diagnostik der Körperwahrnehmung	Psychophysikalische Messungen	leichte psychische Belastung
15.00	Pause	Verhaltensbeobachtung	keine Belastung
15.10	Funktionsniveau im Alltag, psychische Störungen, soziale Unterstützung, Entlastungsmotivation	Exploration/strukturiertes Interview/Verhaltensbeobachtung	leichte bis mittlere psychische Belastung
16.00	Körperliche Aktivierung nach psychischer Belastung	Messung von Herzrate und Blutdruck	keine Belastung
16.05	Aktuelle Befindlichkeit	Befindlichkeitsskala	leichte konz. Belastung
16.10	Persönlichkeitsdiagnostik	Fragebogen	leichte konz. Belastung
16.20	Funktionsniveau im Alltag	Fragebogen zum Funktionsniveau	leichte konzentrative/ gedächtnisbezogene Belastung
16.50	Konzentrationsleistung (Geschwindigkeit und Sorgfalt)	Aufmerksamkeits-Belastungs-Test d2	kurzfristig hohe konzentrative Belastung
17.00	Antworttendenzen	Fragebogen	leichte konzentrative Belastung
17.15	Verabschiedung	Verhaltensbeobachtung	keine Belastung

Generalisierbarkeit der Angaben

Die Interpretierbarkeit zeitabhängiger oder belastungsabhängiger Veränderungen im Tagesverlauf wird in der Praxis umso eindeutiger sein, je mehr Übereinstimmungen zwischen Untersuchungs- und Arbeitsplatzbedingungen bestehen. Als analog zur Arbeitsplatzbelastung kann die Untersuchung in dem Maße gelten, in dem sie spezifische Arbeitsplatzbedingungen realisiert. Das bedeutet z. B.:

- Die Untersuchung kann als Arbeitsprobe für eine *sitzende oder sitzende und stehende Tätigkeit* gelten, wenn der Proband die meiste Zeit am Schreibtisch sitzt und zwischenzeitlich immer wieder aufstehen und kurze Strecken gehen kann oder muss.
- Die Untersuchung kann als Arbeitsprobe für *leichte geistige Tätigkeit* angesehen werden, wenn überwiegend einfache Fragebögen und Testverfahren durch-

geführt werden, die von Menschen mit durchschnittlicher Intelligenz problemlos bewältigt werden können.
- Repräsentativität für die Tätigkeit an einem *Bildschirmarbeitsplatz* besteht dann, wenn der Proband die meiste Untersuchungszeit am Computer bzw. vor dem Bildschirm verbringt und hier entweder Fragebögen beantwortet oder Leistungstests durchführt.
- Die Untersuchung kann als *Arbeitsprobe für einen vollen Arbeitstag* angesehen werden, wenn sie sechs Stunden oder länger andauert und wenn Pausen in einem Umfang durchgeführt werden, der den in Betrieben üblichen Pausenregelungen entspricht.
- Sie kann als *Arbeitsprobe für eine leichte halbschichtige Tätigkeit* im Umfang von drei bis sechs Stunden interpretiert werden, wenn sie bei den in Betrieben üblichen Pausenregelungen bis zu sechs Stunden andauert.

Für die Analogie einer mehrstündigen psychologischen Untersuchung zu einer leichten beruflichen Tätigkeit sprechen außerdem folgende Merkmale:

- Der Proband arbeitet bzw. *handelt unter Aufsicht* bzw. wird in seinem Verhalten von anderen (dem Vorgesetzten am Arbeitsplatz, dem Sachverständigen in der Untersuchung) kontrolliert.
- Der Proband wird aufgefordert, bestimmte *Aufgaben zu bewältigen, die seinem normalen Leistungsniveau angepasst* sind. Sowohl am Arbeitsplatz als auch unter Begutachtungsbedingungen geht es darum, das Anforderungsprofil auf die individuellen Fähigkeiten abzustimmen. Leistungs- bzw. Belastbarkeitsgrenzen sollten jeweils nur in Ausnahmefällen erreicht werden.
- Das Ergebnis des Untersuchungs- bzw. Arbeitsverhaltens ist mit *Konsequenzen* für den Probanden verbunden. Am Arbeitsplatz kann reduzierte Arbeitsleistung zu sozialen oder finanziellen Einbußen führen, in der Begutachtung zu langfristiger Entlastung oder auch zur Ablehnung z. B. des Rentenantrags.

8.2 Analyse des Arbeitsverhaltens und der Motivation zur Mitarbeit

Informationen zum Arbeitsverhalten können Hinweise zur Test- und Leistungsmotivation enthalten, ohne die eine zutreffende Interpretation von Fragebogen- oder Leistungstestergebnissen nicht möglich wäre. Insbesondere schwache Leistungen in psychologischen Leistungstests sollten nicht ohne Berücksichtigung des Arbeitsverhaltens und seiner motivationalen Bedingungen interpretiert werden. Die folgende Zusammenstellung enthält eine Reihe von Merkmalen, die sich zur Beschreibung des Arbeitsverhaltens im Untersuchungsverlauf eignen. Sie betreffen die Art und Weise, wie der Proband mit der Untersuchungssituation insgesamt, aber auch mit einzelnen Testanforderungen umgeht. Als wichtige Merkmale des Arbeitsverhaltens können gelten:

- *Verhaltensweisen, die auf (un-)günstige motivationale Voraussetzungen schließen lassen*
  Hierzu zählen Verhaltensweisen, die die Vorbereitung auf die Untersuchung oder die Testmotivation betreffen. Für eine schwache Testmotivation kann es z. B. sprechen, wenn der Proband Untersuchungstermine wiederholt kurzfristig verschiebt, zu spät zur Untersuchung erscheint, notwendige Utensilien (z. B. Lesebrille) nicht mitgebracht oder notwendige und sonst regelmäßig eingenommene Medikamente nicht eingenommen hat, um einen „unverfälschten" Eindruck zu hinterlassen. Für eine kooperative Untersuchungs- und Arbeitshaltung kann es andererseits sprechen, wenn der Proband ausgeruht zur Untersuchung erscheint, im Vorfeld zugesandte Materialien sorgfältig und vollständig ausgefüllt hat, noch fehlende Materialien zur Krankengeschichte zur Untersuchung mitgebracht hat und ggf. Vorsorge für Verpflegung und Heimreise getroffen hat.
  Die Schaffung günstiger Arbeitsbedingungen kann aber auch unmittelbar auf die Untersuchungssituation bezogen sein: Stellt sich der Proband Sitz und Tischhöhe ergonomisch richtig ein? Signalisiert er die Notwendigkeit von Zwischenpausen, wenn sich erste Anzeichen einer Erschöpfung einstellen? Nutzt er die Pausen effizient zur Erholung oder unterbricht er lediglich die bisherige Tätigkeit?
- *Arbeitsgeschwindigkeit*
  Eine hohe Arbeitsgeschwindigkeit im Umgang mit Testmaterialien kann darauf hinweisen, dass der Proband zu einem erhöhten Arbeitstempo bei der Bewältigung konzentrativer Tätigkeiten in der Lage ist. Eine hohe Arbeitsgeschwindigkeit bei Fragebögen (ohne Speed-Instruktion) kann aber auch zum Ausdruck bringen, dass er die Untersuchung als unangenehm empfindet und sie möglichst bald beenden möchte. Als Maß für die Arbeitsgeschwindigkeit kann die durchschnittliche Bearbeitungsdauer verwendet werden, die für jedes standardisierte und evaluierte Testverfahren angegeben ist. Liegt die individuelle Bearbeitungsdauer regelmäßig über den angegebenen Durchschnittswerten, so kann von einer reduzierten Arbeitsgeschwindigkeit ausgegangen werden. Ist die Untersuchung im Sinne einer Arbeitsprobe für eine vollschichtige Tätigkeit konzipiert, so kann ein erhöhtes Arbeitstempo dazu führen, dass mehr Testverfahren als ursprünglich geplant eingesetzt werden. Bei niedrigem Arbeitstempo kann es notwendig werden, geplante Verfahren nicht bearbeiten zu lassen. Um flexibel auf die interindividuell unterschiedlichen Arbeitsgeschwindigkeiten reagieren zu können, sollte der Sachverständige bereits bei der Planung der Untersuchung zwischen notwendigen und fakultativen Testverfahren unterscheiden und den Untersuchungsverlauf entsprechend anpassen (vgl. Kap. 5).
- *Genauigkeit des Arbeitsverhaltens*
  Manche Probanden versuchen, ihre geringe Arbeitsgeschwindigkeit zu kompensieren, indem sie sich um eine hohe Zuverlässigkeit und Genauigkeit ihrer Angaben bemühen. So wie die Arbeitsgeschwindigkeit ist aber auch das forcierte Bemühen um Genauigkeit bei der Testbearbeitung kein eindeutiger Indikator für eine erhöhte Test- oder Leistungsmotivation in der Untersuchungssituation. Erhöhte Genauigkeit, die sich z. B. im langsamen und gründlichen Lesen von Fragen und dem sorgfältigen Abwägen von Antwortalternativen zeigen kann, kann auch Ausdruck einer erhöhten Angst vor fehlerhaften oder nicht zielführenden Angaben sein, aber auch Ausdruck einer eingeschränkten kognitiven Verarbeitungskapazität. Das Bemühen um Genauigkeit kann sich zeigen in der Differenziertheit, mit der Probanden auf offene Fragen antwortet, im Umfang von Nachfragen bei der Testinstruktion, in der Zahl von Nachfragen bei der

Bearbeitung von Fragebögen oder auch in negativen emotionalen Reaktionen aufgrund eingeschränkter Antwortmöglichkeiten in standardisierten Testverfahren. Häufig geht eine höhere Genauigkeit mit einer geringeren Arbeitsgeschwindigkeit einher.

- *Umgang mit Fehlern bzw. Leistungsbeeinträchtigungen*
  Die Konzeption der „Untersuchung als Arbeitsprobe" sieht vor, dass der Proband im Laufe eines Untersuchungstages mit einer großen Zahl an Anforderungen und Entscheidungen konfrontiert wird. Es ist daher hier wie auch im normalen Arbeitsalltag als selbstverständlich anzunehmen, dass die Probanden aufgrund der großen Zahl auch Fehler machen oder falsche Entscheidungen treffen. Mitunter geraten sie auch an die Grenzen ihrer Belastbarkeit und brechen ein gewünschtes Test- oder Antwortverhalten vorzeitig ab. Für den Untersucher können dies jeweils Situationen sein, die auch Aufschluss über die Motivation des Probanden zur Mitarbeit in der Untersuchung geben. Spontaner Ärger oder Unmut über schlechte Leistungen in psychologischen oder körperlichen Funktions- oder Leistungstests oder spontane Vergleiche zu früheren Leistungen oder Leistungen außerhalb der Begutachtungssituation können z. B. zum Ausdruck bringen, dass der Proband am Nachweis seiner tatsächlichen Leistungsfähigkeit interessiert ist.

Die Konzeption der Untersuchung als Arbeitsprobe sieht vor, dass Merkmale des Arbeitsverhaltens nicht nur insgesamt, sondern auch mit Bezug auf den Untersuchungsverlauf gesichtet und bewertet werden. Auf diese Weise soll die Abhängigkeit des Arbeitsverhaltens von zeitlichen Einflüssen und von Belastungen dokumentiert werden. Zur Beurteilung zeit- und belastungsabhängiger Veränderungen des Arbeitsverhaltens können die folgenden Fragen Orientierungshilfen geben:

- *Wie stellt sich die Bereitschaft des Probanden zur Mitarbeit insgesamt dar?*
  Es kann für eine erhöhte Motivation sprechen, wenn Probanden ungeduldig oder ärgerlich auf vermeidbare Fehler bei einfachen kognitiven Tests reagieren. Eher gegen die Motivation zur Mitarbeit kann es sprechen, wenn z. B. Leistungstests wiederholt vor dem zeitlich festgelegten Ende abgebrochen oder durch Kommentare immer wieder unterbrochen werden, wenn Fragebögen viele Auslassungen enthalten oder wenn der Proband selbst offen seine Vorbehalte gegen die Durchführung der Untersuchung, die Untersuchungsbedingungen oder den Untersucher selbst vorbringt.
- *Nehmen die Zeichen, die für eine gesteigerte Testmotivation sprechen, in Abhängigkeit von emotional belastenden Einflüssen* (z. B. nach Äußerungen des Untersuchers zum bisherigen unzureichenden Therapieverhalten) *ab?* Manche Probanden verändern ihr Untersuchungsverhalten, sobald sie zu der Überzeugung gelangt sind, dass die Untersuchung nicht den gewünschten Verlauf nimmt. In diesem Fall sind willentliche Einflüsse als Erklärung für verminderte Ergebnisse in Funktions- oder Leistungstests wahrscheinlich.
- *Verändert sich die Arbeitsgeschwindigkeit kontinuierlich oder sprunghaft nach vermehrter geistiger oder körperlicher Belastung?* Die kontinuierliche Abnahme der Arbeitsgeschwindigkeit im Tagesverlauf kann auf eine belastungsbedingte Abnahme der konzentrativen Belastbarkeit hinweisen; eine Zunahme der Geschwindigkeit kann das Ergebnis wachsender Routine im Umgang mit Testmaterial, aber auch Folge einer demonstrativ übersteigerten Verlangsamung zu Beginn der Untersuchung sein.

- *Verändert sich die Arbeitssorgfalt bei der Testbearbeitung oder die Differenziertheit der Angaben im Untersuchungsverlauf?* Erfahrungsgemäß sind die meisten Probanden zu Beginn der Untersuchung stärker um Sorgfalt bei der Beantwortung von Fragen bemüht als nach mehrstündiger Untersuchung. Insofern kann eine zumindest leichte Abnahme der Arbeitssorgfalt im Untersuchungsverlauf als normal gelten. Sinkt die Sorgfalt im Untersuchungsverlauf erheblich und es entwickelt sich ein oberflächliches Antwortverhalten, kann dies auf bewusstseinsnahe motivationale Einflüsse zurückzuführen sein, aber auch auf spontane affektive Reaktionen wie z. B. Unmut oder Ärger über den Umfang der Untersuchung.

- *Verändern sich Körperhaltung oder Bewegungsabläufe?* Eine ganztägige Untersuchung im Sitzen stellt für viele Probanden, die sich selbst als nicht mehr oder nur noch eingeschränkt erwerbsfähig ansehen, eine erhebliche Belastung dar. Insbesondere bei Rückenschmerzpatienten kann die Veränderung des Sitzverhaltens im Untersuchungsverlauf Aufschluss geben über Bewältigungsformen oder motivationale Einflüsse. So kann z. B. eine dynamisch-aufrechte Sitzhaltung über viele Stunden Ausdruck einer forcierten Rückenschmerzsymptomatik sein, aber auch Ausdruck eines guten Trainingszustandes, der sich in rückengerechtem Verhalten zeigt. Die Zunahme von Entlastungsbewegungen oder ein vermehrter Wechsel von Sitzen, Stehen und Liegen im Untersuchungsverlauf können ebenfalls Hinweise auf die Schwere der Symptomatik sein. Eine zunehmende Zahl von Liegepausen wird meist dafür sprechen, dass das Hinlegen auch im Alltag zu den bevorzugten Bewältigungstechniken des Probanden gehört.

- *Ändert sich das Pausenverhalten im Untersuchungsverlauf?* Grundsätzlich sollten die Probanden über Häufigkeit und Dauer der Pausen selbst bestimmen. Sie sollten aber auch wissen, dass erhebliche Verzögerungen ggf. einen weiteren Untersuchungstermin erforderlich machen können. Steigt das Bedürfnis nach Pausen im Tagesverlauf kontinuierlich an, so kann dies für eine erhöhte Erschöpfbarkeit, eine ausgeprägtere Schwere der Störung, für mangelnde körperliche Fitness oder auch mangelnde Übung im Umgang mit sprachlichem/schriftlichem Material sprechen. Eine Zunahme kurzer Pausen, die erkennbar genutzt werden, um die sinkende Konzentrationsfähigkeit wieder auszugleichen, kann in Verbindung mit anderen Merkmalen ein Hinweis auf eine unverändert hohe Motivation zur Mitarbeit sein. Zunehmend längere Pausen können Hinweise auf die Schwere der Symptomatik (z. B. die Intensität der Schmerzen) und auf die Länge der Einsatzfähigkeit des Probanden sein. Bei der Interpretation des Pausenverhaltens ist zu berücksichtigen, inwieweit der Proband die Pause erkennbar zur Wiederherstellung seiner Belastbarkeit nutzt. Bei starken Rauchern kann die Frequenz der Pausen primär durch das Bedürfnis nach Nikotin bestimmt sein, in diesen Fällen sind Veränderungen des Pausenverhaltens meist weniger aufschlussreich zur Bewertung der sich im Tagesverlauf ändernden Belastbarkeit.

8.3 Analyse der konzentrativen Belastbarkeit im Untersuchungsverlauf

Die konzentrative Belastbarkeit stellt eines der wichtigsten Merkmale zur Beurteilung der Einsatzfähigkeit für leichte Tätigkeiten dar. Dabei sollten „Konzentration" oder „Aufmerksamkeit" nicht als Bezeichnungen für eine einheitliche Funktion angesehen werden, sondern als Sammelbegriffe für verschiedene Aufmerksamkeitsfunktionen. Sturm (2005) unterscheidet mit Bezug auf van Zomeren & Brouwer (1994) Aufmerksamkeitsaktivierung, Vigilanz, selektive Aufmerksamkeit, visuell-räumliche Aufmerksamkeit mit Fokuswechsel und geteilte Aufmerksamkeit. Demnach bezeichnet Aufmerksamkeitsaktivierung (Alertness) einerseits den Zustand allgemeiner Wachheit, der im Tagesverlauf eine charakteristische Variabilität zeigt, andererseits die Fähigkeit zur kurzfristigen Steigerung der Aufmerksamkeit nach einem Warnreiz. Unter Daueraufmerksamkeit oder Vigilanz wird die Fähigkeit verstanden, die Aufmerksamkeit mit mentaler Anstrengung auch über einen längeren Zeitraum aufrechtzuerhalten. Selektive (oder fokussierte) Aufmerksamkeit stellt die Fähigkeit dar, einen spezifischen Realitätsausschnitt zu isolieren, um ihn weiter zu analysieren. Die visuell-räumliche Aufmerksamkeit bezeichnet Verhalten im Sinne einer räumlichen Orientierungsreaktion. Schließlich ist die geteilte (oder verteilte) Aufmerksamkeit dadurch gekennzeichnet, dass verschiedene Aufgaben simultan bearbeitet werden. Zur Erfassung der verschiedenen Aufmerksamkeitsfunktionen existieren jeweils spezifische Untersuchungsparadigmen, auf die hier nicht eingegangen werden kann. Ausführliche Angaben dazu finden sich bei Sturm (2005).

8.3.1 Gestörte Aufmerksamkeitsfunktionen im Untersuchungs- und Arbeitsverhalten

Unter Begutachtungsbedingungen überlagern sich die genannten Aufmerksamkeitsfunktionen. Der Sachverständige sollte sich vergewissern, welche Facette der Aufmerksamkeit für die Fragestellung vorrangig ist und die Auswahl der Messverfahren darauf abstimmen. Geht es bspw. darum, die Daueraufmerksamkeit eines Probanden zu prüfen, so können sich lang andauernde Signalentdeckungsaufgaben zur Messung eignen. Geht es eher um die Erfassung der selektiven Aufmerksamkeit, sollten Wahlreaktionsaufgaben oder Aufgaben mit Störreizen zwecks Distraktion gewählt werden.

Hinweise auf die konzentrative Leistungsfähigkeit können aber auch aus der Untersuchung selbst und dem darin gezeigten Arbeits-und Untersuchungsverhalten abgeleitet werden. Das beobachtbare Untersuchungsverhalten kann Belege für Aufmerksamkeitsstörungen liefern, die mit Hilfe geeigneter Aufmerksamkeitstests noch weiter quantifiziert werden können.

Störungen der allgemeinen *tonischen Aufmerksamkeitsaktivierung* können darin zum Ausdruck kommen, dass die Bearbeitungsdauer der meisten Fragebögen erheblich über der im Testmanual angegebenen Bearbeitungsdauer liegt, oder darin, dass die Zahl der Auslassungen oder Fehlreaktionen bei der Bearbeitung von Fragebögen im Tagesverlauf über das übliche, aufgrund von tageszeitlichen

Konzentrationsschwankungen zu erwartende Ausmaß hinaus zunimmt. Erhebliche Tagesschwankungen in der Aufmerksamkeitsaktivierung können Folge oder Ursache einer erhöhten Ermüdbarkeit sein, die insbesondere bei Personen mit generalisierten Schmerzen häufig auftritt. Umgekehrt kann das Fehlen jeglicher Konzentrationsschwankungen im Untersuchungs- bzw. Tagesverlauf auf eine künstlich (z. B. medikamentös) aufrechterhaltene tonische Aufmerksamkeitsaktivierung hinweisen.

Störungen der *phasischen Aufmerksamkeitsaktivierung* können sich darin zeigen, dass relevante und nicht relevante Informationen nur unzureichend unterschieden werden, oder darin, dass der Proband auf Warnhinweise oder Verhaltenssignale nicht adäquat reagiert. Dies kann z. B. der Fall sein, wenn er die Instruktion, die vorgegebenen Aufgaben bis zum Stop-Signal zu bearbeiten, wiederholt übergeht und vorzeitig abbricht.

Störungen der *Vigilanz und der Daueraufmerksamkeit* können bei Testverfahren beobachtet werden, die eine Folge gleichartiger Reize (z. B. Symptomlisten, Symptomvalidierungstests) vorsehen. Darüber hinaus kann bei einer ganztägigen Untersuchung nach spätestens zwei bis drei Stunden die Art und Weise, mit der Fragebögen ohne Zeitlimit bearbeitet werden, Hinweise auf Störungen der Daueraufmerksamkeit liefern. Indikatoren einer gestörten Daueraufmerksamkeit können sein, dass

- in längeren Testverfahren wie z. B. dem 16-PF (Schneewind & Graf, 1998) oder dem MMPI-2 (Hathaway & McKinley, 2000) die zweite Testhälfte ein anderes Antwortmuster zeigt als die erste Testhälfte;
- bei mehreren Testverfahren oder Fragebögen, die in unmittelbarer Folge nacheinander beantwortet werden, eine zunehmende Tendenz zu oberflächlichem oder inkonsistentem Antworten sichtbar wird;
- das Antworten nach mechanischen oder formalen Mustern im Untersuchungsverlauf unabhängig von den erfragten Inhalten zunimmt (z. B. die Zustimmungstendenz oder die Tendenz zur Mitte);
- der Proband selbst auf die zunehmende Beeinträchtigung der Konzentrationsfähigkeit im Tagesverlauf hinweist;
- der Proband im Interview bei der Vermittlung einfacher Sachverhalte oder bei der Testinstruktion wiederholt Verständnisschwierigkeiten zeigt oder wiederholt nachfragt;
- der Proband im Interview leicht vom Thema abkommt und nicht mehr zur Frage zurückfindet;
- der Proband im Gespräch bereits Gesagtes vergisst, verlangsamt antwortet, begonnene Sätze nicht beendet oder Worte verdreht oder verwechselt;
- das Verhalten bereits nach relativ kurzer Untersuchungszeit insgesamt fahrig, desorganisiert, konfus oder sprunghaft wirkt;
- der Proband häufigere oder länger andauernde Pausen benötigt, weil er bereits nach kurzer Belastung oder Konzentration erschöpft oder desorganisiert wirkt.

Insgesamt werden die genannten Merkmale umso eher als Indikatoren einer gestörten Daueraufmerksamkeit zu bewerten sein, je häufiger sie nicht nur initial und kurzfristig bei bestimmten Testverfahren, sondern nach der ersten Gewöhnungs- und Einarbeitungsphase der Untersuchung in hoher oder ansteigender Intensität über verschiedene Test- und Befragungssituationen hinweg beobachtet werden.

Störungen der *selektiven Aufmerksamkeit* können darin zum Ausdruck kommen, dass der Proband bereits bei den ersten kurzen Fragebögen Items häufig überspringt oder „vergisst" und dass er bei der Bearbeitung von Fragebögen immer wieder Schwierigkeiten zeigt, den Fokus auf die Frage oder Aufgabe auch unter ablenkenden Bedingungen aufrechtzuerhalten. Dies kann sich z. B. bei der Bearbeitung von Fragebögen darin zeigen, dass er einzelne Worte oder Fragen wiederholt lesen muss. Manche Probanden mit Störungen der selektiven Aufmerksamkeit fahren auch mit dem Finger die gelesenen Worte entlang, um so den Aufmerksamkeitsfokus zu erhalten. Schließlich kann es auf Störungen der selektiven Aufmerksamkeit hinweisen, wenn der Proband verbal oder durch sichtbare Orientierungsreaktionen auf Störeinflüsse während der Untersuchung reagiert (z. B. auf Lärm oder Geräusche von außen) oder wenn er die Bearbeitung eines Fragebogens oder Testverfahrens wiederholt mit Bezug auf frühere Erfahrungen oder bereits bearbeitete Testverfahren kommentiert.

Störungen der *geteilten Aufmerksamkeit* zeigen sich darin, dass die Bearbeitung von mehreren Aufgaben gleichzeitig eingeschränkt ist. Im Rahmen der Beurteilung der allgemeinen Leistungsfähigkeit oder Einsatzfähigkeit werden vergleichsweise selten Anforderungen gestellt, die die gleichzeitige Bearbeitung mehrerer Aufgaben beinhalten. Werden explizit Fragen zur geteilten Aufmerksamkeit gestellt, sollte der Sachverständige daher auf Testverfahren zurückgreifen, die dieses Konzentrationsmerkmal oder die Fähigkeit zum schnellen Wechsel des Aufmerksamkeitsfokus direkt erfassen (z. B. die Untertests „Geteilte Aufmerksamkeit" oder „Reaktionswechsel" der Testbatterie zur Aufmerksamkeitsprüfung (TAP; Zimmermann & Fimm, 1992) oder die „Paced Auditory Serial Addition Task" (PASAT; Gronwall, 1977)).

8.3.2 Gestörte Aufmerksamkeitsfunktionen in Selbstberichten

Selbstberichte stellen nach der Verhaltensbeobachtung die zweite Säule der Bewertung von Aufmerksamkeitsdefiziten im Rahmen der „Untersuchung als Arbeitsprobe" dar. Informationen zu gestörten Aufmerksamkeitsfunktionen können mittels Interview und Fragebögen erhoben werden. Veränderungen der Aufmerksamkeitsfunktionen können ergänzend durch Fragen zur Konzentrationsfähigkeit während oder nach der Bearbeitung der Testverfahren erhoben werden.

Allerdings erfassen auf Skalenebene weder die gängigen klinischen Selbstberichtsverfahren, noch die Standardverfahren zu Funktionsbeeinträchtigungen, in welchem Umfang die Konzentrationsleistung aus Sicht des Probanden im Alltag gestört ist. Fragen zur Beeinträchtigung der Konzentrationsfähigkeit finden sich lediglich auf Itemebene in wenigen Fragebögen zur Belastung durch psychische oder körperliche bzw. somatoforme Symptome. Insbesondere Depressionsfragebögen enthalten Fragen zu erhöhter Ermüdbarkeit und Beeinträchtigungen der Konzentrationsleistung. In der Erprobung befindet sich derzeit ein „Fragebogen zur Konzentration im Alltag" (Irrgang & Westhoff, 2005), der Hinweise auf Beeinträchtigungen der Konzentration im Alltag liefert. Insgesamt scheinen die gängigen klinischen Selbstberichtverfahren aber nur bedingt geeignet, um die subjektive Beeinträchtigung durch Konzentrationsdefizite zu erfassen.

Umso wichtiger ist daher eine differenzierte Exploration von Konzentrationsmerkmalen. Sie kann zum einen nach den o. g. Aufmerksamkeitsfunktionen (Alertness, Vigilanz, Daueraufmerksamkeit, selektive Aufmerksamkeit und Wechsel des Aufmerksamkeitsfokus), zum anderen nach der Unterscheidung von positivem und negativem Leistungsprofil systematisiert werden. Zur Unterscheidung nach positivem und negativem Leistungsprofil werden Fragen zu Situationen, die bestimmte Konzentrationsleistungen erfordern (positives Leistungsprofil), in Beziehung gesetzt zu Fragen, die Beeinträchtigungen der Konzentrationsfähigkeit (negatives Leistungsprofil) erfassen. Tabelle 8.2 zeigt dazu einige Beispiele.

Tab. 8.2: Beispielfragen zum positiven und negativen Leistungsprofil in Bezug auf Konzentrationsleistungen im Alltag

positives Leistungsprofil	negatives Leistungsprofil
Sind Sie im Allgemeinen in der Lage, sich in dichtem Straßenverkehr sicher zu bewegen?	Geraten Sie im Straßenverkehr öfter in brenzlige Situationen, weil Sie nicht aufmerksam genug waren?
Wie lange können Sie die Tageszeitung oder ein interessantes Buch konzentriert lesen?	Übersehen Sie beim Lesen einer Zeitung häufiger ganze Worte oder Sätze oder stellen Sie häufiger fest, dass Sie nichts behalten haben von dem, was Sie gelesen haben?
Wie lange können Sie einen interessanten Film ohne Pause ansehen?	Fällt es Ihnen normalerweise schwer, sich auf einen längeren Film zu konzentrieren, selbst wenn er Ihnen gefällt?
Können Sie sich so auf eine Tätigkeit konzentrieren, dass Sie alles andere um sich herum vergessen?	Haben Sie öfter das Gefühl, dass die Ereignisse an ihnen vorbeirauschen und sie nichts richtig aufnehmen können?
Wie lange können Sie sich auf längere Gespräche mit Freunden oder Kollegen konzentrieren, ohne dass ihre Gedanken abschweifen?	Passiert es Ihnen häufig, dass Sie nicht genau mitbekommen, was andere Menschen Ihnen im Gespräch sagen, sodass Sie immer wieder nachfragen müssen?

Tabelle 8.3 enthält Beispielfragen zur Gestörtheit spezifischer Aufmerksamkeitsfunktionen. Im konkreten Begutachtungsfall sollte der Sachverständige die Exploration der Funktionen auf die jeweilige Fragestellung abstimmen. Bei Fragen zur Einsatzfähigkeit auf dem allgemeinen Arbeitsmarkt werden Aussagen zur Störung der Alertness (Aufmerksamkeitsaktivierung), der Daueraufmerksamkeit und der selektiven Aufmerksamkeit bereits weite Teile relevanter Funktionsbeeinträchtigungen abdecken.

Tab. 8.3: Beispielfragen zur Gestörtheit spezifischer Aufmerksamkeitsfunktionen

Aufmerksamkeitsfunktion	Beispielfragen (Antworten defizitorientiert)
Alertness	Fühlen Sie sich morgens/tagsüber häufig müde oder schläfrig? (ja) Sind Sie aufgrund Ihrer Beschwerden auch an Tageszeiten erschöpft, an denen Sie früher sehr wach und ausgeruht waren? (ja) Passieren Ihnen häufiger kleine Missgeschicke oder Unfälle? (ja)
Daueraufmerksamkeit	Fällt es Ihnen schwer, einem längeren Vortrag zuzuhören, auch wenn Sie das Thema sehr interessiert? (ja) Müssen Sie sich sehr anstrengen, um bei längeren Gesprächen nicht den Faden zu verlieren? (ja)
Vigilanz	Ist bei Ihnen das Risiko erhöht, dass Sie bei einer nächtlichen Autobahnfahrt am Steuer einschlafen? (ja)
Selektive Aufmerksamkeit	Können Sie in einem voll besetzten Zug oder Bus ein Buch lesen? (nein) Lässt Ihre Leistungsfähigkeit stark nach, wenn Sie sich gestört fühlen? (ja)
Wechsel des Aufmerksamkeitsfokus und geteilte Aufmerksamkeit	Können Sie gut mehrere Dinge gleichzeitig machen? (nein) Führen Ihre Beschwerden dazu, dass Sie von Ihren eigentlichen Tätigkeiten immer wieder abgelenkt werden? (ja) Sind Sie schnell von Situationen überfordert, in denen Sie schnell reagieren müssen? (ja)

Ergänzend zu der Exploration von Aufmerksamkeitsstörungen im Alltag können im Rahmen der „Untersuchung als Arbeitsprobe" auch Angaben zur Konzentrationsfähigkeit während oder nach der Test- oder Fragebogenbeantwortung erhoben werden. Eine Möglichkeit besteht darin, im Untersuchungsverlauf mehrfach kurze Befindlichkeitsmessungen mit Hilfe von Befindlichkeitsskalen durchzuführen, die auch die Konzentrationsfähigkeit und Vigilanz erfassen. Auf diese Weise können subjektive Tagesschwankungen geschätzt werden. Weniger aufwendig sind Fragen, die sich auf die Konzentrationsfähigkeit während der Bearbeitung oder auf Hinweise nachlassender Konzentration beziehen. Dies können z. B. sein

- nach längerer konzentrativer Belastung: Sind Sie jetzt müde/erschöpft/unkonzentriert?
- Brauchen Sie jetzt eine Pause? Wenn Sie jetzt zu Hause wären, würden Sie sich hinlegen/ablenken/entspannen?
- nach Pausen oder zu Beginn der Untersuchung: Sind Sie jetzt ausgeruht/einsatzbereit?
- bei Auffälligkeiten im Arbeitsverhalten: Sie haben jetzt einige Fragen ausgelassen/Sie arbeiten jetzt deutlich langsamer/schneller (oberflächlicher), liegt das daran, dass es Ihnen schwer fällt, sich auf die Fragen/ Aufgaben zu konzen-

trieren? Sind Ihnen die Fragen zu lang/zu eintönig/zu ermüdend? (Alertness, Daueraufmerksamkeit) Sind Ihnen die Fragen zu kompliziert/zu ungenau formuliert/zu schwer zu beurteilen? Waren Sie häufig abgelenkt (selektive Aufmerksamkeit)? Sind Ihnen die Fragen zu persönlich/finden Sie die Fragen irrelevant/ärgerlich? (Fragen ohne Bezug zur Aufmerksamkeitsfunktion)

8.3.3 Gestörte Aufmerksamkeitsfunktionen in Leistungstests

Aufgrund der besonderen Bedeutung von Konzentrationsdefiziten insbesondere auch in der neuropsychologischen Diagnostik existieren relativ viele Leistungstests zu ihrer Erfassung. Zumeist kann die Konzentrationsfähigkeit oder die Konzentrationsleistung anhand von Kennwerten zur Arbeitsgeschwindigkeit und zur Leistungsgüte eingeschätzt werden. Nach Sturm (2005) lässt sich die Frage nach Ermüdbarkeit und Belastbarkeit eines Probanden am besten durch die wiederholte Untersuchung mit Hilfe von Reaktionszeitmessungen beantworten. Ein Vergleich der Leistung bei Konzentrationstests zu Beginn und am Ende einer mehrstündigen Untersuchung mit deutlichem Leistungsabfall bei der zweiten Messung kann nach Sturm als Hinweis auf eine verringerte Belastbarkeit gewertet werden, da Probanden ohne Störung der Belastbarkeit hier kaum Leistungseinbußen zeigen. Eher sei aufgrund von Übungseffekten von einer Leistungssteigerung auszugehen.

Da es bei der Beurteilung der erwerbsbezogenen Leistungs- und Einsatzfähigkeit in der Regel weniger um spezifische komplexe Aufmerksamkeitsfunktionen, sondern überwiegend um Einschränkungen der selektiven Aufmerksamkeit und der Daueraufmerksamkeit geht, kommen zur Erfassung relevanter Konzentrationsbeeinträchtigungen zwei Gruppen von Verfahren in Frage:

Zum einen kurze Verfahren mit einer Bearbeitungsdauer von wenigen Minuten zur selektiven Aufmerksamkeit oder zur Interferenzneigung, die wiederholt zur Bearbeitung vorgegeben werden, zum anderen längere Testverfahren mit einer Bearbeitungsdauer von mindestens 20 Minuten zur Überprüfung von Daueraufmerksamkeit oder Vigilanz.

Aus zeitlich-ökonomischen, aber auch aus inhaltlichen Gründen wird die wiederholte Vorgabe von Verfahren der zuerst genannten Gruppe zur Überprüfung der Einsatzfähigkeit von Probanden in den meisten Fällen zu bevorzugen sein. Geeignet sein können z. B. der Untertest „Alertness" der TAP (Zimmermann & Fimm, 2002), Kennwerte des Wiener Testsystems, der Aufmerksamkeits-Belastungs-Test d2 (Brickenkamp, 2002), das Frankfurter Aufmerksamkeits-Inventar (Moosbrugger & Oehlschlägel, 1996), der Frankfurter Adaptive Konzentrationsleistungs-Test (Moosbrugger & Heyden, 1998) oder der Farbe-Wort-Interferenztest (Bäumler, 1985).

Soll die Untersuchung als Arbeitsprobe für eine vollschichtige leichte Tätigkeit genutzt werden, so erscheint es sinnvoll, mindestens jeweils eine Messung zu Beginn und am Ende der Untersuchung durchzuführen, ggf. kombiniert mit einer zusätzlichen Messung nach einer besonders beanspruchenden geistigen oder körperlichen Tätigkeit. Bei der Auswahl des Messzeitpunktes sollten tageszeitliche Schwankungen wie etwa das Nachlassen der Konzentration am frühen Nachmittag berücksichtigt werden. Auf diese Weise kann das mittlere Niveau der konzentrativen Belastbarkeit, die langfristige Veränderung der Konzentrationsfähigkeit im Tagesverlauf und die kurzfristige Veränderung der Konzentrationsfähigkeit nach kurzfristig erhöhter Belastung geprüft werden.

Die *Interpretation* von Wertveränderungen oder Profilverläufen sollte in der Regel zurückhaltend und mit Blick auf die jeweiligen Testgütekriterien erfolgen. Zwar kann die Übereinstimmung mehrerer Testwerte im Tagesverlauf ein Beleg für die Zuverlässigkeit und Gültigkeit der Schätzung z. B. des mittleren Niveaus der konzentrativen Belastbarkeit sein. Weichen die Testwerte im Verlauf aber voneinander ab, so ergeben sich Interpretationsmöglichkeiten, die zumeist nicht nach Validitätskriterien abgesichert sind. Tabelle 8.4 veranschaulicht alle Kombinationsmöglichkeiten einer zweimaligen Messung mit 3-stufiger Ergebnisklassifikation (unterdurchschnittlich, durchschnittlich, überdurchschnittlich) exemplarisch für den d2-Kennwert „Konzentrationsleistung".

Tab. 8.4: Kombinationsmöglichkeiten von Testergebnissen zur Konzentrationsleistung (KL) bei zweimaliger Messung im Untersuchungsverlauf (t1 = Untersuchungsbeginn; t2 = Untersuchungsende)

Zeitpunkt t1	t2	Interpretation
ud	ud	Unterdurchschnittliche KL, entweder als Folge eines Konzentrationsdefizits oder konstant schwacher Testmotivation
ud	d	Leichte Zunahme der KL nach unterdurchschnittlichem Ausgangsniveau. Ggf. Hinweis darauf, dass die konzentrative Belastbarkeit durch konzentrative Anforderungen gesteigert werden kann.
ud	üd	Erhebliche Zunahme der KL. Eingangswerte wurden ggf. durch Überzeichnung der Defizite oder schwache Testmotivation verzerrt.
d	ud	Leichter Abfall der KL von einem durchschnittlichen Ausgangsniveau. Hinweis darauf, dass keine krankheitswertigen Konzentrationsdefizite vorliegen, ein voller Arbeitstag zur Zeit aber ggf. noch eine Überforderung darstellt.
d	d	Durchschnittliche KL. Kein Hinweis darauf, dass der Proband durch Konzentrationsdefizite in seiner geistigen Leistungsfähigkeit eingeschränkt ist.
d	üd	Leichte Zunahme der KL. Hinweis darauf, dass die konzentrative Leistungsfähigkeit durch Belastung noch gesteigert werden kann. Kein Hinweis auf Beeinträchtigung der konzentrativen Belastbarkeit.
üd	ud	Erheblicher Abfall der KL im Untersuchungsverlauf. Hinweis auf eine Überlastung des Probanden durch die Untersuchung oder (wahrscheinlicher) auf untersuchungsreaktive Einflüsse bei der zweiten Testung (schwache Testmotivation).
üd	d	Abfall der KL auf ein durchschnittliches Leistungsniveau. Kein Hinweis darauf, dass der Proband durch Konzentrationsdefizite in seiner geistigen Leistungsfähigkeit eingeschränkt ist.
üd	üd	Trotz mehrstündiger leichter Belastung konstant überdurchschnittliches Leistungsniveau. Kein Hinweis darauf, dass der Proband durch Konzentrationsdefizite in seiner geistigen Leistungsfähigkeit eingeschränkt ist. Möglicherweise Hinweis auf Dissimulation kognitiver Beeinträchtigungen, um andere Beeinträchtigungen hervorzuheben.

ud = unterdurchschnittlich   d = durchschnittlich   üd = überdurchschnittlich

Der Sachverständige sollte berücksichtigen, dass die inhaltliche Interpretation voneinander abweichender Messwerte bei Verlaufsmessungen immer eine statistische Signifikanzprüfung voraussetzt. Eine nicht überzufällige Differenz sollte auch dann nicht inhaltlich interpretiert werden, wenn die Testergebnisse unterschiedlichen Ergebnisklassifikationen (z.B. durchschnittlich – unterdurchschnittlich) zugeordnet werden.

8.3.4 Integration der Angaben zu Aufmerksamkeitsfunktionen

Zur Integration der Informationen zu Konzentrations- und Aufmerksamkeitsbeeinträchtigungen müssen die dokumentierten Verhaltensbeobachtungen, Leistungstestergebnisse und Selbstberichte zu Aufmerksamkeitsdefiziten gesichtet und bewertet werden. Nach der Sichtung sollte zunächst geprüft werden, ob *innerhalb* der einzelnen Datenebenen (Selbstbericht, Leistungstest, Fremdbericht) zwischen verschiedenen Einzelbeobachtungen Widersprüche auszumachen sind. So kann z.B. die einleitende Aussage eines Probanden, sich „gar nicht mehr richtig konzentrieren zu können", in Widerspruch stehen zu einer späteren Bemerkung, noch erfolgreich an längeren Skat-Abenden teilnehmen zu können (vgl. Kap. 10).

In nächsten Schritt werden die Ergebnisse *zwischen* unterschiedlichen Datenebenen miteinander verglichen. Dies betrifft insbesondere die folgenden Vergleiche:

- *Selbstbericht vs. Leistungstest.* Abweichungen zwischen Selbstberichten und kognitiven Leistungstests können auf eine verzerrte Wahrnehmung oder Bewertung der eigenen Leistungsfähigkeit hinweisen, aber auch Indikatoren für bewusstseinsnahe Verzerrungen des Antwortverhaltens sein. Mitunter berichten Probanden z.B. nach einer mehrstündigen Untersuchung, belastungsbedingt erheblich in der Konzentrationsfähigkeit beeinträchtigt zu sein, sie erzielen dann aber trotzdem bedeutsam bessere Werte im Konzentrationstest als zu Beginn der Untersuchung. In diesem Fall ist möglicherweise nicht die Leistungsfähigkeit, sondern die Selbstwahrnehmung beeinträchtigt. Für die sozialrechtliche Bewertung wird indessen die verzerrte Selbstwahrnehmung meist von geringerer Bedeutung sein als die gemessene und an Vergleichskollektiven normierte Leistungsfähigkeit.
- *Selbstbericht vs. Verhaltensbeobachtung.* Hier sollte geprüft werden, inwieweit die wiederholten Selbsteinschätzungen des Probanden zur konzentrativen Belastbarkeit mit den kontinuierlich erhobenen Verhaltensbeobachtungen des Untersuchers übereinstimmen. Stimmen die Aussagen des Probanden über Müdigkeit, Erschöpfung oder Konzentrationsschwankungen überwiegend nicht mit dem beobachteten Arbeitsverhalten überein, so kann auch dies ein Hinweis auf eine verzerrte Selbstwahrnehmung sein. Sind die beobachteten Konzentrationsbeeinträchtigungen stärker als die jeweils beklagten, so kann dies ein Hinweis auf Dissimulationstendenzen sein. Zusätzlich kann die Differenz zwischen Selbst- und Fremdbericht auch mit Bezug auf bereits vorliegendes Aktenmaterial geprüft werden.
- *Verhaltensbeobachtung vs. Leistungstest.* Dieser Vergleich eignet sich zur Validierung des beobachteten Arbeitsverhaltens. Dazu werden sichtbare Hinweise auf kognitive Beeinträchtigungen während der Beantwortung der Fragebögen

oder der Durchführung anderer Testverfahren in Beziehung gesetzt zu den Testergebnissen in Konzentrations- oder Leistungstests. Gehen Verhaltensweisen, die auf eine im Untersuchungsverlauf nachlassende Konzentrationsfähigkeit hinweisen (z. B. die Verlangsamung des Arbeitstempos, eine zunehmende Fehlerrate, vermehrte Versprecher oder Orientierungsreaktionen oder häufigere Nachfragen bei Instruktionen) mit entsprechend schlechter werdenden Testergebnissen zur Konzentrationsbelastung, zur Sorgfalt, zur Störanfälligkeit oder zur Interferenzneigung einher, dann kann dies für einen realen Leistungsabfall im Untersuchungsverlauf sprechen.

Grundsätzlich sollte sich die Bewertung der konzentrativen Belastbarkeit bei Fragen zur Erwerbsfähigkeit nicht nur auf Selbstberichte des Probanden stützen. Selbstberichte liefern vermutlich die schwächste Grundlage, um Aufmerksamkeitsdefizite zu bewerten. Bei der Interpretation von Selbstberichten zu Konzentrationsbeeinträchtigungen sollte berücksichtigt werden, dass die Angaben vom individuellen Vergleichsniveau des Probanden abhängen können, ohne dass diese Abhängigkeit in den Angaben unmittelbar deutlich wird. Häufig vergleichen sich Probanden in ihrer Selbsteinschätzung nicht mit anderen Personen, sondern mit ihrem eigenen früheren (höheren) Leistungsniveau. Sätze wie „Ich bin in der letzten Zeit viel unkonzentrierter/ablenkbarer/vergesslicher/unaufmerksamer/müder usw. als früher" beschreiben dabei nur eine relative Veränderung im Erleben des Betroffenen, die von untergeordneter Bedeutung ist, solange das Leistungsniveau dem Durchschnitt altersgleicher Vergleichspersonen entspricht.

8.4 Analyse der psychischen und körperlichen Belastbarkeit im Untersuchungsverlauf

Um die Einsatzfähigkeit einer Person auf der Grundlage einer mehrstündigen Untersuchung abschätzen zu können, sollten nicht nur die konzentrative Belastbarkeit, sondern auch das emotionale Belastungsempfinden und die körperliche Leistungsfähigkeit verlaufsbezogen analysiert werden. Häufig werden Schwankungen der Belastbarkeit und Leistungsfähigkeit im Untersuchungsverlauf von Beschwerdeäußerungen und Klagen begleitet. Aufgabe des Sachverständigen ist es, die Beziehungen zwischen Beschwerden und Beeinträchtigungen der Belastbarkeit zu erkennen und diese Erkenntnisse in der sozialrechtlichen Bewertung der Funktionsbeeinträchtigungen zu berücksichtigen.

8.4.1 Beschwerden und Beschwerdeverhalten im Untersuchungsverlauf

Beschwerden sind wichtige Regulative der Belastbarkeit und Leistungsfähigkeit in einer gutachterlichen Untersuchung. Das Beschwerdeverhalten kann Hinweise geben auf die Art und insbesondere die Dauer der Belastbarkeit. Es ist daher sinnvoll, das Beschwerdeverhalten kontinuierlich zu beobachten und Auffälligkeiten im Beschwerdeverhalten jeweils mit Bezug zu der Situation zu dokumentieren, in der es beobachtet wurde.

Tabelle 8.5 zeigt eine Übersicht über körperliches Beschwerdeverhalten und Symptomäußerungen. Die Zusammenstellung kann genutzt werden, um zunächst die ganze Breite körperlicher Beschwerden zu erfassen, die das Leistungsverhalten in der Untersuchung beeinträchtigen können. Im Verlauf einer Begutachtung wird es dann aber meist sinnvoll sein, sich auf relevante Beschwerdeäußerungen oder Verhaltensweisen zu beschränken, um den Beobachtungs- und Dokumentationsaufwand zu begrenzen.

Weiterhin hat es sich bewährt, in regelmäßigen Abständen kurze Einschätzungen der Qualität und Intensität der subjektiv wahrgenommenen Beschwerden durch den Probanden vornehmen zu lassen. Dies kann mit Hilfe einer visuellen Analogskala oder numerischen Ratingskala geschehen (z. B. „Welche Zahl zwischen 0 = keinerlei Schwindelgefühl und 10 = extrem schwindelig würde Ihre Situation jetzt im Moment zutreffend beschreiben?")

Tab. 8.5: Indikatoren für Beschwerdeverhalten und Klagen über körperliche Beschwerden, geordnet nach Organsystemen im Sinne der somatoformen autonomen Funktionsstörung (ICD-10)

Organsystem	Sichtbares Symptom- oder Beschwerdeverhalten
kardiovaskulär	Erröten, Schwitzen, Zittern; Klagen über Hitzewallungen, Mundtrockenheit, Palpitationen (Herzklopfen), Druckgefühl in der Herzgegend, unregelmäßigen Herzschlag, Schwächegefühl, Schwindelgefühl, Erschöpfung, Unruhe, Kribbeln
respiratorisch	Atemnot (außer bei Anstrengung), Kurzatmigkeit, ständiges Husten oder Räuspern, heisere oder belegte Stimme; Klagen über Empfindungsstörungen/Jucken/Verschleimung/Trockenheit/Schmerzen im Bronchialbereich
gastrointestinal	Halten oder Massieren des Bauches, häufiger Stuhldrang, häufiges Wasserlassen, Erbrechen, Aufstoßen, Schluckauf; Klagen über Völlegefühl, Übelkeit, schlechten Geschmack im Mund, Schluckschwierigkeiten, Durchfall, Schwierigkeiten beim Wasserlassen
schmerzbezogen	ständiger Wechsel der Körperhaltung oder Körperlage, Wechsel der Sitzunterlage, körperliche Ausgleichsbewegungen, Hinlegen, Einnahme von Zwangshaltungen, Reiben schmerzhafter Körperstellen, Zusammenzucken, Grimassieren, Stöhnen, Seufzen, Weinen, Einnahme von Schmerzmitteln; Klagen über Schmerzen (Lokalisation, Qualität, Intensität), Sprechen über die Notwendigkeit, Schmerzmittel einzunehmen
sonstige	Lähmungen, Koordinations- und Gleichgewichtsstörungen, Jucken; Klagen über Taubheits- oder Kribbelempfindungen oder über andere aversive Hautempfindungen, über Punkte vor den Augen

Ein besonderer Schwerpunkt bei Probanden mit Schmerzen sollte auf der kontinuierlichen Erfassung des *Schmerzverhaltens und schmerzbedingter Beeinträchtigungen* liegen, da Schmerzen häufig als leistungsmindernd erlebt werden. Es kann aufschlussreich für die spätere Bewertung des Beschwerdeverhaltens sein, die

Situations- und Kontextabhängigkeit der Schmerzäußerungen genau zu erfassen. Tabelle 8.6 skizziert Ausschnitte des dokumentierten verbalen und nonverbalen Schmerzverhaltens an einem Beispiel. Bei der Systematisierung von Schmerzäußerungen können unterschieden werden:

- *Spontane Schmerzäußerungen ohne äußeren Anlass.* Sie können sich darin zeigen, dass der Proband ungefragt immer wieder auf die Intensität seiner Schmerzen und schmerzbedingter Beeinträchtigungen im Alltag hinweist. Dies kann Ausdruck einer verdeutlichenden Darstellung der Beschwerden (vgl. Kap. 10), aber auch ein Hinweis auf ein automatisiertes schmerzbezogenes oder histrionisches Rollenverhalten sein, das er wahrscheinlich auch außerhalb der Untersuchungssituation zeigt. Eine hohe Rate spontaner Schmerzäußerungen kann darauf hinweisen, dass der Proband sein Beschwerdeverhalten zur Gestaltung sozialer Beziehungen nutzt. Spontane Schmerzäußerungen treten unter Begutachtungsbedingungen erfahrungsgemäß vermehrt auf, wenn Probanden über längere Zeit zu Themen oder Inhalten befragt wurden, die keinen direkten Bezug zu Schmerzen hatten.
- *Schmerz-/Beschwerdeäußerungen auf Nachfrage.* Von Interesse ist hier vor allem die Zuverlässigkeit und Gültigkeit der Schmerzbeschreibungen und die Abstimmung von Beschwerdeäußerungen auf das gezeigte Schmerzverhalten. Verdeutlichend können Schmerzäußerungen auf Nachfrage dann sein, wenn sie zeitlich oder inhaltlich deutlich über den erfragten Inhalt hinausgehen (z. B. wenn der Sachverständige explizit nach der Schmerzintensität in der Untersuchungssituation fragt, der Proband aber daraufhin ausführlich über Schmerzen während der letzten Monate berichtet). In ihrer Bedeutung fraglich können Schmerzangaben dann sein, wenn sie nicht oder nur sehr selten mit dem Schmerzverhalten oder mit anderen zeitgleich erhobenen Beschwerdeäußerungen in Übereinstimmung zu bringen sind. Die Zuverlässigkeit von Schmerzangaben kann und sollte daher nach Möglichkeit durch intraindividuelle Vergleiche geprüft werden. Dazu eignen sich z. B. wiederholte Schmerzempfindlichkeitsmessungen, bei denen der Proband mit seinen eigenen Messwerten für unangenehme oder schmerzhafte Empfindungen konfrontiert und um erneute Einschätzung gebeten wird. In einer eigenen Untersuchung (Dohrenbusch, 2002) konnte gezeigt werden, dass derartige Messungen nicht nur Hinweise auf die Zuverlässigkeit der Schmerzangaben, sondern auch auf Besonderheiten der Schmerzverarbeitung und des Krankheitsverhaltens liefern.

Tab. 8.6: Beispiel einer Verhaltensbeobachtung im Verlauf eines Untersuchungstages

Zeitraum	Aktivität	Schmerz- und Beschwerdeverhalten
9.00–9.30	Begrüßung	verbal: weist darauf hin, dass die Knochen eh kaputt seien nonverbal: zieht sich langsam mit einem Arm am Geländer die Treppe hoch, lässt sich von Begleitperson aus dem Mantel helfen, humpelt

Fortsetzung auf S. 180

Zeitraum	Aktivität	Schmerz- und Beschwerdeverhalten
9.30–10.00	Angaben zu Alltagsaktivitäten; Konzentrationstest	verbal: gibt an, sich schlecht konzentrieren zu können; gibt auf Nachfrage an, die Sitzposition wegen der Schmerzen nicht halten zu können. nonverbal: rutscht häufig auf dem Stuhl hin und her
10.00–10.30	Schmerzanamnesefragebogen	verbal: kommentiert ohne Aufforderung wiederholt das eigene Antwortverhalten nonverbal: kein Schmerzverhalten erkennbar
10.30–11.00	Psychophysikalischer Test	verbal: Pb. beginnt immer wieder ohne Aufforderung, auf die Schmerzen im Rücken hinzuweisen; bei Messung der Druckschmerzempfindlichkeit fortlaufender Kommentar nonverbal: Pb. korrigiert die Sitzhaltung trotz wiederholter verbaler Klagen nicht
11.00–11.30	Fragebogen	verbal: Pb. gibt an, erschöpft zu sein, beklagt verstärkte Schmerzen im Bein (Oberschenkel), wünscht eine Pause nonverbal: Pb. reibt häufiger das Bein, legt sich hin, steht aber nach sechs Minuten wieder auf
11.30–12.00	Fortsetzung	verbal: keine Schmerzäußerungen nonverbal: gelegentliches Stöhnen und Seufzen
12.00–12.30 usw.	Fragebogen zum Copingverhalten	verbal: Pb. weist immer wieder spontan auf Schmerzen hin, häufig dramatisierende Beschreibungen („wahnsinnige Schmerzen", „das wünsch ich meinem schlimmsten Feind nicht", „furchtbar"); nonverbal: auffällig steife Sitzhaltung ohne Ausgleichsbewegungen

Hinweise zur Integration und Interpretation von Schmerz- und Beschwerdeäußerungen

Die Integration von Beschwerdeäußerungen im Untersuchungsverlauf sollte nach wenigstens zwei Bewertungskriterien erfolgen:

Zunächst sollte geprüft werden, inwieweit das Beschwerdeverhalten *belastungsabhängig* variiert.

Für die Belastungsabhängigkeit der Beschwerden kann es sprechen, wenn nach längeren Arbeitsphasen ohne Pausen mehr oder intensivere Beschwerden beklagt werden als nach kurzen, von Pausen unterbrochenen Arbeitsphasen, wenn Beschwerdeäußerungen mit zunehmender Untersuchungsdauer zunehmen, wenn bei ungünstiger steifer Sitzhaltung und fehlenden Ausgleichsbewegungen mehr muskuloskeletale Schmerzen angegeben werden als bei rückenentlastender Sitzhaltung oder dynamischem Sitzen, wenn unter ungünstigen äußeren Einflüssen wie Lärm, Ablenkung oder ungünstigen Lichtverhältnissen stärkere Leistungsbeeinträchtigungen oder auch Beschwerden (z. B. Kopfschmerzen) angegeben werden als unter optimalen Arbeitsbedingungen oder wenn nach Pausen, die auch tatsächlich zur Entspannung und Erholung genutzt wurden, weniger Beschwerden beklagt werden.

Weiterhin sollte geprüft werden, inwieweit spontanes Schmerzverhalten im Untersuchungsverlauf *durch soziale Zuwendung* verstärkt wird und häufiger auftritt oder nach fehlender Zuwendung seltener auftritt. Bei einer kurzen Untersuchungsdauer kann es schwirig sein, die Abhängigkeit des Beschwerdeverhaltens von situativen Bedingungen (insbesondere von sozialen Verstärkerbedingungen) zu erkennen und zu bewerten, weil Bewertungen auf der Grundlage vieler Verhaltensäußerungen bzw. Beobachtungen vorgenommen werden sollten. Der Sachverständige muss berücksichtigen, dass er die Abhängigkeit des Klageverhaltens von sozialen Bedingungen kaum zuverlässig bewerten kann, wenn er auf vermehrtes Beschwerdeverhalten einheitlich mit Interesse und Zuwendung reagiert. Will er die Abhängigkeit des Verhaltens von sozialen Einflüssen prüfen, dann sollte er zeitweise auch nicht auf Klageverhalten reagieren. Davon abgesehen wird die Abhängigkeit des Beschwerdeverhaltens von sozialen Bedingungen generell besser zu bewerten sein, wenn das Verhalten unter unterschiedlichen sozialen Bedingungen beobachtet werden kann. Es ist in diesem Zusammenhang ausdrücklich zu befürworten, verschiedene Untersucher an der Untersuchung zu beteiligen, die jeweils unterschiedlich auf das Klageverhalten des Probanden reagieren. Die Reaktionen des Probanden sollten sorgfältig dokumentiert werden.

Indessen sollte die Interpretation von Differenzen im Klageverhalten gegenüber verschiedenen Untersuchern wiederum zurückhaltend erfolgen, da das Beschwerdeverhalten unter Begutachtungsbedingungen nicht als repräsentativ für Beschwerdeverhalten unter Alltagsbedingungen gelten kann. In der Tendenz wird aber davon auszugehen sein, dass Beschwerdeverhalten auch unter Alltagsbedingungen umso stärker durch soziale Einflüsse moduliert wird, je stärker es durch soziale Bedingungen in der Untersuchungssituation beeinflusst werden kann.

8.4.2 Psychische Belastbarkeit im Untersuchungsverlauf

Hinweise auf eine eingeschränkte psychische (affektive und emotionale) Belastbarkeit können sich im Rahmen der „Untersuchung als Arbeitsprobe" dann ergeben, wenn die Arbeitsleistung (Leistungstestergebnisse), das Antwortverhalten, das Interaktionsverhalten, die Kooperationsbereitschaft oder die Motivation zur Mitarbeit in Abhängigkeit von emotional belastenden Situationen oder Erfahrungen im Untersuchungsverlauf schwankt.

Die Untersuchung als Belastung

In Kapitel 8.1 war bereits auf den unterschiedlichen Anforderungs- und Belastungscharakter einzelner Untersuchungsteile hingewiesen worden. Erhöhte emotionale Belastung kann demnach durch kognitive Leistungstests erzeugt werden, die ein Arbeiten unter Zeitdruck erfordern, durch eine Folge von Fragebögen oder durch ein Interview, in dem das Entlastungsanliegen oder das Krankheits- oder Bewältigungsverhalten des Probanden kritisch hinterfragt wird. Für manche Probanden ist bereits die Tatsache der Untersuchung eine erhebliche emotionale Belastung. Andere sehen der Untersuchung gelassen entgegen, zeigen kaum Zeichen von Anspannung oder gar Überforderung.

Eine erste Möglichkeit, den individuellen Grad der durch die Untersuchung induzierten Belastung abzuschätzen, kann darin bestehen, die *erwarteten Folgen der Begutachtungsentscheidung* zu erfragen. Nicht für alle Probanden sind die Untersuchungen und die aus ihnen abgeleiteten sozialrechtlichen Entscheidungen gleichermaßen bedeutsam. Manche sehen sich durch den Ausgang eines Verfahrens in ihrer Existenz bedroht, für andere geht es eher um marginale Entscheidungen, da sie finanziell und/oder sozial weitgehend abgesichert sind. Es kann erwartet werden, dass das Belastungsempfinden und die psychische Anspannung im Durchschnitt umso stärker ausgeprägt sind, je gravierender die Konsequenzen der Begutachtungsentscheidung für den Einzelnen sind bzw. wahrgenommen werden.

Um belastungsabhängige Veränderungen des Untersuchungs- und Arbeitsverhaltens einschätzen zu können, sollte der Untersuchungsverlauf *Phasen erhöhter und reduzierter emotionaler Belastung* unterscheidbar machen. Zeichen emotionaler Belastung sind erfahrungsgemäß bei Probanden mit psychischen/somatoformen Störungen in sozialrechtlicher Begutachtung seltener oder in schwächerer Ausprägung zu sehen, wenn Belastungen, Konflikte oder Beschwerden des Probanden thematisiert werden, wenn der Untersucher Verständnis für die Probleme des Probanden signalisiert oder er die Schwierigkeiten seiner äußeren Lebensbedingungen empathisch und wohlwollend reflektiert.

Erhöht ist die emotionale Belastung hingegen in der Regel dann, wenn entweder Tests oder Fragebögen eingesetzt werden, deren Bezug zum Untersuchungsanliegen dem Probanden nicht transparent sind oder wenn die Tests (oder zwischenzeitliche Testergebnisse) darauf hinweisen, dass trotz der beklagten Beschwerden noch eine normale Restleistungsfähigkeit besteht, durch die das Entlastungsanliegen des Probanden gefährdet wird. Ebenso wird es erfahrungsgemäß von der Mehrzahl der Probanden als belastend empfunden, wenn das bisherige Bewältigungsverhalten präzise und differenziert exploriert wird und sich dabei herausstellt, dass über eine längere Zeit nur sporadische oder unzureichende Bewältigungs- oder Therapieversuche unternommen wurden. Spannung und ggf. auch Ärger wird durch eine solche präzise Befragung insbesondere dann ausgelöst, wenn deutlich wird, dass therapeutische Empfehlungen nicht umgesetzt wurden und sich die Symptomatik durch diese unzureichende Umsetzung mutmaßlich noch verstärkt hat. Je stärker in diesen Fällen die Mitverantwortung des Probanden am Störungsverlauf betont wird, umso mehr Zeichen von Anspannung und emotionaler Belastung werden in der Regel sichtbar.

Indikatoren psychischen Belastungserlebens

Emotionales Belastungserleben kann durch Verhaltensbeobachtungen und Selbstberichte ggf. in Verbindung mit physiologischen Messungen erfasst werden.

Im *beobachtbaren Verhalten* kann emotionale Anspannung z.B. darin zum Ausdruck kommen, dass die Zahl der spontanen Arm- und/oder Beinbewegungen steigt, der Blickkontakt zu- oder abnimmt, die Lidschlagfrequenz zunimmt, die Mimik sprunghafter oder intensiver wird, Tics (z.B. Zuckungen) häufiger auftreten, Sprechgeschwindigkeit, Sprechhöhe oder Sprechlautstärke sich verändern oder Sprechfehler zunehmen. Allerdings sind solche Verhaltensäußerungen nicht eindeutig und kontextunabhängig als Hinweise auf ein erhöhtes Belastungserleben interpretierbar. Eine demonstrative äußere Gelassenheit kann z.B. darauf hinweisen, dass innere Anspannung mit zusätzlicher Mühe unterdrückt wird, umgekehrt kann unruhiges motorisches Verhalten dazu beitragen, dass sich die erlebte innere Anspannung verringert. Nach Erkenntnissen von Köhnken (1990) sind z.B. Personen, die sich dem Druck ausgesetzt fühlen, ein bestimmtes (nicht zutreffendes)

Verhalten zeigen zu müssen, durch eine hohe Lidschlagfrequenz, seltenes Lächeln, vermehrte Armbewegungen, mehr isolierte Bewegungen einzelner Körperteile und Verzögerungen beim Sprechverhalten gekennzeichnet. Solche Merkmalszusammenstellungen lassen sich aber nur bedingt auf die Beurteilung psychischer Anspannung anwenden.

Um weitere Hinweise auf das Belastungserleben eines Probanden zu gewinnen, kann es sinnvoll sein, im Untersuchungsverlauf entweder regelmäßig oder jeweils belastungsabhängig *Selbstberichte* zu emotionalen Merkmalen zu erheben. Dies kann z. B. durch ausgewählte Fragen zur Ängstlichkeit, Anspannung oder zu affektiven Merkmalen geschehen, die dem Probanden zur Beurteilung vorgegeben werden.

8.4.3 Körperliche Belastbarkeit im Untersuchungsverlauf

Die Interpretation der Untersuchung als Arbeitsprobe bietet verschiedene Möglichkeiten, um Angaben zur körperlichen Belastbarkeit zu kombinieren. Der Vorteil einer ganztägigen Untersuchung mit überwiegend sitzender und stehender Tätigkeit und einer Phase erhöhter körperlicher Belastung besteht darin, dass Verhaltenbeobachtungen, Selbstberichte zum körperlichen Belastungsempfinden und physiologische Kennwerte parallel im Tagesverlauf erhoben und miteinander verglichen werden können. Das daraus abgeleitete Profil der körperlichen Funktionsfähigkeit in der Untersuchung kann dann zu den Angaben des Probanden zum körperlichen Funktionsniveau im Alltag in Beziehung gesetzt werden.

Selbstberichte zum körperlichen Funktionsniveau im Alltag

Eine erste Einschätzung der körperlichen Belastbarkeit kann aus Angaben zum körperlichen Funktionsniveau im Alltag abgeleitet werden. Dazu sollten Angaben zu körperlichen Funktionen und Beeinträchtigungen differenziert anhand von Aktenmaterial, Fremdberichten, Interviewangaben sowie standardisierten und individuell konstruierten Fragebögen zu körperlichen Funktions- und Leistungsbeeinträchtigungen erhoben werden.

Instrumente zur standardisierten Erfassung des Funktionsniveaus im Alltag wurden bereits in Kapitel 6 genannt. Als Ergänzung dazu bieten sich individuell konstruierte Fragebögen an, die auf das Funktionsniveau des einzelnen Probanden zugeschnitten sind. Um sie zu erstellen, sollten Vorinformationen etwa aus Akten genutzt werden. So können bspw. die Verhaltensweisen, in denen die körperliche Belastbarkeit des Probanden zum Ausdruck kommt, je nach beruflicher Tätigkeit sehr unterschiedlich ausfallen. Ein arbeitsloser Proband wird seine körperliche Belastbarkeit vielleicht überwiegend durch Haushaltstätigkeiten, ein Briefträger durch die täglich zurückgelegte Strecke, ein Friseur durch die Zeit des Stehens mit erhobenen Armen beschreiben. Ein angepasster individueller Fragebogen fragt entsprechend abgestimmt auf das übliche körperliche Belastungsprofil nach leichten, mittelschweren und schweren körperlichen Belastungen im Alltag, nach sportlichen Aktivitäten, Bewegungsgewohnheiten, Bewegungseinschränkungen und körperlichen Belastungsgrenzen. Um möglichst konkrete Angaben zu erhalten, sollten Fragen zum körperlichen Funktionsniveau mit möglichst konkretem zeitlichen und räumlichen Bezug gestellt werden.

Im Einzelfall kann es sinnvoll sein, individuell konstruierte Fragebögen wiederholt zur Bearbeitung vorzugeben. Mitunter zeigt sich nach einem vollen Untersuchungstag ein anderes Funktionsprofil als zu Beginn der Untersuchung. Abweichungen sind aber nicht per se als Hinweise auf eine eingeschränkte Glaubhaftigkeit der Angaben zu werten. Übereinstimmende Angaben zum Funktionsniveau können auf deren Gültigkeit, aber auch auf ein stereotypes oder einstudiertes Antwortmuster hinweisen. Fällt das berichtete Funktionsniveau zum Ende der Untersuchung ab, so kann dies einen Erschöpfungsbias im Antwortverhalten widerspiegeln, es kann aber auch darauf hinweisen, dass der Proband auf diese Weise versucht, die abschließende Darstellung des körperlichen Funktionsniveaus den im Verlauf der Untersuchung gemachten Angaben anzupassen. Wenn er z. B. bei Untersuchungsbeginn angab, sich noch täglich ca. drei Stunden lang aktiv an Haushaltstätigkeiten zu beteiligen, dann aber im Untersuchungsverlauf widersprüchliche Angaben macht und schließlich auf die gleichen Fragen zur Aktivität im Haushalt angibt, höchstens 30 Minuten täglich mitzuhelfen, dann kann dies Zweifel an der Glaubhaftigkeit der Angaben begründen. Hier wird in der Regel denjenigen Aussagen ein höherer Wahrheitsgehalt beizumessen sein, die ein höheres Leistungsniveau beschreiben, da in der Begutachtungssituation Leistungsdefizite mit größerer Wahrscheinlichkeit über- als untertrieben werden. Jedoch bleibt bei abweichenden Angaben der genaue Umfang der Funktionsbeeinträchtigungen letztlich immer unbestimmt.

Selbstauskünfte zur körperlichen Belastbarkeit im Untersuchungsverlauf

Selbstauskünfte zur körperlichen Belastbarkeit im Untersuchungsverlauf sind spontane Kommentare oder erfragte Angaben des Probanden zum körperlichen Belastungsempfinden. Weist ein somatoform gestörter Proband bereits bei vergleichsweise leichten Bewegungen auf die erhebliche Schwere dieser Übung hin, so kann dies ein Hinweis auf eine verzerrte Darstellung des körperlichen Belastungsniveaus, aber auch auf einen reduzierten körperlichen Zustand sein.

Wie die o.g. Angaben zu körperlichen und psychischen Beschwerden können auch subjektive Einschätzungen zum Kraftempfinden oder zur Beweglichkeit (z. B. des Rückens) mittels visueller Analog-Skala oder numerischer Ratingskala erhoben werden. Erfahrungsgemäß gehen Angaben zum Kraft- und Ausdauerempfinden aber eng mit Angaben zum körperlichen Belastungsempfinden einher, sodass die gleichzeitige Erfassung selbsteingeschätzter körperlicher Beschwerden und körperlicher Leistungsfähigkeit meist nicht erforderlich ist.

Beobachtung der körperlichen Belastbarkeit im Untersuchungsverlauf

Körperliche Haltungs-, Bewegungs- und Koordinationsübungen können im Rahmen einer psychologischen Untersuchung zur Überprüfung der Einsatzfähigkeit für überwiegend leichte Tätigkeiten durchgeführt werden, um die körperliche Belastbarkeit im Sinne eines Screenings abzuschätzen. Eine differenzierte Einschätzung des körperlichen Leistungsprofils und der körperlichen Belastungsgrenze z.B. durch kontrolliert gesteigerte Ergometerbelastung wird im Rahmen der (psychologischen) Untersuchung als Arbeitsprobe für leichte Tätigkeiten aber nicht geleistet.

Die leichte körperliche Dauerbelastung ist hier vielmehr inszeniert durch abwechselndes Sitzen, Stehen und Gehen im zeitlichen Umfang von ca. sechs bis sieben Stunden und durch die Durchführung von Bewegungs-und Haltungsübungen im Umfang von ca. 45 Minuten. In dieser Zeit beobachtet und protokolliert der Untersucher alle sichtbaren Anzeichen eingeschränkter körperlicher Belastbarkeit, die im Untersuchungsverlauf – auch unabhängig von Beschwerden – zu beobachten sind, z. B. auffällige Veränderungen der Körperhaltung während des Sitzens, insbesondere das Nachlassen der aufrechten Sitzhaltung, die wiederholte Anpassung der Arbeitstisch- oder Sitzhöhe oder der Sitzunterlage, die sichtbar eingeschränkte Fähigkeit zum Aufstehen und Hinsetzen, Häufigkeit und Gestaltung selbstbestimmter Pausen, Einschränkungen der Beweglichkeit beim Treppensteigen, Anzeichen für einen schleppenden oder humpelnden Gang, einen unsicheren Stand, Hinweise auf Muskelzittern nach Belastung, die Verwendung von Gehhilfen oder anderen Hilfsmitteln usw. Im Rahmen der Durchführung von Haltungs- und Bewegungsübungen können zusätzlich folgende körperliche Beeinträchtigungen beobachtet werden: Schwierigkeiten oder die Unfähigkeit, die Knie zu beugen, sich hinzuknien oder den Hocksitz einzunehmen, auf Zehenspitzen zu laufen, sich hinzulegen. Geprüft werden sollte insbesondere bei Personen mit chronischen muskuloskeletalen Schmerzen durch geeignete Übungen die Kraft und Beweglichkeit der Schulter-Nacken-Muskulatur sowie der rumpfstabilisierenden Bauch- und Rückenmuskulatur. Darüber hinaus sollte der Proband alle körperlichen Übungen demonstrieren, die er nach eigenen Aussagen zur Erhaltung oder Verbesserung seines körperlichen Zustandes zu Hause durchführt.

Physiologische Kennwerte zur körperlichen Belastbarkeit im Untersuchungsverlauf

Physiologische Parameter, die im Verlauf eines Untersuchungstages wiederholt gemessen werden, können die subjektiven Angaben und Verhaltensbeoachtungen ergänzen. Sie können Hinweise darauf liefern, in welchem Umfang körperliche Prozesse unter Be- und Entlastungsbedingungen verzerrt wahrgenommen oder interpretiert werden und ob körperliche Belastungen zu den erwarteten belastungsreaktiven physiologischen Veränderungen führen.

Physiologische Korrelate körperlicher und psychischer Aktivierungsveränderungen können über kardiovaskuläre, elektromyographische und elektrodermale Parameter erfasst werden. Unter Begutachtungsbedingungen werden aber nicht alle peripherphysiologischen Maße gleichermaßen geeignet sein. Bei muskuloskeletalen Schmerzen können EMG-Werte Hinweise darauf liefern, in welchem Ausmaß der Zusammenhang zwischen körperlichen Beschwerden und körperlicher Leistungsfähigkeit durch muskuläre Prozesse vermittelt ist. Wird im Untersuchungsverlauf ein solcher enger Zusammenhang sichtbar (liegt also möglicherweise auch kein somatoformes Geschehen vor), so kann dies dafür sprechen, dass die gesundheitlichen Probleme durch körperliches Training wahrscheinlich überwunden werden können.

Als relativ valide Indikatoren einer erhöhten körperlichen Anspannung bzw. Erregung haben sich kardiovaskuläre Kennwerte erwiesen (Blutdruck, Herzrate, Herzratenvariabilität). Ihr Vorteil besteht darin, dass sie nicht nur zur Abbildung von Veränderungen der körperlichen Aktivierung im Untersuchungsverlauf genutzt werden können, sondern – in Verbindung mit weiteren Informationen – teilweise auch als Indikatoren einer kardiovaskulären Fitness interpretierbar sind.

Allerdings sind die Zusammenhänge zwischen Merkmalen kardiovaskulärer Aktivierung einerseits und Beschwerde- und Leistungsmerkmalen andererseits ausgesprochen komplex. Selbst gut untersuchte Parameter wie die Herzrate oder der Blutdruck bilden weder „die körperliche Aktiviertheit" noch komplexe Merkmale wie „die körperliche Leistungsfähigkeit" eindeutig und zuverlässig ab. Vielmehr handelt es sich um Parameter, die neben anderen einen komplexen psychophysiologischen Regulationsprozess modulieren. Insofern kann z. B. die Interpretation etwa einer erhöhten Herzrate oder eines erhöhten Blutdrucks nach Belastungszunahme als Hinweis auf eine zunehmende Anspannung oder gar eine reduzierte körperliche Belastbarkeit nur zurückhaltend erfolgen. Veränderungen peripherphysiologischer Kennwerte sollten grundsätzlich immer kontextbezogen und nur in Kombination mit anderen Maßen bewertet werden.

Immerhin belegen einige Untersuchungen die Eignung kardiovaskulärer Kennwerte zur Veränderungsmessung körperlicher Aktivierung und zur Abschätzung der körperlichen Fitness. Nach Ergebnissen von Steffen et al. (2001) korrespondiert bspw. ein erhöhtes Niveau an körperlicher und psychischer Belastung und Funktionsbeeinträchtigung im Alltag mit erhöhten systolischen und diastolischen Blutdruckwerten und einer erhöhten Herzrate. Ein vergleichbarer Zusammenhang zeigt sich auch situativ: Nach Hutt & Weidner (1993) gehen ein erhöhtes Belastungsempfinden und stärkerer Zeitdruck bei konzentrationsfordernden Tätigkeiten zumindest bei männlichen Probanden mit einem systolischen Blutdruckanstieg einher. Eine Untersuchung von Kristal-Boneh et al. (1998) belegt den Zusammenhang zwischen kardiovaskulären Kennwerten und Beschwerden und zeigt, dass der Blutdruck im Tagesverlauf belastungsabhängig schwankt und dass bei erhöhtem Blutdruck mehr körperliche Beschwerden angegeben werden.

Umgekehrt scheinen Einflüsse, die mit einer vermehrten Hinwendung der Aufmerksamkeit zum Körper einhergehen, aber auch solche, die mit Entspannung oder Entlastung verbunden sind, eher zu einem Blutdruckabfall zu führen. Von Bedeutung für die Begutachtung von Schmerzpatienten sind die Ergebnisse einer Studie von Terkelsen et al. (2005), die zeigen, dass akute Schmerzen, die eine Hinwendung der Aufmerksamkeit zum Körper auslösen, gehäuft zu einem Blutdruckabfall führen. Aber auch stressprotektive Einflüsse wie z. B. eine freundliche, warme soziale Umgebung fördern nach einer Untersuchung von Grewen et al. (2003) eher einen Blutdruckabfall. Die genannten Untersuchungen sprechen dafür, dass z. B. Blutdruck- und Herzratenwerte genutzt werden können, um im Untersuchungsverlauf Veränderungen im körperlichen Belastungserleben zu erklären. Eine Zunahme der Herzrate wird eher mit einem Anstieg des körperlichen Belastungsempfindens in Zusammenhang zu bringen sein, ein sinkender Blutdruck nach körperlicher Belastung kann auf kardiovaskuläre Fitness, im Einzelfall aber auch auf vermehrtes Schmerzerleben hinweisen.

8.4.4 Beispielprofile

Die folgenden Profile zeigen Interpretationsmöglichkeiten verlaufsbezogener Informationen, die sich aus der „Untersuchung als Arbeitsprobe" ergeben können. Sie veranschaulichen die Methode des Profilvergleichs. In der Begutachtung dienen Profilvergleiche angesichts der unbestimmten Gültigkeit von Profilinterpretationen ganz überwiegend der Hypothesengenerierung. Dementsprechend sollten sie nicht als „Beweise" für die am einzelnen Probanden aufgezeigten Zusammenhänge zwischen situativen Einflüssen und Be- oder Entlastungsreaktionen verwendet werden.

8 Die Untersuchung als Arbeitsprobe – ein psychodiagnostischer Ansatz

Zur Vereinfachung und besseren Vergleichbarkeit werden nur jeweils 4 Parameter (je zwei zur körperlichen Aktivierung und zum subjektiven Befinden) in Abhängigkeit von insgesamt 4 unterscheidbaren Be- und Entlastungsphasen im Untersuchungsverlauf dargestellt. Der Schwerpunkt der Interpretationen liegt auf der Veränderung der Beschwerden. Den Messzeitpunkten gehen jeweils die folgenden Bedingungen voraus:

- bis 9 Uhr: Belastung durch Anfahrt und Erwartungshaltung
- bis 10.30 Uhr: leichte konzentrative Dauerbelastung
- 12.15–13.00 Uhr: Entlastung durch Mittagspause, Essen und Entspannung
- 15.15–16.45 Uhr: erhöhte körperliche und psychische Belastung durch Demonstration körperlicher Übungen und Exploration der Übungsgewohnheiten

Die Profile geben Hinweise auf Veränderungen der wahrgenommenen Anspannung und Nervosität, der wahrgenommenen körperlichen Beschwerden sowie über den Verlauf der beiden kardiovaskulären Aktivierungsparamter Blutdruck und Herzrate. Zur besseren Vergleichbarkeit wurden die Kennwerte einheitlich skaliert.

Profil A: Proband mit Ängsten und multiplen somatoformen Beschwerden

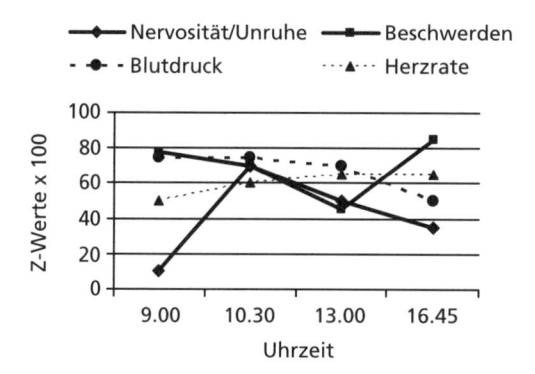

Abb. 8.1: Profil A (Erläuterungen im Text)

Der Proband klagt über eine Zunahme der Beschwerden nach längerer konzentrativer wie auch nach körperlicher Belastung. Die physiologischen Aktivierungsparameter bleiben im Untersuchungsverlauf weitgehend unverändert. Die subjektive Anspannung (Nervosität) fällt im Untersuchungsverlauf kontinuierlich ab. Der Profilvergleich spricht dafür, dass die Beschwerden überwiegend in Abhängigkeit von äußeren Belastungen, weniger aber von inneren bzw. psychischen Belastungen (Unruhe, Nervosität) und ihren körperlichen Begleitprozessen variieren. Die Konstanz der physiologischen Maße auch über die letzte Belastungsphase hinweg (Messung 16.45 Uhr) kann darauf hinweisen, dass sich der Proband bei der Demonstration der körperlichen Übungen kaum angestrengt hat, aber auch darauf, dass er sich emotional gut von situativen Anforderungen abgrenzen kann. In Kombination mit anderen Merkmalen kann dieses Muster ein Hinweis auf das Bemühen des Probanden sein, die Abhängigkeit seiner Beschwerden von externen Einflüssen hervorzuheben.

Profil B: Patientin mit somatoformer Schmerzstörung

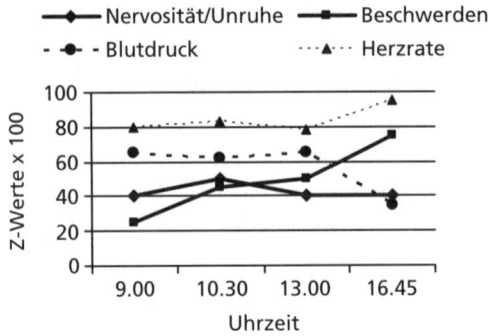

Abb. 8.2: Profil B (Erläuterungen im Text)

Bei diesem Profil fällt ein stetiger Anstieg der angegebenen Schmerzintensität über den gesamten Untersuchungsverlauf hinweg bei weitgehend konstanter Nervosität (subjektiver emotionaler Anspannung) auf. Die Maße für die körperliche Aktivierung liegen bis zum Mittag konstant auf hohem Niveau, nach zusätzlicher körperlicher Belastung fällt der Blutdruck ab, während die Herzrate deutlich ansteigt. Die Ergebnisse können in Verbindung mit anderen Ergebnissen als Hinweise auf ein auffälliges psychophysiologisches Erregungsmuster interpretiert werden, das sich darin zeigt, dass möglicherweise aufgrund konstant erhöhter kardiovaskulärer Aktivierung leichtere Aktivierungsveränderungen kaum bewusst registriert werden. Die Abnahme des Blutdruckes nach deutlicher Belastungszunahme kann auch Ausdruck der begleitenden Schmerzzunahme sein. Für die gutachterliche Bewertung relevant ist zudem, dass spürbare Entlastung (Mittagspause) weder mit verminderter physiologischer Aktivierung, noch mit geringeren körperlichen Beschwerden einhergehen. Das Profil liefert insofern verschiedene Hinweise auf eine eingeschränkte physische und psychische Belastbarkeit, die im Tagesverlauf zu vermehrten Leistungseinschränkungen führen kann.

Profil C: Proband mit einer Anpassungsstörung aufgrund schmerzhafter chronisch-entzündlicher Systemerkrankung und hypochondrischer Krankheitsverarbeitung

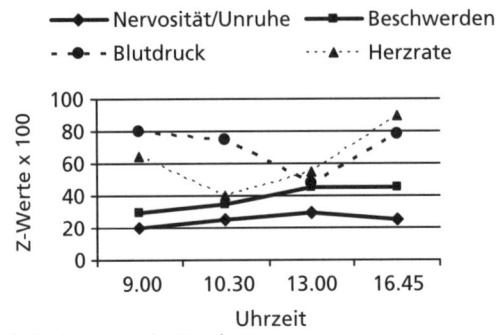

Abb. 8.3: Profil C (Erläuterungen im Text)

Profil C ist durch weitgehend konstante Angaben zu psychischen Beeinträchtigungen und körperlichen Beschwerden auf niedrigem Niveau über verschiedene situative Anforderungen hinweg gekennzeichnet. Demgegenüber unterliegen die physiologischen Kennwerte bei hohem Ausgangsniveau deutlichen situativen Schwankungen. Es deutet sich eine (bewusste oder unbewusste) Dissoziation zwischen physiologischen Prozessen und wahrgenommener emotionaler Anspannung an, die auf ein interozeptives Defizit hinweisen kann. Eine körperliche Reaktion auf Entlastung ist erkennbar, d.h. der Proband ist vermutlich in der Lage, Pausen wirksam zur Erholung zu nutzen. Die Abnahme der körperlichen Aktivierung (Herzrate) bei leichter geistiger Tätigkeit und die erhebliche Zunahme der physiologischen Erregung durch vergleichsweise leichte körperliche Belastung kann auf ein körperliches Trainingsdefizit hinweisen. Sie ist aber auch mit der Deutung vereinbar, dass eine etwa 90-minütige kontinuierliche konzentrative Belastung den Probanden nicht zu überfordern scheint.

Profil D: Proband mit Somatisierungsstörung

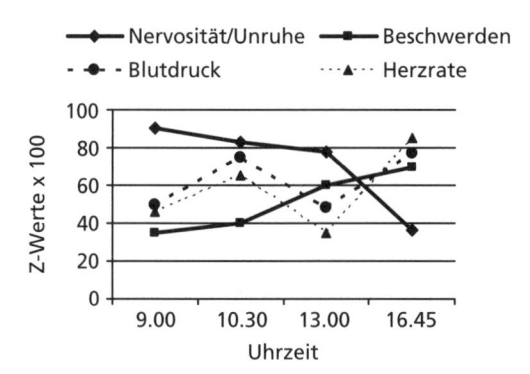

Abb. 8.4: Profil D (Erläuterungen im Text)

Profil D ist gekennzeichnet durch gegenläufige Angaben zu Nervosität und Beschwerden. Je mehr die anfänglich erhöhte subjektive Nervosität und Anspannung im Untersuchungsverlauf nachlässt, umso stärker treten die körperlichen Beschwerden in den Vordergrund. Die subjektiven Veränderungen korrespondieren wenig mit den physiologischen Veränderungen, sondern vorwiegend mit der Untersuchungsdauer. Demgegenüber zeichnet sich eine Abhängigkeit der körperlichen Aktivierung von vorübergehender geistiger und körperlicher Belastung ab, da nach psychischer Belastung (10.30 Uhr) und nach körperlicher Belastung (16.45 Uhr) die Aktivierungsparameter jeweils deutlich sichtbar ansteigen. Das Muster kann in Verbindung mit anderen Ergebnissen als Hinweis darauf interpretiert werden, dass Nervosität und körperliche Symptome als einander ausschließend erlebt werden und den Beschwerden möglicherweise eine psychisch entlastende Funktion zukommt. Unabhängig von dieser Wechselwirkung zwischen Nervosität und Beschwerden scheint der Proband in der Lage zu sein, sich durch Pausen zu erholen und so die Belastbarkeit über den Tag trotz zunehmender Beschwerden zu erhalten.

Die Beispiele zeigen, dass der Vergleich physiologischer und subjektiver Merkmale im ganztägigen Untersuchungsverlauf Hinweise auf gestörte oder ggf. auch motivational verzerrte Beschwerdemuster liefern kann, die ergänzend zur Interpretation von Leistungsverläufen und letztlich auch zur Bewertung der Leistungsfähigkeit genutzt werden können. Dennoch sollten sich Profilinterpretationen immer auch auf weitere Untersuchungsergebnisse stützen (Trait-orientierte Fragebögen, Leistungstests und Verhaltensbeobachtung).

8.5 Bewertung der „Untersuchung als Arbeitsprobe"

Die Interpretation einer ganztägigen Untersuchung mit umfangreichen Befragungsanteilen als Arbeitsprobe für leichte und gelegentlich mittelschwere Tätigkeit beinhaltet gegenüber Begutachtungsansätzen, die sich ganz überwiegend auf die Interpretation explorierter Beschwerden und Beeinträchtigungen konzentrieren, die folgenden Vorteile:

- Funktions- und leistungsrelevante Aussagen oder Verhaltensweisen können jeweils in Bezug zu situativen Bedingungen erfasst werden. Dies ermöglicht eine *kontextbezogene Interpretation der Ergebnisse*.
- Die Konsistenz von Aussagen, Testergebnissen oder Verhaltensweisen kann durch intraindividuelle Vergleiche im Tagesverlauf geprüft werden, *motivationale Einflüsse* (z. B. die Leistungsmotivation oder Verdeutlichungs- und Aggravationstendenzen) lassen sich so besser abschätzen.
- Das Arbeitsverhalten in der Untersuchung besitzt *hohe Augenscheinvalidität in Bezug auf die Beweisfrage* nach der zeitlichen Belastbarkeit. Die daraus abgeleiteten Schlussfolgerungen sind für Richter und andere Prozessbeteiligte meist besser nachvollziehbar als Schlussfolgerungen, die nur auf Selbstberichten oder Testdaten basieren.
- Die *Verhaltensbeobachtung wird als wesentliche Quelle der Informationsgewinnung* aufgewertet. Dies erscheint umso wichtiger, als sich Fragen der Leistungsfähigkeit und Belastbarkeit (anders als Fragen zum Vorliegen einer psychischen Störung) in der Regel besser mit Bezug auf das beobachtbare Verhalten als mit Bezug auf das subjektive Befinden des Probanden beantworten lassen.

Auf der anderen Seite birgt der Begutachtungsansatz auch Risiken. Diese betreffen u. a. die Repräsentativität der Untersuchungssituation für leichte Tätigkeiten, die Interpretation der Testergebnisse (Gefahr der Überinterpretation), aber auch die Akzeptanz des Begutachtungsansatzes durch die Untersuchten. Die folgenden Risiken sollten berücksichtigt werden:

- *Probleme der Generalisierbarkeit.* Das Arbeits- und Beschwerdeverhalten des Probanden im mehrstündigen Untersuchungsverlauf muss nicht repräsentativ für das Funktions- und Leistungsniveau im Alltag sein. Eine gutachterliche Untersuchung zur Beurteilung der Erwerbsfähigkeit stellt für die meisten Probanden eine belastende Ausnahmesituation dar, die in Einzelfällen auch außergewöhnliche Verhaltens- und Reaktionsweisen mit sich bringen kann. Ein Schluss vom Antwort- und Leistungsverhalten in der Begutachtungssituation auf den Grad der Funktionsbeeinträchtigung im Alltag oder auf die Dauer der beruflichen Einsatzfähigkeit kann daher nicht allein aufgrund des Untersuchungsverhaltens oder der Untersuchungsdauer erfolgen. Weitere Bedingungen sollten erfüllt sein, um davon ausgehen zu können, dass das Untersuchungsverhalten „repräsentativ" für das Arbeitsverhalten unter normalen Arbeitsbedingungen ist.

- *Mangelnde Akzeptanz durch Probanden.* Weiterhin muss bedacht werden, dass Probanden mit psychischen Störungen oder chronifizierten Schmerzen häufig mit der Erwartung zur Untersuchung kommen, sie würden lediglich zu ihren Beschwerden befragt. Manche reagieren daher unwillig auf den Umfang der geforderten aktiven Mitarbeit. Um die Akzeptanz dieser Art der Begutachtung zu verbessern, sollte der Sachverständige vor der Untersuchung darauf hinweisen, dass sie auch im Sinne einer Belastungsprobe genutzt wird.

9 Zur Beurteilung krankheitsbedingt geminderter Erwerbsfähigkeit – Analysen und Bewertungsvorschläge

Ist es infolge gesundheitlicher Beeinträchtigungen zu einer andauernden Einschränkung der Leistungsfähigkeit gekommen, wodurch der Versicherte seine bisherige Tätigkeit nicht mehr ohne wesentliche Einschränkungen ausüben kann, so liegt eine Minderung der Erwerbsfähigkeit vor. Die Minderung der Erwerbsfähigkeit wird an der Fähigkeit gemessen, jede mögliche Tätigkeit auf dem allgemeinen Arbeitsmarkt unter den üblichen Bedingungen ausüben zu können. Soll ein Sachverständiger zur Minderung der Erwerbsfähigkeit Stellung nehmen, so muss er aber in der Regel nicht nur die eine Frage zur Erwerbsfähigkeit, sondern ein ganzes Set von Beweisfragen beantworten. Diese betreffen vor allem den Nachweis krankhafter oder krankheitswertiger Gesundheitsschäden und ihre Auswirkungen auf die körperliche und die geistige Leistungsfähigkeit. Darüber hinaus werden üblicherweise noch weitere Fragen gestellt, etwa ob der Versicherte notwendige Arbeitswege zurücklegen kann, ob er unter den üblichen Arbeits- und Pausenbedingungen arbeiten kann oder wie gut er bestimmte Anforderungen am Arbeitsplatz wie z. B. Wechselschicht oder Publikumsverkehr toleriert. Ebenso ist von Interesse, wie wahrscheinlich im Falle einer Berufstätigkeit mit vermehrter Arbeitsunfähigkeit zu rechnen ist.

Da diese Fragen für die Bewertung einer krankheitsbedingt geminderten Erwerbsfähigkeit von entscheidender Bedeutung sind, werden im Folgenden einige methodologische Zugänge und Bewertungsvorschläge zu ihrer Beantwortung skizziert. Der Beitrag soll helfen, aus Vorbefunden und den Ergebnissen der gutachterlichen Untersuchung beweisfragenrelevante Informationen auszuwählen und zu gewichten. Die Vorschläge sind überwiegend auf die Beurteilung von Personen mit somatoformen Beschwerden abgestimmt.

9.1 An welchen Krankheiten, Gebrechen oder Schwächen der körperlichen oder geistigen Kräfte leidet der Kläger?

Nicht alle Beschwerden, die eine Person angibt, sind auf einen krankhaften oder krankheitswertigen Prozess zurückzuführen, manche sind Ausdruck normaler Altersprozesse oder normaler Probleme der Lebens- und Alltagsbewältigung (vgl. Kap. 6). Erfüllt ein Proband die Kriterien für eine krankhafte oder krankheitswertige Störung nicht, so sind damit bereits alle weiteren Fragen zur notwendigen Entlastung oder Unterstützung abschlägig beantwortet. Besondere Sorgfalt erfordert in der

Regel die Klassifikation dysfunktionalen Krankheitsverhaltens. Bei widersprüchlichen Bewertungen des (fraglich krankheitswertigen) Krankheitsverhaltens durch Probanden und Sachverständige steigt meist die Wahrscheinlichkeit für die Vergabe von Diagnosen für inhaltlich weniger bestimmte Verhaltensweisen an (z. B. F.54, F.68.0). Der Sachverständige sollte in diesen Fällen spezifizieren, für welche psychische oder verhaltensbezogene Auffälligkeit er die Klassifikation verwendet und worin die dadurch verursachten Funktionsbeeinträchtigungen bestehen.

Wenn ein *misslungener Anpassungsprozess* an psychosoziale Belastungen oder körperliche Krankheiten im Vordergrund steht, kann auch die Diagnose einer Anpassungsstörung (F43.2) zutreffen. Sie wird vergeben, wenn nach einer psychosozialen Belastung innerhalb eines Monats Symptome und Verhaltensstörungen (z. B. affektive, neurotische oder somatoforme Störungen, aber keine Wahngedanken und Halluzinationen) auftreten, dabei die Kriterien einer einzelnen Störung aber nicht erfüllt werden. Die Symptome sollten – außer bei einer längeren depressiven Reaktion – nicht länger als sechs Monate nach Ende der Belastung oder ihrer Folgen andauern (F43.21). Im gutachterlichen Kontext ist diese Diagnose bei Klagen über somatoforme Beschwerden bei komorbiden körperlichen Erkrankungen meist keine geeignete Bezeichnung für einen misslungenen Anpassungsprozess, weil misslungene Anpassungsprozesse von Personen mit somatoformen Beschwerden hier in der Regel keine eng umschriebene Reaktion auf eine bestimmte belastende Erfahrung darstellen. Vielmehr handelt es sich um länger andauernde dysfunktionale Verhaltensmuster, die über Jahre hinweg einen Chronifizierungsprozess begünstigt haben.

Um den Einfluss von Kankheitsverhalten und misslungener Anpassung auf das Beschwerdebild und das Funktionsniveau nachvollziehbar zu beschreiben, sollten die dazu vorliegenden Informationen differentialätiologisch nach prädisponierenden, auslösenden und aufrechterhaltenden Faktoren geordnet dargestellt werden. Es können z. B. bei somatoformen Störungen als prädisponierende Persönlichkeitsmerkmale erhöhter Neurotizismus und geringe Extraversion, geringe Lebenszufriedenheit, Alexithymie, intensive Selbstbeobachtung sowie dysfunktionale Einstellungen zu Gesundheit und Krankheit berücksichtigt werden (vgl. Rief & Hiller, 1992). Auslösende Faktoren können psychosoziale oder auch physikalische Stressoren sein, als aufrechterhaltende Bedingungen sind soziale Verstärkerbedingungen oder auch Vorteile im Sinne eines „primären Krankheitsgewinns" zu prüfen.

Sind weder die Kriterien für eine krankheitswertige somatoforme Störung noch die Kriterien für eine andere behandlungsbedürftige psychische Störung erfüllt und dominieren zugleich Hinweise darauf, dass ein dauerhaft intensiviertes Krankheits- und Inanspruchnahmeverhalten wesentlich von Verstärkerbedingungen bestimmt ist, so kann die Diagnose der „Entwicklung körperlicher Symptome aus psychischen Gründen" (F68.0) zutreffend sein. In der diagnostischen Praxis nimmt diese Klassifikation eine Zwischenposition ein, da die Grenzen zu willentlich vorgetäuschten (simulierten) Störungen und zur krankheitswertigen „vorgetäuschten Störung" fließend sind. Die Literatur gibt bislang kaum Aufschluss darüber, ob und inwiefern der Kategorie F68.0 Krankheitswert in gleicher Weise zuzuschreiben ist wie anderen psychischen Störungen. Der Krankheitswert bleibt insofern unbestimmt, als der Anteil bewusstseinsnaher Einflüsse auf das Beschwerdeverhalten weitgehend unbestimmt ist. Die Probanden haben in der Regel kein Behandlungsinteresse, und die Praxis bietet auch keine spezifischen Behandlungsangebote für diese Patienten/Probanden an. Offensichtlich wird in der ICD-10-Klassifikation der Begriff des „Syndroms" oder der „Störung" auch vermieden. Folglich sollte die

Bezeichnung nur bei Zweifeln an der Zuverlässigkeit und Gültigkeit der Beschwerden (vgl. Kap. 10) und bei engem Bezug der Beschwerden zu vorhandenen oder angestrebten Verstärkerbedingungen vergeben werden.

Bei der Bewertung der Krankheitswertigkeit somatoformer Beschwerden und chronischen Krankheitsverhaltens sollten auch *Dissimulationstendenzen* berücksichtigt werden. In den aktuellen Klassifikationssystemen ICD-10 und DSM-IV wird Dissimulation im Gegensatz zur Simulation differentialdiagnostisch nicht berücksichtigt. Bei der sozialrechtlichen Begutachtung somatoform gestörter Personen ist die Neigung zu dissimulierender Darstellung insofern von Bedeutung, als einige Probanden auf die Vorrangigkeit der körperlichen Probleme hinzuweisen versuchen, indem sie ihre psychosozialen Probleme und Beeinträchtigungen zu leugnen oder zu verharmlosen versuchen (vgl. auch Kap. 10, Leugnung psychosozialer Einflüsse). Dies kann Ausdruck bewusst zielgerichteter Verzerrungen, aber auch Ausdruck einer besonderen Schwere der psychischen oder somatoformen Störung sein.

Zur Identifikation von Dissimulationstendenzen liefern verschiedene psychodiagnostische Verfahren Hinweise. Der MMPI-2 (Hathaway & McKinley, 2000) bildet mit der Korrektur-Skala (K-Skala) und den Skalen Verschlossenheit (Disclosure), Zynismus, Leugnung sozialer Ängste und Aggressionshemmung verschiedene Facetten verleugnender und dissimulierender Verhaltenstendenzen ab. Sind die Tendenzen auffällig, können sie auf eine dysfunktionale Verarbeitung bestehender Beschwerden hinweisen. Auffällige Dissimulationstendenzen können aber auch Ausdruck der Fixierung eines Versicherten auf Entlastungsforderungen sein, der glaubt, nur durch das Herausstellen körperlicher Schäden und Beeinträchtigungen seine Forderungen begründen zu können. Sprechen mehrere Einzelergebnisse dafür, dass die dissimulierend verzerrte Darstellung psychosozialer Einflüsse zur Durchsetzung von Entlastungsforderungen instrumentalisiert wird, so kann dies den Krankheitswert der beklagten Beschwerden in Frage stellen. Umgekehrt kann die besondere Schwere eines Störungsbildes mit Hinweisen auf erhebliche Dissimulationstendenzen begründet werden, wenn diese mit überwiegender Wahrscheinlichkeit nicht bewusst und zielgerichtet auf das Untersuchungsergebnis gezeigt werden.

Bei der Begründung einer Diagnose kann der Sachverständige auch Studienergebnisse anführen, die darauf hinweisen, dass die dissimulierende Darstellung psychosozialer Einflüsse eher im Sinne eines misslungenen Anpassungsprozesses als einer krankheitswertigen Störung zu interpretieren ist. So konnte bspw. Hasenbring (1992) an chronischen Rückenschmerzpatienten zeigen, dass dissimulierende Bewältigungsstrategien und Verleugnungstendenzen wie „gehobene Stimmung bei Schmerzen" und „Durchhaltestrategien" eher mit misslungener Anpassung einhergehen.

9.2 Bestehen Beeinträchtigungen der körperlichen Leistungsfähigkeit?

Die Beurteilung der körperlichen Leistungsfähigkeit ist durch die Unterscheidung schwerer, mittelschwerer und leichter Arbeiten relativ klar bestimmt. Tabelle 9.1 nennt Anhaltspunkte der gesetzlichen Rentenversicherungen für die Bewertung der körperlichen Belastbarkeit. Dabei handelt es sich um Richtwerte, die in Bezug auf die körperliche Konstitution, die Kraft, die Ausdauer, die Koordinationsfähigkeit und die Beweglichkeit des Rumpfes und der Gliedmaßen vom Sachverständigen geprüft werden können. Mittelschwere oder schwere Tätigkeiten können von Personen mit somatoformen Störungen oder chronifizierten Schmerzen allenfalls dann bewältigt werden, wenn keine wesentlichen körperlichen Schäden am muskuloskeletalen System nachgewiesen werden.

Für die sozialmedizinische Bewertung der körperlichen Belastung an einem gegebenen Arbeitsplatz sind vereinzelt Standardisierungsvorschläge formuliert worden, die auch zur orientierenden Bewertung der körperlichen Leistungsfähigkeit genutzt werden können. Nach einem Vorschlag von Kring (2000; vgl. auch Kring, Stobbe & Schian, 1995) sollte die Beurteilung von Lastenhandhabungen gemäß folgender Leitfragen erfolgen: Wie häufig müssen Hebe- oder Umsetzvorgänge wiederholt oder wie andauernd muss gehoben oder getragen werden? Wie schwer sind die Gewichte (von unter 10 kg bis über 40 kg für Männer und von unter 5 kg bis über 25 kg für Frauen)? Wie belastend ist die Körperhaltung (von Oberkörper aufrecht, nicht verdreht, Last körpernah bis zu weitem Vorneigen mit gleichzeitigem Verdrehen des Oberkörpers, Last körperfern, eingeschränkter Haltungsstabilität)? Wie sind die räumlichen und apparativen Ausführungsbedingungen?

Tab. 9.1: Anhaltspunkte für körperliche Belastung (nach Kring, 2000)

Kategorie	Merkmale
Schwere Arbeiten	• Tragen von 20–40 kg schweren Lasten in der Ebene, Steigen unter Lasten bis 15 kg; Handhaben von Werkzeugen über 3 kg oder von Werkzeugen mit starkem Rückstoß; mittelschwere Arbeiten in überwiegend gebückter, kniender oder liegender Haltung; Schaufeln, Hacken oder Graben • National Institute of Occupational Safety and Health (NIOSH): Gewichte bis 6 kg maximal 6 Stunden heben pro Schicht oder 3 Stunden tragen pro Schicht. 20–40kg (für Männer), 12–20 kg (für Frauen) bei 60 Minuten heben oder 30 Minuten tragen pro Schicht • Belastbarkeit in der Sitzergometrie: über 175 W
Mittelschwere Arbeiten	• Heben und Tragen von mittelschweren Lasten bis 15 kg in der Ebene, unbelastetes Steigen auf Treppen und Leitern; Handhaben von 1–2 kg schweren Werkzeugen • Bedienen von schwergängigen Steuereinrichtungen, Arbeiten mit Bohrwinden oder Handbohrmaschinen oder Arbeiten am Schleifstein als Dauertätigkeit; leichte Tätigkeiten mit zusätzlicher Ermüdung durch Haltearbeit mäßigen Grades
Leichte Arbeiten	• Handhaben leichter Werkstücke und Handwerkzeuge bis 10 kg, Bedienen leichtgängiger Steuerhebel und Kontroller oder ähnlich mechanisch wirkender Einrichtungen, Arbeiten im Sitzen, Stehen, Umhergehen ohne Heben und Tragen mittelschwerer Lasten; Benutzung üblicher Handwerkzeuge, langdauerndes Stehen oder ständiges Umhergehen • National Institute of Occupational Safety and Health (NIOSH): Gewichte bis 6 kg, maximal 60 Minuten pro Schicht heben oder 30 Minuten pro Schicht tragen • Belastbarkeit in der Sitzergonomie: 75 W

Grundsätzlich sollte die körperliche Leistungsfähigkeit *mit engem Bezug zu den medizinischen Untersuchungsergebnissen* beurteilt werden. Nur ein Arzt kann beurteilen, ob und in welchem Ausmaß ein körperlicher Schaden oder eine körperliche Dysfunktion die körperliche Leistungsfähigkeit beeinträchtigt hat. Physiotherapeutische Berichte zum Funktionsstatus der Muskulatur können ärztliche Befundberichte aber ergänzen. Hinweise zum praktischen Vorgehen bei Muskelfunktionsprüfungen liefern z. B. Peterson Kendall et al. (2001).

Bei chronischen muskuloskeletalen Schmerzen beinhaltet der ärztliche Befund Angaben zum Zustand der Muskeln, Sehnen, Bänder und der Gelenke bzw. Knochen. Relevant für die Funktionsfähigkeit und körperliche Belastbarkeit können auffällige Verschmächtigungen, Verhärtungen oder Verkürzungen der Muskeln, Bänder oder Sehnen sein sowie auffällige Unterschiede im Erscheinungsbild antagonistischer Muskeln. Maßgeblich für die Einschätzung der Beeinträchtigung des Leistungsvermögens sind dabei weniger radiologisch festgestellte Veränderungen als vielmehr deren Auswirkungen hinsichtlich Verformung, Bewegungseinschränkung, Instabilität und Beschwerden.

Bei vielen Probanden mit chronischen Rückenschmerzen finden sich Muskelverhärtungen im Bereich der Rückenmuskulatur, zugleich aber Schwächen der Bauchmuskulatur, die eine mögliche Ursache für eine nicht aufrechte, wirbelsäulenbelastende und funktionseinschränkende Körperhaltung oder für gestörte Bewegungsabläufe sein können. „Übertrainierte" Rückenschmerzpatienten können durch trainingsbedingte Verhärtungen und Verkürzungen der Bauchmuskulatur im Verhältnis zur Rückenmuskulatur gekennzeichnet sein.

Werden generalisierte Schmerzen beklagt, sollte der ärztliche Untersuchungsbericht Angaben zu allen Gelenken/Knochen und Weichteilen in den Körperregionen enthalten, in denen Schmerzen angegeben werden, also zu

- *Halswirbelsäule* in Bezug auf Verformung (z. B. Hyperlordose), Bewegungseinschränkung der Kopfneigung (vorwärts, seitwärts, rückwärts), Instabilität (z. B. die Beweglichkeit der Wirbelkörper) und Nervenreizungen
- *Schultergelenken* in Bezug auf Verformung (z. B. Arthrose oder Sehnenansatzverkalkungen) und Beweglichkeit (Vor- und Seitbewegung der Arme)
- *Ellenbogen* (z. B. Beweglichkeit in Streckung, Beugung und Unterarmdrehbewegung)
- *Hand- und Fingergelenken* (z. B. Verformung durch Fingergelenkarthrosen, Kapselverdickung; Bewegungseinschränkungen bei Faustschluss und bei differenzierten Griffformen wie Fingerspreizung oder Spitzgriff)
- *Rumpfskelett* (Verformung z. B. in Bezug auf eine Kyphose oder Lordose der Brust- oder der Lendenwirbelsäule, röntgenologisch nachweisbare degenerative Wirbelkörperveränderungen und Bandscheibenvorwölbungen; Bewegungseinschränkung gemessen z. B. durch den Finger-Boden-Abstand (FBA) oder die Einschränkung der Seitneigung oder der Drehbeweglichkeit des Rumpfskeletts infolge Verkürzung oder dauerhafter Anspannung (Tonisierung) der Rückenmuskulatur)
- *Hüftgelenken* (Verformung z. B. durch Verschmälerung des Gelenkspalts aufgrund einer Pfannendachsklerose, Bewegungseinschränkung bei Beugung und Streckung des Beines sowie Außen- und Innendrehung)
- *Kniegelenken* (Verformung z. B. durch Arthrose oder Gelenkspaltveränderungen aufgrund anderer Ursache, Beweglichkeit bei Streckung und Beugung)
- *Füßen und Zehen* (Verformung z. B. durch Spreizfuß oder Senkfuß, Beweglichkeitseinschränkung z. B. durch Strecksehnenverkürzung)

9 Zur Beurteilung krankheitsbedingt geminderter Erwerbsfähigkeit

Es spricht für die Qualität des fachärztlichen Gutachtens, wenn auch (und gerade) bei diffus generalisierten, mutmaßlich somatoformen Schmerzen und Beschwerden jedes Gelenk sorgfältig körperlich untersucht wird und der Untersucher zu Aussagen darüber gelangt, welche Einschränkungen sich aus dem lokalen gelenkbezogenen Untersuchungsbefund ergeben (z. B.: Der Zustand der Hüftgelenke begründet keine Einschränkung körperlich mittelschwerer und sogar zeitweilig schwerer körperlicher Tätigkeit. Die leichtgradigen Verschleißerscheinungen Grad 0 bis 1 beider Kniegelenke schränken das körperliche Leistungsvermögen nicht ein, begrenzen nicht die Gehstrecke und hindern auch nicht am Begehen von Treppen, selbst wenn dies häufiger vorkommen sollte usw.).

Grundsätzlich sollte der Sachverständige in allen zur Verfügung stehenden Quellen nach Belegen für körperliche Beeinträchtigungen, aber auch für die noch erhaltene körperliche Leistungsfähigkeit suchen. Aufschlussreich können folgende Materialien sein:

- *Medizinische Vorbefunde oder Operationsberichte* zu körperlichen Schäden oder körperlichen Beeinträchtigungen mit oder ohne Angaben zu Auswirkungen auf das körperliche Funktionsniveau (Kraft, Beweglichkeit, Ausdauer, einzelne Funktionseinschränkungen)
- *Sozialmedizinische Gutachten* zu körperlichen Schäden und Funktionsbeeinträchtigungen
- *Entlassungsberichte* aus stationären Therapie- oder Rehabilitationsmaßnahmen (vgl. dazu auch Pannen, 2000). Viele Entlassungsberichte enthalten Informationen zur Teilnahme an Sportgruppen, an körperlichen Funktionstrainings (Wassergymnastik, Schwimmen, Ergometertraining, Fitnesstraining, Krafttraining) oder an körperlichen belastenden Freizeitveranstaltungen (z. B. Wander- oder Kegelgruppen). Sie können direkte und indirekte Hinweise auf das körperliche Belastungsniveau liefern.
- *Angaben des Probanden* zur körperlichen Leistungsfähigkeit im Alltag. Diese kann sich z. B. zeigen in der Beteiligung an Hausreinigungs-, Instandhaltungs-, Aufräum- oder Reparaturtätigkeiten, beim Einkaufen, beim Heben und Tragen von Gegenständen, beim Gehen, Treppensteigen, Laufen, Schwimmen, Fahrradfahren, bei sportlichen Aktivitäten aller Art, bei der Betreuung und Versorgung anderer Personen, der Pflege von Haustieren sowie bei der Verwendung des eigenen (Kraft-)Wagens oder öffentlicher Verkehrsmittel. Je nach Sitzunterlage und Körperhaltung beim Sitzen kann die Dauer sitzender Tätigkeiten insbesondere bei Patienten mit chronischen Rückenschmerzen im Alltag als Maß für körperliche Dauerbelastung des Rückens gewertet werden.
- *Fremdberichte durch Arbeitgeber*, die z. B. belegen, dass der Proband früher schwere körperliche Arbeiten in einem bestimmten Umfang verrichten konnte und nun zu diesen Arbeiten trotz wiederholter Arbeitserprobungen nicht mehr in der Lage ist
- *Fremdberichte durch Begleitpersonen*, die den Probanden und seine körperliche Belastbarkeit kennen und beurteilen können.

Um das *Niveau der aktuell gegebenen körperlichen Belastung* abschätzen zu können, das wiederum Hinweise auf die bestehende körperliche Belastbarkeit bzw. Leistungsfähigkeit liefern kann, sollte der Sachverständige die Wohn-, Arbeits- und Lebensumwelt des Probanden explorieren. So kann z. B. bei Probanden mit chronischen Rückenschmerzen geprüft werden, ob die Arbeitsbedingungen, die Steh-, Sitz- und Liegeflächen im Alltag geeignet sind, eine rückenschonende und aufrechte Körperhaltung einzuhalten, ob Art und Intensität des Bewegungsverhaltens innerhalb und außerhalb des Arbeitsplatzes den gesundheitlichen Erfordernissen entsprechen, ob die Arbeitsflächen in der Höhe den körperlichen Bedürfnissen des Probanden angepasst sind, ob erkennbar ist, dass die angegebenen körperlichen Beeinträchtigungen durch geeignete Umbaumaßnahmen oder körperliche Entlastungsbewegungen kompensiert werden usw. Führen relativ leicht änderbare physikalische Umgebungsbedingungen des Probanden mit hoher Wahrscheinlichkeit zu dauerhafter körperlicher Belastung, so kann angenommen werden, dass die aktuell angegebene körperliche Belastbarkeit die untere Grenze der tatsächlichen körperlichen Belastbarkeit markiert, da sie durch ungünstige (aber änderbare) Umgebungseinflüsse zusätzlich eingeschränkt ist.

Zur körperlichen Leistungsfähigkeit in einer psychologischen Untersuchung

Grundsätzlich sollten Angaben zur körperlichen Leistungsfähigkeit durch einfache motorische Funktionsprüfungen etwa zur Beweglichkeit, zur Kraft, zur körperlichen Koordinationsfähigkeit und zur körperlichen Fitness ergänzt werden. Hinweise auf Einschränkungen feinmotorischer körperlicher Fähigkeiten ergeben sich häufig bereits aus der Beobachtung des Probanden im Untersuchungsverlauf etwa beim An- und Auskleiden, beim Schreiben, im Umgang mit schriftlichen Unterlagen, beim Öffnen, Verschließen oder Greifen von Gefäßen, beim Öffnen und Schließen von Taschen oder des Brillenetuis usw.

Auch ein psychologischer Sachverständiger sollte sich vom Probanden bei chronischen muskuloskelatalen Beschwerden diejenigen körperlichen Übungen demonstrieren lassen, die er nach eigenen Angaben selbst oder unter Anleitung im Alltag durchführt oder in bisherigen Therapie- oder Rehabilitationsmaßnahmen gelernt hat. Gibt er regelmäßiges körperliches Training an, so sollte sich dies auch in der körperlichen Leistungsfähigkeit (Kraft, Ausdauer, Beweglichkeit) in der Untersuchungssituation widerspiegeln. Zeigen sich erhebliche Diskrepanzen zwischen dem angegebenen Bewegungsverhalten oder körperlichen Trainingsverhalten im Alltag und der demonstrierten körperlichen Leistungsfähigkeit und Fitness in der Untersuchungssituation, so kann dies auf fehlerhafte Angaben zur körperlichen Leistungsfähigkeit oder auf eine verdeutlichte körperliche Schwäche hinweisen. In diesem Fall sollte das tatsächliche körperliche Leistungsniveau mindestens so hoch oder höher veranschlagt werden wie das gezeigte.

Vorübergehende mittelschwere Belastung

Die Beurteilung der „Fähigkeit zu leichten und gelegentlich mittelschweren körperlichen Tätigkeiten" zählt zu den häufigsten Fragestellungen in sozialrechtlichen Auseinandersetzungen zur Erwerbsfähigkeit. Die Bewertung sollte sich immer auf die sorgfältige körperliche (medizinische) Untersuchung aller Körperregionen stützen, die dem Probanden Beschwerden bereiten. Umschriebene körperliche Veränderungen oder Schädigungen können eine auch nur vorübergehende mittelschwere Belastung ausschließen.

Die Bewertung erfolgt unabhängig davon, ob das Störungsbild als somatoforme Störung klassifiziert wurde oder nicht. Gut begründbar sind Angaben zu vorübergehend mittelschwerer Belastung in der Regel dann, wenn sich der Sachverständige in seiner Bewertung auf die Ergebnisse eines Systems zur Evaluation der körperlichen Leistungsfähigkeit (sog. FCL-Systeme; Oliveri et al., 1996) stützen kann.

Ergänzend zu den medizinischen Befunden zur körperlichen Leistungsfähigkeit kann auch eine differenzierte Exploration Entscheidungshinweise liefern. Ein Proband, der seinen Haushalt inkl. Einkaufen, Heben und Tragen auch schwerer Gegenstände (z. B. Getränkekasten, Wäschekorb), Putzen, Waschen, Aufhängen der Wäsche, Kochen, Bügeln, Reparaturtätigkeiten usw. ohne Hilfe bewältigt, wird meist auch körperlich in der Lage sein, eine leichte bis gelegentlich mittelschwere Tätigkeit auf dem allgemeinen Arbeitsmarkt zu bewältigen. Angaben zur Freizeit- und Alltagsgestaltung (sportliche Aktivitäten, Reisen, Hobbys, berufliche Nebentätigkeiten) können ebenfalls Hinweise auf mittelschwere Tätigkeiten geben, die vom Probanden noch bewältigt werden.

Arbeiten in Zwangshaltungen

Unter Zwangshaltungen versteht man ungünstige Körperhaltungen, die einen Wechsel der Körperstellungen erschweren oder unmöglich machen. Dadurch kann es zu einer schmerzhaften oder überlastenden statischen Anspannung der Muskulatur kommen, die mit Veränderungen an Sehnenscheiden, Sehnen- und Muskelansätzen und auch Gelenken einhergehen kann und die zusätzliche körperliche Beschwerden und gesundheitliche Störungen begünstigt. Häufig sind Nacken, Schultern und Arme betroffen. Bislang existiert keine einheitliche zeitliche Definition, ab welcher Dauer der Haltungs- oder Bewegungseinschränkung von einer Zwangshaltung gesprochen werden kann bzw. ab welcher Pausen- oder Bewegungsfrequenz keine Zwangshaltung mehr vorliegt. In Anlehnung an Kring (2000) sind körperliche Zwangshaltungen besonders belastend, wenn sie mit dem Vorneigen und Verdrehen des Oberkörpers verbunden sind und wenn Lasten körperfern bei eingeschränkter Haltungsstabilität gehalten werden müssen.

Grundsätzlich schließt die Diagnose einer somatoformen Störung oder chronischer Schmerzen nicht aus, dass Betroffene auch in Zwangshaltungen arbeiten können. Die Bewertung der Zumutbarkeit kann der Sachverständige davon abhängig machen, wie sehr die Symptomatik glaubhaft durch Zwangshaltungen ausgelöst oder verstärkt wird. Nicht selten werden Beschwerden des muskuloskeletalen Systems durch Zwangshaltungen ausgelöst oder verstärkt. Um funktionelle Zusammenhänge zwischen Zwangshaltungen und Beschwerden beurteilen zu können, *sollten sowohl die individuellen Erfahrungen des Probanden mit Zwangshaltungen als auch die aufgrund körperlich-mechanischer Zusammenhänge zu erwartenden Auswirkungen von Zwangshaltungen auf Beschwerden und Funktionsbeeinträchtigungen* berücksichtigt werden. Der prinzipielle Ausschluss von Zwangshaltungen kann davon abhängig gemacht werden, ob eine Beschwerdeverschlimmerung aufgrund körperlicher Zwangshaltungen vom Probanden selbst beschrieben wurde, aber auch davon, ob der Zusammenhang zwischen der Zwangshaltung und der darauf folgenden Funktionsbeeinträchtigung pathophysiologisch plausibel und auch bei fehlenden individuellen Erfahrungswerten des Probanden wahrscheinlich ist. Eine dauerhaft angespannte gekrümmte Sitzhaltung führt bspw. aufgrund pathophysiologischer Prozesse überzufällig häufig zu einer Zunahme von Rückenbeschwerden auch dann, wenn der Proband diesen Zusammenhang selbst noch nicht erfahren hat. Eine dauerhaft gekrümmte Sitzhaltung in einer ganztägigen Untersuchung kann insofern Hinweise darauf liefern, dass der Proband seinen Rücken gewohnheitsmäßig und unwillkürlich fehlbelastet. Hier kann argumentiert werden, dass bei ohnehin bestehender Dauerbelastung eine zusätzliche Einschränkung durch Zwangshaltungen am Arbeitsplatz vermieden werden sollte.

In der Praxis wird die Zumutbarkeit von Zwangshaltungen insbesondere bei chronischen oder chronisch-rezidivierenden muskuloskeletalen Beschwerden und bei chronischen Schmerzsyndromen meist zurückhaltend bewertet, da die Schwelle, ab der Beschwerden durch Zwangshaltungen ausgelöst werden können, meist schon erniedrigt ist. Andererseits ist bei der Beurteilung auch zu prüfen, wie viel (Frei-)Zeit der Proband bereits ohne äußere Veranlassung in statischen Köperhaltungen (z. B. sitzend) verbringt, die Merkmale einer Zwangshaltung aufweisen.

Stellt sich die Frage zur Zumutbarkeit von Arbeiten in Zwangshaltungen in Bezug auf einen gegebenen Arbeitsplatz, so ist zu prüfen, inwiefern die Auswirkungen durch geeignete Maßnahmen auch kompensiert werden können. Belastung durch dauerhaftes Stehen kann z. B. dadurch abgeschwächt werden, dass das Stehen vermieden wird, sofern dies die Arbeitsaufgabe nicht verlangt, dass Arbeitsplätze bzw. Arbeitshöhen weitgehend an die individuellen Körpermaße angepasst werden oder dass geeignetes Schuhwerk getragen wird. Die Auswirkungen dauerhaften Sitzens können dadurch abgeschwächt werden, dass die Sitzhaltung durch Aufstehen, Bewegungs- oder Dehnungsübungen unterbrochen wird oder Sitzmöbel zum dynamischen Sitzen verwendet werden.

Arbeiten überwiegend im Gehen oder Stehen

Dauerhaftes Gehen oder Stehen kann eingeschränkt sein, wenn Probanden über andauernde oder rezidivierende Schmerzen oder Parästhesien in den Beinen klagen. Tätigkeiten überwiegend im Gehen oder Stehen sollten ausgeschlossen werden, wenn es regelmäßig glaubhaft zu einer Beschwerdezunahme während oder nach längerem Gehen oder Stehen kommt. Auch hier sollte zunächst die Abhängigkeit der Beschwerden von dauerhaftem Gehen oder Stehen exploriert werden, danach sollte die Konsistenz der Angaben und schließlich die Plausibilität der Zusammenhänge im Rahmen eines geeigneten pathophysiologischen Modells geprüft werden.

Bei somatoformen Störungen, die nur selten mit Beeinträchtigungen oder Symptomexazerbationen einhergehen, werden Arbeiten, die überwiegend im Gehen oder Stehen verrichtet werden müssen, meist nicht von vornherein ausgeschlossen. So begründet bspw. ein konversionsneurotisches Anfallsleiden („psychogene Epilepsie") mit einer Auftretenshäufigkeit von 3–4 Anfällen im Jahr (ähnlich einer Panikstörung) nicht zwingend den Ausschluss von Arbeiten im Gehen oder Stehen. Sind Arbeiten überwiegend im Gehen mit dem Zurücklegen größerer Strecken verbunden, so ist zu prüfen, ob die somatoforme Symptomatik oder krankheitsbezogene Ängste hierdurch verstärkt werden. Eine psychogene Diarrhoe mit Problemen bei der Ausscheidungskontrolle kann bspw. dazu führen, dass längere Strecken ohne direkte Nähe zu einer Toilette nicht zugemutet werden können. Von dieser Einschränkung können z. B. Boten- oder Zustellertätigkeiten berührt sein.

Arbeiten unter Zugluft, Nässe- und Kälteeinwirkung

Angaben dazu, ob Arbeiten im Freien und unter Zugluft- und Nässeeinwirkung möglich sind, hängen vor allem davon ab, ob Beschwerdeangaben durch Kälte, Zugluft oder Nässe glaubhaft ausgelöst oder verstärkt werden.

Ein plausibler pathophysiologischer Mechanismus, der den Zusammenhang zwischen belastenden physikalischen Einflüssen und körperlichen Beschwerden und Beeinträchtigungen erklärt (wie bei körperlicher Belastung), ist hier aber weniger eindeutig als bei körperlichen Belastungen. Zwar beklagen viele Probanden mit generalisierten bzw. somatoformen Schmerzen oder multiplen somatoformen Beschwerden eine Zunahme der Beschwerden bei nass-kaltem Wetter. So erbrachte eine Untersuchung von Strusberg et al. (2002) signifikante Zusammenhänge zwischen Schmerzintensität einerseits und Luftdruck, Luftfeuchtigkeit und Temperatur andererseits. Andererseits zeigen Studien aber auch, dass eine „witterungsbedingte" Beschwerdemodulation bei chronisch Kranken weniger von den physikalischen Einflüssen selbst, sondern vielmehr von der Wahrnehmung dieser Einflüsse abhängt. So konnten z.B. bei Patienten, die sehr enge Zusammenhänge zwischen der Jahreszeit und ihren körperlichen Beschwerden angaben (Beschwerdezunahme im Winter bei nass-feuchter Witterung, Linderung im Sommer), diese Zusammenhänge nicht durch meteorologische Daten gestützt werden (Hawley et al., 2001). Die Angaben scheinen durch generelle Erwartungen der Befragten und durch die Plausibilität des jeweils beurteilten Zusammenhangs mitbestimmt.

Bei Personen mit somatoformen Beschwerden oder chronischen Schmerzen kann davon ausgegangen werden, dass auf Befragen überzufällig häufig ein negativer Einfluss von Kälte und Feuchtigkeit insbesondere auf muskuloskeletale Beschwerden angegeben wird. Für die Bewertung der Zumutbarkeit von Arbeiten unter Kälte- oder Nässeeinwirkung wird in vielen Fällen die individuelle Erfahrung des Betroffenen zum beschwerdemodulierenden Einfluss physikalischer Bedingungen Ausschlag gebend sein. Jedoch wird nicht jedes Störungsbild in gleicher Weise von physikalischen Umwelteinflüssen moduliert. Etwa bestehen meist Unterschiede zwischen Patienten mit entzündlichen und nicht entzündlichen Schmerzsyndromen. Eine chronische Schmerzsymptomatik bedeutet nicht automatisch, dass Arbeiten im Freien oder bei Kälte oder Nässeeinwirkung auszuschließen sind. Zusätzliche Belastungen und Funktionsbeeinträchtigungen aufgrund von Luft- und Witterungseinflüssen können bei Patienten mit einer somatoformen autonomen Funktionsstörung des respiratorischen Systems auftreten. Andauerndes Husten, das durch Staubbelastungen oder Veränderungen der Luftfeuchtigkeit ausgelöst oder aufrechterhalten wird, oder psychogene Hyperventilationen, die z.B. durch die Angst vor Erstickungsanfällen, vor Temperaturschwankungen oder vor Veränderungen der Atemluft ausgelöst werden können, sind weitere Beispiele für eingeschränktes Arbeiten unter belastenden Luft- oder Witterungseinflüssen.

9.3 Können Tätigkeiten mit besonderen Anforderungen an die Reaktions- und Konzentrationsfähigkeit durchgeführt werden?

Tätigkeiten mit besonderen Anforderungen an die Reaktions- und Konzentrationsfähigkeit erfordern eine erhöhte Daueraufmerksamkeit bzw. Vigilanz und die Fähigkeit, zuverlässig und präzise auf (einfache Anforderungen) zu reagieren. Dabei handelt es sich z.B. um Tätigkeiten an laufenden Maschinen oder Arbeiten unter Zeitdruck, die mit Überwachung, der Kontrolle oder Regelung von Abläufen, Schadensvermeidung oder Qualitätskontrolle verknüpft sein können. Auch Disponententätigkeiten, die mit der Aufnahme, Verarbeitung und Weitergabe von Informationen einhergehen, erfordern häufig besondere Reaktions- und Konzentrationsfähigkeiten. Die Anforderungen an die erforderliche Reaktions- und Konzentrationsfähigkeit sind umso höher zu veranschlagen, je größer das Gefahrenpotential bei fehlerhaften oder verzögerten Reaktionen für die arbeitende Person selbst (z. B. Tätigkeiten an Schneidemaschinen) oder für andere (z. B. Fluglotsen) ist.

Andauernde körperliche Beschwerden mit oder ohne körperliche Ursache gehen nicht selten mit Beeinträchtigungen der Reaktions- und Konzentrationsfähigkeit einher. Körperliche Beschwerden und insbesondere Schmerzen können eine andauernde Beeinträchtigung der Wahrnehmung, der Selektion, der Enkodierung und der weiteren Verarbeitung von Informationen begünstigen und dazu beitragen, dass die Kapazität des mentalen Arbeitsspeichers durch die parallele Verarbeitung aufgabenirrelevanter Informationen eingeschränkt wird. Bei somatoform gestörten Probanden können Konzentrationsbeeinträchtigungen aufgrund ausgeprägter körperbezogener Ängste verstärkt sein. Insbesondere Dauerschmerzen und ausgedehnte Schmerzen sind für viele Probanden konzentrationsbeeinträchtigend, sodass Tätigkeiten, die mit besonderen Anforderungen an die Konzentrationsfähigkeit verbunden sind, von ihnen vielfach nicht oder nur fehlerhaft bewältigt werden können (vgl. z. B. Dick, Eccleston & Crombez, 2002; Dohrenbusch, 2001). Nach einer Studie von Apkarian et al. (2004) sind chronische Schmerzpatienten in ihrer Konzentrations- und Entscheidungsfähigkeit aber nicht generell, sondern vor allem in emotional belastenden oder angespannten Situationen eingeschränkt. Entsprechende Klagen über kognitive Beeinträchtigungen können demnach im Zusammenhang mit und ggf. auch als Folge der körperlichen Beschwerden interpretiert werden.

Hinweise zur Bewertung

Bei Angaben zur Zumutbarkeit von Tätigkeiten mit besonderen Anforderungen an die Reaktions- und Konzentrationsfähigkeit sollte Folgendes berücksichtigt werden:

- Angaben zu Beeinträchtigungen der Konzentrationsfähigkeit sollten immer durch *normierte psychologische Leistungstestverfahren* gestützt werden.
- *Die Leistungstestergebnisse sollten in Bezug auf motivationale Einflüsse auf das Testergebnis gesichert werden* (vgl. Kap. 8 und 10). Unterdurchschnittliche Testergebnisse aufgrund geringer Testmotivation bzw. (nicht krankheitswertiger) geringer Bereitschaft, sich in der Untersuchung kooperativ zu verhalten, begründen keinen Ausschluss von Tätigkeiten mit besonderen Anforderungen an die Reaktions- und Konzentrationsfähigkeit.
- *Angaben zu Konzentrationsbeeinträchtigungen im Alltag sollten durch Messwiederholungen gesichert werden.* Variiert ein Proband seine Angaben zu Konzentrationsbeeinträchtigungen im Alltag bei wiederholter Befragung mehrfach, so kann vermutet werden, dass die reale Reaktions- und Konzentrationsfähigkeit auf der Höhe des höchsten angegebenen Leistungsniveaus oder darüber liegt.
- *Psychotrope Substanzen sollten berücksichtigt werden.* Nachgewiesene Störungen der Reaktions- und Konzentrationsfähigkeit können ggf. auf einen Missbrauch psychotroper Substanzen (Alkohol, Nikotin, Analgetika, Benzodiazepi-

ne, Antidepressiva) zurückgeführt werden. Ebenso sollte berücksichtigt werden, inwiefern die konzentrative Leistungsfähigkeit durch die Einnahme psychotroper Substanzen vor oder während der Untersuchung verbessert oder beeinträchtigt wurde.

Mitunter nehmen Probanden mit psychischen Beschwerden oder Schmerzen aus Gewohnheit, zur Verbesserung ihrer Leistungsfähigkeit oder auch zur Demonstration ihrer Beeinträchtigungen Schmerzmittel oder andere psychotrope Substanzen ein. Je nach Pharmakon kann dies zu einer unerwünschten Beeinträchtigung der konzentrativen Belastbarkeit in der Untersuchung führen, insbesondere dann, wenn die Wirkung des Medikaments auf die körperliche Symptomatik gering ist (z.B. Einnahme morphinhaltiger Analgetika bei diffusen weichteilrheumatischen Beschwerden). Umgekehrt kann es konzentrative Leistungsbeeinträchtigungen in der Untersuchung begünstigen, wenn Probanden ihre gewohnte Medikation (z.B. Schmerzmittel) am Untersuchungstag nicht nehmen und dadurch in der Untersuchung stärker als sonst im Alltag psychisch und konzentrativ beeinträchtigt sind.

Generell dürfte es meist für den Ausschluss von Tätigkeiten mit besonderen Anforderungen an die Reaktions- und Konzentrationsfähigkeit sprechen, wenn die Untersuchungsergebnisse konsistent darauf hinweisen, dass die konzentrativen Fähigkeiten bei wiederholter Messung im Untersuchungsverlauf, gemessen an gesunden Normstichproben, unterdurchschnittlich oder weit unterdurchschnittlich ausgeprägt sind. Es sollte aber auch geprüft werden, inwiefern Beeinträchtigungen der Reaktionsgeschwindigkeit durch vermehrte Sorgfaltsleistungen kompensiert werden können.

9.4 Sind Tätigkeiten mit besonderer Verantwortung zu meiden?

Verantwortungsvolle Tätigkeiten erfordern in der Regel eine besondere Entscheidungskompetenz, also die Fähigkeit, verschiedene Handlungsalternativen zu entwickeln, diese nach ihrer Eignung und Realisierbarkeit zu bewerten und bei Fehlentscheidungen in der Lage zu sein, die jeweiligen Konsequenzen zu tragen. Häufig beinhalten Tätigkeiten mit besonderer Verantwortung auch Personalverantwortung, in diesen Fällen erfordern sie nicht nur Kompetenzen in der Planung, Organisation, Durchführung und Bewertung von Arbeitsvorgängen, sondern auch Kompetenzen zur Führung und Motivierung von Mitarbeitern.

Tätigkeiten mit besonderer Verantwortung sollten dann gemieden werden, wenn die Person aufgrund von psychischen Störungen oder Schmerzen nicht oder nur eingeschränkt in der Lage ist, den eigenen Verantwortungsbereich zu übersehen, darin sinnvolle Entscheidungen zu treffen und notwendige Handlungen umzusetzen. Nicht gemeint ist bei dieser Beweisfrage der generelle Ausschluss von Tätigkeiten aufgrund mangelnder fachlicher Kompetenz oder Routine. Die folgenden Überlegungen können in die gutachterliche Stellungnahme mit einfließen:

- *Kein eindeutiger Schluss vom Störungsbild auf die Zumutbarkeit verantwortlicher Tätigkeit.*
Vom Erscheinungsbild somatoformer Störungen her sind zunächst keine generellen Auswirkungen auf komplexe kognitive Fähigkeiten, auf die Fähigkeit zur Handlungsplanung oder auf krankheitswertige motivationale Einschränkungen (Störungen des Antriebs oder der Stimmungslage) zu erwarten. Somatoform gestörte Personen sind nicht grundsätzlich in der Übernahme verantwortungsvoller Aufgaben eingeschränkt. Allerdings sind chronische Schmerzpatienten mit intensiviertem Schmerz- und Krankheitsverhalten nach einer Studie von Macfarlane et al. (1999) vermehrt durch Entscheidungsprobleme und andere psychische Schwierigkeiten wie gedrückte Stimmung, mangelndes Selbstvertrauen oder erhöhtes Belastungserleben beeinträchtigt. Die in der Studie genannten Beeinträchtigungen können auch die Übernahme verantwortungsvoller Tätigkeiten betreffen.
- *Ausrichtung an der Art und Schwere der individuellen Beeinträchtigung.*
Angesichts schwacher inhaltlicher Bezüge zwischen dem Erscheinungsbild somatoformer Störungen/chronischer Schmerzen und der Zumutbarkeit von Tätigkeiten mit besonderer Verantwortung muss sich die gutachterliche Empfehlung überwiegend auf die Art und den Schweregrad der Störung beziehen. So können bspw. ausgeprägte hypochondrische Ängste dazu führen, dass die betroffene Person große Teile des Tages unwillkürlich ihre gesundheitliche Situation reflektiert. Wenn die Gedanken nur noch um gesundheitliche Probleme kreisen, kann die kognitive Kapazität zur Konzentration, zum Denken und zu Gedächtnisfunktionen dauerhaft so eingeschränkt werden, dass weiterreichende verantwortliche Entscheidungen nicht mehr getroffen werden können. Weiterhin kann das Krankheits- und Inanspruchnahmeverhalten bei einer Somatisierungsstörung so ausgeprägt sein, dass die Person mehrmals pro Woche Ärzte oder Therapeuten aufsucht und allein zeitlich kaum noch zu einer intensiven Auseinandersetzung mit verantwortungsvollen Tätigkeiten in der Lage sein kann.
- *Berücksichtigung komorbider psychischer Störungen.*
Komorbide psychische Störungen können die Durchführung verantwortungsvoller Aufgaben negativ beeinflussen. Zu denken ist insbesondere an andere neurotische oder belastungsreaktive Störungen sowie an Störungen durch Substanzmissbrauch, die in Verbindung mit somatoformen Störungen häufig auftreten. Die Fähigkeit zu verantwortlicher Tätigkeit kann insbesondere durch depressive Störungen des Antriebs mit Denkhemmung, Perspektivelosigkeit und depressiver Verstimmung beeinträchtigt sein. Soziale Ängste wie etwa bei einer sozialen Phobie oder einer unsicher-vermeidenden Persönlichkeitsstörung können einen Ausschluss von Tätigkeiten mit Personalverantwortung begründen, wenn ihre wirksame Behandlung nicht gelingt. Insgesamt werden Tätigkeiten mit besonderer Verantwortung umso eher beeinträchtigt sein, je stärker sich die Symptome auf den Umgang mit komplexen Problemen und auf die Fähigkeit zur sozialen Beziehungsgestaltung auswirken.

9.5 Sind Tätigkeiten mit Publikumsverkehr zu meiden?

Tätigkeiten mit Publikumsverkehr können dann problematisch sein, wenn durch die Störung, Erkrankung oder Verletzung eine erhebliche Beeinträchtigung der Leistung zu erwarten ist, die im Umgang mit anderen erbracht werden soll. Das kann bedeuten, dass entweder andere Personen durch das Verhalten oder durch das Äußere der Person (z. B. durch Entstellungen) so beeinträchtigt werden, dass eine Arbeitsleistung nicht in der gewünschten Weise erbracht werden kann oder dass der/die Betroffene selbst durch andere zusätzlich beeinträchtigt wird.

Somatoforme Störungen und chronifizierte Schmerzen zählen üblicherweise nicht zu den Störungen, die bereits durch die Beschwerdecharakteristik Tätigkeiten mit Publikumsverkehr ausschließen. Geht es indessen um konkretere Arbeitsbereiche, so können sie durchaus Auswirkungen auf die Einsatzfähigkeit eines Betroffenen haben. So können bspw. übertriebene körperbezogene Ängste, die mit panischer Angst vor Ansteckung einhergehen, pflegerische Tätigkeiten in Krankenhäusern oder Heimen ggf. ausschließen. Eine stark ausgeprägte körperdysmorphe Störung kann im Einzelfall ebenfalls Tätigkeiten mit Publikumsverkehr erschweren, insofern die betroffene Person gegenüber Fremden durch erhebliche körperbezogene Schamgefühle oder soziale Ängste beeinträchtigt ist. Somatoforme motorische oder sensorische Funktionsausfälle oder schmerzbedingte Bewegungseinschränkungen können Arbeiten mit Publikumsverkehr dann einschränken, wenn die spezifische Dienstleistung nicht oder nicht im gewünschten Umfang oder in der notwendigen Geschwindigkeit erbracht werden kann (z. B. Kellnertätigkeit).

Umgekehrt sollten Probanden mit somatoformen Störungen und chronifizierten Schmerzen Tätigkeiten mit Publikumsverkehr dann meiden, wenn soziale Einflüsse oder soziale Bedingungen regelmäßig beschwerdeauslösend oder beschwerdeverstärkend wirken. Darüber hinaus können Tätigkeiten mit Publikumsverkehr problematisch sein bei stärker beeinträchtigten intellektuellen Fähigkeiten, beim Vorliegen formaler und inhaltlicher Denkstörungen, bei Personen mit paranoiden Tendenzen, Autismus, wahnhaften Beziehungsideen oder anderen Formen psychotischer Realitätsverkennung sowie bei Personen mit schweren affektiven Störungen. Bei Probanden mit somatoformen Störungen und chronischem Krankheitsverhalten sollten die folgenden Punkte berücksichtigt werden:

- *Kein eindeutiger Schluss vom Störungsbild auf die Zumutbarkeit von Tätigkeiten mit Publikumsverkehr.* Somatoforme Störungen wie auch chronische Schmerzsyndrome schließen nicht per se Tätigkeiten mit Publikumsverkehr aus, da diese Störungsbilder nicht unmittelbar Merkmale der Kommunikationsfähigkeit oder der sozialen Kompetenz betreffen. Somatoforme Störungen wirken sich nicht zwangsläufig auf die Fähigkeit aus, mit anderen Menschen umzugehen oder zusammenzuarbeiten, zugleich ist vom Umgang mit anderen Menschen nicht generell eine Zunahme der Symptomatik zu erwarten.
- *Ausrichtung an der Art und Schwere der individuellen Beeinträchtigung.* Entscheidend ist, wie stark die körperliche Symptomatik die Tätigkeit mit Publikum beeinträchtigt. Führen die Beschwerden bspw. dazu, dass Situationen häufig plötzlich und unvermittelt beendet oder Orte verlassen werden müssen,

kann dies berufliche Tätigkeiten erheblich behindern. Anfallsartig auftretende Schmerzen, die sofortiges Entlastungsverhalten, Haltungswechsel oder sonstiges Schonverhalten erfordern, pseudoneurologische Ausfälle oder ausgeprägte funktionelle Störungen wie psychogene Flatulenz (Blähungen), Diarrhoe (Durchfall) oder Pollakisurie (Harndrang) können Tätigkeiten mit andauerndem Publikumsverkehr erschweren, ggf. auch unmöglich machen. Die Tätigkeit mit Publikumsverkehr z. B. an einer Kasse oder einer Ausgabestelle wird in diesen Fällen umso weniger zumutbar sein, je strikter eine feste Arbeitszeit einzuhalten ist.

- *Screening kommunikativer Defizite.* Um den Einfluss möglicher Kommunikationsprobleme auf die Belastbarkeit des Probanden abschätzen zu können, sollte zumindest ein Screening zur sozialen Kompetenz und zu Störungen des Sozialverhaltens durchgeführt werden. Dies kann mit Hilfe eines Interviews oder auch in Form von Fragebögen (z. B. Inventar zur Erfassung interpersonaler Probleme, IIP-D) erfolgen. Ergänzt werden diese Informationen zur sozialen Kompetenz bzw. zur Beeinträchtigung sozialer Fertigkeiten durch das in der Untersuchungssituation beobachtete Interaktionsverhalten. Schwerere psychische Störungen oder erhebliche intellektuelle Defizite, die Tätigkeiten mit Publikumsverkehr einschränken können, erschließen sich in der Regel auch im direkten Umgang mit Probanden.
- *Berücksichtigung komorbider Angst- und Persönlichkeitsstörungen.* Gehen somatoforme Störungen oder chronische Schmerzsyndrome mit einer sozialen Phobie oder einer ängstlich-vermeidenden (selbstunsicheren) Persönlichkeitsstörung einher, so kann dies die Fähigkeit der Person einschränken, Tätigkeiten mit Publikumsverkehr auszuführen. Bei prognostischen Fragestellungen zum weiteren Beschwerdeverlauf kann berücksichtigt werden, dass es für Patienten mit sozialen Ängsten sinnvoll und zur Überwindung des Störungsbildes sogar therapeutisch notwendig sein kann, soziales Meidungsverhalten zu überwinden und sich verstärkt mit sozialen Kontakten zu konfrontieren. Folglich dürfte der grundsätzliche Ausschluss von Tätigkeiten mit Publikumsverkehr in vielen Fällen die phobische Symptomatik eher noch verstärken, umgekehrt kann der regelmäßige Umgang mit anderen Menschen auch therapeutisch sinnvoll sein und ggf. die (Re-)Integration ins Erwerbsleben fördern.

9.6 Sind Tätigkeiten in Nacht- oder Wechselschicht zu meiden?

Wechselschichtarbeit ist die Arbeit nach einem Schichtplan, der einen regelmäßigen Wechsel der täglichen Arbeitszeit in Wechselschichten vorsieht, bei denen der Arbeitnehmer durchschnittlich längstens nach Ablauf eines Monats erneut zur Nachtschicht herangezogen wird. Wechselschichten sind wechselnde Arbeitsschichten, in denen ununterbrochen bei Tag und Nacht, werktags, sonntags und feiertags gearbeitet wird. Nachtschicht (Nachtarbeit) liegt nach neuem Tarifrecht bei einer Arbeit vor, die in der Zeit zwischen 21 und 6 Uhr geleistet wird.

Bei der Begutachtung von Personen mit psychischen / somatoformen Störungen oder chronischen Schmerzen kann die Zumutbarkeit von Nacht- oder Wechselschicht davon abhängig gemacht werden, ob und inwiefern sich die Schichttätigkeit voraussichtich auf die Ausprägung der Symptomatik oder auf die zu erwartende Arbeitsleistung auswirken wird. Die Beurteilung kann von individuellen Erfahrungswerten abhängig gemacht werden, die Entscheidungen sollten aber auch mit wissenschaftlichen Studienergebnissen vereinbar sein.

Studienergebnisse zu tageszeitlichen Einflüssen auf die Leistungsfähigkeit

In der klinischen Forschung zur Ätiologie psychischer Störungen werden Abweichungen der zircadianen (tageszeitlichen) Rhythmik und des Wechsels von Schlaf- und Wachphasen als Teilursache für psychische und somatoforme Störungen diskutiert. Die Auswirkungen gestörter Schlafrhythmen werden mitunter als sehr weitreichend beschrieben. Ältere Untersuchungen weisen sogar darauf hin, dass z. B. das Beschwerdebild einer Fibromyalgie durch die gezielte Störung des zirkadianen Rhythmus experimentell erzeugt werden kann (vgl. Moldofsky, 1994). Auch andere körperliche Beschwerden wie Schwindelgefühle, Zittern, Schwäche, übermäßiges Schwitzen usw. scheinen in Abhängigkeit von tageszeitlichen Schwankungen zu variieren bzw. durch Veränderungen der Belastung im Tagesverlauf moduliert zu werden (z.B. Kristal-Boneh et al., 1998). Nachgewiesen ist weiterhin, dass sich Störungen des Schlaf-Wach-Rhythmus negativ auf die Schwere somatoformer und auch anderer psychischer Störungen auswirken können. Dafür sprechen zumindest die Ergebnisse einer epidemiologischen Untersuchung von Drake et al. (2004) an über 2 500 Berufstätigen. Sie belegt, dass Schichtarbeiter, die ihre Schlafstörungen im Zusammenhang mit Schichtarbeit entwickeln, häufiger (ätiologisch uneindeutige) Magen-Darm-Probleme, aber auch mehr Magengeschwüre aufweisen. Zudem war diese Gruppe durch mehr schlafbezogene Unfälle, stärkere konzentrative Beeinträchtigungen und affektive Probleme sowie durch ein intensiveres Krankheitserleben gekennzeichnet als Mitarbeiter, die ihre Schlafstörungen nicht aufgrund von (bzw. in Zusammenhang mit) Schichtarbeit entwickelt hatten.

Auf der anderen Seite klagen viele Probanden mit somatoformen Störungen über Schlafstörungen bzw. Störungen des Schlaf-Wach-Rhythmus. Insbesondere chronische Schmerzpatienten sind von Einschlaf- und Durchschlafproblemen betroffen. Diese verstärken in der Regel das Belastungserleben und können auch als Hinweise auf die Schwere der Störung interpretiert werden (Aigner et al., 2003; Benca, Anconi-Israel & Moldofsky, 2004).

Insgesamt überwiegen Hinweise darauf, dass Arbeiten in Wechselschicht das Auftreten von Störungen des Schlaf-Wach-Rhythmus begünstigen können und dass sich Störungen des Schlaf-Wach-Rhythmus häufig wiederum beschwerdeverstärkend und funktionsbeeinträchtigend auf somatoforme wie auch andere psychische Störungen auswirken können. Allerdings ist eine gestörte Rhythmik *nicht in jedem Fall* mit einer Beschwerdeverschlimmerung gleichzusetzen. So zeigt bspw. eine Studie von Stampfer (1998), dass die Symptomatik einer generalisierten Angststörung oder einer depressiven Störung deutlich stärker von zirkadianen Einflüssen abhängt als die Symptomatik einer somatoformen Störung.

Hinweise zur Bewertung

Trotz der teilweise uneinheitlichen Ergebnisse wird für die gutachterliche Praxis in der Regel davon auszugehen sein, dass eine ständige Veränderung des Schlaf-

Wach-Rhythmus, wie sie durch Arbeiten in *Wechselschicht* vorgegeben ist, für die meisten Menschen eine zusätzliche Belastung darstellt, die die Wahrscheinlichkeit für verstärkte psychische Beeinträchtigungen erhöht. Ein ständiger Wechsel des Schlaf-Wach-Rhythmus dürfte daher für viele Probanden mit somatoformen Störungen oder chronischen Schmerzen, aber auch für Probanden mit anderen psychischen Störungen zumeist mit negativen Auswirkungen auf die Symptomatik verbunden sein. Liegt zusätzlich zu einer somatoformen Störung oder zu einem chronischen Schmerzsyndrom eine komorbide, nicht organische Schlafstörung (Insomnie) vor, so sollten zusätzliche Störungen des Schlaf-Wach-Rhythmus vermieden werden, da dadurch die Erholungsfähigkeit des Betroffenen beeinträchtigt ist.

Demgegenüber ist eine *regelmäßige Tätigkeit in Spät- oder Nachtschicht* für Probanden mit somatoformen Störungen oder chronischen Schmerzsyndromen nicht zwingend auszuschließen. Die für Wechselschicht gemachten Aussagen lassen sich nicht in gleicher Weise auf kontinuierliche Nachtschichttätigkeiten übertragen. Soziale Probleme oder auch soziale Isolation können durch regelmäßige Nachtschichttätigkeit stärker hervortreten, eine andauernde Störung der regelmäßigen Abfolge von Ruhe- und Wachphasen findet aber nicht statt. Hinzu kommt, dass Nachtschichttätigkeiten nicht selten einfache bzw. sitzende Kontroll- oder Aufsichtsarbeiten beinhalten, die von Probanden mit leichteren Störungen noch relativ gut bewältigt werden können. Auch sind belastende Arbeitsbedingungen wie Lärm, Stress und Zeitdruck in der Nacht häufig weniger stark ausgeprägt als tagsüber. Dies spricht dafür, Nachtschichttätigkeiten bei Personen mit psychischen und körperlichen Beschwerden nicht grundsätzlich als unzumutbar auszuschließen.

9.7 Können die an sich möglichen Tätigkeiten ggf. nicht unter den in Betrieben in der Regel üblichen Arbeitsbedingungen verrichtet werden?

Diese Beweisfrage gilt den räumlichen, zeitlichen und apparativen Bedingungen, unter denen der Versicherte die erforderliche Arbeitsleistung trotz seiner gesundheitlichen Einschränkungen noch erbringen kann. Je eher davon auszugehen ist, dass der Untersuchte die an sich möglichen Tätigkeiten nicht unter den üblichen Arbeitsbedingungen erbringen kann, umso eher wird eine gestufte Wiedereingliederung in den Arbeitsprozess zu erwägen sein. Letztlich kann die Unvereinbarkeit der gesundheitlichen Beeinträchtigungen mit den üblichen Arbeitsbedingungen aber auch dazu führen, dass eine Reintegration in einen normalen Arbeitsprozess als nicht mehr zumutbar erscheint.

Grundsätzlich muss der Sachverständige unterscheiden, ob sich die Frage zu den äußeren Arbeitsbedingungen auf inhaltlich unbestimmte (leichte, mittelschwere oder schwere) Tätigkeiten, auf einen bestimmten Ausbildungsberuf (z. B. Landschaftspfleger) bzw. eine Gruppe von Berufen (z. B. kaufmännische Berufe) oder auf eine bestimmte Arbeitsplatzbedingung (z. B. Tätigkeit im Bergbau) bezieht. Bei Beweisfragen zur teilweisen oder vollständigen Erwerbsminderung ist die Beurteilung auf inhaltlich unbestimmte Tätigkeiten abzustimmen. In diesem Fall stehen zeitliche Arbeitsplatzmerkmale im Vordergrund, also die Dauer bestimmter Tätigkeiten, die Dauer bestimmter Körperhaltungen oder die Notwendigkeit zusätzlicher Pausen. Dabei gelten als „allgemein üblich" Arbeitsbedingungen, die eine tägliche Arbeitszeit von ca. acht Stunden mit einer längeren etwa 30-minütigen Mittagspause und zwei weiteren kürzeren Pausen vorsehen. Besondere Belastungen durch Lärm, Staub, Hitze oder Kälte, schwankende oder vibrierende Arbeitsflächen, Tätigkeiten in großer Höhe oder unter Tage usw. sind nicht generell den allgemein üblichen Arbeitsbedingungen zuzurechnen, auch wenn sie für bestimmte Berufsgruppen den Arbeitsalltag bestimmen.

Um begründete Empfehlungen zu erforderlichen Arbeitsplatzbedingungen formulieren zu können, sollte sich der Sachverständige auf mehrere Informationsquellen stützen. Die Beschränkung auf Selbstberichte oder Selbsteinschätzungen des Klägers zu seinem mutmaßlichen Leistungsverhalten unter normalen Arbeitsbedingungen ist zur Beurteilung oft nicht ausreichend. Im Einzelfall können die folgenden Quellen relevante Informationen liefern:

- Die *Exploration des Probanden* zu Einschränkungen am Arbeitsplatz. Sie kann damit beginnen, das übliche Pausen- und Entlastungsbedürfnis unter normalen Arbeitsbedingungen zu erheben und dann genauer nachzufragen, wie sich Entlastungsbedürfnisse unter zunehmender körperlicher und geistiger Anspannung erfahrungsgemäß verändern. Die Exploration sollte Erkenntnisse dazu liefern, worin genau die gesundheitlichen und leistungsbezogenen Einschränkungen aus Sicht des Probanden bestehen. Möglicherweise ergeben sich aus der Exploration auch Hinweise darauf, dass die normalen Arbeitsbedingungen, die der Proband bisher erfahren hat, von ihm vor allem aufgrund sozialer Einflüsse (z. B. „Mobbing") und nicht physikalischer oder zeitlicher Bedingungen als überfordernd erlebt wurden. In diesem Fall ist darauf zu achten, dass sich die Darstellung und Bewertung der noch zu bewältigenden Arbeitsbedingungen durch den Probanden tatsächlich an den physikalischen und zeitlichen Bedingungen orientiert.
- *Betriebsärztliche Berichte* oder *Stellungnahmen aus dem Unternehmen*, in dem der Betroffene tätig war oder ist. Mitunter enthalten betriebsärztliche Berichte auch Hinweise darauf, welche Arbeitsplatzmerkmale für den Untersuchten besonders belastend waren und zu Leistungsbeeinträchtigungen geführt haben.
- Belege oder Einschätzungen aus *bereits vorliegenden sozialmedizinischen Gutachten* zur Einschränkung der Arbeitsfähigkeit unter üblichen Arbeitsbedingungen.
- Informationen der Krankenkasse oder der Berufsgenossenschaft über *Arbeitsunfähigkeitszeiten* in den letzten Jahren. Hochfrequente und zugleich kurze Arbeitsunfähigkeitszeiten über längere Zeit können darauf hinweisen, dass sich der Untersuchte von den üblichen Arbeitsbedingungen dauerhaft überfordert fühlte.
- Berichte des Rentenversicherers über bisherige *Arbeitserprobungsmaßnahmen*. Arbeitserprobungsmaßnahmen werden zumeist als Teil der beruflichen Rehabilitation von Rentenversicherern durchgeführt, um eine gestufte Wiedereingliederung des Betroffenen in normale Arbeitsbedingungen auszuprobieren.
- *Beobachtungen in der gutachterlichen Untersuchung*. Wenn die Untersuchung selbst als Arbeitsprobe für leichte bis mittelschwere Tätigkeiten konzipiert wurde (vgl. Kap. 8), kann das Pausenverhalten des Probanden als Hinweis auf die Notwendigkeit zusätzlicher Pausen unter Arbeitsbedingungen gewertet

werden. Dies setzt voraus, dass die Untersuchung mit den in Betrieben üblichen Pausenzeiten durchgeführt wurde und dass der Proband zu Beginn der Untersuchung darauf hingewiesen wurde, dass er sein Pausenkontingent selbst bestimmen kann.

Auf der Grundlage dieser Informationen können besondere Pausenregelungen unter den folgenden Bedingungen begründet sein:

1. *Erhöhtes Pausenbedürfnis bei unzureichender Erholung durch Pausen,* d. h. der Proband fordert im ganztägigen Untersuchungsverlauf wiederholt Pausen. Trotz der zusätzlichen Pausen bleibt die geistige oder körperliche Leistungsfähigkeit auf niedrigem (unterdurchschnittlichem) Niveau oder fällt weiter ab. Zugleich zeigen die Testbefunde keine Hinweise auf Aggravation.
2. *Unrealistische Anforderungen an Pausen.* Die Anforderungen an die Pausengestaltung sind mit Blick auf die allgemein üblichen Arbeitsbedingungen nicht realistisch. Ein Proband, der seine belastungsabhängigen Schmerzen nur dadurch auf ein erträgliches Maß reduzieren kann, dass er ausgewählte Dehn-, Kräftigungs- oder Entspannungsübungen mehrmals täglich mindestens halbstündig durchführt, wird nicht in der Lage sein, unter den üblichen Bedingungen zu arbeiten.
3. *Gescheiterte Arbeitserprobungsversuche.* Arbeitserprobungsversuche belegen eine eingeschränkte Belastbarkeit unter normalen Arbeitsbedingungen, oder sie wurden aufgrund von Beschwerdezunahme vorzeitig abgebrochen.

Grundsätzlich setzt der Ausschluss von Tätigkeiten unter den in Betrieben in der Regel üblichen Arbeitsbedingungen voraus, dass bereits Maßnahmen ergriffen wurden, um dem Probanden die Teilhabe am Arbeitsleben (§§ 16 ff, SGB VI) zu ermöglichen. Der Sachverständige sollte prüfen, ob bereits berufsfördernde Leistungen erfolgt sind oder ggf. empfehlen, weitere berufsfördernde Maßnahmen (z. B. innerbetriebliche Umsetzung, behindertengerechte Arbeitsplatzumrüstung, Anlernmaßnahmen, Weiterbildungskurse, Umrüstung von Kraftfahrzeugen) durchzuführen.

9.8 Ist bei einer Berufstätigkeit mit häufigen Arbeitsunfähigkeitszeiten zu rechnen?

Ist trotz berufsfördernder Maßnahmen und nur mäßiggradiger Beeinträchtigung durch krankheitswertige Störungen bei einer Berufstätigkeit mit vermehrten Arbeitsunfähigkeitszeiten zu rechnen, so kann dies Auswirkungen sowohl auf den Zeitpunkt der Wiederaufnahme der Berufstätigkeit als auch auf den Umfang der zumutbaren Arbeitsdauer haben. Die Prognose zukünftiger Arbeitsunfähigkeit wird umso sicherer sein, je genauer der Sachverständige den individuellen Störungsverlauf aufgrund bekannter Verlaufscharakteristika der Störung vorhersagen kann und je umfassender und präziser er die relevanten motivationalen Einflüsse des Probanden auf die Aufnahme der Arbeit abschätzen kann.

Studienergebnisse als Orientierungshilfe

Erste Hinweise zur Prognose zukünftiger Arbeitsunfähigkeit liefern Untersuchungen zu Unterschieden zwischen arbeitsfähigen und nicht arbeitsfähigen Personen. Einige Studien untersuchten die Wiederaufnahme der beruflichen Tätigkeit nach therapeutischen oder rehabilitativen Maßnahmen an chronischen Schmerzpatienten. Allerdings wird darin nur sehr vereinzelt über Arbeitsunfähigkeitszeiten nach wieder aufgenommener Arbeit berichtet. Zum Beispiel verglichen Haldorsen et al. (1998) chronische Rückenschmerzpatienten, die nach einem kognitiv-behavioralen Training ihre Arbeit wieder aufnahmen, mit Patienten, die ihre Arbeit nicht mehr aufnahmen und länger arbeitsunfähig waren. Hier zeigten sich die Arbeitsunfähigen im Alltag weniger körperlich aktiv, sie trainierten weniger regelmäßig, waren bei körperlichen Funktionstests erschöpfter und klagten insgesamt über mehr gesundheitliche Probleme. Schmerzbezogen gaben sie mehr muskuloskeletale Schmerzen an, psychisch beschrieben sie sich als angespannter, hoffnungsloser, einsamer, verärgerter und allgemein erschöpfter. In Bezug auf den Arbeitsplatz gaben sie häufiger Überkopfarbeiten an, jedoch weniger Schmerzen beim Autofahren. Insgesamt sahen sie die Schmerzen stärker als die Vergleichsgruppe durch die Arbeit verursacht. Nach einer Studie von Gatchel, Polatin & Kinney (1995) können Personen mit chronischen Rückenschmerzen, die schmerzbedingt nicht zur Arbeit zurückkehren, vor allem durch eine Kombination psychosozialer Variablen vorhergesagt werden: vermehrte selbstberichtete Schmerzen und Funktionsbeeinträchtigungen, Hinweise auf Persönlichkeitsstörungen sowie eine erhöhte Antworttendenz, sich selbst als wenig belastbar und auf Hilfe angewiesen darzustellen. Die beiden Studien stehen für eine Reihe von Untersuchungen, die bei Patienten mit somatoformen Störungen und chronischen Schmerzen die generelle Bedeutung psychosozialer Faktoren für die Vorhersage der Arbeitsunfähigkeit nach Wiederaufnahme der beruflichen Tätigkeit herausstellen.

Zu den psychologischen Einflussfaktoren, die zur Vorhersage von Arbeitsunfähigkeit beitragen können, zählen auch Krankheitsattributionen, insbesondere die *Fixierung auf körperliche Beschwerdeursachen und körperliche Behandlungsformen*. Eine in diesem Zusammenhang besonders interessante Untersuchung legte Gentry (1982) vor. Er untersuchte chronische Rückenschmerzpatienten, die – angesichts nicht eindeutiger körperlicher Befunde – aufgrund ihres persönlichen Krankheitsverständnisses selbst darüber entscheiden konnten, ob sie sich wegen der Schmerzen erneut operieren lassen wollten oder nicht. Gentry fand, dass diejenigen Patienten, die sich aufgrund der Fixierung auf somatische Beschwerdeursachen und Behandlungsformen zu einer erneuten körperlichen Behandlung entschieden und diese auch durchführen ließen, ihre Arbeit seltener wieder aufnahmen bzw. bei aufgenommener Arbeit längere Fehlzeiten aufwiesen als Patienten mit schwacher somatischer Fixierung, die sich nicht operieren ließen. Geht man davon aus, dass die Operation keinen zusätzlichen Schaden verursacht hat, so kann angenommen werden, dass sich vor allem krankheitsbezogene Überzeugungen und Zuschreibungen verhaltenssteuernd auf die spätere Arbeitsfähigkeit auswirkten. Dafür spricht auch, dass allein die Tatsache einer Bandscheibenoperation aufgrund von Rückenschmerzen nach einer Studie von Mayer et al. (1998) keinen Einfluss auf die spätere Arbeitsunfähigkeit hat.

Darüber hinaus scheint insbesondere *chronische Erschöpfung und Müdigkeit* ein wichtiger Prognosefaktor für die Rückkehr zur Arbeit zu sein. So nehmen z. B. nach einer Übersichtsarbeit von Cairns & Hotopf (2005) nur 8–30 % der Probanden mit einer Chronic-Fatigue-Symptomatik nach Behandlung ihre Arbeit wieder auf.

Schließlich weisen Untersuchungen darauf hin, dass auch die *Therapie- und Rehamotivation* der Betroffenen sowie Einstellungen zur beruflichen Zukunft das Ausmaß der zukünftigen Arbeitsunfähigkeit bestimmen. So zeigt bspw. eine Therapiestudie von Friedrich et al.(1998), dass chronische Rückenschmerzpatienten, die zusätzlich zur physiotherapeutischen Behandlung Interventionen zur Steigerung ihrer Behandlungmotivation erhielten, auch signifikant häufiger zur Arbeit zurückkehren als Patienten, die nur physiotherapeutisch behandelt worden waren. Eine Studie von Grossmann et al. (1998) untersuchte die berufsbezogenen Zukunftsvorstellungen von Patienten in orthopädischer Rehabilitation. Darin zeichnete sich die Patientengruppe, die das geringste Interesse an einer Wiederaufnahme der Erwerbstätigkeit zeigte und daher nach Aufnahme der beruflichen Tätigkeit mit überwiegender Wahrscheinlichkeit auch arbeitsunfähig sein wird, durch intensivere und v. a. länger andauernde Schmerzen, stärkere subjektive Beeinträchtigungen, subjektive Erfolglosigkeit fast aller therapeutischen Bemühungen, Arbeitsunfähigkeit vor der Rehabilitation, Schmerzlinderung durch Ruhe, aber fast nie durch Bewegung sowie durch eine überwiegend passive Behandlungsmotivation aus. Die Gruppe mit den mutmaßlich längsten Arbeitsunfähigkeitszeiten bestand überwiegend aus männlichen Patienten im durchschnittlichen Alter von 55 Jahren, die ihre berufliche Tätigkeit als körperlich schwer bezeichneten.

Die hier dargestellten Ergebnisse stellen nur eine begrenzte Auswahl von Studien zur Vorhersage der Arbeitsfähigkeit bei Patienten mit chronischen somatoformen Störungen dar. Die Auswahl beschränkt sich auf die vielleicht am besten untersuchte Gruppe von Patienten mit chronischen oder chronifizierten Rückenschmerzen. Die gefundenen Zusammenhänge lassen sich aber auch auf andere Diagnosegruppen übertragen. Sie führen zu der Schlussfolgerung, dass sowohl krankheitswertigen, aber eben auch nicht krankheitswertigen, kontrollierbaren psychosozialen Einflüssen bei psychisch bzw. somatoform gestörten Personen wahrscheinlich eine erhebliche Bedeutung für die Vorhersage der Arbeitsfähigkeit zukommt. Einige der Faktoren, die die Arbeitsunfähigkeit nach Wiederaufnahme der beruflichen Tätigkeit mutmaßlich mitbestimmen wie z. B. das Bewältigungsverhalten oder das Beibehalten therapeutischer Bemühungen sind bewusstseinsnah, sie unterliegen der willentlichen Kontrolle und können insofern auch als veränderbar angesehen werden.

Anhaltspunkte zur Vorhersage zukünftiger Arbeitsunfähigkeit

Mit Blick auf vorliegende Untersuchungsergebnisse sollten Informationen zu folgenden Punkten erhoben werden, um die Prognose von Arbeitsunfähigkeitszeiten überzeugend begründen zu können:

- *Chronifizierung und Schweregrad der Störung.* Ein höherer Chronifizierungsgrad der Beschwerden kann umso eher angenommen werden, je stärker sich das Beschwerdeverhalten auch über situative Einflüsse hinweg verselbstständigt hat. Insbesondere die Konstanz der Beschwerden bzw. des Beschwerdeverhaltens über Monate oder Jahre hinweg sowie eine dauerhaft intensive Inanspruchnahme medizinischer Hilfen dürfte die Wahrscheinlichkeit für Arbeitsunfähigkeitszeiten erhöhen, auch wenn die Ergebnisse der gutachterlichen Untersuchung dafür sprechen, dass dem Versicherten berufliche Tätigkeiten zugemu-

tet werden können. Prognostisch ungünstig scheinen muskuloskeletale und neurasthenische Beschwerden und ein höherer Komorbiditätsgrad zu sein.
- *Arbeitslosigkeit vor und nach rehabilitativen Maßnahmen.* Untersuchungen an Patienten mit somatoformen Störungen und chronischen Schmerzen haben gezeigt, dass Arbeitslosigkeit vor und nach einer therapeutischen oder rehabilitativen Maßnahme und insbesondere Dauerarbeitslosigkeit ein negativer Prädiktor für die spätere Arbeitsfähigkeit ist. Demnach sind nach längeren Fehlzeiten mehr Arbeitsunfähigkeitstage bei Wiederaufnahme der beruflichen Tätigkeit zu erwarten. Ursachen für diesen Zusammenhang können darin bestehen, dass die Betroffenen bei Aufnahme einer regelmäßigen beruflichen Tätigkeit durch fehlende Routine und eingeschränkte Umstellungsfähigkeit in der ersten Zeit überfordert sind, obwohl sie grundsätzlich zu der Arbeit in der Lage wären. In diesen Fällen kann der Sachverständige (erneut) eine gestufte Belastungserprobung anregen.
- *Belastende Arbeitsplatzbedingungen.* Körperlich schwere Arbeiten und häufige Überkopfarbeiten führen gehäuft zu Problemen bei der Wiederaufnahme der beruflichen Tätigkeit. Zusätzliche Belastungen mit Auswirkungen auf die Arbeitsfähigkeit können sein: ständiges Arbeiten unter Zeitdruck, stark eingeschränkte Möglichkeiten zur freien Zeiteinteilung, ein niedriger Grad an selbstbestimmtem Handeln sowie dauerhafte soziale Spannungen im Umgang mit Kollegen und Vorgesetzten. Hat der Proband erhebliche Vorbehalte gegen seinen bisherigen Arbeitsplatz, dann kann die Entscheidung zur Wiederaufnahme dieser Tätigkeit zu Reaktanz führen, die sich letztlich in vermehrten Arbeitsunfähigkeitszeiten manifestieren kann.
- *Prinzipielle (bewusste) Einwände des Klägers/Existenzsicherung.* Für manche Probanden geht es bei der Klage um eine Rente aufgrund krankheitsbedingter Erwerbsminderung wesentlich um finanzielle Hilfen zur Existenzsicherung bzw. zur Sicherung des Lebensunterhaltes. Gesundheitliche und finanzielle Probleme können im Einzelfall eng miteinander verknüpft sein und den Betroffenen zu der Überzeugung gebracht haben, gesundheitliche Probleme letztlich nur durch finanzielle Entlastung lösen zu können. Manche Probanden in sozialrechtlicher Begutachtung befinden sich in einer angespannten, subjektiv vielleicht ausweglosen finanziellen Situation und suchen mit Verweis auf körperliche oder psychische Beschwerden in erster Linie finanzielle Unterstützung. Für sie ist daher – unabhängig vom gesundheitlichen Zustand – keine Regelung akzeptabel, die eine Wiederaufnahme der beruflichen Tätigkeit vorsieht. Ist diese Haltung bewusstseinsnah, so wird für diese Betroffenen vielfach die (gerichtlich verfügte Wieder-)Aufnahme der Arbeitstätigkeit lediglich eine Geste sein, um Kooperationsbereitschaft zu demonstrieren. Es ist aber wahrscheinlich, dass unter diesen motivationalen Bedingungen die Zahl der Arbeitsunfähigkeitstage nach Wiederaufnahme der beruflichen Tätigkeit erhöht sein wird.

In diesen Fällen können vermehrte Arbeitsunfähigkeitszeiten dadurch entstehen, dass der Berufstätige immer wieder bereits bei geringfügigen gesundheitlichen Problemen Ärzte aufsucht und sich „krankschreiben" lässt. Da psychische Probleme und Symptome in der medizinischen Versorgungspraxis meist ausschließlich durch die Klagen der Patienten objektiviert werden, kann dieses Verhalten zu einer Kette sog. „Krankschreibungen" führen. Ist eine solche Entwicklung für den Sachverständigen absehbar, so kann er in seinem Gutachten auf die besonderen Schwierigkeiten hinweisen, die sich durch eine berufliche Tätigkeit für den Probanden/Antragsteller/Kläger ergeben werden.

Er kann auch eine gestufte Wiedereingliederung vorschlagen, um den Kläger zur Mitarbeit zu motivieren.

Andererseits sollte der Sachverständige aber keinen Zweifel daran lassen, dass vermehrte Arbeitsunfähigkeitszeiten aufgrund prinzipieller Überlegungen des Klägers für die Prognose der zu erwartenden Arbeitsunfähigkeit irrelevant sind. Die ärztlich attestierte Arbeitsunfähigkeit setzt immer eine krankheitswertige Störung voraus, die sich der willentlichen Einflussnahme entzieht. Ist zu erwarten, dass vermehrte Arbeitsunfähigkeitszeiten auf bewusstseinsnahe, prinzipielle Einstellungen oder Überlegungen des Versicherten zurückgehen werden, so sollte in der Stellungnahme darauf hingewiesen werden. In diesem Fall ist es zwar wahrscheinlich, dass die Wiederaufnahme der beruflichen Tätigkeit zu vermehrten Arbeitsunfähigkeitszeiten führen wird. Auf die Bewertung des Probanden als arbeitsfähig wird dies dann aber keinen Einfluss haben.

Teil 3 Spezielle Probleme klinischer Begutachtung: Analyse motivationaler Bedingungen

10 Aggravations- und Simulationsdiagnostik in der klinisch-psychologischen Begutachtung: Konzepte und Methoden

Nach derzeitiger Rechtsprechung im Sozialrecht ist wegen der Simulationsnähe zahlreicher psychischer Erkrankungen bei der Feststellung anspruchsbegründender Tatsachenmerkmale ein strenger Maßstab für das Vorhandensein einer seelisch bedingten Störung anzulegen. Für ihre Unüberwindbarkeit aus eigener Kraft und ihre Auswirkung auf die Arbeits- und Erwerbsfähigkeit trifft den Rentenbewerber die objektive Beweislast. Wenn bei sorgfältiger Ermittlung und bei gebotener kritischer Würdigung der Verfahrensergebnisse eine Vortäuschung der Störung, Überwindbarkeit der Störung oder Unerheblichkeit der Störung nicht auszuschließen ist, geht dies zu Lasten des Klägers (Urteil des BSG vom 06.09.01, B5 RJ 42/00 R).

Solchen Urteilen, die die Rahmenbedingungen gutachterlicher Tätigkeit im Sozialrecht markieren, stehen auf Seiten der Sachverständigen Bewertungs- und Entscheidungszwänge gegenüber, die nicht immer Verweis auf wissenschaftliche Methoden und Ergebnisse getroffen werden können. Nicht in jedem Fall kann die Glaubhaftigkeit von Angaben zu Beschwerden, Beeinträchtigungen oder zu therapeutischen Bemühungen durch objektive Kriterien gesichert werden. Eher das Gegenteil scheint zu gelten: Die Abgrenzung valider Angaben zu krankhaften oder krankheitswertigen Beschwerden und Beeinträchtigungen von willentlich überzeichneten oder erfundenen Beschwerden und Beeinträchtigungen ist ausgesprochen schwierig und häufig nicht zuverlässig zu leisten. Mitunter wird konstatiert, dass eine Unterscheidung von krankheitswertigen und willentlich überzeichneten (aggravierten) Beschwerden oder Störungen zwar wünschenswert sei, diese Unterscheidung aber anhand der verfügbaren Methoden nicht geleistet werden könne (Hartje, 2004). Dennoch werden Probleme der Identifikation und Messung von Verfälschungstendenzen seit Jahrzehnten intensiv und teilweise kontrovers diskutiert. Der folgende Beitrag stellt einige der derzeit gängigen methodologischen und kriteriologischen Zugänge zur Erfassung und Bewertung von Verfälschungstendenzen vor und beschreibt davon ausgehend eine Heuristik für die gutachterliche Praxis, die dazu beitragen soll, einen Aggravations- oder Simulationsverdacht auf möglichst breiter empirischer Grundlage zu begründen.

10.1 Verdeutlichungstendenz, Aggravation und Simulation körperlicher Beschwerden: Merkmale und Definitionen

Erste Anhaltspunkte zur Konzeptionalisierung und Klassifikation vorsätzlicher und bewusster motivationaler Einflüsse auf Beschwerdeschilderungen liefert das Klassifikationssystem für psychische Störungen, DSM-IV. Von Simulation wird dann gesprochen, wenn das verzerrende Verhalten dem Probanden bewusst ist und wenn es ganz überwiegend oder vollständig durch äußere Verstärkerbedingungen erklärt werden kann. An Verstärkerbedingungen werden die Vermeidung des Militärdienstes, die Vermeidung von Arbeit, der Erhalt finanzieller Entschädigung, die Möglichkeit, gerichtlicher Verfolgung zu entgehen, oder die Beschaffung von Drogen genannt. Weiterhin können Aggravations- und Simulationstendenzen dann in Betracht gezogen werden, wenn eine deutliche Diskrepanz zwischen den berichteten Belastungen oder Behinderungen und objektiven Befunden besteht, wenn der Proband einen Mangel an Kooperation bei den diagnostischen Untersuchungen und Behandlungsmaßnahmen zeigt und wenn er die Kriterien für eine Antisoziale Persönlichkeitsstörung erfüllt.

Kritisch ist hier anzumerken, dass gerade Personen mit somatoformen Störungen häufig die Erfahrung gemacht haben, dass medizinisch-diagnostische Untersuchungen eben nicht zu einer erfolgreichen Behandlung der Beschwerden geführt haben. Ein Mangel an Kooperation kann auf dieser Grundlage auch lediglich Ausdruck andauernder entmutigender Erfahrungen mit diagnostischen oder therapeutischen Bemühungen sein, nicht aber Ausdruck willentlicher Verzerrungen aufgrund äußerer Anreize. Auch ist zu berücksichtigen, dass Diskrepanzen zwischen „objektiven" körperlichen Befunden und beklagten Beschwerden kennzeichnend für Personen mit somatoformen Störungen sind und keinesfalls per se einen Simulationsverdacht begründen. Dementsprechend sollte im Einzelfall nur dann von einer Simulationsvermutung auszugehen sein, wenn die genannten Merkmale in Kombination auftreten.

Ebenfalls kritisch ist anzumerken, dass das DSM-IV wie auch die ICD-10 keine spezifischen Kriterien zur Beurteilung der Bewusstseinsnähe von Verfälschungstendenzen vorsehen. Dies ist insofern problematisch, als die Differenzierung von unbewussten und bewussten Prozessen entscheidend für die Kennzeichnung von Simulation ist. Simulation ist immer an Bewusstseinsnähe gebunden, während bei psychischen Störungen ein primär unbewusster Prozess angenommen wird.

Einen Schritt weiter in der Klassifikation willentlicher Verzerrungen gehen die Empfehlungen des Verbandes Deutscher Rentenversicherer (VDR, 2001), indem die Unterscheidung zwischen Simulation, Aggravation und Verdeutlichungstendenz eingeführt wird. Darin heißt es:

„Aggravation beschreibt eine bewusst intendierte gravierende Darstellung einer vorhandenen Störung zu bestimmten, klar erkennbaren Zwecken. Sie ist in der Begutachtungssituation häufig – in unterschiedlichen Ausmaßen – anzutreffen. Abzugrenzen ist Aggravation von einer Verdeutlichungstendenz vorhandener Beschwerden, die in der Untersuchungssituation primär aus dem Motiv heraus geschieht, den Gutachter vom Vorhandensein der Beschwerden zu überzeugen. Diese Verdeutlichungstendenz unterliegt nicht vollständig der bewussten Steuerung und ist in der Untersuchungssituation häufig anzutreffen. Wenn der Gutachter Verdeutlichungs- und/oder Aggravationstendenzen begründet vermutet bzw.

nachweist, muss er dies bei der Beurteilung des Schweregrades der Störung und bei der Beurteilung der Leistungsfähigkeit berücksichtigen. Simulation ist definiert als das bewusste Vortäuschen einer krankhaften Störung zu bestimmten, klar erkennbaren Zwecken. Im Zusammenhang mit der Vermeidung von Wehrdienst, Haft- oder Strafverfolgung oder der Erlangung illegaler Drogen ist sie häufig anzutreffen. Bei der Begutachtung im Rentenverfahren wird sie selten beobachtet." (VDR, 2001, S. 15)

Demnach nimmt Aggravation als willentlich (bewusstseinsnah) verzerrtes Beschwerdeverhalten eine Zwischenposition ein zwischen der situationsangemessenen (überwiegend unbewussten) Verdeutlichung vorhandener Beschwerden und einer willentlich (bewussten) fälschlichen Darstellung von (nicht vorhandenen) Beschwerden aufgrund externer Verstärkerbedingungen. Das aus den unmittelbaren situativen und interaktionellen Bedingungen erklärbare Verhalten wird als „verdeutlichend" gekennzeichnet, wenn es einen bestimmten Intensitäts- oder Frequenzgrad überschreitet, ohne dass dies der Person bewusst ist. Der Sachverständige ist nach dieser Unterscheidung nicht gezwungen, „übertriebenes" Beschwerdeverhalten grundsätzlich als willentlich oder zielgerichtet zu qualifizieren. Erst wenn ein „übertriebenes" Beschwerdeverhalten aus den antizipierten Folgen des Untersuchungsergebnisses her erklärt werden kann, begründet dies den Verdacht auf Aggravation oder Simulation.

Allerdings liefern auch die Empfehlungen des VDR weder Kriterien für die Unterscheidung „bewusst intendierter" und „nicht vollständig bewusst intendierter" Verdeutlichungstendenzen, noch wird die Grenze zwischen situationsangemessenem und situationsunangemessenem Untersuchungsverhalten näher spezifiziert. Schneider, Henningsen & Rüger (2001) weisen in diesem Zusammenhang darauf hin, dass sich die Eingrenzung der Begriffe Simulation und Aggravation auf bewusste, der Steuerungsfähigkeit unterliegende Vortäuschungen in Abgrenzung zu unbewusst motivierten Vortäuschungen bisher nicht einheitlich durchgesetzt hat. Auch eine systematische Analyse der externen Verstärkerbedingungen sieht die VDR-Einteilung nicht vor. Insofern vermitteln sowohl die VDR-Einteilung als auch die derzeitigen Klassifikationssysteme für psychische Störungen (DSM-IV, ICD-10) allenfalls orientierende Hilfestellungen zur Kennzeichnung, Benennung und Bewertung von Simulations- und Aggravationstendenzen.

Noch einen konzeptionellen Schritt weiter gehen die von Schneider, Henningsen & Rüger (2001) vorgelegten Leitlinien zur Begutachtung (vgl. Kap. 3) mit Ausführungen zur Bewertung von Aggravation und Simulation. Darin wird zwischen Simulation/Aggravation, psychischer/psychosomatischer Störung, artifizieller Störung und „unbewusst mitdeterminierter Verschlimmerung" (Verdeutlichungstendenz) unterschieden. In Bezug auf die Differenzierung von Simulation und psychosomatischer Störung sehen die Leitlinien als entscheidendes Kriterium das bewusste Erleben des Probanden: Im Falle von Simulation werden die Beschwerden präsentiert, aber nicht erlebt; im Falle einer psychischen oder psychosomatischen Störung werden sie dagegen präsentiert und erlebt. Entscheidend für die Unterscheidung von psychischer (somatoformer) Störung und Simulation ist nach Schneider et al. (2001), ob mit der Täuschung des Gegenübers auch eine Selbsttäuschung einhergeht. Eine Simulation könne nur dann angenommen werden, wenn mit der Täuschung des Gegenübers keine Selbsttäuschung einhergehe. Insofern setze die Zuschreibung einer Simulations- oder Aggravationstendenz in jedem Fall die psychologische Analyse von Selbsttäuschungstendenzen voraus. Für die Differenzierung von willkürlich und unwillkürlich verzerrter Beschwerdedarstellung (Aggravation vs. Verdeutlichungstendenz) unterscheiden die Leitlinien zwei

Ausgangssituationen: die Beurteilung von Personen mit somatoformen Störungen und die Beurteilung von Personen, die von biographisch determinierten Konflikten oder Scham-Schuld-Verstrickungen geprägt sind und die aus dieser Erfahrung heraus unbewusste Entlastungsmotive entwickeln. In Bezug auf somatoforme Störungen stellen die Autoren heraus, dass eine verdeutlichende Darstellung den diagnostischen ICD-10-Kriterien entspricht.

Merten (2001) führt in dem Beitrag „Über Simulation, artifizielle und somatoforme Störungen – eine konzeptionelle Verwirrung" aus, dass bereits auf der Ebene der Konzeptbildung Simulation und diejenigen psychischen Störungen, die durch Befund-Befindens-Diskrepanzen gekennzeichnet sind, nicht zuverlässig und überschneidungsfrei unterschieden werden können. Ein Krankheitsgewinn sei bspw. bei Patienten mit somatoformen Störungen so offensichtlich, dass es schwer falle, eine völlige „Unbewusstheit" zu akzeptieren. Eine konzeptionelle Klärung könne in Anlehnung an Eisendrath (1995) durch die Unterscheidung der Bewusstheit der Beschwerdeschilderung oder -produktion und der Bewusstheit der zugrunde liegenden Motivation angestrebt werden. Demnach sollte ein Sachverständiger zum einen unterscheiden können, ob der Proband Symptome oder Beschwerden bewusst verzerrt darstellt (im Sinne einer Fremdtäuschung, s. o.), zum anderen, ob die hinter den Symptomen vermuteten Motive bewusst oder unbewusst (im Sinne einer Selbsttäuschung) wirken. Simulation ist in diesem zweidimensionalen Rahmen durch eine bewusste und vorsätzliche Produktion von Symptomen und zugleich eine bewusste Motivation für die Produktion von Symptomen gekennzeichnet. Somatoforme Störungen zeichnen sich demnach durch eine unbewusste Symptomproduktion und eine unbewusste Motivation für diese Produktion aus. Konzeptionelle Probleme können jedoch dadurch entstehen, dass zwischen dem „Fremdbetrug" (Simulation) und dem „Selbstbetrug" in Form einer psychischen Störung ein Kontinuum liege. Eine Mittelstellung nehme dabei die Artifizielle Störung ein, deren Symptome absichtlich produziert werden, deren tiefere Motivation jedoch als unbewusst gilt.

Aufgabe des Diagnostikers sei es zu entscheiden, welche Kombination von beiden Anteilen auf dem Kontinuum vorliege. Diese Kombination hänge von vielfältigen Einflüssen, insbesondere von Persönlichkeitsakzentuierungen ab. Merten führt aus, dass „... natürlich der Erfolg von Fremd- oder Selbstbetrug von bestimmten Verhaltensdispositionen in der Person (...) abhängt. Dies betrifft namentlich die Frage, wie zielbestimmt und selbstsicher (...) ein Fremdbetrug personenkonform durchgeführt werden kann, wie autosuggestiv erfolgreich ein Selbstbetrug und wie eine krasse Dissoziierung zwischen Realem und Imaginativem überhaupt möglich ist" (S. 420).

Die skizzierten Konzepte zur Beschreibung willentlicher Verfälschungstendenzen zeichnen sich dadurch aus, dass sie überwiegend von kategorialen bzw. klassifikatorischen Unterscheidungen ausgehen und sich davon auf dimensionale Betrachtungsweisen hin bewegen. Den Gedanken der Graduierung von Verfälschungstendenzen greift auch Rogers (1998 b) auf. Zugleich erweitert er die Bandbreite klinisch (und gutachterlich) bedeutsamer Verfälschungen um die Kategorie der dissimulierenden Verhaltensweisen. Rogers unterscheidet unreliables (unzuverlässiges), simulierendes und dissimulierendes Verhalten und fügt in jede dieser Kategorien weitere inhaltlich bestimmte Abstufungen ein (vgl. Tab. 10.1).

Tab. 10.1: Abstufungen von Simulations- und Dissimulationstendenzen (nach Rogers, 1998b)

Unzuverlässigkeit (Unreliability)	
1. Begrenzt reliable Selbstberichte: Der Patient antwortet auf die meisten Fragen zuverlässig, verzerrt oder ausweichend hingegen nur auf eng umschriebene Punkte.	2. Unzuverlässige Selbstberichte: Der Patient übertreibt oder leugnet Symptome.

Aggravation/Simulation (Malingering)		
1. Schwach ausgeprägt	2. Mittelgradig ausgeprägt	3. Stark ausgeprägt
Der Patient versucht offensichtlich zu täuschen, das Ausmaß der Verzerrung ist aber gering und wirkt sich kaum auf die Diagnose aus.	Durch Übertreibung bestehender oder die Produktion neuer Beschwerden versucht der Patient, seine Situation schlimmer darzustellen, als sie ist. Einige kritische Symptome werden aber nicht genannt.	Der Patient produziert in einem Umfang oder einer Intensität Symptome, die vollkommen unangemessen sind oder grotesk wirken.

Dissimulation (Defensiveness)		
1. Schwach ausgeprägt	2. Mittelgradig ausgeprägt	3. Stark ausgeprägt
Der Patient versucht offensichtlich, die Schwere seiner psychischen Probleme zu bagatellisieren, er leugnet aber nicht das Vorhandensein der Probleme. Die Verzerrungen wirken sich kaum auf die Diagnose aus.	Der Patient bagatellisiert oder leugnet erhebliche psychische Beeinträchtigungen. Die Dissimulation kann sich auf ausgewählte Symptome beschränken oder nur einen Teilbereich der Symptomatik betreffen.	Der Patient leugnet das Vorhandensein jeglicher psychischer Probleme oder Symptome. Dies betrifft auch übliche Schwächen oder emotionale Probleme, die jeder normale gesunde Mensch aufweist.

Dabei werden aber die Schweregrade willentlicher Verzerrungen nicht primär durch Besonderheiten der Informationsverarbeitung oder des Verhältnisses von Selbst- und Fremdtäuschung bestimmt. Im Vordergrund der Einteilung steht vielmehr die Verhaltensintensität und deren „Angemessenheit" im Verhältnis zum Untersuchungskontext einerseits und zum Vorwissen über die Symptomatik andererseits. Durch die Ausrichtung der Interpretation am Untersuchungskontext werden Dissimulationstendenzen, die im Untersuchungskontext ebenso wie Aggravations- und Simulationstendenzen Teil einer willentlich verzerrten Beschwerdedarstellung sein können, stärker in den Mittelpunkt gerückt.

Rogers weist insofern darauf hin, dass eine instrumentell ausgerichtete Beschwerdedarstellung eben auch bedeuten kann, dass Probleme verschwiegen, verharmlost oder verleugnet werden.

Mittlerweile haben sich die Begriffe „Verdeutlichungstendenz", „Aggravation", Simulation und auch Dissimulation zwar in der Praxis etabliert. Bislang scheinen sie aber unzureichend operationalisiert, und sie werden dem dynamischen Charakter willentlicher und unwillentlicher Verhaltensmotive und ihrer Auswirkungen auf Symptomdarstellungen nur bedingt gerecht.

10.2 Häufigkeit von Aggravation und Simulation

Die Frage nach der Häufigkeit von Aggravations- und Simulationstendenzen im gutachterlichen Kontext ist nicht leicht zu beantworten. Nach DSM-IV ist ein bewusstes und absichtliches Vortäuschen nicht vorhandener oder die übertriebene Darstellung vorhandener Krankheiten oder Beschwerden in der klinischen Praxis nur selten anzutreffen. Im forensischen Kontext und bei Begutachtungsentscheidungen, die mit erheblichen Konsequenzen verbunden sind, sei eine übertreibende Darstellung der Beschwerden allerdings häufig anzutreffen. Konkrete Zahlen liefert das DSM-IV hierzu nicht.

Schätzungen und Hochrechnungen zur Verbreitung von Aggravations- und Simulationstendenzen in realen klinischen oder forensischen Begutachtungssituationen gründen sich derzeit nur auf eine relativ schmale Datenbasis. Dabei wird die Vergleichbarkeit der Angaben durch unterschiedliche methodische Zugänge erschwert.

Beispielsweise fasste Larrabee (2003) die Ergebnisse von 11 Studien zusammen, die auf der Grundlage objektiver Testverfahren Angaben zu Beschwerden und Beeinträchtigungen von Patienten mit leichten Kopfverletzungen enthielten. Auf diese Weise konnte die Basisrate von Verfälschungstendenzen an einer Stichprobe von über 1360 Personen bestimmt werden, die wegen ihrer Verletzungen um finanziellen Ausgleich für ihre Beschwerden bemüht waren. Larrabee kommt zu dem Schluss, dass sich bei etwa 40 % der Probanden Anzeichen für eine inkonsistente oder aggravierende Darstellung der Beschwerden zeigten.

Nach einer Untersuchung von Gervais et al. (2001) ergeben sich bei etwa 25–30 % der Patienten mit Fibromyalgie, Chronic Fatigue Syndrome oder depressiven Störungen Hinweise auf mutmaßlich willentlich modulierte oder verfälschte Beschwerdedarstellungen. Gervais et al. (2001) fanden bei 40 % der Schmerzpatienten, die mit Versicherungen um materiellen Ausgleich stritten, Hinweise auf Verfälschungstendenzen oder Übertreibungen.

Mittenberg et al. (2002) kommen durch eine Literaturanalyse zur Häufigkeit von Simulations- und Aggravationstendenzen im klinisch-forensischen Kontext zu dem Ergebnis, dass die meisten Untersuchungen, die Verfälschungstendenzen bei somatoformen Störungen oder chronischen Schmerzen mittels objektiver, überwiegend neuropsychologischer Testverfahren untersuchen, zu Basisraten zwischen 25 und 40 % für Verfälschungstendenzen oder Übertreibungen gelangen. Diese Raten zeigten sich für verschiedene Patientengruppen und für unterschiedliche Operationalisierungen von Aggravation und Simulation (z.B. Abweichung von Selbst- und Fremdbericht, Diskrepanz zwischen der Schwere des körperlichen Traumas und der Schwere der angegebenen Beeinträchtigung, Angabe unwahrscheinlicher Symptome).

Mittenberg et al. (2002) führten darüber hinaus eine Expertenbefragung durch, um die Basishäufigkeit von Aggravations- und Simulationstendenzen im gutachterlichen Kontext bestimmen zu können. Sie befragten Mitglieder der Amerikanischen Kommission für Klinische Neuropsychologie zu ihren Erfahrungen mit Aggravations- und Simulationstendenzen in der neuropsychologischen Begutachtung. Erfragt wurden absolute und relative Häufigkeiten von vermuteten Aggravationstendenzen bei verschiedenen Zielgruppen sowie die Kriterien, nach denen sich die Experten ihre Urteile bildeten. Tabelle 10.2 fasst die wichtigsten Ergebnisse zusammen.

Tab. 10.2: Basisraten der geschätzten Häufigkeit für Aggravation oder Simulation unter der jeweils genannten Bedingung (geordnet nach Untersuchungskontext, Diagnose und der relativen Bedeutung einzelner Aggravationsmerkmale) (Mittenberg et al., 2002)

Differenzierungsmerkmal	Häufigkeit (%)
Rechtlicher Kontext	
Begutachtung bei zivilrechtlichen Fragestellungen	29,1
Begutachtung bei strafrechtlichen Fragestellungen	17,3
Klinische Untersuchung ohne zivil- oder strafrechtlichen Bezug	8,6
Diagnose	
Leichte Kopfverletzungen	41,2
Fibromyalgie oder Chronic fatigue syndrome	38,6
Schmerzen oder somatoforme Störungen	33,5
Depressive Störungen	16,8
Angststörungen	13,6
Anfallserkrankungen	9,4
Mittlere oder schwere Kopfverletzungen	8,8
Cerebrovaskuläre Demenz	2,4
Relative Bedeutung einzelner Aggravationsmerkmale bzw. -kriterien	
Unvereinbarkeit der angegebenen kognitiven Beeinträchtigungen mit den körperlichen Bedingungen	64,8
Neuropsychologische Testergebnisse sind nicht vereinbar mit dem neurologischen Schaden	64,3
Unterschreiten der kritischen Trennwerte in forced-choice-Tests	57,3
Diskrepanzen zwischen Aufzeichnungen, Selbstberichten und beobachtetem Verhalten	55,6
Angabe unwahrscheinlicher/unpassender Symptome im klinischen Interview	46,0
Unterschreiten kritischer Trennwerte in anderen Aggravations- oder Simulationstests	45,9
Unwahrscheinliche Veränderungen der Testwerte bei wiederholten Messungen	45,2
Auffällige Validitätsskalenwerte in objektiven Persönlichkeitstests	37,9
Nicht zufällige Werteverteilungen in forced-choice-Tests	30,0

Die Ergebnisse dieser Schätzungen, die auf den Erfahrungen von 144 aktiv teilnehmenden Neuropsychologen mit insgesamt über 33 500 Probanden und Patienten basierten, ergaben folgendes Bild: Die Wahrscheinlichkeit für Verfälschungstendenzen wird in zivilrechtlichen Begutachtungssituationen am höchsten eingeschätzt. Sie liegt hier aus Sicht der Experten mehr als dreimal so hoch wie im klinischen Behandlungskontext. Bei der Angabe von Kopfschmerzen, rheumatischen Schmerzen und somatoformen Beschwerden ist die Wahrscheinlichkeit für willentlich verzerrte Darstellungen nach Einschätzung der Experten am höchsten. Einschränkend ist darauf hinzuweisen, dass die Urteile der Experten am stärksten durch Diskrepanzen zwischen körperlichen und psychischen Befunden bestimmt waren, ein „Aggravationsmerkmal" also, das eher schlecht zwischen krankheitswertigen (unbewussten) und nicht krankheitswertigen (bewusstseinsnahen) Verhaltensweisen unterscheidet.

Für Schätzungen aus Deutschland zur Prävalenz von Aggravations- und Simulationstendenzen in sozialrechtlichen Begutachtungssituationen ist die Datenlage bislang noch schwach. Häuser (2002) kam in einer Analyse eigener Gutachten (n = 87) zu dem Ergebnis, dass bei 21 Probanden (24 %) Hinweise auf Verdeutlichungstendenzen (operationalisiert durch Diskrepanzen zwischen Beschwerdeschilderungen und psychometrischen Testergebnissen oder durch Differenzen zwischen Selbst- und Fremdbeurteilung) objektivierbar waren. Diese Angaben entsprechen den auch sonst in der Literatur beschriebenen Basisraten von Aggravations- und Simulationstendenzen, die in Untersuchungen zu Entschädigungsleistungen gefunden wurden.

Die Ergebnisse zur Häufigkeit von Aggravations- und Simulationstendenzen lassen sich dahingehend zusammenfassen, dass ihre Auftretenswahrscheinlichkeit in sozialrechtlichen Begutachtungssituationen, deren Ausgang für die Betroffenen mit erheblichen materiellen Vergünstigungen verknüpft sein können, mutmaßlich am höchsten ausgeprägt ist. Sie können am häufigsten vermutet werden bei Klagen über körperliche Beschwerden und Schmerzen sowie bei kognitiven Beeinträchtigungen, in etwas geringerem Ausmaß bei affektiven und emotionalen Störungen.

10.3 Kriteriologien zur Kennzeichnung von Aggravations- und Simulationstendenzen

Angesichts der begrenzten praktischen Hilfen, die über definitorische Festlegungen erreicht werden können, haben sich in der Begutachtungspraxis Kriterienkataloge zur Beurteilung von Aggravations- und Simulationstendenzen etabliert. Viele der Kriterien basieren auf den praktischen Erfahrungen der Sachverständigen, sie sind primär augenscheinvalide, oft aber nicht systematisch auf ihre Gültigkeit und ihren Vorhersagewert hin überprüft worden. Die meisten Kataloge enthalten Merkmale des Beschwerdeverhaltens, der Verhaltenskonsistenz und des Interaktionsverhaltens. Häufig wird dabei die Grenze zwischen Simulation und Aggravation nur unscharf gezogen.

Die folgende Zusammenstellung vermittelt einen Überblick über ausgewählte Kriteriologien der letzten 10 Jahre. Ihnen zugrunde liegen Erfahrungen und Kenntnisse insbesondere aus neurologischer, neuropsychologischer und psychiatrischer Diagnostik. Eine Kriterienliste, die sich noch relativ eng an die DSM-IV-Klassifikationskriterien für Simulation anlehnt, wird von Lezak (1995) vorgeschlagen. Demnach können die folgenden Verdachtsmomente auf Simulationstendenzen hinweisen:

1. Anamnestische Angaben und psychometrische Untersuchungsergebnisse stimmen nicht überein.
2. Die Beschwerden sind durch körperliche Prozesse bzw. Schäden nicht oder nicht hinreichend erklärbar.
3. Der soziale, biographische und psychodynamische Kontext liefert Anhaltspunkte dafür, dass das Symptom- oder Beschwerdeverhalten durch äußere Verhaltensanreize erklärt werden kann.

4. Die psychischen Reaktionen des Patienten (z. B. im Sinne der klassischen „belle indifference") auf seine Beschwerden liefern Hinweise auf einen sekundären Krankheitsgewinn.

Die Kriterien unterliegen durch ihre Nähe zu den Klassifikationskriterien auch den o. g. Interpretationsrisiken. Für die Annahme, dass ein Verhalten im Sinne einer „belle indifference" als Hinweis auf willentlich vorgetäuschte Beschwerden interpretiert werden kann, stehen empirische Belege bislang noch aus.

Hall & Pritchard (1996) fordern für die Diagnostik von Täuschungstendenzen ein breiter angelegtes methodisches Vorgehen, das über die in den Klassifikationskriterien bestimmten Zugänge hinausgeht. Sie schlagen folgende Kriterien vor:

1. Inkonsistenzen zwischen den klinischen Symptomen oder Testergebnissen und bekannten neuropsychologischen Symptomen.
2. Paralleltests führen zu erheblich abweichenden Ergebnissen.
3. Abwesenheit der Funktionsstörung außerhalb der diagnostischen Situation.
4. Verletzung funktionell-anatomischer Gesetzmäßigkeiten.
5. Keine Besserung unter üblicherweise wirksamer Behandlung.
6. Unter nicht Begutachtungsbedingungen beobachtetes schmerzfreies Verhalten wird vom Probanden geleugnet.
7. Diskrepanzen zwischen den in der Krankenakte dokumentierten Störungen und den in der Untersuchung erhobenen anamnestischen Angaben des Probanden.
8. Bei Gedächtnisbeeinträchtigungen in Verbindung mit einem schädigenden Ereignis: anterograde Gedächtnisleistungen sind besser erhalten als retrograde, es zeigt sich ein Verlust des kristallinen Gedächtnisses bei erhaltenem anterograden Abruf, in Gedächtnisaufgaben sind Wiedererkennungsleistungen schlechter als bei freiem Abruf, und es zeigen sich grobe Gedächtniseinbußen bezüglich kritischer autobiographischer Fakten.
9. Fehlende Lerngewinne in Tests, bei denen Verbesserungen bei üblichem Lernverlauf erwartet werden, sowie auffällige Ergebnisse in speziell für die Simulationsentdeckung entwickelten Tests.

Die Liste zeichnet sich insbesondere durch das Bemühen um die Objektivierung willentlich verzerrter Darstellungen bei kognitiven Defiziten aus. Zudem sind testpsychologische Untersuchungen für die Autoren notwendiger Bestandteil der Aggravationsdiagnostik. Es werden inter- und intraindividuelle Vergleiche genutzt, verschiedene Datenquellen und Datenebenen werden zueinander in Beziehung gesetzt und auf Konsistenz geprüft.

Pankratz & Binder (1997) schlagen die folgende Zusammenstellung von Kriterien vor, die sie in einen prozesshaften Zugang zur Simulationsdiagnostik integrieren. Der Schwerpunkt ihrer Zusammenstellung liegt auf der situativen Angemessenheit des Untersuchungsverhaltens und auf der Auswahl geeigneter Vergleichsnormen. Relativ wenig Gewicht legen sie auf den Abgleich erhobener Informationen mit anamnestischen Angaben und Vorbefunden. Aus ihrer Sicht spricht für Aggravation oder Simulation:

1. Ein Versagen des Patienten selbst bei einfachsten Anforderungen.
2. Eine grobe Abweichung von klinischen Erwartungs- oder Normwerten.
3. Unstimmigkeiten zwischen der klinischen Diagnose und den erhobenen klinisch-psychologischen Befunden.

4. Unstimmigkeiten zwischen vorgetragenen und beobachteten Symptomen.
5. Vermeidungsverhalten oder bizarre Reaktionen auf (normierte) Standardverfahren.
6. Auffällige Unstimmigkeiten zwischen Testergebnissen, die ähnliche kognitive Leistungen erfassen.
7. Versagen in simulationssensiblen neuropsychologischen Untersuchungsverfahren.

Als das Ergebnis eines über 10-jährigen Abstimmungsprozesses präsentierten Slick, Sherman & Iverson (1999) einheitliche Standards zur Beurteilung neurokognitiver Dysfunktionen. Sie unterscheiden zwischen Belegen für gesicherte, wahrscheinliche und mögliche Aggravationstendenzen. Aggravationstendenzen gelten gemäß dieser Zusammenstellung dann als *definitiv gesichert*, wenn
a) ein erheblicher äußerer Anreiz für das Beschwerdeverhalten besteht,
b) in mindestens einer Forced-choice-Aufgabe definitiv Reaktionsmuster gezeigt werden, die unter der Zufallswahrscheinlichkeit liegen, und wenn
c) Kriterien der Gruppe B (s. Tab. 10.3) nicht aufgrund krankheitswertiger psychischer oder entwicklungsbedingter oder neurologischer Faktoren erfüllt werden.

Aggravationstendenzen sind *wahrscheinlich* vorhanden bei erheblichem äußerem Anreiz, wenn zwei oder mehr Kriterien der Gruppe B oder ein Kriterium aus Gruppe B und ein Kriterium aus Gruppe C erfüllt wurden.

Aggravationstendenzen sind dann *möglich,* wenn bei erheblichem äußeren Anreiz mindestens ein Kriterium der Gruppe C erfüllt ist und wenn die Verhaltensweisen, die die Kriterien der C-Gruppe erfüllen (inkonsistente selbstberichtete Symptome und Beeinträchtigungen), nicht vollständig auf psychiatrische, neurologische oder entwicklungsbedingte Einflüsse zurückzuführen sind. Diese letztgenannte Bedingung bezeichnen die Autoren als D-Kriterium. Das D-Kriterium trägt dem Umstand Rechnung, dass unzuverlässige Selbstberichte, die im Vergleich zu anderen Berichten zu diskrepanten Ergebnissen führen, auch Folge oder Ausdruck abweichenden Verhaltens sein können, das der Kontrolle des Betroffenen nicht oder nur teilweise unterliegt. Krankheits- oder entwicklungsbedingte Einflüsse auf das Antwortmuster sind insofern im Zweifelsfalle immer explizit zu prüfen, um sicherzustellen, in welchem Ausmaß diese Einflüsse mögliche Verzerrungen bedingen.

Tab. 10.3: B- und C-Kriterien zur Diagnose aggravierter neurokognitiver Dysfunktionen (nach Slick et al., 1999)

Merkmal	Konkretisierung
	B-Kriterien
Definitiver Antwortbias	Signifikante Abweichung in mindestens einem Forced-choice-Test
Wahrscheinlicher Antwortbias	Auffällige Werte in (mindestens) einem Testverfahren, das valide Aussagen zu simulierten kognitiven Defiziten liefert

Fortsetzung auf S. 227

Merkmal	Konkretisierung
Diskrepanzen zwischen erzielten Testwerten und Hirnfunktionsmustern	z.B.: der Patient löst schwere Gedächtnisaufgaben und versagt bei offensichtlich leichteren.
Diskrepanz zwischen Testwerten und beobachtetem Verhalten	Die Ergebnisse in mindestens 2 neuropsychologischen Testverfahren sind nicht mit dem Untersuchungsverhalten vereinbar (z.B. Sprachflüssigkeit)
Diskrepanz zwischen Testwerten und Alltagsaktivitäten	Die Ergebnisse in mindestens 2 neuropsychologischen Testverfahren sind nicht mit den Angaben mindestens eines zuverlässigen Beobachters aus dem Alltag des Probanden vereinbar (z.B. das für Finanzen zuständige Familienmitglied kann im Test keine einfachen Rechenaufgaben bewältigen).
Diskrepanz zwischen Testwerten und speziellen anamnestischen Angaben	Massive kognitive Beeinträchtigungen in mindestens 2 kognitiven Funktionstests, die unvereinbar mit der neurologischen oder psychiatrischen Krankengeschichte sind.
	C-Kriterien
Diskrepanz zwischen selbstberichteter und dokumentierter Krankengeschichte	z.B.: Die angegebene Krankheitsschwere oder das prämorbide Funktionsniveau entsprechen nicht den dokumentierten Angaben.
Diskrepanz zwischen selbstberichteten Symptomen und Hirnfunktionsmustern	z.B.: Pat. klagt über retrograde Amnesie, kann sich aber an den Unfall erinnern.
Diskrepanz zwischen selbstberichteten Symptomen und beobachtetem Verhalten	z.B.: Pat. klagt über extreme räumliche Orientierungsprobleme, erscheint aber ohne Begleitung pünktlich an fremdem Ort mit eigenem Wagen.
Diskrepanz zwischen selbstberichteten Symptomen und den Angaben Dritter	z.B.: Pat. klagt über starke Konzentrationsprobleme, die von der Ehefrau nicht bestätigt werden.
Evidenz übertriebener oder erzeugter psychischer Dysfunktion	Selbstberichtete Symptome widersprechen eigenen Beobachtungen oder den Beobachtungen Dritter oder Symptomvaliditätsskalen (z.B. MMPI-2) weisen auf Verfälschungstendenzen hin.

Die von Slick et al. vorgelegten Standards zählen bislang zu den am stärksten formalisierten, standardisierten, aber auch elaborierten Vorschlägen zur Kennzeichnung und Bewertung von Aggravations- und Simulationstendenzen bei Klagen über neuropsychologische Beeinträchtigungen. Ihr Verdienst besteht in dem Versuch, den erfahrungsbegründeten Heuristiken zur Aggravationsdiagnostik in der gutachterlichen Praxis einen Entscheidungsalgorithmus entgegenzusetzen, der systematisch aufgebaut ist, eine transparente Gewichtung von Einzelergebnissen vorsieht und der eine Vielzahl von spezifischen störungsbezogenen Informationen berücksichtigt. Allerdings basiert auch die von Slick et al. vorgelegte Einteilung letztlich auf konsensuell bestimmten Kriterien. Ihre empirische Fundierung ist bislang noch nicht in dem Umfang erfolgt, dass diagnostische Entscheidungen auf ihrer Grundlage tatsächlich als empirisch abgesichert gelten könnten.

Ein Risiko der Kriterien von Slick et al. kann darin vermutet werden, dass der hohe Grad an Formalisierung, Transparenz und „Objektivität" die Wahrscheinlichkeit dafür erhöht, dass Beschwerden vom Untersucher leichter oder schneller als „aggraviert" oder „simuliert" bewertet werden. Außerdem ist darauf hinzuweisen, dass auch die differenzierten Kriterien von Slick et al. nicht „vollständig" sind, sie lassen bestimmte Aspekte außer Acht, die von anderen Autoren als wichtige Hinweise auf Simulationstendenzen bewertet werden. So sehen z.B. Heubrock & Petermann (2000) Simulation dadurch gekennzeichnet, dass die früher ausgeübte Beschäftigung abgelehnt wird, obwohl nur eine teilweise Beeinträchtigung vorliegt. Derart spezifische Kriterien, die auf bestimmte Fragestellungen oder Problemsituationen abgestimmt sind, werden in der von Slick et al. vorgelegten Kriterienliste vernachlässigt.

Während die bisher genannten Kriteriologien primär für neuropsychologische Fragestellungen konzipiert wurden, setzen psychiatrisch ausgerichtete Kriteriologien teilweise andere Akzente. Sie sind gekennzeichnet durch eine geringere Gewichtung testdiagnostischer Befunde gegenüber explorativen Daten und eine stärkere Ausrichtung an psychodynamischen Konzepten.

Stellvertretend für Kriteriologien zur Aggravations- und Simulationsdiagnostik im deutschsprachigen Raum seien die Zusammenstellungen von Foerster und Weig (2003) und Glatzel (1998) angeführt. Der Schwerpunkt der Kriterienliste von Foerster und Weig liegt auf der Analyse des Untersuchungs- und Interaktionsverhaltens des Probanden und seines Eindrucks auf den Gutachter. Die folgenden Kriterien werden herausgestellt:

1. Zwischen den massiven subjektiven Beschwerdeschilderungen und dem Verhalten des Betroffenen in der Untersuchungssituation besteht eine auffällige Diskrepanz.
2. Die subjektiv geschilderte Intensität der Beschwerden steht in einem Missverhältnis zur Vagheit der Schilderung der einzelnen Symptome.
3. Angaben zum Krankheitsverlauf sind nicht präzisierbar.
4. Das Ausmaß der geschilderten Beschwerden steht nicht in Übereinstimmung mit einer entsprechenden Inanspruchnahme therapeutischer Hilfe.
5. Ungeachtet der Angabe schwerer subjektiver Beeinträchtigungen erweist sich das psychosoziale Funktionsniveau des Betroffenen bei der Alltagsbewältigung als weitgehend intakt.
6. Das Vorbringen der Klagen wirkt appellativ, demonstrativ oder theatralisch.
7. In der Gegenübertragungssituation entsteht die Empfindung des Unechten, des Falschen, gelegentlich auch das Gefühl des Zornes oder des Gekränktseins.
8. Die Angaben des Probanden weichen erheblich von fremdanamnestischen Informationen ab.

Auch wenn die Autoren darauf hinweisen, dass keines der Kriterien für sich genommen als definitiver Beleg für Aggravation oder Simulation gelten kann und sie erst in der Zusammenschau aussagekräftig sind, so bergen einige der Kriterien doch Interpretationsrisiken. Dazu einige Anmerkungen:

- zu 1.: Eine Differenz zwischen erlebtem und beobachtetem Verhalten kann auch ein Hinweis auf eine krankheitswertige Störung sein. So kann das emotional scheinbar unbeteiligte Sprechen über gravierende Beschwerden oder Beeinträchtigungen, wie es unter dem Begriff der „belle indifference" bei Patienten mit psychosomatischen Beschwerden beschrieben wurde, auch ein Hinweis auf ein krankheitswertig eingeschränktes emotionales Erleben sein.
- zu 2.: Angaben in extremen Empfindungsbereichen beinhalten gemäß psychophysikalischer Gesetzmäßigkeit einen höheren Grad an Ungenauigkeit. Es kann insofern auch einfach für ein normales (unverfälschtes) Erleben sprechen, wenn Personen in extremen Empfindungsbereichen zugleich demonstrativer und unbestimmter (vager) urteilen.
- zu 3.: Ungenaue Angaben zum Krankheitsverlauf können auch darauf zurückzuführen sein, dass die zu beschreibenden Ereignisse zu einem früheren Zeitpunkt von untergeordneter Bedeutung waren und daher nur beiläufig gelernt und später schlechter erinnert wurden.
- zu 4.: Die Nichtinanspruchnahme von Hilfsangeboten kann auch Ausdruck einer allgemeinen Dissimulationstendenz oder eines geringen Vertrauens in bestehende Hilfsangebote sein. Vorbehalte z.B. chronischer Schmerzpatienten gegenüber weiterer Therapie können auch Folge einer erfolglosen Behandlung sein, die lege artis durchgeführt wurde.
- zu 5.: Die weitgehende Intaktheit des psychosozialen Funktionsniveaus kann Ausdruck überzeichneter arbeitsbezogener Probleme, aber auch Ausdruck des Bemühens sein, sich noch funktionierende Teilbereiche im Alltag zu erhalten. In diesem Fall wäre die Intaktheit des psychosozialen Funktionsniveaus als gelungene Form der Krankheitsbewältigung zu werten, die vor weiterer Beeinträchtigung schützt.
- zu 7.: Mit Gegenübertragung dürfte konkret gemeint sein, inwieweit die Verhaltensäußerungen des Probanden vom Sachverständigen als in sich konsistent und stimmig erlebt werden. Die Einschätzung basiert dann auf einer Vielzahl bewusster und nicht bewusster Vergleiche, über deren Angemessenheit und Stimmigkeit der Experte entscheidet. Problematisch erscheint dabei, dass auf Außenkriterien zur Validierung des Eindrucks verzichtet wird, dass keine zufallskritische Überprüfung des Eindrucks erfolgt und dass eine Theorie zugrunde gelegt wird, die zur Aufdeckung unbewusster, nicht aber bewusster Motive entwickelt wurde (vgl. Kap. 10.4).

Demgegenüber hat Glatzel (1998) eine Zusammenstellung von Kriterien zur Erfassung von Simulationstendenzen vorgelegt, die sich stärker am beobachtbaren Interaktionsverhalten der Probanden orientiert. Glatzel verzichtet auf Gegenübertragungsreaktionen als mögliche diagnostische Hilfsmittel. Aus seiner Sicht können die folgenden Interaktionsbesonderheiten einen Verdacht auf bewusste Verfälschungstendenzen begründen:

1. Ausweichen in nicht sprachliche Ausdrucksformen
2. Beantwortung der Frage mit langer Verzögerung
3. Wechsel des Themas
4. Formulierung der Aussagen mit sorgfältiger Ambiguität
5. Möglicherweise abrupter Abbruch der Beziehung, wobei in diesem Abbruch nochmals alle Symptome in Wort und Gestik dramatisch zur Darstellung gebracht werden.

Auch für diese Kriterien zeichnen sich Validitäts- und Interpretationsprobleme ab:

- zu 1.: Das Ausweichen in nicht sprachliche Ausdrucksformen kann auch eine Folge geringer sprachlicher Kompetenz sein.
- zu 2.: Die verzögerte Beantwortung einer Frage kann auf Übungsdefiziten und fehlender Dialogroutine basieren, aber auch durch zwanghafte Tendenzen und damit verbundene Entscheidungsunsicherheiten verursacht sein.
- zu 3.: Ein schneller Themenwechsel kann Ausdruck einer eingeschränkten Konzentrations- und Merkfähigkeit sein, einer histrionischen Persönlichkeitsakzentuierung oder auch eines ideenflüchtigen Verhaltens, wie es bei Patienten mit affektiven Störungen auftreten kann.
- zu 4.: Das Formulieren von Aussagen mit sorgfältiger Ambiguität kann auch dem Bemühen entspringen, Fragen in ihrer Vieldeutigkeit gerecht zu werden und Missverständnissen vorzubeugen.

Schlussfolgerungen

Insgesamt spiegeln die bisher vorgelegten Kriteriologien zur Aggravations- und Simulationsdiagnostik unterschiedliche methodische und erfahrungsbezogene fachwissenschaftliche Zugänge wider. Der deutlichste Unterschied zwischen neuropsychologischen und psychiatrischen Merkmalslisten zeichnet sich in der unterschiedlichen Gewichtung testpsychologischer Untersuchungsergebnisse ab.

Grundsätzlich scheint es für die Diagnostik von Verfälschungstendenzen wesentlich zu sein, dass verbale und nonverbale Beschwerdeäußerungen ebenso wie Testergebnisse immer in Bezug zum Untersuchungskontext und zu geeigneten Vergleichsnormen gesehen werden. Umso wichtiger ist es, Entscheidungen über die Wahrscheinlichkeit von Verfälschungstendenzen immer auf eine Vielzahl geeigneter Methoden und Vergleiche zu stützen. Hierzu liefern testpsychologische Verfahren, insbesondere solche, die explizit zur Erfassung von Antwort- oder Verfälschungstendenzen konzipiert wurden, in aller Regel nützliche Zusatzinformationen. Einen definitiven Beweis für bewusste Verfälschungstendenzen liefern aber auch sie nicht.

Keine der genannten Kriterienlisten kann als empirisch hinreichend durch kontrollierte und ökologisch valide Studien gestützt gelten. Es handelt sich überwiegend um Heuristiken, die aus der praktischen Erfahrung entwickelt wurden. Mutmaßlich tragen sie zu einer Vereinheitlichung des gutachterlichen Handelns bei. Bisher bleibt aber offen, welche konkreten Auswirkungen sie auf die Praxis haben.

10.4 Exkurs: Aggravation und Simulation aus psychoanalytischer Sicht

Nicht wenige psychiatrische Sachverständige beurteilen Aggravations- und Simulationstendenzen auf tiefenpsychologischer Grundlage. Als ein renommierter Vertreter psychiatrischer Begutachtung führt z. B. Foerster (2000) aus, dass der *Gedanke an Simulation immer dann entstehe, wenn in der Darstellung der Symptome des Probanden beim Sachverständigen das Gefühl des Unechten, des Falschen entsteht und dominiert. Ein wichtiges Moment der Abgrenzung von simuliertem und nicht simuliertem Verhalten sei die Gegenübertragungsreaktion des Sachverständigen. Demnach können die aversiven emotionalen Reaktionen, die die Probanden im Sachverständigen auslösen, als Hinweise auf Aggravation oder Simulation verstanden werden. Verbunden sei dies mit dem Gefühl des Unpassenden und einer „falschen" Darstellung, die allerdings nicht selten auch lächerlich wirken könne.*

Im Zentrum der Analyse willentlicher Verzerrungen stehen demnach die unmittelbaren (emotionalen und kognitiven) Übertragungsreaktionen des Untersuchers auf das Verhalten des Probanden. Indessen erscheint die Eignung der Gegenübertragungsreaktion zur Abschätzung von Aggravations- und Simulationstendenzen aus folgenden Gründen problematisch:

1. Die Psychoanalyse bzw. Tiefenpsychologie eignet sich nach ihrem Selbstverständnis nicht primär zur Aufdeckung bewusster, sondern unbewusster Konflikte und Motive. Dementsprechend stellt sich bereits auf konzeptioneller Ebene die Frage, welchen Beitrag sie zur Identifikation bewusster, willentlicher Verzerrungen leisten kann. Wenn überhaupt, so wäre die Gegenübertragungsreaktion auch innerhalb der psychoanalytischen Konzeption allenfalls eine *indirekte* Methode zur nachträglichen Identifikation bewusster Verfälschungstendenzen. Hinzu kommt, dass bewusste und strategisch eingesetzte Verhaltenssignale bei der Darstellung psychischer Beschwerden unter Begutachtungsbedingungen in der psychoanalytischen Literatur kaum konzeptionell erschlossen sind. Es finden sich dort auch kaum Beispiele von Patienten, die ihre Symptome aus offensichtlichen situativen Verstärkerbedingungen heraus bewusst und willentlich vortäuschten.
2. Die Analyse von Gegenübertragungsreaktionen setzt ein Verhalten des Sachverständigen voraus, das dem therapeutischen Verhalten ähnelt: persönliche Zurückhaltung und eine gleichmäßig schwebende Aufmerksamkeit. Diese Situationsmerkmale sind weit entfernt von den situativen Bedingungen, die es zu beurteilen gilt. Zu prüfen ist ja, wie sich der Proband unter Belastungsbedingungen und nicht unter Entlastungsbedingungen verhält.
3. Die Gegenübertragungsreaktion und ihre Interpretation gewinnen erst im Verlauf einer therapeutischen Beziehung an Bedeutung und Aussagekraft. Indessen basieren Begutachtungsentscheidungen psychodynamisch orientierter Sachverständiger meist nur auf einer ein- bis mehrstündigen Untersuchung. Die zeitlichen Voraussetzungen zur Analyse von Gegenübertragungsreaktionen sind erheblich eingeschränkt, ihre Verwertbarkeit ist dadurch fraglich.
4. Gegenübertragungsinterpretationen außerhalb des therapeutischen Settings sind kaum Gegenstand des psychoanalytischen Denkmodells. Das Risiko spekulativer Deutungen steigt dadurch an. Problematisch ist diese Einschätzung bzw. Überschätzung der gutachterlichen Urteilsqualitäten insbesondere dann, wenn auf dieser Grundlage auf eine weitere zufallskritische Überprüfung des Beschwerdeverhaltens und damit auf eine Validierung des Urteils verzichtet wird.

Grundsätzlich unterliegt der auf das Verstehen der Störungsmechanismen und den Nachvollzug der psychischen Problematik ausgerichtete psychoanalytische Zugang dem Risiko, Verhaltensäußerungen im Zweifel vorrangig als Ausdruck unbewusster Motive zu deuten. Da sich der primäre Blick des Sachverständigen auf unbewusste Konflikte richtet, steigt die Wahrscheinlichkeit, dass bewusste Verzerrungstendenzen erst nachgeordnet und dadurch weniger sensitiv wahrgenommen werden. Es erscheint vor diesem Hintergrund fraglich, ob die Analyse von Gegenübertragungsreaktionen ein geeignetes Mittel ist, um bewusste Verfälschungstendenzen zu identifizieren.

10.5 Aggravationsforschung bei chronischen Schmerzen: Methodologische Probleme und ausgewählte Befunde

In den letzten Jahren ist eine Zunahme an Forschungsaktivitäten zur Identifikation von Verfälschungstendenzen bei Klagen über psychische Störungen und Beschwerden zu verzeichnen, teilweise mitbedingt durch das wachsende Bewusstsein von der willentlichen Beeinflussbarkeit von Selbstberichtsdaten, die zunehmende Anzahl von Mess- und Untersuchungsmethoden zur Kontrolle von Verfälschungstendenzen und nicht zuletzt auch durch den weiter wachsenden Begutachtungsbedarf. Schwerpunkte der angewandten psychologischen Aggravationsforschung liegen bislang im Bereich neurologischer Störungen bzw. neuropsychologischer Funktionsbeeinträchtigungen (Aufmerksamkeit, Gedächtnis). Demgegenüber nimmt die Erforschung von Aggravationstendenzen bei der Objektivierung von Schmerzen, körperlichen Beschwerden und schmerzbedingten Funktionsbeeinträchtigungen nur relativ schmalen Raum ein. So sind z. B. in einer der umfassendsten Monographien zur Aggravationsforschung von Rogers (1998a) Probleme der Aggravation bei Schmerzangaben nur auf weniger als einer Seite aufgeführt. Dabei weist Leavitt bereits 1987 darauf hin, dass die Identifikation von Aggravationstendenzen bei Klagen über Schmerzen häufig größere Schwierigkeiten bereitet als die Identifikation von Verfälschungstendenzen bei Klagen über sonstige psychische Störungen oder Beeinträchtigungen und dass dies einen höheren Forschungsaufwand rechtfertige.

Einen wesentlichen Beitrag zur Systematisierung der Einzelbefunde zur Aggravationsdiagnostik und zu einer möglichen Evidenzbasierung des diagnostischen Vorgehens bei der Begutachtung chronischer Schmerzpatienten liefert eine Übersichtsarbeit von Fishbain et al. (1999). Ziel dieser Untersuchung war es, Erkenntnisse zur Prävalenz, zum Erscheinungsbild und zur Objektivierbarkeit von Aggravations- und Simulationstendenzen bei chronischen Schmerzpatienten auf der Grundlage bislang publizierter Arbeiten darzustellen. Die Autoren werteten die Ergebnisse aus 68 Studien zu entsprechenden Fragestellungen aus. Die Ergebnisse der Studie können hier nicht ausführlich dargestellt werden. Insgesamt kommen die Autoren in ihrer Analyse zu einem ernüchternden Fazit in Bezug auf die Qualität und die Zuverlässigkeit der Bewertung von Verfälschungstendenzen. Sie führen aus, dass zwar bei bis zu 10 % der chronischen Schmerzpatienten im klinischen Setting Aggravations- oder Simulationstendenzen nachgewiesen werden können, jedoch sei ein verlässlicher Schluss auf die wahre Auftretenshäufigkeit nicht möglich. Aggravationstendenzen bei Schmerzen können der Studie zufolge nicht zuverlässig durch den Gesichtsausdruck, durch klinische Fragebögen, durch Wahrnehmungstests, durch Abweichungen der Schmerzangaben von mutmaßlichen neurologischen Ursachen, durch körperliche Belastungstests und auch nicht durch die klinische Untersuchung generell nachgewiesen werden. Zwar finden sich zu vielen Facetten vorgetäuschter Schmerzen einzelne Untersuchungen, die die Identifizierbarkeit von Verfälschungstendenzen als möglich erscheinen lassen. Stichprobenunabhängige, konsistente, replizierbare und für den Einzelfall verwertbare Ergebnisse lassen sich daraus aber nicht ableiten.

Die Probleme, die sich in den Schlussfolgerungen von Fishbain et al. andeuten, sind sowohl inhaltlich als auch methodologisch begründet. Ein Problem betrifft die inhaltliche Definition von Aggravations- oder Simulationstendenzen. Aussagen zu Simulations- und Aggravationsmerkmalen setzen die Unterscheidung von bewussten und unbewussten Prozessen voraus. Insbesondere quasiexperimentelle Untersuchungen, die diese Differenz nicht explizit durch den Versuchsaufbau kontrolliert erzeugen, erlauben letztlich keine gesicherten Aussagen zu Aggravationsmerkmalen. Um zuverlässig sagen zu können, ob eine Person täuscht, ist das sicherste Mittel die experimentelle Manipulation der Täuschungsabsicht. Viele experimentelle Studien variieren daher per Instruktion den Einfluss willentlicher Verfälschungsmotive auf Beschwerdeangaben. Zu den wenigen einigermaßen konsistenten Ergebnissen experimenteller Studien zu klinischem Täuschungsverhalten zählt der Befund, dass Probanden mit experimentell induzierten Täuschungsmotiven sowohl über mehr Beschwerden als auch über intensivere Beschwerden klagen als Probanden ohne experimentell induzierte Täuschungsabsicht oder auch als Patienten. Für dieses Unterscheidungsmerkmal konnten (statistische) Effekte in mittlerer Größe nachgewiesen werden.

So untersuchten bspw. McGuire & Shores (2001) in einer Analogstudie mit 20 Studenten und 50 Schmerzpatienten die Vergleichbarkeit verschiedener Antwortmuster zu Beschwerden und Beeinträchtigungen. Die Studenten wurden instruiert, in ihrem Antwortmuster möglichst unauffällig und zugleich realistisch eine Schmerzstörung vorzutäuschen. Die Schmerzpatienten beantworteten den Bogen nach gängiger Instruktion. Erhoben wurden klinische Symptome anhand der SCL-90-R sowie Validitätsitems zur sozialen Erwünschtheit. Im Ergebnis trugen nicht der Validitätswert, wohl aber die klinischen Skalen zur Unterscheidung der Gruppen bei. Erwartungsgemäß erreichten die simulierenden Studenten hier signifikant höhere Werte als die Patienten.
Eine vergleichbare Untersuchung führten Wallis & Bogduk (1996) mit 40 Studenten und 132 Schleudertraumapatienten durch. Auch hier wurden die Probanden angewiesen, den Gutachter davon zu überzeugen, dass Hals-Nacken-Schmerzen auch sechs Monate nach dem Autounfall noch vorhanden seien und Leiden verursachten. Auch hier gaben die simulierenden Probanden in den meisten Bereichen psychischer Störungen höhere Werte an als die Patienten. Patienten erreichten lediglich erhöhte Werte auf den Dimensionen Somatisierung, Zwanghaftigkeit und Depression. Zudem zeigte sich, dass psychische Beeinträchtigungen und Schmerzmaße bei den simulierenden Probanden anders als bei Schmerzpatienten weitgehend unkorreliert waren.

Beide Untersuchungen zeigen, dass „naive" Simulierer dazu tendieren, den Grad psychischer bzw. psychopathologischer Gestörtheit zu überschätzen.

Demgegenüber stellen sich die Ergebnisse quasiexperimenteller Studien mit Risikogruppen als weniger einheitlich dar. Wenn in quasiexperimentellen Studien Effekte zu Lasten mutmaßlicher Verfälschungstendenzen oder externer Verstärkerbedingungen gefunden werden, so sind sie meist klein und nur an größeren Stichproben nachweisbar.

So verglichen z. B. Dush et al. (1994) Unterschiede im Antwortmuster (MMPI-2) zwischen Schmerzpatienten, die sich im Rechtsstreit um finanzielle Ausgleichszahlungen befanden, und Schmerzpatienten außerhalb versicherungsrechtlicher Entscheidungssituationen. Ge-

prüft wurden 10 augenscheinvalide Kennwerte für mutmaßliche Verzerrungen (u. a. F-K-Index, Psychopathie, Obvious-subtle-Differenzen, negative Behandlungsindikatoren). Zwar trugen die Kennwerte – insbesondere die Differenz zwischen „offensichtlichen" und „subtilen" Aussagen über Beschwerden und Beeinträchtigungen insgesamt – zur Trennung der beiden Gruppen bei. Insgesamt waren die Effekte aber schwach.
In einer eigenen Untersuchung (Dohrenbusch, 2002 b) wurden Fibromyalgie-Patienten mit und ohne Rentenwunsch in Bezug auf klinische und provozierte Schmerzangaben miteinander verglichen. Die Gruppen unterschieden sich in dem Ausmaß, in dem die Patienten ihre Angaben zur Schmerzempfindlichkeit von stereotypen Annahmen über ihre klinischen Schmerzen abhängig machten.Insgesamt trugen aber auch nur wenige der untersuchten Kennwerte zur Trennung der Gruppen bei.

Andere quasiexperimentelle Untersuchungen gehen von nachgewiesenen Verfälschungstendenzen bei einzelnen Patientengruppen aus und fragen nach klinischen oder anderen Merkmalen, die mit den bereits objektivierten Verfälschungstendenzen assoziiert sind.

Es wurden z. B. in einer Untersuchung von Chapman & Brena (1990) 17 Patienten mit chronischen Rückenschmerzen als aggravierend identifiziert, weil sie sich im Verlauf mindestens eines Jahres im Rahmen eines Behandlungsprogramms immer wieder widersprüchlich im Zusammenhang mit Schmerzen geäußert oder verhalten hatten. Sie wurden verglichen mit Patienten, bei denen Inkonsistenzen dieser Art nicht beobachtet worden waren. Die aggravierenden Patienten befanden sich mit höherer Wahrscheinlichkeit in einem Rechtsstreit, zeigten stärkere Diskrepanzen zwischen körperlichem Befund und subjektivem Befinden, weniger Interesse an der Behandlung, eine geringere Compliance, einen geringeren Grad an körperlicher Aktivität und eine geringere Wirksamkeit medikamentöser Behandlung als Vergleichspatienten.

Ein Problem solcher quasiexperimenteller Untersuchungen besteht darin, dass meist unbestimmt bleibt, ob die Personengruppe Auffälligkeiten in simulationssensitiven Testverfahren zeigt, weil die Angaben durch Entlastungsmotive bewusst verzerrt sind oder weil die Probanden tatsächlich stärker durch die krankheitswertige (unwillkürliche) körperliche oder psychische Symptomatik beeinträchtigt sind. Um dies prüfen zu können, wären prospektive Studien erforderlich, anhand derer zuvor formulierte Hypothesen zur Wirkung unwillentlicher und willentlicher Verzerrungen getestet werden könnten.

Ein weiteres Problem der Erforschung von Aggravations- und Simulationstendenzen ist die *Erlernbarkeit* symptomatischen Verhaltens. In dem Maße, in dem Verfälschungstendenzen durch spezifisches Wissen oder durch Übung optimiert werden können, sind sie für den Sachverständigen schwieriger zu identifizieren. Tatsächlich liefert die Literatur zur Aggravations- und Simulationsdiagnostik auch Belege dafür, dass gut vorbereitete und informierte Probanden erfolgreicher darin sind, vorgetäuschte Beschwerden überzeugend zu präsentieren (z. B. Hickling et al., 1999). Schließlich finden sich auch Hinweise darauf, wie Sachverständige von der Glaubhaftigkeit vorgetäuschter Beschwerden und Beeinträchtigungen überzeugt werden können.

Zum Beispiel gingen Edens et al. (2001) der Frage nach, anhand welcher Merkmale entdeckte und nicht entdeckte Simulierer unterschieden werden können. Sie verglichen dazu die Ergebnisse von vier Analogstudien zum Täuschungsverhalten. Die insgesamt 540 Probanden dieser Studien sollten Psychosen, affektive Störungen, Angststörungen oder kognitive Beeinträchtigungen vortäuschen. Es wurde geprüft, ob die Probanden die Trennwerte in spezifischen Simulationstests jeweils über- oder unterschritten hatten. Das Unterschreiten der Trennwerte wurde als Indikator für eine gelungene Täuschung, das Überschreiten für eine misslungene Täuschung gewertet. Die Ergebnisse weisen darauf hin, dass erfolgreich simulierende Personen weniger psychische Symptome bejahten, ungewöhnliche und bizarre Items vermieden und sich in der Beschwerdedarstellung stärker an eigenen Erfahrungen orientierten.

Insgesamt weisen Studien wie diese darauf hin, dass sich Aggravationsdiagnostik bei chronischen Schmerzen, aber auch bei psychischen Störungen generell, nicht auf den Nachweis auffälligen Beschwerdeverhaltens oder die Überprüfung einiger weniger Aggravationskriterien beschränken kann. Willentlich verzerrte Angaben in der Begutachtung sind immer eingebettet in einen Kontext aus individuellen Vorerfahrungen, Störungswissen, tatsächlichen Beschwerden, Entlastungsbedürfnissen, Verfälschungsmotiven und Verfälschungskompetenzen. Viele Ergebnisse aus quasiexperimentellen und experimentellen Untersuchungen verweisen lediglich auf die Komplexität des Problems verfälschter Beschwerdeangaben, sie liefern aber kaum praktische Vorschläge, wie die diagnostischen Probleme zu lösen sind. Weder die bislang vorgelegten Kriteriologien, noch der aktuelle Stand zur Aggravationsforschung lassen es zu, ein einzelnes Kriterium gewissermaßen zum Goldstandard einer Aggravationsdiagnostik zu erheben. Entsprechend sollten Aussagen über Aggravationstendenzen jeweils nur eng auf den Verhaltens- oder Erlebensbereich bezogen werden, für den sie nachgewiesen wurden.

10.6 Psychologische Aggravationsdiagnostik bei somatoformen Störungen und chronifizierten Schmerzen: eine Beurteilungsheuristik

Auf der Grundlage der genannten Überlegungen wird in Anlehnung an bereits bestehende Kriteriologien eine Heuristik vorgeschlagen, die es Sachverständigen erleichtern soll, Verfälschungstendenzen auf möglichst breiter empirischer Basis zu beschreiben und zu begründen. Die Heuristik soll helfen, einen möglichen Aggravationsverdacht nicht auf zufällige Ereignisse oder Beobachtungen zu stützen, sondern auf ein möglichst sensitives und spezifisches Arsenal von Methoden, Beobachtungen und Vergleichen. Nach bisherigen Erkenntnissen eignen sich zur Identifikation von Aggravations- und Simulationstendenzen bei Personen mit somatoformen Beschwerden die folgenden Merkmale:

- interindividuell auffällige Antworttendenzen bei Beschwerden
- inkonsistente (intraindividuell widersprüchliche) Angaben
- Auffälligkeiten in neuropsychologischen Testverfahren
- Antworttendenzen in der Persönlichkeitsbeschreibung
- Persönlichkeitsauffälligkeiten
- Nachweis relevanter äußerer Verstärkerbedingungen
- Leugnungs- oder Dissimulationstendenzen

Die Merkmale werden in den folgenden Kapiteln 10.6.1 bis 10.6.7 beschrieben. Kapitel 10.7 liefert anschließend Hinweise und Anregungen zur Integration der Einzelergebnisse in eine gutachterliche Gesamtbewertung.

10.6.1 Interindividuell auffällige Antworttendenzen bei Beschwerden

Überdurchschnittliche Zustimmungstendenzen in Bezug auf körperliche Symptome und Schmerzen

Kennwerte zur Erfassung von Zustimmungstendenzen eignen sich dann, wenn der Verdacht besteht, dass ein Proband Fragen zu Beschwerden oder Beeinträchtigungen vergleichsweise undifferenziert und ohne spezifischen Bezug zum Frageinhalt bejaht. Interindividuell auffällig ist die Zustimmungstendenz dann, wenn sie über das bei Normstichproben übliche Maß hinausgeht. Bei Patienten mit somatoformen Störungen oder chronifizierten Schmerzen können Zustimmungstendenzen z. B. darin zum Ausdruck kommen, dass umso mehr Beschwerden oder Schmerzen genannt werden, je mehr Beschwerden oder Schmerzen erfragt werden. Im Extremfall wird der Bezug der Antwort zur Frage für den Fragenden nicht mehr erkennbar.

Operationalisierbar sind Zustimmungs- oder Ja-sage-Tendenzen z. B. durch den Vergleich unterschiedlich gepolter Items zum selben Inhalt. So können positiv gepolte Items etwa zur Beschwerdekonstanz wie zum Beispiel „Ich habe fast immer Schmerzen" zu negativ gepolten Items wie „Meine Schmerzen treten nur selten auf" ins Verhältnis gesetzt werden. Antwortet ein Proband auf unterschiedlich gepolte Items stereotyp mit „ja" und übersteigt die Differenz zwischen positiv und negativ gepolten Items einen an einer repräsentativen Stichprobe ermittelten kritischen Wert, dann ist die Wahrscheinlichkeit erhöht, dass die angegebenen Beschreibungen nicht mit real empfundenen Beschwerden korrespondieren. In diesem Fall kann zwar nicht ausgeschlossen werden, dass der Proband Beschwerden aufweist, es kann aber bezweifelt werden, dass er die Beschwerden in der angegebenen Art, Intensität oder Ausprägung aufweist.

Eine weitere Möglichkeit zur Kontrolle von Zustimmungstendenzen bei Fragen zu körperlichen Beschwerden bieten *Symptom-Kontrollskalen*. Sie enthalten Symptome oder Beschwerden, die typischerweise nicht in Kombination mit der jeweils angegebenen Störung auftreten. Bejaht ein Proband diese Fragen häufiger als Vergleichspersonen, die diese Störung tatsächlich aufweisen, dann kann dies auf eine generalisierte Zustimmungstendenz bei Fragen zu gesundheitlichen Problemen hinweisen. Kontrollskalen sind insofern voraussetzungsreich, als sie auf der Annahme beruhen, dass es ein charakteristisches und ein uncharakteristisches Antwortmuster gibt. Ist jedoch ein „störungstypisches" Antwortmuster nicht empirisch untermauert, so schränkt dies den Wert von Kontrollskalen ein. Störungsbilder mit hohen Komorbiditätsraten und Überschneidungen zu anderen Störungen oder diffuse Beschwerdebilder eignen sich daher nur bedingt, um unter Verwendung von Kontrollskalen symptombezogene Zustimmungstendenzen zu bestimmen.

Bei Klagen über chronische Schmerzen eignen sich Kontrollskalen zur Schmerzqualität umso eher, je präziser die qualitative Schmerzcharakteristik durch die zugrunde liegende Störung oder Erkrankung bestimmt ist. Ist die Schmerzcharakteristik für ein gegebenes Störungsbild relativ eindeutig bestimmt (z. B. Migräne), so kann der Vergleich der individuellen sensorischen Schmerzcharakteristik mit der Schmerzcharakteristik der Patienten-Normgruppe Hinweise auf stereotype Zustimmungstendenzen in der Schmerzbeschreibung liefern. In diesem Zusammenhang zeigt eine Analogstudie von Windemuth (1997), dass aggravierende Schmerzpatienten im Vergleich zu wahrheitsgemäß antwortenden Patienten vor allem durch diffus erhöhte Zustimmungstendenzen bei Angaben zur Schmerzcharakteristik gekennzeichnet sind.

Bislang sind nur wenige normierte Symptom-, Beschwerde- oder Schmerzfragebögen mit Trennwerten für Zustimmungstendenzen ausgestattet. Eine Ausnahme ist der MMPI-2 (Hathaway & McKinley, 2000), der mit der F-Skala auch eine allgemeine Zustimmungstendenz abbildet, die anhand von Aussagen über körperliche Beschwerden gewonnen wird. Zusätzliche Interpretationshilfen liefern die Obvious-subtle-Differenzmaße der Hysterie-Skala, die sich weitgehend auf Angaben zu körperlichen Beschwerden bezieht. Bei Klagen über Schmerzen kann eine Abhängigkeit der angegebenen Schmerzausdehnung vom Differenziertheitsgrad der Befragung ebenfalls auf eine Zustimmungstendenz hinweisen. Wir (Dohrenbusch, Sampaio-Doherty & Genth, 2003) konnten in diesem Zusammenhang zeigen, dass Fibromyalgie-Patienten überzufällig stärker als andere Schmerzpatienten dazu neigen, auf veränderte Randbedingungen der Messung im Sinne einer Zustimmungstendenz bei Fragen zu Schmerzen zu reagieren.

Überdurchschnittliche Zustimmungstendenzen in Bezug auf psychische Symptome

Überdurchschnittliche Zustimmungstendenzen bei Fragen zu psychischen Symptomen weisen auf die Neigung der Person hin, emotionale Konflikte, affektive Beeinträchtigungen, Angsterleben oder Verhaltensstörungen zu überzeichnen. Psychodiagnostisch nachgewiesene Zustimmungstendenzen können Indikatoren eines allgemeinen Hilflosigkeits- und Überforderungserlebens sein, aber auch Ausdruck bewusstseinsnaher Appelle an Hilfe und Unterstützung.

Die Allgemeine Depressionsskala (Hautzinger & Bailer, 1993) sieht bspw. eine Kontrolle der Zustimmungstendenz durch die Differenz aus positiv und negativ gepolten Items vor. Überschreitet der individuelle Wert den kritischen Trennpunkt, so sind die Aussagen des Probanden zu affektiven Symptomen inhaltlich nicht interpretierbar. Allerdings kann dieser Inkonsistenzwert aufgrund der Kürze des Fragebogens leicht durchschaut werden. Hinweise auf Zustimmungstendenzen bei der Angabe psychischer Störungen können auch psychopathologische Screening-Verfahren wie z.B. die Symptomcheckliste SCL-90-R (dt. Version von Franke, 2002) liefern. Allerdings enthalten die meisten Symptomlisten wie auch strukturierte klinische Interviews keine spezifischen Skalen oder Kennwerte zur Beurteilung von Zustimmungstendenzen. In diesen Fällen kann daher nur geprüft werden, ob überdurchschnittlich viele Symptomnennungen auch in Bereichen auftreten, die nach bisherigem Kenntnisstand als unbeeinträchtigt gelten können. Erfüllt bspw. ein Proband aufgrund von Aussagen zu Persönlichkeitsstörungen im Strukturierten Klinischen Interview für psychische Störungen (SKID-II, Wittchen, Zaudig & Fydrich, 1997) die Kriterien für nahezu alle Persönlichkeitsstörungen, ohne dass in früheren Untersuchungen oder im Interaktionsverhalten Verhaltensauffälligkeiten deutlich wurden, dann kann dies ein Hinweis auf Zustimmungstendenzen sein. Gleiches gilt für den Index „Gesamtzahl psychischer Störungen, bei denen eine Belastung vorliegt" der SCL-90-R, sofern die Anzahl der Beschwerdenennungen nicht mit der an anderer Stelle genannten Beschwerdezahl übereinstimmt.

Weniger transparent, dafür aber auch nicht ausschließlich auf psychische Symptome bezogen, sind die Kontrollskalen zu allgemeinen Zustimmungstendenzen in umfangreicheren Persönlichkeitsfragebögen. Die Aquieszenz-Skala im 16 PF-R

(Schneewind & Graf, 1998) erfasst z.B. die Tendenz, zustimmende Antworten unabhängig vom Frageinhalt zu geben. Nach Karson, Karson & O'Dell (1999) neigen Personen mit hoher Zustimmungstendenz zu Misstrauen, erhöhter Besorgtheit oder zu Geistesabwesenheit. Die bereits genannte F-Skala des MMPI-2 bildet die Tendenz ab, ungewöhnliche Items zu bejahen. Laut Testmanual ist es unwahrscheinlich, dass eine Person, die den Test mit Sorgfalt und Verständnis bearbeitet, einen T-Wert von über 55 erhält. Ein erhöhter Testwert kann allerdings auch aufgrund von Reaktionen auf außergewöhnliche Ereignisse oder Erkrankungen zustande kommen. Erhöhte F-Werte können interpretiert werden als Belege für Testunwilligkeit von Personen, die Kooperation vortäuschen und in Wirklichkeit nach dem Zufallsprinzip antworten, aber auch als Hinweise auf eine schwere Leseschwäche, auf schwache Intelligenz oder mangelnden Realitätskontakt. Überdurchschnittliche und weit überdurchschnittliche Testwerte können für Simulationstendenzen, aber auch für das Vorliegen einer psychotischen Störung sprechen. Im Einzelfall ist zu prüfen, auf welche Items die Testwerterhöhung zurückzuführen ist.

Noch direkter werden Zustimmungstendenzen im MMPI-2 durch die Skala TRIN (True Response Inconsistency) erfasst. Der Rohwert der TRIN-Skala erhöht sich, je häufiger inhaltlich widersprüchlich formulierte Aussagen bejaht werden. Ein überdurchschnittlich hoher Wert zeigt eine allgemeine Zustimmungstendenz, ein niedriger Wert eine generelle Ablehnungstendenz an. Der damit verwandte VRIN-Wert (Beantwortungsinkonsistenz) bezeichnet die Gesamtzahl widersprüchlich formulierter Itempaare, die inhaltlich inkonsistent beantwortet werden. Hohe Testwerte gelten als Signale dafür, dass ein Proband die Fragen wahllos beantwortet haben könnte und das Profil inhaltlich nicht interpretierbar ist.

Auch der bereits genannte Wiener-Harmon-Index des MMPI-2 liefert Hinweise auf Zustimmungstendenzen bei Klagen über psychische Beschwerden. Die Indices berechnen sich aus der Differenz zwischen Aussagen über Symptome, deren Schwere und krankheitswertige Bedeutung für Laien offensichtlich sind, und Aussagen über Symptome, deren Krankheitswert und diagnostische Zuordnung für Laien weniger offensichtlich sind. Nach der o.a. Studie von Dush et al. (1994) erreichen Patienten in sozialrechtlichen Entscheidungssituationen zwischen offensichtlich und weniger offensichtlich krankheitswertigen Symptomen höhere Differenzen.

Überdurchschnittliche Zustimmungstendenzen in Bezug auf Funktionsbeeinträchtigungen

Zustimmungstendenzen bei Fragen zu Funktionsbeeinträchtigungen können darin zum Ausdruck kommen, dass sich Zahl und Umfang der angegebenen Beeinträchtigungen umso mehr erhöhen, je differenzierter und umfangreicher danach gefragt wird. Interindividuell auffällig sind sie dann, wenn sie im Vergleich zu Normpopulationen überdurchschnittlich ausgeprägt sind. Allerdings belegt ein erhöhter Testwert in einem Funktionsfragebogen nicht notwendig eine auffällige Antworttendenz.

Die bislang vorliegenden Messverfahren zur Erfassung von Funktionsbeeinträchtigungen und Alltagseinschränkungen (z.B. FFbH (Kohlmann & Raspe, 1996), MOPO (Jäckel et al., 1987), Short Form 36 (SF36), Krankheitsbeeinträchtigungsprofil (Bergner et al. 1981), Pain Disability Index u.a.) eignen sich jedoch nur bedingt zur Erfassung interindividuell auffälliger Antworttendenzen, da sie keine entsprechenden Kontrollskalen enthalten. Erzielt ein Proband in einem Fragebogen zu Funktionsbeeinträchtigungen weit überdurchschnittliche Werte, so wird umso eher von Zustimmungstendenzen auszugehen sein, je häufiger sich die angegebenen Funktionsbereiche bei näherer Exploration als unbeeinträchtigt erweisen.

Angesichts fehlender Kontrollskalen in gängigen Fragebögen zum Funktionsniveau sollte sich die Analyse von Zustimmungstendenzen auf Fragen zu Funktionsbeeinträchtigungen derzeit eher auf Interviewmethoden stützen, auch wenn dies die interindividuelle Vergleichbarkeit erschwert. Dass Angaben zum Funktionsniveau in der sozialrechtlichen Begutachtung erheblich von stereotypen Zustimmungstendenzen bestimmt sein können, konnte z. B. Roth (2002) an chronischen Schmerzpatienten zeigen. Er kam zu dem Ergebnis, dass deutlich stärkere Funktionsbeeinträchtigungen angegeben wurden, wenn die Probanden davon ausgingen, dass ihre Angaben in die medizinische Beurteilung ihres Beschwerdebildes mit einfließen würden. Schretlen, Neal & Hochman (o. J., zit. n. Rogers, 1998) konnten zudem zeigen, dass psychisch gestörte Patienten, die als mittel oder schwer funktionsbeeinträchtigt eingeschätzt wurden, mehr vorgetäuschte Symptome nannten als wenig beeinträchtigte. Diese und andere Ergebnisse sprechen dafür, Zustimmungstendenzen auch bei der Beschreibung von Funktionsbeeinträchtigungen zu prüfen.

Hinweise zur Interpretation von Zustimmungstendenzen

Ein mechanisch bestimmtes Antwortmuster im Sinne einer Zustimmungstendenz kann auf intentionale Verzerrungen in der Beschwerdedarstellung hinweisen, auf die Unwilligkeit oder Reaktanz des Probanden, sich mit den gestellten Fragen auseinander zu setzen, aber auch auf intellektuelle Überforderung bei der Beantwortung von Fragen. Überdurchschnittliche Zustimmungstendenzen können auch auf ein übertreibendes, aber immer noch situationsangemessenes Antwortverhalten hinweisen. Die Interpretation individueller Messwerte, die Hinweise auf Zustimmungstendenzen enthalten, sollte daher zurückhaltend erfolgen. Insbesondere bei Symptomskalen, die keine normierten Zustimmungstendenzskalen enthalten, ist die freie Interpretation eines individuellen Messwertes problematisch. Wenn z. B. ein Proband von 50 psychischen und somatoformen Symptomen 35 bejaht, dann kann dies gleichermaßen Ausdruck einer ausgeprägten Psychopathologie wie auch ausgeprägter Antworttendenzen sein. Interpretationshilfen können in diesen Fällen aber Untersuchungsergebnisse liefern, die den Zusammenhang zwischen der Anzahl angegebener psychischer Symptome und der Wahrscheinlichkeit für Aggravation beschreiben. McGuire & Shores (2001 a, 2001 b) normierten bspw. das Pain Patient Profile und die Symptom Checkliste SCL-90-R jeweils getrennt für Schmerzpatienten und Schmerz simulierende Probanden und erhielten so auch ohne spezifische Kontrollskalen Trennwerte für auffällig aggravierendes Antwortverhalten. Demnach gilt bei der SCL-90-R für die Skala „Anzahl belastender Symptome" ein T-Wert von 77 für Männer und 84 für Frauen als Trennwert für einen Aggravationsverdacht.

Grundsätzlich sollte sich der Sachverständige der Tatsache bewusst sein, dass Symptom- oder Beschwerdelisten ohne Kontrollitems durch Zustimmungstendenzen leicht verfälschbar sind. Dies gilt auch für strukturierte klinische Interviews etwa zu DSM-IV- oder ICD-10-Kriterien. Auf die damit verbundenen Schwierigkeiten wurde bereits hingewiesen (Wittchen et al., 2000; Dohrenbusch, 2001 b).

Überdurchschnittliche Neigung zu extremem oder zu vagem Antworten

Neben allgemeinen Zustimmungstendenzen, die eher das Antwortverhalten bei dichotomen Antwortalternativen betreffen, sind auch Antworttendenzen zu berücksichtigen, die den Umgang mit Quantifizierungen betreffen. Diese Tendenzen zeigen sich vor allem im Gebrauch mehrstufiger Rating-Skalen oder auch visueller Analog-Skalen, wie sie bei vielen Fragebögen zu Schmerzen, Beschwerden und Funktionsbeeinträchtigungen verwendet werden. Zu unterscheiden ist die Tendenz zur Mitte und die Tendenz zu Extremurteilen.

In der Tendenz zur Mitte deutet sich eine verringerte Bereitschaft an, Besonderheiten des Erlebens oder Verhaltens gegenüber dem Untersucher deutlich zu machen. Sie zeigt sich bei der Bearbeitung von Fragebögen darin, dass die Befragten weit überzufällig häufig bei einer ungeraden Zahl von Antwortalternativen die mittlere Alternative ankreuzen. Anhand der „?-Skala" des Persönlichkeitsfragebogens 16 PF-R ist es z. B. möglich, diese Tendenz auch interindividuell zu quantifizieren. Orientierende Hinweise zur Abbildung dieser Tendenz liefert aber bei numerischen Ratingskalen mit einer ungeraden Zahl von Antwortalternativen (z. B. Skala von 1 bis 7) bereits das Auszählen der Häufigkeit, mit der die mittlere Antwortalternative gewählt wurde. Anhand von Symptom- und Beschwerdelisten, von Fragebögen zur Persönlichkeit, zu Funktionsbeeinträchtigungen, zur Krankheitsverarbeitung und zur Therapie kann so geprüft werden, ob der Proband in seinem Antwortverhalten dazu neigt, sich inhaltlich nicht festzulegen.

Bei experimenteller Erfassung der Schmerzempfindlichkeit und der Bestimmung individueller Empfindungsunterschiede (z. B. im Druckschmerzprofil, vgl. Dohrenbusch, 2002 b) kann die Tendenz zu vagem Antworten in einer geringen Bereitschaft zur Schwellendiskrimination zum Ausdruck kommen. Bei Instrumenten, die ein überwiegend freies Antworten vorsehen (z. B. Anamnese-Fragebogen) oder bei projektiven Satzergänzungsverfahren kann sich die Tendenz zu unbestimmtem Antworten in der Zahl der Auslassungen widerspiegeln. Schließlich wird im Interview ein vage antwortender Proband bemüht sein, Zusammenfassungen oder Verdichtungen der Information durch den Sachverständigen zu relativieren. Typischerweise weist er wiederholt und nachdrücklich auf die Situations- und Kontextabhängigkeit seiner Angaben hin. Auffällig ist hier das forcierte Bemühen um ausgewogenes Antworten, das Ausweichen in nicht sprachliche Ausdrucksformen, die Beantwortung von Fragen mit langer Verzögerung oder die Formulierung der Aussagen mit sorgfältiger Ambiguität (vgl. Glatzel, 1998).

Im Gegensatz dazu spiegelt die Tendenz zu Extremantworten die Neigung eines Probanden wider, überschießend und demonstrativ, möglicherweise aber auch mit reduziertem inhaltlichen Bezug zur Fragestellung zu reagieren. Die Tendenz kann bei numerischen Ratingskalen oder visuellen Analogskalen darin zum Ausdruck kommen, dass der Befragte überwiegend Maximal- oder Minimalwerte verwendet. Eine orientierende stichprobennormierte Quantifizierung dieser Tendenz liefert z. B. die SCL-90-R durch den Summenwert „Intensität der Antworten". Allerdings weisen hier erst extrem erhöhte Werte auf inhaltsübergreifende Antworttendenzen hin. Ansonsten vermitteln wiederum Auszählungen der Antworten mit Minimal- oder Maximalwerten weitere Hinweise. Aufschlussreich sind vor allem Extremwerte in Verfahren zu Verhaltens- oder Erlebensbesonderheiten, die für den Probanden von untergeordneter Bedeutung sind und für die unter Berücksichtigung von Vorinformationen keine extremen Bewertungen zu erwarten sind. Bei experimentellen psychophysikalischen Schmerzempfindlichkeitsmessungen kann die

Weigerung, graduelle Empfindungsunterschiede zu benennen, ein Hinweis auf die Tendenz zu Extremurteilen sein. Im Sinne einer Antworttendenz interpretiert werden sollten gehäufte Extremurteile aber erst dann, wenn sie in verschiedenen Messverfahren (Fragebögen, Interview, psychophysikalische Messungen) nachgewiesen wurden.

10.6.2 Inkonsistente (widersprüchliche) Angaben

Inkonsistent sind Aussagen, in denen der Proband in Widerspruch zu sich selbst oder zu anderen gerät. Im Gegensatz zu den interindividuellen Auffälligkeiten, die aus dem Vergleich des Einzelnen zum Verhalten von Normstichproben abgeleitet werden, beziehen sich Inkonsistenzen primär auf *intraindividuelle* Vergleiche, d.h. auf den Vergleich aktueller Angaben und Verhaltensweisen mit früheren Angaben, Verhaltensweisen oder Untersuchungsergebnissen oder auf Diskrepanzen zwischen körperlichen Bedingungen und Beschwerden. Auch inkonsistente Angaben und Verhaltensweisen sind nicht grundsätzlich ein Hinweis auf eine Täuschungsabsicht oder ein willentlich verzerrtes Antwortmuster, sie gehören zum Alltag jeder Person und sind Bestandteil normalen sozialen Verhaltens. In der Begutachtung zählen sie aber dennoch zu den wichtigsten Zugängen, um Verfälschungstendenzen zu objektivieren.

Inkonsistenzen in Bezug auf Krankengeschichte und Vorbefunde

Einer sozialrechtlichen Begutachtung von Probanden mit somatoformen Beschwerden oder chronifizierten Schmerzen geht in der Regel die Aufarbeitung des bisherigen Störungsverlaufs voraus. Dazu stehen Arztberichte, sozialmedizinische Stellungnahmen, Berichte über Krankenhausaufenthalte oder Rehabilitationsmaßnahmen oder auch bereits durchgeführte Gutachten zur Verfügung. Die Überprüfung von Inkonsistenzen in Bezug auf die Krankengeschichte und auf Vorbefunde kann zunächst erfolgen, indem freie Schilderungen des Krankheitsverlaufs durch den Probanden mit den bereits vorliegenden schriftlichen Angaben verglichen werden. Es besteht auch die Möglichkeit, aus der Kenntnis der speziellen Anamnese einen individuellen Fragebogen zu konstruieren, der auf die Besonderheiten des Einzelfalls abgestimmt ist und der konkretisierende Fragen zu Ereignissen oder Sachverhalten enthält, die als sicher gelten können.

Es kann für bewusstseinsnahe Verfälschungstendenzen sprechen, wenn der Proband eine längere Krankheitsdauer, gravierendere berufliche Auswirkungen, umfangreichere Behandlungsbemühungen und geringere Behandlungserfolge angibt, als dies durch vorliegende Befunde dokumentiert ist. Auch das unbeirrte Festhalten an einer somatischen Diagnose, die durch die Untersuchungsergebnisse zu keinem Zeitpunkt im Störungsverlauf gestützt wird, kann – in Verbindung mit anderen Ergebnissen – ein Hinweis auf eine bewusstseinsnah verzerrte Darstellung des Störungsbildes sein.

Eine besondere Schwierigkeit entsteht dann, wenn sich ärztliche Beurteilungen nicht mit den Beurteilungen der Patienten decken (wenn z. B. im Reha-Entlassungsbericht von einem „guten Behandlungserfolg mit anschließender Arbeitsfähigkeit" die Rede ist, der Patient selbst aber angibt, „überhaupt nicht" von der Maßnahme profitiert zu haben). Hier gilt, dass sich frühere Einschätzungen und Bewertungen nur dann zur Konsistenzprüfung eignen, wenn sie entweder durch valide und reliable psychometrische Verfahren abgesichert wurden oder wenn die Aussagen des Probanden detailgetreu oder wörtlich dokumentiert worden sind.

Inkonsistenzen in Bezug auf neuro- und psychophysiologische Mechanismen

Inkonsistenzen in Bezug auf pathophysiologische Mechanismen können dann vermutet werden, wenn umschriebene sensorische Wahrnehmungen oder motorisches Verhalten nicht mit den zugrunde liegenden anatomischen oder physiologischen Bedingungen in Einklang zu bringen sind. Insbesondere in der neurologischen Begutachtung wird vorgeschlagen, eng umschriebene Abweichungen sensorischer oder motorischer Prozesse von den neurologisch-anatomischen Bedingungen als mögliche Hinweise auf willentlich motivierte Verzerrungen zu interpretieren. Minder- oder Gegeninnervationen bei gezielten Bewegungs- oder Kraftprüfungen oder Differenzen zwischen bewusst intentionaler und beiläufiger Motorik stehen dabei im Vordergrund. Die folgenden Hinweise auf Verdeutlichungstendenzen sind weitgehend der Zusammenstellung von Hausotter (1995) entnommen:

- Bei der Untersuchung der Halswirbelsäule wird der Drehbewegung deutlicher Widerstand entgegengesetzt. Wird der Untersuchte später beiläufig aufgefordert, nach hinten zu sehen und den Kopf zu drehen, ist das Bewegungsausmaß deutlich besser.
- Bei der Erfassung des Finger-Boden-Abstandes kommen unterschiedliche Ergebnisse zustande je nachdem, ob der Proband die Hände vorm Körper nach unten führt oder ob er sich mit hinter dem Körper verschränkten Händen nach vorn beugt und erst nach maximaler Beugung die Hände vor den Körper hält.
- Der Finger-Boden-Abstand variiert danach, ob er aus stehender oder sitzender Haltung herbeigeführt wurde.
- Der Untersuchte zeigt starke Schwankungen des Rumpfes mit Pendeln des Körpers in alle Richtungen, um die Einschränkungen der Wirbelsäule zu demonstrieren bei einer mäßig oder gering ausgeprägten Verspannung der paravertebralen Muskulatur.
- Beim Treppensteigen setzt der Proband, der über Schmerzen in einem Bein klagt, mit dem schmerzhaft angegebenen Bein zum ersten Tritt an, oder er belastet die Beine gleichmäßig.
- Beim Romberg-Versuch kann frühzeitiges Schwanken, bevor die Augen geschlossen sind, auf die Aggravation von Schwindel oder Gleichgewichtsstörungen hinweisen.
- Vorgetäuschte Sensibilitätsausfälle können deutlich werden, wenn der Proband die Richtung angeben kann, in der der Untersucher über die angeblich gefühllose Region streicht.
- Eine Anästhesie der Fingerspitzen ist wenig wahrscheinlich, wenn keinerlei Probleme bei feinmotorischen Tätigkeiten beobachtet werden können.
- Die Schmerzangaben weichen vom jeweiligen Dermatom ab. Nach Hausotter sollte bei mehrfach wechselnden Angaben, unscharfer Abgrenzbarkeit oder Einbeziehung einer ganzen Extremität bei der Angabe von Gefühlsstörungen Zweifel an der Gültigkeit der Angaben aufkommen.
Kritisch ist gegen Hinweise durch Abweichungen sensorischer Beschwerden vom Dermatom einzuwenden, dass diese nicht grundsätzlich die Existenz der

Beschwerden in Frage stellen, sondern lediglich die Bedeutung der Nervenleitung zur Schmerzerklärung. Ein fehlender Dermatombezug beweist insofern nicht, dass Schmerzen willkürlich verzerrt dargestellt werden. Fishbain et al. (1999) weisen in ihrer Metaanalyse darauf hin, dass Dermatomabweichungen bei chronischen Schmerzpatienten häufig beobachtet werden und insofern fraglich spezifisch in ihrer Bedeutung sind. Sie berichten über dermatomabweichende Schmerzangaben bei fast 38 % einer unausgelesenen chronischen Schmerzpatientenstichprobe und folgern, dass dermatomabweichende Angaben wahrscheinlich zu den am häufigsten fälschlich verwendeten und fehlerhaft interpretierten vermeintlichen Aggravationsbelegen zählen.

- Gangstörungen, die unter verschiedenen situativen Bedingungen qualitativ und quantitativ unterschiedlich ausgeprägt sind, können auf willentliche Verzerrungen hinweisen. Wird eine Stockstütze verwendet, so ist eine Beschwielung der Handfläche auf der gleichen Seite zu erwarten.

Der Nachweis von Inkonsistenzen in Bezug auf neuro- und psychophysiologische Mechanismen setzt diagnostisches Geschick und eine hohe Aufmerksamkeit des Untersuchers voraus. Die Sicherheit, mit der situationsabhängig diskrepante motorische oder sensorische Reaktionen bestimmt werden können, nimmt mit der Zahl der jeweils verwendeten Verhaltensstichproben zu.

Inkonsistente Angaben zu Beschwerden und Schmerzempfinden

Inkonsistent sind Angaben zu Beschwerden und Schmerzen dann, wenn sie sich auf gleiche Sachverhalte (Ausdehnung, Intensität und Qualität von Beschwerden) und gleiche Zeiträume beziehen, die Aussagen aber abhängig vom Befragungskontext erheblich variieren.

Um zu prüfen, ob sich die Person auf gleiche Sachverhalte und Zeiträume bezieht, sollten objektive und reliable psychometrische Testverfahren mit festgelegten Bezugszeiten und validen Messdimensionen verwendet werden. Beschwerde- und Symptomchecklisten, klinische Fragebögen, Persönlichkeitsfragebögen und im Einzelfall auch strukturierte klinische Interviews können dazu geeignet sein. Die *wiederholte Messung* angeblich stabiler körperlicher oder psychischer Beeinträchtigungen anhand psychometrischer Testverfahren sollte zu übereinstimmenden Ergebnissen führen unter der Voraussetzung, dass die Verfahren eine hohe konvergente Validität füreinander besitzen oder als Paralleltests konzipiert sind. Überdurchschnittliche Depressionswerte sind bspw. in einem reinen Depressionsinventar als fraglich gültig zu bewerten, wenn in einem anderen konvergent validen Test, in dem Depressionssymptome im Wechsel mit anderen psychischen Symptomen erfragt werden, nur durchschnittliche bis unterdurchschnittliche Werte erzielt werden. Merkmale zur Schmerzqualität sind inkonsistent, wenn z. B. je nach Untersuchungsinstrument entweder „brennend-stechende" oder „dumpf-diffuse" Schmerzqualitäten in erhöhter Intensität angegeben werden. Bei Aussagen zum Schmerzempfinden kann es daher sinnvoll sein, in einer Vorbefragung mit einer offenen Frage die charakteristischen Schmerzqualitäten zu erheben und erst später die typischen Schmerzqualitäten z. B. anhand der Mehrdimensionalen Schmerzskala (Lehrl, Ciske & Blaha, 1980) oder der Schmerzempfindungsskala (Geissner, 1996) einzugrenzen.

Zur Objektivierung der Angaben zur Schmerzausdehnung über den Körper kann es hilfreich sein, unterschiedlich differenzierte Körperschemavorlagen im

Sinne von Paralleltests zu verwenden. Gültige Aussagen zur Schmerzausdehnung sollten nicht wesentlich davon abhängen, ob sie global in einen Körperumriss oder detailorientiert in eine differenziertes Körperschemavorlage (z. B. Lautenschläger et al., 1989) eingezeichnet werden. Abweichungen können auf eine eingeschränkte Gültigkeit der Angaben zur Schmerzlokalisation hinweisen.

Die Konsistenz der Angaben zur Schmerzempfindlichkeit kann z. B. überprüft werden, indem zunächst in einer Eichphase die individuelle Schmerzempfindlichkeit dolorimetrisch ermittelt wird und dann nach einer Pause in einer Testphase geprüft wird, wie gut der Proband seine zuvor angegebenen Schmerzempfindlichkeitsurteile replizieren kann. Ist er zur Replikation seiner eigenen Messwerte unter gleichen oder geringfügig veränderten Messbedingungen nicht mehr in der Lage, so spricht dies gegen die Zuverlässigkeit und Gültigkeit der Angaben (Dohrenbusch, 2002 b).

Weitere Möglichkeiten zur Konsistenzprüfung bei Beschwerdeangaben ergeben sich aus dem Vergleich von Selbstbericht und Fremdbericht bzw. Verhaltensbeobachtung. Es ist auffällig, wenn ein Proband im Laufe einer eintägigen Belastungsprobe angibt, ständig unter extremen Schmerzen zu leiden, dabei aber kaum Schmerz- oder Entlastungsverhalten zeigt. Auch das Gegenteil, also intensives Schmerzverhalten bei geringen oder moderaten subjektiven Schmerzangaben, kann auf die fragliche Bedeutung nur einer Verhaltensebene und auf inkonsistentes, ggf. bewusstseinsnah verzerrtes Verhalten hinweisen. Um Verhaltensbeobachtungen zu objektivieren, eignen sich Beobachtungssysteme wie z. B. die von Dirks et al. (1993) entwickelte Pain Behavior Checklist, die nach Auskunft der Autoren eine überzufällige Identifikation von aggravierenden Schmerzpatienten erlaubt. Nach der Studie von Dirks et al. (1993) können bei fast 2/3 der aggravierenden Patienten Diskrepanzen zwischen angegebener Schmerzintensität und dem beobachteten Schmerzverhalten aufgezeigt werden, indessen nur bei ca. 14% der „echten" Patienten.

Inkonsistente Angaben in Bezug auf Verstärkerbedingungen

Erkennbare Verstärkerbedingungen für Beschwerdeverhalten sind notwendige Voraussetzungen dafür, um einen Aggravationsverdacht begründen zu können. Bewertungsschwierigkeiten können dann auftreten, wenn der Proband zu den (Verstärker-)Bedingungen seines Verhaltens so inkonsistente oder widersprüchliche Angaben macht, dass der Sachverständige die Verstärkerbedingungen nicht zuverlässig bestimmen kann. Mitunter versuchen Probanden in Begutachtungssituationen, die positiven Folgen der angestrebten beruflichen oder finanziellen Entlastung als geringfügig darzustellen, und heben hervor, selbst nur geringes Interesse am Ausgang der Untersuchung zu haben. Zugleich nehmen sie aber immer wieder anstrengende Untersuchungen in Kauf, um ihr Ziel zu erreichen. Manche Probanden stellen je nach Befragungskontext die Vorteile des Arbeitens und der gegebenen Arbeitsbedingungen demonstrativ heraus. Wieder andere machen inkonsistente Angaben zu den materiellen Bedingungen und Unterstützungsbedingungen, unter denen sie leben. Schließlich können Angaben des Probanden zur Höhe der erwarteten Versicherungsleistungen im Einzelfall erheblich von den tatsächlich zu erwartenden Leistungen abweichen.

Inkonsistenzen dieser Art können es für den Sachverständigen schwirig machen zu erkennen, in welchem Ausmaß das Beschwerdeverhalten tatsächlich durch äußere Bedingungen erklärt werden kann. Eine auffällig inkonsistente oder verschleiernde Darstellung der externen Verstärkerbedingungen wird jedoch in der Mehrzahl der Fälle als Hinweis darauf gewertet werden können, dass für den Probanden externe Motive zur Aufrechterhaltung des Krankheits- und Inanspruchnahmeverhaltens bestehen.

Ein Sachverständiger sollte vor diesem Hintergrund explizit prüfen, durch welche äußeren Bedingungen das Beschwerdeverhalten verstärkt bzw. aufrechterhalten wird und welche Nachteile („Kosten") aus dem Beschwerdeverhalten für den Probanden entstehen. Diese Angaben können dann zu den Vor- und Nachteilen einer veränderten Behandlungsstrategie oder einer Reintegration in den Arbeitsprozess in Beziehung gesetzt werden.

Inkonsistenzen in Bezug auf Funktionsniveau und Bewältigungsverhalten

Inkonsistente Angaben zum körperlichen und geistigen Funktionsniveau im Alltag können z. B. darin zum Ausdruck kommen, dass das Ausmaß angegebener Beeinträchtigungen beim Arbeiten oder bei Haushaltstätigkeiten den Beeinträchtigungsgrad bei Freizeitaktivitäten oder Hobbies erkennbar übersteigt oder dass bei selbstbestimmten Tätigkeiten ein höheres Maß an Aktivität oder Belastbarkeit erkennbar wird als bei fremdbestimmten. Da Angaben zum Funktionsniveau enge Überschneidungen zum Bewältigungsverhalten im Alltag aufweisen, ist es sinnvoll, auch Verhaltensweisen zur Überwindung der gesundheitlichen Probleme in diesem Zusammenhang auf Konsistenz zu prüfen. Eine inkonsistente Darstellung therapeutischer Bemühungen kann dann angenommen werden, wenn die angegebenen beschwerdebedingten Beeinträchtigungen nicht vereinbar sind mit der Art und insbesondere Intensität der durchgeführten Behandlung.

Grundsätzlich können inkonsistente Angaben zum Funktionsniveau durch die Vergleiche Selbstbericht – Selbstbericht, Selbstbericht – Fremdbericht sowie Selbstbericht/Fremdbericht – Verhaltensbeobachtung erfasst werden:

- *Selbstbericht – Selbstbericht*
  Inkonsistenzen können dadurch geprüft werden, dass die Ergebnisse zweier Testverfahren zum Funktionsnivau, die zeitnah mit gleichem zeitlichem Bezug vom Probanden bearbeitet wurden, miteinander verglichen werden. Werden verschiedene Verfahren zur Messung des Funktionsniveaus zugrunde gelegt, so ist zu berücksichtigen, dass sie sich zumeist im Umfang und in der Differenziertheit, mit der sie Funktionsbeeinträchtigungen abbilden, unterscheiden. Beispielsweise sehen der Pain Disability Index oder der Multidimensionale Schmerzfragebogen (Kerns, Turk & Rudy, 1985) überwiegend globale Einschätzungen auf übergeordneten Funktionsebenen vor, während z. B. das Krankheitsbeeinträchtigungsprofil (Bergner et al., 1981) spezifische Beeinträchtigungen verhaltensnah erfasst. Auch hier gilt wie bei inkonsistenten Angaben zu Beschwerden, dass die Inkonsistenz umso höher veranschlagt werden kann, je größer die intraindividuellen Abweichungen ausfallen unter der Voraussetzung, dass die relevanten Messdimensionen zum Funktionsniveau hoch konvergent valide sind und der Bezugszeitraum übereinstimmt.
  Soll die Konsistenz von Angaben zur Funktionsbeeinträchtigung durch Messwiederholung im Verlauf der Untersuchung geprüft werden, so empfiehlt sich eine differenzierte und konkrete mündliche oder schriftliche Befragung aller Funktionsbereiche zu Beginn und am Ende der Untersuchung. Dabei sollte zumindest ein Teil der Fragen auf Art und Ausmaß der individuellen Situation

des Probanden abgestimmt werden. Um bei der wiederholten Vorgabe individuell konstruierter Fragebögen zum Funktionsniveau Gedächtniseffekte oder stereotypes Antwortverhalten zu erschweren, können z. B. die Reihenfolge der Fragen oder die Quantifizierungseinheiten (Minuten/Stunden/Tage/Wochen/ Monate, Meter/Kilometer) bei der zweiten Messung variiert werden.

- *Selbstbericht – Fremdbericht*
Inkonsistenzen zwischen Selbst- und Fremdberichten können sich im Vergleich der Probandenaussagen mit vorliegenden ärztlichen Berichten oder Gutachten zeigen. Abweichungen sind nur dann als Hinweise auf Inkonsistenzen interpretierbar, wenn sich die Berichte auf denselben Sachverhalt und dieselben räumlich-zeitlichen Bedingungen beziehen. So spricht es für Inkonsistenz, wenn im Bericht vermerkt ist, dass der Patient sich kaum an krankengymnastischen Maßnahmen beteiligt habe, der Untersuchte selbst aber für diesen Zeitraum eine intensive Beteiligung angibt.
Inkonsistenzen zwischen den Patientenangaben und den Angaben anderer Personen lassen sich umso zuverlässiger bestimmen, je präziser und detaillierter spezifische Informationen zum Funktionsniveau und zum Therapieverhalten unter vergleichbaren Befragungsbedingungen erhoben wurden. Es kann sinnvoll sein, in der Begutachtung einer vertrauten Begleitperson (z. B. Ehepartner, Freund, Arbeitskollege) dieselben Fragen zum Funktionsniveau und zum Therapieverhalten zu stellen wie dem Probanden und die Antworten inhaltlich abzugleichen. Liefern Fremdberichte mehr Hinweise auf krankheitsbedingte Beeinträchtigungen als der Selbstbericht des Untersuchten, so kann dies auf Dissimulationstendenzen hinweisen, im umgekehrten Fall sind Verdeutlichungs- oder Aggravationstendenzen wahrscheinlich. Bei Bekannten oder Familienangehörigen ist aber in jedem Fall zu prüfen, ob die Begleitperson das Funktionsniveau des Probanden auch wirklich zuverlässig beurteilen kann.

- *Selbstbericht/Fremdbericht – Verhaltensbeobachtung*
Inkonsistenzen zwischen den Angaben des Probanden oder anderer Personen zum Funktionsniveau und dem Verhalten des Probanden in der Untersuchung können ebenfalls auf eine eingeschränkte Gültigkeit der Angaben hinweisen. Dabei ist zu berücksichtigen, dass die Untersuchung für die meisten Personen eine Ausnahmesituation darstellt und das dort gezeigte Verhalten nicht repräsentativ für Verhalten unter Alltagsbedingungen sein muss. Der Vergleich von Selbst- oder Fremdberichten zum Beschwerde- oder Leistungsverhalten außerhalb der Untersuchung mit dem in der Untersuchung beobachteten Beschwerde- oder Leistungsverhalten eignet sich daher nur für konkrete und umschriebene Verhaltensweisen. Insbesondere Angaben über motorisches Verhalten (z. B. Sitz- und Bewegungsverhalten, körperliche Ausdauer, spezielle Bewegungen, Treppen steigen, Bedarf an Pausen, tageszeitliche Schwankungen der körperlichen Belastbarkeit usw.) und zur geistigen Belastbarkeit (Konzentrationsfähigkeit bei der Bearbeitung von Tests und Fragebögen, Gedächtnisleistungen, Instruktionsverständnis, Arbeitsgeschwindigkeit, Sorgfalt usw.) können mit dem gezeigten Untersuchungsverhalten abgeglichen werden. Gibt ein Proband z. B. an, sich im Alltag nicht länger als eine halbe Stunde konzentrieren zu können und zeigt dann in der Untersuchung erst nach drei Stunden diskrete Ermüdungserscheinungen und eingeschränkte Konzentrationsleistungen, dann kann dies als Inkonsistenz bewertet werden. Allerdings wäre in diesem Fall auch zu prüfen, ob dieser Inkonsistenz eine krankheitswertig verzerrte Selbstwahrnehmung des Probanden zugrunde liegen könnte (vgl. auch Kap. 8).

Nach einer Metaanalyse von Labus, Keefe & Jensen (2003) sind die Zusammenhänge zwischen subjektiver Schmerzintensität und beobachtbarem Schmerzverhalten dann besonders eng, wenn die zu beurteilende Person in der Untersuchungssituation selbst über Schmerzen klagt, wenn die subjektiven Einschätzungen zeitnah zum beobachteten Verhalten abgefragt werden, wenn Schmerzverhalten über zusammengesetzte Globalindices erfasst wird und wenn chronische Rückenschmerzpatienten beurteilt werden. Zeigen sich unter diesen Bedingungen Abweichungen zwischen angegebener Schmerzintensität und Schmerzverhalten, dann kann dies auf (willentliche) Verzerrungen im Antwortverhalten, allerdings auch auf eine unzuverlässige Beobachtung hinweisen.

10.6.3 Simulation und Aggravation kognitiver Defizite

Kognitive Beeinträchtigungen sind häufige Begleiterscheinungen bei andauernden körperlichen Beschwerden, Schmerzen und psychischen Störungen. Über Störungen der Aufmerksamkeit und Wachheit klagen insbesondere Patienten mit chronifizierten und multilokulär generalisierten Schmerzen (Dick, Eccleston & Crombez, 2002). Auch Gedächtnisstörungen werden häufig genannt (Grisart & v.d. Linden, 2001; Iezzi et al., 1999). Im Rahmen sozialrechtlicher Begutachtung markieren kognitive Defizite häufig die Grenze zwischen teilweise und vollständig aufgehobener Erwerbsfähigkeit. Daher sollten angegebene Defizite in der Begutachtung immer validiert werden.

Simulationsdiagnostik bei Konzentrationsbeeinträchtigungen und pseudoneurologischen Symptomen

Wenn der Verdacht besteht, dass ein Proband neurologische oder neuropsychologische Symptome wie z.B. Hör-, Seh-, Konzentrations- oder Gedächtnisverluste simuliert, können Symptomvalidierungstests zur Überprüfung eingesetzt werden. Diese Tests basieren auf einer probabilistischen Logik. Es werden so leichte Aufgaben zur Bearbeitung vorgegeben, dass sie selbst von schwer gestörten Probanden mit hoher Wahrscheinlichkeit fehlerlos bewältigt werden können. Zeigen nur mäßig beeinträchtigte Probanden dann eine hohe Fehlerrate, so kann dies für bewusstseinsnahe Verfälschungstendenzen sprechen. Bei vollständigem Ausfall einer Sinnesmodalität sollte das Reaktionsmuster auf spezifische dargebotene Reize einer Zufallsverteilung entsprechen. Weicht die Reaktionsverteilung auffällig von der erwarteten Zufallsverteilung ab, so kann dies für eine willentliche Beeinflussung des Reaktionsmusters sprechen. Die Entscheidung über die Zuordnung eines Probanden in die Gruppe der aggravierenden oder simulierenden Probanden ergibt sich dann aus dem zugrunde gelegten Signifikanzniveau und dem Grad der Abweichung der Antwortverteilung von der zugrunde gelegten Zufallsverteilung.

Die Eignung von Symptomvalidierungstests zur Identifikation von simulierenden Patienten konnte wiederholt belegt werden (z.B. Strauss et al., 1999). Grundsätzlich handelt es sich bei Symptom-Validierungstests nicht um ein einzelnes Testverfahren, sondern um einen variabel anwendbaren Untersuchungsansatz, bei dem die Probanden zu einer relativ großen Anzahl von Entscheidungen zwischen zwei vorgegebenen Alternativen aufgefordert werden. Heubrock & Petermann (2000) haben für den deutschsprachigen Raum ein computergestütztes Testsystem vorgelegt, das eine Validierung z. B. von Konzentrationsstörungen und neurologischen Symptomen und Ausfällen erlaubt. Mit dem System können die Gültigkeit des Sehvermögens, des Kontrast- und Konturensehens, des Hörvermögens und der Konzentrationsfähigkeit geprüft werden. Multiple Vergleiche, die auch zur Beurteilung aggravierter Konzentrationsdefizite genutzt werden können, sind über die Testbatterie zur Aufmerksamkeitsprüfung (Zimmermann & Fimm, 1992) möglich. Weitere Hinweise auf diagnostische Möglichkeiten zur Simulationsdiagnostik bei Konzentrationsstörungen finden sich bei Sturm (2005).

Simulationsdiagnostik bei Gedächtnisstörungen und komplexen kognitiven Funktionsstörungen

So wie Klagen über Konzentrationseinbußen sind auch Klagen über Gedächtnisprobleme bei Personen mit multiplen körperlichen und psychischen Beschwerden nicht selten. Es gibt Hinweise darauf, dass Gedächtnisdefizite körperlich beeinträchtigter Probanden in sozialrechtlicher Begutachtung relativ häufig überzeichnet dargestellt werden. So konnten Schmand et al. (1998) mit Hilfe eines aggravationssensitiven Gedächtnistests zeigen, dass (Schmerz-)Patienten, die nach Schleudertrauma um Versicherungsleistungen stritten, im Vergleich zu Schleudertrauma-Patienten ohne Entlastungsforderungen mehr als doppelt so häufig der als aggravierend eingeschätzten Gruppe zugeordnet wurden (61 vs. 29 %).

Tests zur Kontrolle simulierter Gedächtnisstörungen basieren im Wesentlichen auf den gleichen Prinzipien wie Testverfahren zur Kontrolle simulierter Konzentrationsdefizite. Die Identifikation simulierter Gedächtnisstörungen gründet sich demzufolge auf der Annahme, dass es unwahrscheinlich ist, wenn Personen, die kognitiv und psychisch nur mäßig beeinträchtigt sind, in einem Gedächtnistest oder kognitiven Test Leistungen erzielen, die noch weit unter den Leistungen neurologisch stark geschädigter Patienten liegen. Es ist auch unwahrscheinlich, dass eine Person, die ihre Alltagsroutine weitgehend autonom und ohne erkennbare Hilfsmittel (z. B. Notizen) bewältigt, dauerhaft massive Gedächtnisstörungen aufweist. Zur Identifikation von vorgetäuschten Gedächtnisstörungen wie auch von komplexeren kognitiven Funktionsstörungen eignen sich daher Gedächtnistests mit sehr geringer Aufgabenschwierigkeit, etwa solche zur Überprüfung eines Demenz- oder Amnesieverdachts (z. B. Diagnosticum für Cerebralschädigung (Weidlich & Lamberti, 2001) oder Berliner Amnesie-Test (Metzler, Voshage & Rösler, 1992)). Einfache Intelligenztests wie z. B. die Coulored Progressive Matrices können bei sonst normaler Intelligenz und Auffassungsgabe Hinweise auf willentlich verzerrte kognitive Defizite liefern. Mit Hilfe der Demenz- und Gedächtnistests kann geprüft werden, ob Probanden überzufällig viele Fehler machen, ob die Fehler Qualitäten aufweisen, die charakteristisch für aggravierende Patienten sind oder ob die Fehlerzahl zunimmt unter Bedingungen, die der Proband unzutreffenderweise für erschwerend hält. Weitere Hinweise auf Verfahren, die sich zur Diagnostik von simulierten Gedächtnisstörungen eignen, vermitteln Thöne-Otto & Markowitsch (2004).

10.6.4 Verfälschende Selbstdarstellung nach inhaltlichen Mustern

Die eingangs behandelten Zustimmungstendenzen können als eine Form des Antwortens nach formalen Mustern verstanden werden. Zu berücksichtigen sind weiterhin Antworttendenzen, die sich an inhaltlichen Kriterien orientieren. Sie bringen zum Ausdruck, dass sich Probanden in einer Untersuchung nicht nur spontan und ungerichtet verhalten, sondern häufig bemüht sind, einen Eindruck zu vermitteln, der ihren Interessen nützt. In diesem Zusammenhang können drei Tendenzen unterschieden werden, die sich nicht primär auf die Darstellung der Beschwerden, sondern auf die Darstellung der Person (ihrer Eigenschaften, Erlebens- und Verhaltensweisen) beziehen:

- die Tendenz zu sozial erwünschtem (überangepasstem, moralisch einwandfreiem) Antwortverhalten
- die Tendenz, das eigene Verhalten auf die vermuteten Vorstellungen, Erwartungen und Gewichtungen des Untersuchers abzustimmen („Impression management")
- die Tendenz, das eigene Verhalten und Erleben als irrelevant in Bezug auf die gesundheitlichen Beeinträchtigungen darzustellen (Leugnung beschwerdemodulierender Einflüsse)

Diese Tendenzen sind insbesondere dann zu berücksichtigen, wenn nicht Beschwerden, sondern Angaben zu Persönlichkeitsmerkmalen, Motiven, dauerhaften Einstellungen und situationsübergreifenden Verhaltensmustern beurteilt werden sollen.

Antworten im Sinne sozialer Erwünschtheit

Antworten im Sinne sozialer Erwünschtheit kann dazu führen, dass der Proband sich selbst nicht so beschreibt, wie er sich selbst wahrnimmt, sondern so, wie er es gemäß moralischer Standards für notwendig hält. Bei Personen mit psychischen oder körperlichen Beschwerden kann dies dazu beitragen, dass Verhaltensmuster oder Eigenschaften, die bei psychosomatisch gestörten Patienten als eher störungsbegünstigend gelten (z. B. starke soziale Orientierung, Perfektionismus, Selbstüberforderung) unzutreffenderweise überzeichnet dargestellt werden. Übersieht der Sachverständige diese Antworttendenz, so kommt er mit höherer Wahrscheinlichkeit zu dem (unzutreffenden) Ergebnis, die Beschwerden als Folge einer dauerhaft überhöhten Anstrengungsbereitschaft zu interpretieren. Und diese Interpretation kann durchaus Auswirkungen auf die sozialrechtliche Bewertung der Beschwerden haben.

Seit den 1960er Jahren hat es verschiedene Ansätze gegeben, um Antworttendenzen im Sinne sozialer Erwünschtheit zu operationalisieren. Persönlichkeitsfragebögen wie z. B. das Eysenck Persönlichkeits-Inventar (EPI; Eggert & Ratschinski, 1983) das Freiburger Persönlichkeitsinventar (FPI-R; Fahrenberg, Hampel & Selg, 2001) oder der MMPI-2 (Hathaway & McKinley, 2000) betten Kontrollfragen zur sozialen Erwünschtheit in den Kontext von Fragen zu Persönlichkeitsmerkmalen ein. Es existieren aber auch kurze Einzeltests zur Kontrolle sozial erwünschten Antwortens wie z. B. die Skala zur Messung sozialer Erwünschtheit von Mummendey & Eifler (1994). Überwiegen bereits frühzeitig Hinweise darauf, dass der Proband ein geschöntes, moralisch einwandfreies Bild von sich vermitteln möchte, sollte dies nach Möglichkeit durch zwei unterschiedliche Verfahren geprüft werden.

Bei der Interpretation erhöhter Werte ist zu berücksichtigen, dass sie nichts über die Gültigkeit von Beschwerden und Beeinträchtigungen (bzw. über Aggravations- oder Simulationstendenzen) aussagen. Sie liefern nur Hinweise auf psychische Merkmale, die das Krankheitserleben und das Funktionsniveau ggf. beeinflussen. Hohe Werte können auch auf Überangepasstheit und zwanghaftes Verhalten hinweisen. Vereinzelt wurden Hinweise darauf gefunden, dass an nicht klinischen Stichproben negative Zusammenhänge zwischen klinischen Symptomen (Depressivität, Angst) und sozial erwünschtem Antworten beobachtet werden können (Tanaka-Matsumi & Kameoka, 1986). Nach einer Studie von Ones & Viswesvaran (1998) zeigen Männer auf Skalen zur sozialen Erwünschtheit tendenziell höhere Werte als Frauen (0,2 Standardabweichungen).

Antworten im Sinne von Impression Management

Das Konzept des Impression Management besagt, dass Menschen ihr Verhalten bewusst steuern, um in der sozialen Umwelt bzw. dem Interaktionspartner einen bestimmten, für sie positiven Eindruck zu hinterlassen und diesen Eindruck samt dessen Wirkungen zu kontrollieren. Für Paulhus (1994) ist Impression Management gleichbedeutend mit einer willentlichen, absichtlichen Täuschung, Selbstdarstellung oder Selbstinszenierung. Nach Mummendey (1990) setzt allerdings das Bestreben, den Interaktionspartner für sich zu gewinnen oder zu beeindrucken, nicht unbedingt eine absichtliche Täuschung voraus.

In der Begutachtung können Impression Management-Tendenzen darin zum Ausdruck kommen, dass der Proband die Darstellung der eigenen Person, des eigenen Erlebens und Verhaltens oder auch Verhaltensbegründungen flüssig und übergangslos verändert, sobald ihm dies vorteilhafter im Hinblick auf sein Anliegen erscheint. Unzureichende aktive therapeutische Bemühungen können z. B. kontextabhängig rasch wechselnd damit begründet werden, dass sie zu umständlich, zu schmerzhaft oder zu teuer seien, dass Ärzte davon abgeraten hätten oder dass die Aktivitäten noch vor kurzer Zeit intensiver gewesen seien. Andere Hinweise können ein auffälliges Bemühen sein, dem Untersucher im Dialog auch bei kritischen Äußerungen zuzustimmen oder auf konfrontierende Äußerungen emotional äußerlich unbeeindruckt zu reagieren, spontan übermäßiges Vertrauen in die Fähigkeiten des Sachverständigen zu demonstrieren, auf Fragen mit Rückfragen zu reagieren, sehr vage oder im Gegenteil stark spezifizierend zu antworten und eine demonstrativ hohe Untersuchungsmotivation und Kooperationsbereitschaft zu zeigen.

Testverfahren zur Erfassung von Impression Management-Tendenzen weisen Überschneidungen zu Kennwerten der sozialen Erwünschtheit auf. Zu nennen sind z. B. das Balanced Inventory of Desirable Responding (BIDR; Paulhus, 1994) in der deutschen Fassung von Musch, Brockhaus & Bröder (2002) mit Kennwerten zur Selbst- und Fremdtäuschung oder die LULE-Skala (Amelang & Bartussek, 1970) mit Kennwerten zur fälschlichen Zustimmung und zum Leugnen. Bei der LULE-Skala weist eher die überdurchschnittliche Neigung zu aktiver Falschaussage (Lügenskala) als die zum Leugnen von Sachverhalten auf die Bereitschaft des Probanden hin, Angaben im Sinne einer zielbestimmten Selbstdarstellung zu verzerren oder zu erfinden. Beim BIDR eignet sich nach Musch et al. (2002) vor allem die Fremdtäuschungsskala zur Aufdeckung von Simulationstendenzen. Auch der 16-PF-R (Schneewind & Graf, 1998) enthält eine Impression-Management-Skala. Sehr hohe Werte signalisieren hier die Neigung des Probanden, sich auch wahrheitswidrig in den Augen des Gegenübers positiv darzustellen.

Ergänzende Hinweise zu Impression Management-Tendenzen können psychophysiologische und persönlichkeitspsychologische Auffälligkeiten liefern. Nach Pauls & Stemmler (2000) ist die kardiovaskuläre Reaktivität von Patienten insbesondere bei erhöhten Fremdtäuschungs-Tendenzen erhöht. Allerdings handelt es sich dabei um ein relativ unspezifisches Maß mit bedingtem Nutzen für die Individualdiagnostik. Nach Karson, Karson & O'Dell (1999) sind Impression Management-Tendenzen mit dem Persönlichkeitsmerkmal Ich-Stärke relativ hoch, mit Geistesabwesenheit und Anspannung hingegen relativ schwach korreliert. Erhöhte Impression Management-Tendenzen sind demnach nicht generell als Indikator für Täuschungsabsicht oder Täuschungsverhalten zu werten, sondern je nach Kontext schlicht ein Hinweis auf die Bereitschaft, eigene Bedürfnisse und Interessen nachdrücklich auch gegen Widerstände zu vertreten.

Leugnung beschwerdemodulierender (psychosozialer und verhaltensbezogener) Einflüsse

Nicht selten findet sich bei Patienten mit somatoformen Störungen und chronifizierten Schmerzen die Neigung, bei der Beschwerdedarstellung körperliche Ursachen, das körperliche Erscheinungsbild (v. a. Schmerzen) und körperliche Behandlungsmethoden hervorzuheben. Diese Fixierung auf die körperliche Seite der Störung bzw. Erkrankung kann Ausdruck der Krankheitswertigkeit des Störungsbildes, aber auch Ausdruck des bewussten Bemühens sein, das Beschwerdebild fälschlicherweise als gänzlich von äußeren und inneren Einflüssen unbeeinflussbar darzustellen. Auch bei schweren Störungsverläufen ist es extrem unwahrscheinlich, dass die Beschwerden oder Schmerzen in ihrer Qualität und Intensität vollkommen unbeeinflusst von körperlicher und psychischer Be- und Entlastung, von Behandlungsmaßnahmen oder von sozialen Rahmenbedingungen auftreten. Wird die Bedeutung psychosozialer und verhaltensbezogener Einflüsse für die Beschwerden im Untersuchungsverlauf vom Probanden immer wieder nachdrücklich bestritten, obwohl es zugleich Hinweise darauf gibt, dass die Beschwerden durchaus zeit-, belastungs- oder kontextabhängig variieren, dann kann dies in Verbindung mit anderen Hinweisen als Beleg für bewusstseinsnahe Verzerrungen gewertet werden.

Zur psychometrischen Erfassung psychosozialer Einflüsse auf das Krankheitsgeschehen eignen sich Instrumente zur Erfassung von Kausal- und Kontrollüberzeugungen (z. B. KKG von Lohaus & Schmitt, 1989), zur Krankheitsverarbeitung (z. B. FKV von Muthny, 1989), zur Stressbelastung (z. B. TICS; Schulz, Schlotz & Becker, 2005), zu störungsbezogenen Persönlichkeitsmerkmalen (z. B. FEPS; Hoffmann et al., 1996) oder zu krankheitsbezogenen Laientheorien (z. B. PATEF; Zenz, Bischoff & Hrabal, 1996). Zur Erfassung beschwerdemodulierender Einflüsse im engeren Sinne existieren bislang m. W. keine normierten Verfahren. Jedoch können mit Hilfe eines Interviews (z. B. Egle & Hoffmann, 1993; Dohrenbusch, 2002b) beschwerdemodulierende Einflüsse z. B. bei chronifizierten Schmerzen differenziert erfragt werden (Auslösung oder Beeinflussung der Beschwerden durch körperliche Be- und Entlastung, durch Arbeit, Konzentration, Ablenkung, Entspannung, soziale Bedingungen, Witterung, physikalische Einflüsse, tageszeitliche Schwankungen usw.). Dabei dürfte die Wahrscheinlichkeit einer verzerrten Darstellung im Einzelfall umso größer sein, je stereotyper unterschiedliche modulierende Einflüsse auf das Beschwerdebild verneint werden.

Bei der Interpretation der Explorations- und Fragebogenergebnisse ist zu unterscheiden, ob der Proband die strikte Verneinung beschwerdemodulierender psychosozialer Einflüsse selbst in einen direkten Zusammenhang bringt mit der Schwere des Störungsbildes oder ob er dies nicht tut. Hinweise auf bewusstseinsnah verzerrte Darstellungen sollten erst dann vermutet werden, wenn die körperlichen Ursachen und Behandlungsmöglichkeiten vom Probanden wiederholt als Belege für die Schwere und Persistenz des Krankheitsbildes dargestellt werden, wenn also der instrumentelle Charakter der Verleugnung psychosozialer Einflüsse für die Beschwerdedarstellung für den Sachverständigen offensichtlich wird. Wird dieser Zusammenhang vom Probanden nicht explizit hergestellt, so kann dies auch für die Neigung zu dissimulierender Beschwerdedarstellung sprechen.

Die Dissimulation (d. h. die Verleugnung oder Verharmlosung) psychischer oder sozialer Beeinträchtigungen und Einflussbedingungen kann darauf hinweisen, dass der Proband stark auf seine körperlichen Schäden fixiert ist, er ein geringes Interesse an komplexen Erklärungsansätzen für die körperlichen Beschwerden hat oder das Eingeständnis psychischer Probleme als angstauslösend oder selbstwertbeeinträchtigend erlebt. Insofern sprechen glaubhafte isolierte Dissimulationstendenzen eher für die Schwere des Leidens als für Aggravation. Leugnungs- und Dissimulationstendenzen sind zudem auch im Zusammenhang mit komorbiden Störungen zu berücksichtigen. Sie treten gehäuft bei Störungen durch psychotrope Substanzen (Medikamentenmissbrauch, Medikamentenabhängigkeit, Alkoholismus) auf und können auch in diesem Zusammenhang als Hinweise auf die Schwere der Störung interpretiert werden.

10.6.5 Persönlichkeitsauffälligkeiten

Die bisher genannten Merkmale (Antworttendenzen, Inkonsistenzen, Abweichung des Antwortmusters von Zufallswahrscheinlichkeiten) sind lediglich nach ihrer Eignung ausgewählt worden, Hinweise auf mutmaßlich bewusstseinsnahe Verzerrungen im Antwortmuster und Beschwerdeverhalten zu liefern. Um gefundene Auffälligkeiten im Antwortverhalten oder Reaktionsmuster in ihrer Bedeutung bewerten zu können, sollte sich der Sachverständige auch ein Bild davon machen, wie repräsentativ das gezeigte (verzerrte) Verhalten für das sonstige Verhaltensspektrum des Probanden ist. Er muss prüfen, wie wahrscheinlich es ist, dass ein Proband Antworttendenzen, Inkonsistenzen oder Verhaltensexzesse auch in anderen Situationen zeigt. Dies kann über eine Diagnostik von Persönlichkeitsmerkmalen und Persönlichkeitsstörungen geschehen. Im gutachterlichen Kontext sind insbesondere dissoziale, passiv-aggressive und histrionische Persönlichkeitsakzentuierungen von Interesse.

Dissoziale und passiv-aggressive Persönlichkeitsakzentuierungen

Personen mit dissozialen Persönlichkeitsstörungen sind dadurch gekennzeichnet, dass sie dauernde und andauernde Verantwortungslosigkeit und Missachtung gegenüber sozialen Normen, Regeln und Verpflichtungen zeigen, keine längerfristigen Beziehungen pflegen, eine geringe Frustrationstoleranz bei erhöhter Aggressivität aufweisen, wenig oder kein Schuldbewusstsein entwickeln und dazu neigen, eigenes Fehlverhalten zu rechtfertigen. Probanden mit einer passiv-aggressiven Persönlichkeitsstörung neigen dazu, die Leistungsbereitschaft anderer auszunutzen, Unterstützung einzufordern und selbst wenig Verantwortung und Leistungsbereitschaft zu zeigen. Eine Person mit einer dissozialen oder passiv-aggressiven Persönlichkeitsakzentuierung hat gewöhnlich wenig Skrupel, andere Menschen durch Täuschungen zu beeinflussen, um eigene Ziele zu erreichen. Erkennt der Sachverständige derartige Persönlichkeitsauffälligkeiten im Probanden, so kann dies Auswirkungen auf die Bewertung der in der Untersuchung nachgewiesenen Verfälschungen oder Inkonsistenzen haben.

Erfasst werden können klinisch relevante Persönlichkeitsakzentuierungen oder -störungen durch strukturierte klinische Interviews oder klinische Fragebögen (z. B. SKID-II, MMPI-2).

Allerdings ist die wissenschaftliche Ergebnislage zum Zusammenhang zwischen dissozialen, antisozialen, machiavellistischen oder passiv-aggressiven Persönlichkeitsmerkmalen und dem Nachweis von Täuschungsverhalten bislang noch uneinheitlich (Köhnken, 1990). Einerseits ist zwar nach Übersichten von Cunnien (1998) und Clark (1998) die Wahrscheinlichkeit willentlich verzerrter Angaben und Täuschungen bei Personen mit antisozialer Persönlichkeitsstörung erhöht. Komorbide Störungen mit Substanzmissbrauch erhöhen diese Wahrscheinlichkeit noch. Brauer Boone & Lu (1999) fanden, dass somatoform gestörte Personen mit erhöhten Psychopathie-Werten im MMPI-2 weniger glaubhafte Ergebnisse in Tests zur Glaubhaftigkeit kognitiver Beeinträchtigungen erzielten. Cima et al. (2003) konnten zeigen, dass Personen mit antisozialen Persönlichkeitsakzentuierungen im Strukturierten Interview zur Identifikation aggravierter Symptome (SIRS; Rogers et al., 1991) mehr Täuschungsverhalten zeigen als Personen ohne diese Akzentuierung. Die empirische Forschung liefert aber auch Hinweise darauf, dass dieser angeblich enge Zusammenhang zwischen dissozialen Persönlichkeitsmerkmalen und Täuschungsverhalten häufig überschätzt wird und auf Stichprobenselektionseffekten basiert. Nach Rogers (1998 b) ist die angebliche Beziehung zwischen antisozialen Persönlichkeitsstörungen und willentlicher Verfälschung wahrscheinlich ein Artefakt, das sich darauf gründet, dass die meisten Untersuchungen an Straftäterstichproben durchgeführt wurden.

Letztlich können Hinweise auf eine dissoziale oder passiv-aggressive Persönlichkeitsstörung nicht als Belege für willentliches Täuschungsverhalten in der Untersuchungssituation interpretiert werden. Sie können aber dazu beitragen, die an anderer Stelle dokumentierten Übertreibungen oder Inkonsistenzen als Ausdruck eines eher bewusstseinsnahen und selbstkongruenten Täuschungsversuches zu qualifizieren.

Histrionische Persönlichkeitsakzentuierungen

Personen mit histrionischen Persönlichkeitsstörungen oder -akzentuierungen sind durch dramatisierendes oder theatralisches Verhalten, einen übertriebenen Ausdruck von Gefühlen, leichte Beeinflussbarkeit, labile Affektivität und häufig auch durch Egozentrik und manipulatives Verhalten zur Befriedigung eigener Bedürfnisse gekennzeichnet. Sie sind es somit gewohnt, ihr Verhalten eher von der Wirkung auf andere als von der Gültigkeit und Zuverlässigkeit ihrer Botschaften und Aussagen abhängig zu machen. Entsprechend ist auch bei ihnen die Wahrscheinlichkeit unzutreffender oder verzerrter Angaben zu Beschwerden, Beeinträchtigungen oder Kompensationsbemühungen erhöht.

Die Diagnostik histrionischer Tendenzen bis hin zu einer histrionischen Persönlichkeitsstörung kann sich auf ein klinisches Interview, einen mehrdimensionalen Persönlichkeitstest, auf einen störungsspezifischen Fragebogen wie z. B. das

Hypochondrie-Hysterie-Inventar (Süllwold, 1995) und insbesondere auf die Verhaltensbeobachtung stützen. Eine Beschränkung auf schriftliche Selbstberichte oder Interviewergebnisse birgt in der Regel Interpretationsrisiken. Schriftliche oder mündliche Hinweise auf histrionische Tendenzen sollten daher immer mit dem beobachtbaren Verhalten in der Untersuchungssituation abgeglichen werden.

Bei der Interpretation histrionischer Auffälligkeiten stellt sich für den Sachverständigen die Frage, wie sehr sich die Rolle der emotionalisierten Selbstinszenierung beim Probanden verselbstständigt und zu einem krankheitswertigen Verhaltensmuster entwickelt hat, an dem der oder die Betroffene erkennbar leidet. Je stärker dies der Fall ist, umso eher wird davon auszugehen sein, dass die an anderer Stelle gewonnenen Hinweise auf Aggravations- oder Verfälschungstendenzen als Ausdruck einer Verdeutlichungstendenz interpretiert werden können.

10.6.6 Transparente Verstärkerbedingungen

Nach ICD-10 und DSM-IV setzt die Bezeichnung Simulation (bzw. Aggravation) voraus, dass ein bestimmtes Beschwerdeverhalten nicht aufgrund eines realen körperlichen oder psychischen Leidens, sondern aufgrund externer Verstärkerbedingungen gezeigt wird. Die Bewertung eines Klageverhaltens als „aggraviert" oder „simuliert" setzt insofern die Identifikation verhaltensrelevanter Verstärkerbedingungen voraus.

Unter Punkt 10.6.2 wurde bereits auf Probleme aufgrund von möglicherweise inkonsistenten Angaben zu Verstärkerbedingungen hingewiesen. In der sozialrechtlichen Begutachtung scheint der Nachweis äußerer Verstärkerbedingungen für dauerhaftes Krankheits- und Inanspruchnahmeverhalten teilweise überflüssig, weil meist um sichtbare Vergünstigungen gestritten wird. Allerdings sind objektive Vorteile (z. B. finanzielle Entlastung, bessere Arbeitsbedingungen, mehr Freizeit) nicht automatisch gleichzusetzen mit subjektiv wahrgenommenen Verbesserungen bzw. Verstärkerbedingungen. Der finanzielle Vorteil einer befristeten Teilberentung kann zum Beispiel bei einem finanziell gut abgesicherten Kläger gering sein im Vergleich zu dem zuerkannten Status als hilfsbedürftiger Kranker, der möglicherweise vom Ehepartner jahrelang bezweifelt wurde und nun „offiziell" bestätigt wird. Die Frage nach den Verstärkerbedingungen für Krankheitsverhalten und damit nach den Voraussetzungen für die Diagnose Simulation (oder Aggravation) ist insofern auch in der sozialrechtlichen Begutachtung nicht trivial.

Um den Anreizcharakter der äußeren Bedingungen, die subjektiv wahrgenommenen Vorteile und damit die Funktionalität des Untersuchungsverhaltens und möglicher Verfälschungstendenzen bewerten zu können, sollten die mittel- bis langfristigen Konsequenzen der sozialrechtlichen Entscheidung geprüft werden. Dies beinhaltet die Analyse der sozialen, materiellen, arbeitsplatzbezogenen und individuellen Verstärkerbedingungen, durch die fortgesetztes Krankheitsverhalten erklärt werden kann. Tabelle 10.4 gibt Hinweise zur Exploration dieser Bedingungen.

Tab. 10.4: Fragen zur Analyse der Verstärkerbedingungen

Exploration der Verstärkerbedingungen	Interpretation
• Wer kümmert sich um Sie, wenn Sie Hilfe brauchen? • Wie reagieren Ihr Partner/Ihre Familie/Ihre Freunde auf Ihre Beschwerden? • Was wäre, wenn die Person(en), die Sie unterstützt(en), sich nicht mehr um Sie kümmern könnte(n)?	Vorteile durch soziale Zuwendung und Entlastung
• Welche Veränderungen haben sich an Ihrem Arbeitsplatz durch die Beschwerden ergeben? • Wie reagieren Ihre Kollegen/Ihre Vorgesetzten auf Ihre Beschwerden? • Welche beruflichen Veränderungen wird es geben, wenn Sie den Prozess gewinnen?	Vorteile durch Entlastung am Arbeitsplatz
• Wie gut kommen Sie finanziell derzeit zurecht? • Wieviel Geld steht Ihnen zur Verfügung? Wer unterstützt Sie finanziell? • Haben Sie Schulden? In welchem Umfang? • Wieviel Geld erhalten Sie, wenn Sie den Prozess gewinnen?	Verstärkung in Form finanzieller Unterstützung
• Gehen Sie einem Hobby nach? In welchem Umfang? • Inwiefern können Sie Ihre Freizeit trotz der Beeinträchtigungen genießen? • Was tun Sie trotz Beschwerden gern, was können Sie gut? • Welche Freizeitaktivitäten könnten Sie aufrechterhalten und welche nicht, wenn Sie den Prozess gewinnen?	Möglichkeiten der Selbstverstärkung bei fortgesetztem Krankheitsverhalten

Bei der Interpretation der erhobenen Informationen zu Verstärkerbedingungen ist zu berücksichtigen, dass nachgewiesene Verzerrungen im Antwortverhalten nur dann als Belege für Simulation oder Aggravation interpretiert werden können, wenn ein Bezug dieser Auffälligkeiten zu Verstärkerbedingungen erkennbar wird. Klagt ein Proband bspw. über immer wiederkehrende Taubheitsgefühle im rechten Unterschenkel und strebt daher nur eine Entlastung bei stehenden Tätigkeiten an, dann können die mit der Entscheidung verbundenen Vorteile nicht problemlos als Erklärung für vorgetäuschte Gedächtnisdefizite verwendet werden. Generell gilt, dass übertriebene oder inkonsistente Angaben oder Verhaltensweisen umso weniger im Sinne willentlicher Aggravation oder Simulation interpretiert werden können, je intransparenter, unbestimmter und mehrdeutiger die äußeren Verstärkerbedingungen sind.

10.6.7 Leugnung nachgewiesener Verzerrungen oder objektiver Bedingungen

Die bisher behandelten Kriterien konzentrierten sich auf potentielle Indikatoren für Aggravation, die Integration der Indikatoren in einen persönlichkeitspsychologischen Kontext und auf die Objektivierung möglicher Verstärkerbedingungen. Sie beschreiben einige Facetten der Aggravations- und Simulationsdiagnostik in einer Begutachtungssituation, vermitteln aber immer noch ein unvollständiges Bild insbesondere in Bezug auf die Bewusstseinsnähe von Täuschungs- und Verfälschungstendenzen.

Dabei ist gerade die Bewusstseinsnähe verzerrter Angaben oder Verhaltensweisen entscheidend für deren Bewertung, weil erst eine bewusst intendierte verzerrte Darstellung als „Aggravation" oder „Simulation" interpretiert werden kann.

Doch wie kann die Bewusstseinsnähe intentional verzerrten Verhaltens bestimmt werden? Eine Möglichkeit der Überprüfung besteht darin, den Probanden direkt zu seinem Antwort- oder Beschwerdeverhalten zu befragen. Zwar können bewusste Reflexionen des eigenen Antwortverhaltens ebenfalls durch motivationale oder strategische Einflüsse überlagert und insofern mit Interpretationsrisiken behaftet sein, dennoch vervollständigen sie die Datenbasis um den Teil der (willentlichen intentionalen) Verhaltensdeterminanten, die zur Bewertung eines Verhaltens als „aggraviert" oder „simuliert" erforderlich sind. Dabei ist es von besonderem Interesse, in welchem Umfang offensichtliche Übertreibungen sowie stark verzerrte oder inkonsistente Darstellungen vom Probanden im Nachhinein kommentiert werden.

Leugnung verzerrter Symptombeschreibung

Um zu erkunden, wie ein Proband seine testpsychologisch nachgewiesenen, berichteten oder beobachteten Inkonsistenzen oder Übertreibungen selbst einschätzt, eignet sich vor allem das Interview. Der Untersucher kann z. B. offen nachfragen, was dem durchschnittlich bis überdurchschnittlich intelligenten Probanden während der Bearbeitung eines sehr einfachen Intelligenztests durch den Kopf gegangen ist, in dem er weit unterdurchschnittliche Leistungen erzielte. Ein Proband, der in fast allen Testverfahren mit mehrstufigen numerischen Ratingskalen nur Extremwerte ankreuzt, kann zu seinem Bemühen befragt werden, den Antwortmöglichkeiten gerecht zu werden. Eine Probandin, die so überschießend auf Schmerzempfindlichkeitsmessungen reagiert, dass zuverlässige Aussagen zur Qualität von Empfindungsunterschieden nicht möglich sind, kann gebeten werden anzugeben, ob dieses Verhalten auch für ihr sonstiges Verhalten typisch ist oder ob es durch die Untersuchungsbedingungen selbst ausgelöst wurde usw.. Die offene Reflexion des Untersuchungsverhaltens kann dann z. B. zu dem Ergebnis führen, dass Überzeichnungen oder Verfälschungen durchaus bewusst und intentional gezeigt wurden, um den Untersucher von der Schwere des Leidens oder der Beeinträchtigungen zu überzeugen. Der Befragte kann bspw. angeben, dass er Übertreibungen für nötig hielt, weil er in anderen Untersuchungssituationen die Erfahrungen gemacht hat, dass seine Beschwerden sonst vom Untersucher nicht ernst genommen werden. Diese Selbstbewertung des eigenen Verhaltens kann Auswirkungen auf die Interpretation der gezeigten übertriebenen oder inkonsistenten Angaben und Verhaltensweisen haben. Eine bewusste und willentliche Verzerrung von Aussagen oder Verhaltensweisen sollte vor diesem Hintergrund nur dann als Ausdruck eines aktiven Täuschungsversuchs gewertet werden, wenn der Proband die offensichtliche Verzerrung (Übertreibung, Inkonsistenz) als eine solche wahrnimmt (also keine Selbsttäuschung vorliegt), er diese Verzerrung aber zugleich auf Nachfrage leugnet (Fremdtäuschung praktiziert). Gibt er hingegen auf direkte Nachfrage die Verzerrungen oder Inkonsistenzen unumwunden an, dann spricht dies eher für eine Offenlegung seiner Antwortmotive und gegen ein verdecktes (willentliches) Täuschungsmotiv. Auch der offene Hinweis, Antworten sehr sorgfältig vor allem auf deren mögliche Wirkung im Begutachtungsprozess abgestimmt zu haben, kann eher für Verdeutlichungs- als für Aggravationstendenzen sprechen. Das Verhalten wäre in diesem Fall zwar willentlich verzerrt, zugleich aber auch offen.

Ergänzende Hinweise auf die nachträgliche Bewertung des Untersuchungsverhaltens sowie aggravationstypischer Verhaltensauffälligkeiten kann ein standardisiertes Verfahren zur Situationswahrnehmung liefern. So enthält bspw. ein in einer eigenen Untersuchungsreihe entwickelter Messreaktivitätsfragebogen (MR-Fb; Dohrenbusch, 2002 a) Informationen dazu, wie Probanden die Untersuchungssituation und ihr Untersuchungsverhalten selbst wahrnehmen und ihre Angaben bewusst auf die antizipierten Untersuchungsfolgen abstimmen. Roth (2003) konnte in einer Validierungsstudie zeigen, dass chronische Schmerzpatienten, die stärkere Antworttendenzen zeigten, ihr Antwortverhalten auf anschließende Nachfrage zwar ähnlich bewerteten wie Patienten ohne auffällige Antworttendenzen. Auf Fragen zu Verfälschungsmotiven reagierten sie aber jeweils länger und irritierter. Hier deutet sich an, dass das Verhältnis aus verzerrtem Antwortverhalten und direkter Verhaltenbewertung durch den Probanden ergänzende Hinweise liefern kann zur Bewusstseinsnähe verzerrter Angaben. Daraus ergeben sich auch Hinweise zur Unterscheidung von Verdeutlichungs- und Aggravationstendenzen.

Leugnung von Entlastungsmotiven oder Verstärkerbedingungen

Gleiches gilt für Angaben zu den äußeren Verstärkerbedingungen oder zu Entlastungsmotiven. Entlastungsmotive bestimmen ohne Frage das Verhalten von Personen in sozialrechtlicher Begutachtung. Auch wenn die sichtbaren externen Verstärkerbedingungen nicht gleichzusetzen sind mit den angestrebten subjektiven Entlastungen, so ist doch in aller Regel in der sozialrechtlichen Begutachtung davon auszugehen, dass der Untersuchte sich aus der Untersuchung Vorteile erhofft. Leugnet er derartige Entlastungsmotive oder Hoffnungen oder bestreitet er ein eigenes Interesse am Ausgang der Untersuchung (bzw. des Verfahrens) nachdrücklich, so kann dies für eine erhöhte Bereitschaft sprechen, die eigene Situation verzerrt darzustellen. Manche Probanden begründen ihr vordergründiges Desinteresse am Ausgang der Untersuchung oder des Verfahrens auch damit, von anderen (z. B. Ärzten, Arbeitgeber) dazu gedrängt worden zu sein.

10.7 Integration der Einzelbefunde

Das vorrangige Anliegen der hier vorgeschlagenen Zusammenstellung ist es, die Vielzahl aggravationsdiagnostischer Zugänge in eine für die Begutachtung psychisch gestörter Probanden geeignete Heuristik zu integrieren. Sie soll Sachverständige in der sozialrechtlichen Begutachtung darin unterstützen, sich bei der Beurteilung der Glaubhaftigkeit körperlicher und psychischer Beschwerden und Beeinträchtigungen nicht nur von einer einzelnen Definition für Täuschungstendenzen (z. B. Abweichungen umschriebener Verhaltensweisen von neurologischen Befunden) leiten zu lassen, sondern verschiedene psychodiagnostische Zugänge zu nutzen und diese auf die jeweiligen Untersuchungsbedingungen abzustimmen. Abbildung 10.1 integriert die in den Kapiteln 10.6.1 bis 10.6.7 genannten Zugänge in ein Ablaufschema.

Die Zusammenstellung dient weiterhin dem Ziel, begründete Hinweise zu liefern auf die *Unterscheidung von willentlich aggravierten, situationsangemessen*

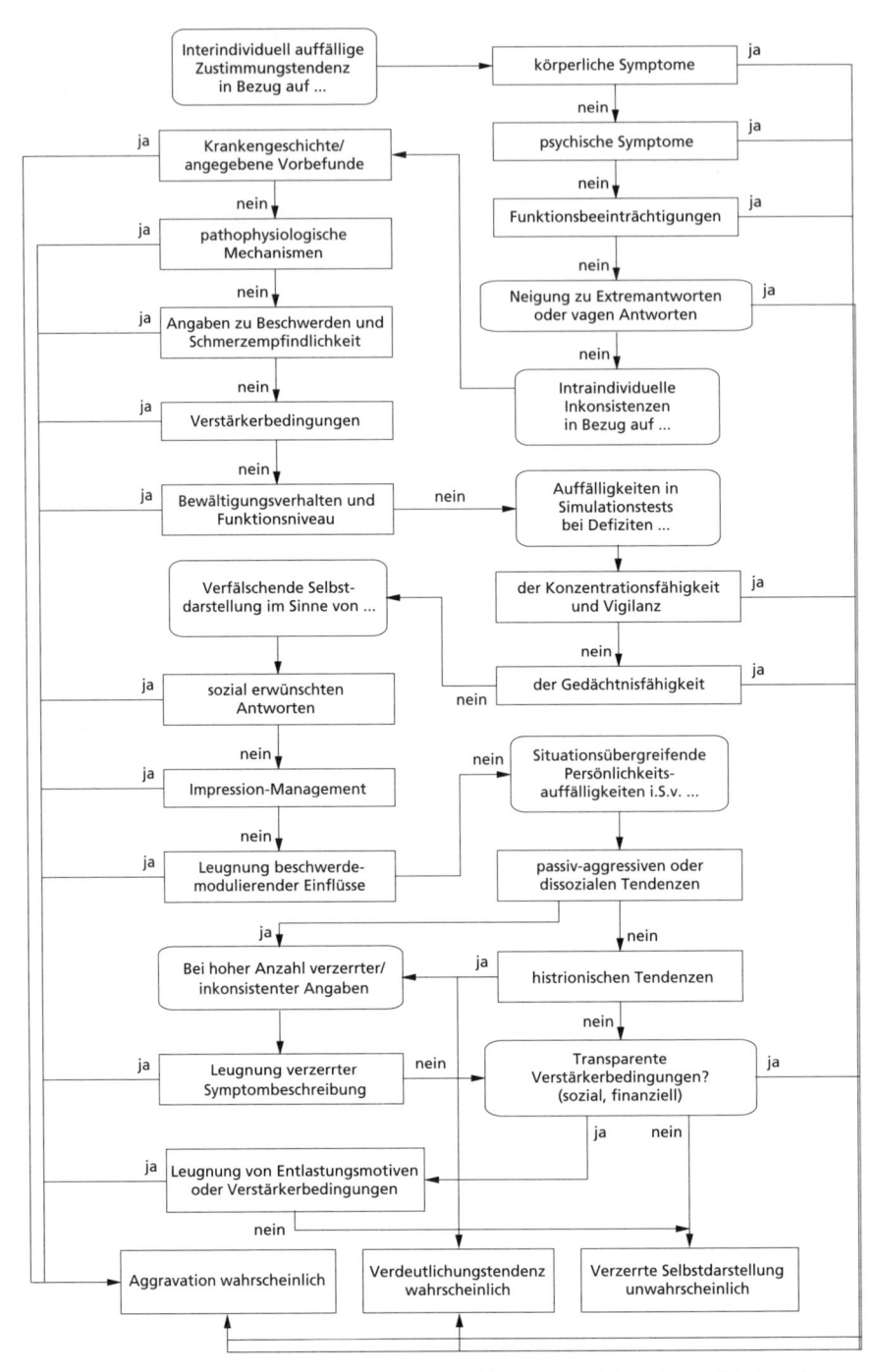

Teil 3 Spezielle Probleme klinischer Begutachtung

Abb. 10.1: Entscheidungsheuristik zur Unterscheidung von gültigen (unverfälschten), verdeutlichten und aggravierten Angaben (Erläuterungen im Text)

verdeutlichenden und unverzerrten Angaben. Auf die Problematik dieser Unterscheidung wurde bereits hingewiesen (s. Kap. 10.1). Wie einleitend beschrieben, stellt die Unterscheidung von Aggravation (bewusst intentionaler Übertreibung), Verdeutlichung (unbewusst situationsangemessener Übertreibung) und gültiger Aussage eine rationale Einteilung dar, die aber empirisch nicht gestützt ist. Die Unterscheidung setzt voraus, dass am einzelnen Probanden bewusste und unbewusste Prozesse bei der Beschwerdedarstellung zuverlässig unterschieden werden können. Mit den gängigen wissenschaftlichen Methoden ist diese Unterscheidung jedoch derzeit für den Einzelfall nicht zu leisten. So ist auch die hier vorgelegte Zusammenstellung inklusive der Zuordnung von Verhaltensauffälligkeiten zu den Kategorien Aggravation, Verdeutlichung und gültiger Aussage im Wesentlichen als eine rationale Einteilung gedacht. Ihr besonderer Vorteil kann darin gesehen werden, dass sie dazu beiträgt, einen möglichen Aggravationsverdacht sehr differenziert zu begründen.

Die vorgenommenen Entscheidungen und Gewichtungen sind als Vorschläge gedacht, die aber aufgrund des vergleichsweise hohen Operationalisierungs- und Formalisierungsgrades zukünftig auch empirisch auf ihre Eignung hin überprüft und natürlich auch modifiziert werden können. Der in Abbildung 10.1 dargestellten Entscheidungsheuristik zufolge sollten stereotype Antworttendenzen bei der Beschwerdedarstellung zunächst nur für Verdeutlichungstendenzen sprechen. Das Festhalten an stereotypen Beschwerdebeschreibungen scheint ein verbreitetes Merkmal von Personen in sozialrechtlichen Entscheidungssituationen zu sein (vgl. Suter, 2002) und sollte daher nicht mit willentlichen Täuschungs- und Verfälschungstendenzen gleichgesetzt werden. Entscheidend für die Bewertung dürfte aber auch bereits hier die nachgewiesene Intensität dieser Tendenzen sein. Für die Interpretation gilt weiterhin, dass Zustimmungstendenzen nur in Bezug auf die Klasse von Aussagen interpretiert werden sollten, für die sie im Einzelfall tatsächlich nachgewiesen wurden (z.B. alle Aussagen zu Funktionsbeeinträchtigungen). Insbesondere Zustimmungstendenzen bei Fragen zu körperlichen Beschwerden können nicht problemlos übertragen werden auf das Antwortverhalten bei psychischen Beschwerden. Patienten mit somatoformen Beschwerden neigen häufig gerade nicht dazu, in gleicher Weise über psychische Beschwerden zu klagen, eher dissimulieren sie ihre psychischen Probleme (Birke et al., 2001).

Auch für *inkonsistente Angaben* gilt, dass sie erst ab einer erhöhten Intensität als Hinweise auf bewusstseinsnahe Verzerrungen interpretiert werden sollten. So können z.B. bei sonst gut durchschnittlicher kognitiver Leistungsfähigkeit auffällig widersprüchliche Angaben darauf hinweisen, dass die Angaben bewusstseinsnah verzerrt wurden und daher wahrscheinlich nicht gültig sind. Ipsative und intraindividuelle Vergleiche sollten dabei als besonders aussagekräftig gelten, weil sie auf Widersprüche des Probanden zu sich selbst hinweisen. Lassen sich vielfältige Inkonsistenzen in intraindividuellen Vergleichen wie auch in diskrepanten Selbst-Fremdberichten nachweisen, so bedeutet das nicht, dass der Proband die beklagten Beschwerden und Beeinträchtigung nicht aufweist. Es bedeutet aber wohl, dass er *die beklagten Beschwerden und Beeinträchtigungen wahrscheinlich nicht in dem von ihm angegebenen Umfang oder in der angegebenen Intensität aufweist.*

Ergebnisse aus kognitiven Leistungstests und expliziten *Simulationstests für kognitive Störungen* können diese Schlussfolgerung weiter stützen. Für diese Tests gilt, dass sie sich nur auf die verzerrte Darstellung umschriebener kognitiver Leistungen beziehen und sich nicht problemlos als Belege für die verzerrte Darstellung anderer Beschwerden verwenden lassen.

Verzerrte oder verfälschende Selbstdarstellungen, wie sie über Kennwerte zur *sozialen Erwünschtheit oder zum Impression Management* erfasst werden können, sind vor allem im Hinblick auf die Bewertung von Persönlichkeits- und Eigenschaftsaussagen von Bedeutung. Sie gewinnen jedoch an Bedeutung für die Aggravationsdiagnostik, je stärker die beschriebenen Verhaltensgewohnheiten oder Persönlichkeitsmerkmale (z. B. Leistungsbereitschaft, Offenheit für neue Erfahrungen, soziale Orientierung) den Beschwerdeverlauf und das Anpassungsniveau beeinflussen. So ist z. B. eine verfälschend positive Darstellung des Persönlichkeitsmerkmals „soziale Orientierung" dann zu berücksichtigen, wenn der Proband im Alltag umfangreiches Schonverhalten zeigt, das erkennbar zu Lasten anderer Personen geht.

Die in der Zusammenstellung genannten *Persönlichkeitsauffälligkeiten* (dissozial, passiv-aggressiv und histrionisch) sind als gesonderte Merkmale für die Aggravationsdiagnostik wenig aussagekräftig, sie können aber Hinweise zur Interpretation von Antworttendenzen und Inkonsistenzen liefern, sofern diese in erheblichem Umfang nachgewiesen wurden. Übertriebenes oder inkonsistentes Verhalten bei Vorliegen einer histrionischen Persönlichkeitsstörung wird ggf. eher im Sinne einer Verdeutlichungstendenz als im Sinne von Aggravation zu interpretieren sein. Auffällig dissoziale oder passiv-aggressive Tendenzen können hingegen die Wahrscheinlichkeit erhöhen, nachgewiesene Übertreibungen oder Inkonsistenzen eher im Sinne bewusstseinsnaher Verfälschung zu interpretieren. Gewichtungen dieser Art sollten aber nicht formalistisch erfolgen und immer auf den Einzelfall bezogen werden.

Ebenfalls nur kontextabhängig sollte die *Bewertung selbstreflexiver Angaben* (Leugnung nachgewiesener (offensichtlicher) Verhaltensauffälligkeiten oder objektiver äußerer Bedingungen) erfolgen. Zwar sieht die dargestellte Entscheidungsheuristik vor, dass das Leugnen nachgewiesener Verzerrungen und objektiver Umwelt- bzw. Verstärkerbedingungen eher auf bewusste als auf unbewusste Verfälschungstendenzen hinweist. Zwingend ist aber auch dieser Schluss nicht, da die Verleugnung offensichtlicher Verzerrungen auch Ausdruck eines psychopathologischen Geschehens sein kann.

Ein zentrales Problem der Interpretation von Einzelbefunden stellt vor diesem Hintergrund die *integrierende Gewichtung von stereotypen und inkonsistenten Angaben und Verhaltensweisen* dar. Stereotypien und Inkonsistenzen im Reaktionsmuster bilden in der vorgeschlagenen Heuristik die wichtigsten Säulen der Aggravationsdiagnostik, d. h. widersprüchliche Angaben oder Verhaltensweisen können ebenso auf bewusste Verfälschungen hinweisen wie stereotype Antworten. Das Problem bei der Integration entsprechender Einzelbefunde ist aber, dass Inkonsistenzen durch Stereotypien ausgeglichen werden können, d. h. widersprüchliche Angaben z. B. zum Beschwerdeverlauf können für den Betrachter dadurch scheinbar „konsistent" werden, dass sie vom Probanden immer wieder in gleicher Form wiederholt werden. So macht bspw. ein Proband, der seit Beginn der mehrjährigen sozialrechtlichen Auseinandersetzungen unverändert gleich bleibende, unmodulierte somatoforme Beschwerden und wirkungslose Behandlungsversuche beklagt, zwar formal gesehen konsistente, nicht aber unbedingt gültige Angaben. Das Fehlen jeglicher Beeinflussungsmöglichkeiten einer somatoformen Symptomatik muss vielmehr als so unwahrscheinlich angesehen werden, dass die Konsistenz der Angaben Zweifel an ihrer Richtigkeit weckt. Ein festes und vorformuliertes Set von Aussagen, das ein Patient oder Proband in jeder Untersuchung stereotyp berichtet, sollte daher nicht gültiger sein als eine Darstellung, die von

Widersprüchen bestimmt ist. Beide Varianten können gegen die Glaubhaftigkeit der Angaben sprechen. Zwar kann vermutet werden, dass stereotypes Antworten eher für einen geplanten und von willentlichen Einflüssen bestimmten Umgang mit der Untersuchungs- und Befragungssituation spricht. Umgekehrt kann erwartet werden, dass ein inkonsistentes, widersprüchliches und variables Antwortverhalten eher für das Ausweichen in demonstrativ übertreibendes bzw. diffus verdeutlichendes Verhalten spricht, das sich eher aus situativer Überforderung erklärt. Über die Bewusstseinsnähe des Verhaltens ist damit aber immer noch wenig gesagt.

Letztlich ist kein einzelnes Merkmal hinreichend, um einen Täuschungsversuch zu beweisen. Immer sollte es darum gehen, aus einer Vielzahl von Vergleichen systematisch und durch empirische Untersuchungsergebnisse gestützt die Wahrscheinlichkeit für die Gültigkeit umschriebener Aussagen oder Verhaltensweisen abzuschätzen. Dies wird umso besser möglich sein, je mehr Vergleiche die Untersuchung ermöglicht, je spezifischer und konkreter verglichen werden kann, je objektiver die Kriterien ausfallen, auf die sich die Vergleiche stützen, und je transparenter die Prozesse und Kriterien sind, die den diagnostischen Entscheidungen zugrunde gelegt werden.

11 Die „zumutbare Willensanspannung": Motive und Motivationsdiagnostik in der sozialrechtlichen Begutachtung

Direkte Fragen zu motivationalen Einflüssen auf Beschwerden und Beeinträchtigungen werden im Sozialrecht nur selten gestellt. Diese Zurückhaltung hat auch historische Gründe. Ursprünglich orientierte sich die sozialrechtliche Bewertung krankheitsbedingter Beeinträchtigungen an körperlichen Erkrankungen, die durch willentliche Faktoren nicht oder nur unwesentlich beeinflusst werden können. So wird z.B. der Verlust eines Beines auch unabhängig von der Motivationslage des Betroffenen zwangsläufig zu bestimmten körperlichen Beeinträchtigungen im Alltag führen. Entsprechend kann in diesen Fällen das Ausmaß krankheitsbedingter Beeinträchtigungen unabhängig von motivationalen Einflüssen bewertet werden.

Demgegenüber kann die relative Unabhängigkeit des Beschwerdebildes von motivationalen Einflüssen für psychische Störungen und Verhaltensstörungen in der Regel nicht in gleicher Weise wie für körperliche Erkrankungen angenommen werden. Psychische und Verhaltensstörungen sind keine „Krankheitseinheiten" (Burg et al., 1995) mit eindeutig bestimmten Auswirkungen auf das Funktionsniveau. Ihr Verlauf, ihr Erscheinungsbild und ihre Auswirkungen hängen immer auch vom Verhalten der Betroffenen ab, das sowohl durch willkürliche als auch unwillkürliche, kontrollierte und unkontrollierte, bewusste und unbewusste Anteile bestimmt ist. In den Kapiteln 1, 6, 8 und 10 wurde bereits auf die damit verbundenen Bewertungsprobleme hingewiesen. Psychisch gestörte Personen sind zweifellos in der Lage, durch willentliches Verhalten Einfluss auf den Störungsverlauf und auf störungsbedingte Beeinträchtigungen zu nehmen, sie können z.B. durch ihr willentlich kontrolliertes Bewältigungsverhalten die Auswirkungen und die Verläufe ihrer Beschwerden beschleunigen oder auch verzögern.

Vor diesem Hintergrund erscheint eine zutreffende Bewertung psychischer Störungen und ihrer Auswirkungen auf das Funktionsniveau ohne die Berücksichtigung motivationaler Bedingungen und Einflüsse unvollständig. Insbesondere eine begründete Vorhersage des weiteren Beschwerdeverlaufs erscheint ohne eine eingehende Betrachtung der bisherigen Behandlungsmotivation und anderer motivationaler Bedingungen nur eingeschränkt möglich. Sachverständige im Sozialrecht sollten daher bei der Begutachtung psychisch beeinträchtigter Probanden motivationale Einflüsse erfassen und in ihrer Bedeutung zutreffend bewerten können. Um dies leisten zu können, wird in diesem Kapitel eine Heuristik vorgeschlagen, die Entscheidungshilfen zur Bewertung willentlicher Einflüsse liefern soll. Der Darstellung voraus gehen Erläuterungen zum Umgang mit dem Problem der „zumutbaren Willensanspannung" in der aktuellen Begutachtungspraxis.

11.1 Die „zumutbare Willensanspannung" im Sozialrecht

Die Frage nach der zumutbaren Willensanspannung stellt sich in der Begutachtungspraxis immer dann, wenn der weitere Krankheits- bzw. Beschwerdeverlauf oder zukünftiges Krankheits- oder Gesundheitsverhalten vorhergesagt werden sollen. Der Sachverständige soll in diesen Fällen beurteilen, ob der Proband in Zukunft in der Lage sein wird oder sein könnte, die Hindernisse zu überwinden, die einer Wiederherstellung der krankheitsbedingt eingeschränkten Arbeitsfähigkeit entgegenstehen. In den Begutachtungsempfehlungen des Verbandes deutscher Rentenversicherer (VDR) heißt es dazu: „Der Gutachter muss sich bei Probanden mit psychischen Störungen häufiger mit der Frage auseinander setzen, ob mit zumutbarer Willensanstrengung die Hemmungen, die einer Arbeitsaufnahme entgegenstehen, überwunden werden können. (…) Liegt eine bewusstseinsnahe Verdeutlichungstendenz vor, wird davon auszugehen sein, dass der Proband die Hemmungen, die einer Arbeitsaufnahme entgegenstehen, mit zumutbarer Willensanstrengung innerhalb von sechs Monaten (juristisch festgelegte Frist) überwinden kann. (…) Wenn ein Proband die Hemmungen, die einer Arbeitsaufnahme entgegenstehen, mit zumutbarer Willensanstrengung nicht mehr überwinden kann, muss die Leistungsfähigkeit als aufgehoben betrachtet werden, unabhängig davon, dass ein zeitlich uneingeschränktes körperliches Leistungsvermögen besteht." (VDR, 2001, S. 16)

In den Empfehlungen bleibt weitgehend unbestimmt, was genau mit dem Begriff der „zumutbaren Willensanspannung" gemeint ist. Es findet sich der Hinweis auf einen Zusammenhang zur bewusstseinsnahen Verdeutlichungstendenz, dabei bleibt aber offen, warum ein Proband, der seine Beschwerden überzeichnet darstellt, besser in der Lage sein sollte, diese zu überwinden. Schließlich sagen Verdeutlichungstendenzen weder etwas über das Vorhandensein einer Störung noch über die Möglichkeit aus, diese wirksam behandeln oder überwinden zu können.

In der öffentlichen Auseinandersetzung wird die Frage der Beurteilbarkeit einer zumutbaren Willensanspannung durch Sachverständige seit Jahren kontrovers diskutiert. Etwa vertritt Aschoff (1991) die Ansicht, dass Ärzte durchaus in der Lage seien, aufgrund ihrer medizinischen Kompetenz Fragen zur Willensanspannung zu beantworten. Rösler (1994) argumentiert dagegen, dass eine Stellungnahme zur Zumutbarkeit der Willensanspannung ein ausschließlich rechtliches Problem sei, da es aus psychiatrischer Sicht keine „Freiheitsbeweise" gebe. Widder (2003) sieht in der Einschätzung der Zumutbarkeit der Willensanspannung eher eine philosophische Frage, die vom Gutachter kaum zu klären sei. Andererseits reflektiert er einige psychosoziale Zusammenhänge, die aus seiner Sicht zur Lösung des Problems beitragen können. So hebt er hervor, dass das Verharren in der Krankheit häufig mit einem besseren sozialen Status verbunden sei als das willentliche Überwinden des Krankenstatus. Daher sei die Motivation zur Willensanspannung „verständlicherweise oft nur gering". Außerdem könne die Krankheit die Funktion haben, das psychische Gleichgewicht aufrechtzuerhalten, was gegen die Motivation des Kranken sprechen könne, diese aufzugeben. Schließlich könne bei längerem Zeitverlauf eine Neigung zur Überbewertung von Beschwerden zunehmend chronifizieren und letztlich eigenständigen Krankheitscharakter gewinnen. Widder beschreibt insofern vor allem motivationale Einflüsse, die sich zur Erklärung von Chronifizierungsprozessen eignen.

Auch Winckler & Foerster (1996) führen in diesem Zusammenhang eine Reihe von Schwierigkeiten an und wenden ein, dass der „Wille" und die Fähigkeit eines Menschen, neurotischen Zwängen durch Anspannung zu entrinnen, keine mit naturwissenschaftlichen Methoden messbaren Größen seien. Eine „objektive" Beurteilung der zumutbaren Willensanspannung sei daher nicht möglich. Es existiere auch kein verbindliches Bezugssystem „psychischer Normalität", vielmehr hänge die Einschätzung von Normalität von subjektiven Faktoren sowie von der Toleranz des soziokulturellen Hintergrundes ab. Damit variiere auch die Beurteilung dessen, was dem Einzelnen zumutbar erscheint. Weiterhin werde die Einschätzung der Zumutbarkeit dadurch erschwert, dass bei den meisten psychischen Störungen eine allgemein akzeptierte Krankheitstheorie fehle. Infolgedessen werde je nach theoretischer und therapeutischer Orientierung des Gutachters biologischen, psychodynamischen, lerntheoretischen oder psychosozialen Determinanten unterschiedliches Gewicht beigemessen. Schließlich bergen nach Ansicht der Autoren Fragen zur Kooperationsbereitschaft und zur Kooperationsfähigkeit das Risiko, dass sie den in der Begutachtung üblichen Prozess der explorativen Informationsgewinnung stören können. Winckler und Foerster sprechen sich daher dafür aus, Aspekte der zumutbaren Willensanspannung nicht explizit in den Begutachtungsprozess mit einfließen zu lassen. Diese Zurückhaltung solle sich sowohl auf den Aspekt der aktuellen und zu erwartenden Willensanspannung als auch auf den Aspekt der Zumutbarkeit beziehen.

In der Zusammenschau überwiegen Positionen, die sich für eine zurückhaltende Beurteilung der Willensanspannung und ihrer Zumutbarkeit aussprechen. Zu vage erscheinen aus Sicht der meisten Autoren die Beurteilungskriterien und zu groß die Risiken einer fehlerhaften oder willkürlichen Beurteilung, als dass aus medizinischer Sicht eine begründete Antwort auf die Frage zu leisten wäre.

Dementsprechend behandeln eine Reihe von Beiträgen zur Begutachtung von Patienten mit chronischen oder chronifizierten Schmerzen das Problem der zumutbaren Willensanspannung auch nur am Rande oder gar nicht (z.B. Hausotter, 1996; Müller et al., 1997; Dertwinkel et al., 1999).

Allerdings können gegen die genannten Argumente auch Einwände geltend gemacht werden. So existieren durchaus psychologische Konzepte zur Erfassung motivationaler und volitionaler (willentlicher) Einflüsse, die zudem gut operationalisiert und einzelfallbezogen anwendbar sind. Sie werden lediglich in der sozialmedizinischen Begutachtung bislang nicht genutzt. Dem Einwand, dass kein Konzept psychischer Normalität existiere, ist zu entgegnen, dass es durchaus Normkonzepte gibt, die im Rahmen der sozialmedizinischen bzw. sozialrechtlichen Begutachtung von Bedeutung sind (z.B. die Norm, ab wann von einer krankheitswertigen Störung gesprochen wird und wann nicht). Davon abgesehen, stellt sich hier auch nicht die Frage nach „psychischer Normalität" schlechthin, sondern nach der Abweichung eines individuellen Funktionsniveaus von einem vorgegebenen Standard für ein bestimmtes Funktions- oder Leistungsniveau. Schließlich ist der von Winckler und Foerster geforderte Verzicht auf Fragen zur Kooperationsbereitschaft darauf ausgerichtet, jede Form der Konfrontation in der Begutachtung zu verhindern. Auf die mit dieser Haltung verbundenen Probleme wurde bereits an anderer Stelle hingewiesen (vgl. Kap. 8 und 10).

Angesichts der zurückhaltenden Bewertung motivationaler Aspekte durch medizinische Sachverständige erweist sich die „zumutbare Willensanspannung" derzeit als ein Rechtsbegriff, der vor allem das Bedürfnis der Entscheidungsträger nach Informationen über Änderungspotentiale zum Ausdruck bringt. Im Ergebnis führt die mangelhafte Berücksichtigung motivationaler Einflüsse aber dazu, dass mitunter rein formale (zeitliche) Kriterien darüber entscheiden, ob Beeinträchtigungen noch überwunden werden können oder Arbeitsfähigkeit noch erreicht werden kann. So gilt im Sozialrecht die Regel, dass nach einer bestimmten Erkrankungsdauer mit erfolglosen Behandlungen davon auszugehen ist, dass diese nicht mehr kompensiert werden können. Ein Versicherter, der Beeinträchtigungen und erfolglose Behandlungen für diesen festgelegten Zeitraum glaubhaft machen kann, wird in der Regel davon ausgehen können, dass seinen Forderungen entsprochen wird. Dies geschieht weitgehend unabhängig davon, welchen Beitrag er selbst zu diesen Behandlungsergebnissen geleistet hat.

Angesichts der bestehenden begrifflichen Unschärfen erscheint es notwendig, die „zumutbare Willensanspannung" sowohl konzeptionell als auch operational klarer zu fassen. Trotz der genannten Einschränkungen wird die Frage nach der zumutbaren Willensanspannung zur Überwindung der gesundheitlichen Probleme täglich von einer großen Zahl medizinischer Sachverständiger beantwortet. Auch für die Begutachtung psychischer und somatoformer Störungen hat sich hierzu eine Form der „praktischen Handhabung" herausgebildet.

11.2 Zur aktuellen Praxis der Beurteilung einer „zumutbaren Willensanspannung"

Winckler & Foerster (1996) wie auch Foerster (2000) folgern aus den genannten Gründen, dass die Beantwortung der Frage nach der zumutbaren Willensanspannung zusammenfällt mit der Frage nach der Schwere der Symptomatik, nach Verlauf und Prognose. Insofern in den Angaben zur Schwere und zum Verlauf einer Störung bereits die Möglichkeiten und Grenzen des weiteren Krankheits- oder Störungsverlaufes implizit enthalten seien, erübrige sich eine differenzierte Analyse der individuellen Motivationsstruktur und ihrer zu erwartenden Auswirkungen. Demnach sind die notwendigen Voraussetzungen für eine „Willensanspannung" in Frage gestellt, wenn folgende Merkmale vorliegen:

- auffällige prämorbide Persönlichkeitsstruktur bzw. -entwicklung
- psychiatrische Komorbidität (Persönlichkeitsstörung, Missbrauchsproblematik, geringfügige hirnorganische Beeinträchtigung)
- chronische körperliche Begleiterkrankungen
- Verlust der sozialen Integration (Ehescheidung, Arbeitsplatzverlust, sozialer Rückzug)
- hoher primärer und/oder sekundärer Krankheitsgewinn
- mehrjähriger Krankheitsverlauf bei unveränderter oder progredienter Symptomatik ohne längerfristige Remission
- unbefriedigende Behandlungsergebnisse trotz konsequent und lege artis durchgeführter ambulanter und stationärer Behandlungsmaßnahmen auch mit unterschiedlichem therapeutischen Ansatz
- gescheiterte Rehabilitationsmaßnahmen.

In enger Anlehnung an diesen Kriterienkatalog sind auch die Leitlinien zur sozialmedizinischen Begutachtung der Deutschen Gesellschaft für Psychotherapeutische Medizin, der Allgemeinen Ärztlichen Gesellschaft für Psychotherapie, der Deutschen Gesellschaft für Psychoanalyse, Psychotherapie, Psychosomatik und Tiefenpsychologie und dem Deutschen Kollegium für Psychosomatische Medizin formuliert, die eine pragmatische Annäherung an die Beurteilung der zumutbaren Willensanspannung darstellen. Darin heißt es: „Die Frage nach der zumutbaren Willensanspannung ist wegen der Abstraktheit und/oder der Normengebundenheit des Willensbegriffs nur schwer konkret zu beantworten. Es ist jedoch sinnvoll, diese Frage zu übersetzen in die im wesentlichen deckungsgleiche Frage nach dem bisherigen und aktuellen Schweregrad sowie der Prognose einer krankheitsbedingten Beeinträchtigung. Wenn in einer plausibel nachvollziehbaren, konkreten Darstellung der Schweregrad als erheblich und die Prognose als eher ungünstig erscheinen, wird eine zumutbare Willensanspannung eher zu verneinen sein als bei leichteren Schweregraden und besserer Prognose. Für die Beurteilung der Zumutbarkeit der Willensanspannung spielen bewusste wie unbewusste Aspekte der Motivation des Probanden keine Rolle." (Schneider, Henningsen & Rüger, 2001; S. 279)

Für eine eingeschränkte zumutbare Willensanspannung zur Überwindung der gesundheitlichen Probleme können demnach sprechen:

- die Art der psychischen Störung
- psychische und körperliche Komorbidität
- psychosoziale Auswirkungen der Störung
- eine primäre Chronifizierung im bisherigen Verlauf und das Fehlen von Remissionen
- erfolglose, aber lege artis durchgeführte Vorbehandlungen.

Zweifellos enthält die weitgehende Gleichsetzung der „Überwindbarkeit der Krankheit bzw. krankheitswertigen Störung" mit dem bisherigen und aktuellen Schweregrad den Vorteil, dass die relevanten Informationen leicht zu erheben sind und meist auch ohnehin schon zur Beurteilung krankheitsbedingter Funktionsbeeinträchtigungen erhoben wurden. Das Vorgehen erscheint insofern gleichermaßen praktikabel und ökonomisch, es birgt aber auch Unsicherheiten und Interpretationsrisiken. Unbestimmt bleibt etwa, ob der Schweregrad der Störung und der bisherige Beschwerdeverlauf zur Vorhersage zukünftiger Funktionsbeeinträchtigungen tatsächlich die am besten geeigneten Variablen sind, ob noch andere Merkmale zur Vorhersage beitragen können und ob die Vorhersage wirklich die Information liefert, die aus Sicht des Auftraggebers (z. B. des Sozialrichters) entscheidungsrelevant ist.

11.2.1 Kritik der aktuellen Beurteilungspraxis

Die aktuelle Begutachtungspraxis zum Umgang mit Fragen der Willensanspannung und der Zumutbarkeit birgt Risiken, und sie kann im Einzelfall zu problematischen Schlussfolgerungen verleiten. Die folgenden Einwände sprechen gegen die ausschließliche Verwendung der o. g. Kriterien:

- *Leidensdruck und Krankheitsschwere sind zur Vorhersage erfolgreicher Rehabilitation und beruflicher Reintegration unzureichend.* Es ist bislang nicht hinreichend empirisch gestützt, dass vor allem die Krankheitsschwere und der Grad der Funktionsbeeinträchtigung die besten Prädiktoren für einen späteren Therapieerfolg und die Wiederherstellung der Arbeitsfähigkeit sind. Entscheidender für die Wiederherstellung der Arbeitsfähigkeit und die Überwindung krankheitsbedingter Beeinträchtigungen sind die bestehende und die zu erwartende berufliche Situation, die sozialen und finanziellen Unterstützungsbedingungen und die konkrete Therapiemotivation (z. B. Blyth et al., 2003; Vowles & Gross, 2003; Feuerstein et al., 2003; Heyse et al., 2004).

- *Willentliche (nicht krankheitswertige) und unwillentliche (krankheitswertige) Anteile am Krankheitsverlauf sind konfundiert.* Ein Problem der Gleichsetzung von Verlaufsprognose und Schweregrad der Beeinträchtigung besteht darin, dass nur das Ergebnis einer erfolglosen Krankheitsverarbeitung, nicht aber die Art und Weise ihres Zustandekommens und erst recht nicht die Beteiligung kontrollierter und willentlich zielgerichteter Verhaltensweisen bei der Bewertung berücksichtigt werden. Nach den gängigen Kriterien ist z. B. demjenigen kaum noch eine eigene Willensanstrengung zur Überwindung seiner Beschwerden zumutbar, der in der Vergangenheit auf verschiedene Behandlungsangebote willentlich abweisend, passiv oder reaktant reagiert hat und zugleich immer wieder „Misserfolge" beklagte. Wenn aber offen bleibt, in welchem Umfang z. B. die zur Überwindung der Beschwerden notwendigen aktiven Maßnahmen tatsächlich mit der notwendigen „Willensanspannung" durchgeführt wurden, dann können die Schwere der Beschwerden und die Angabe therapeutischer Misserfolge nicht die einzigen Prognosekriterien sein.
- *Die Gleichsetzung von Schweregrad und Änderbarkeit entspricht nicht den aktuellen Störungskonzepten.* Bei Einführung des Kriteriums der „zumutbaren Willensanspannung" vor über 40 Jahren wurden psychische Störungen stärker als „Krankheitseinheiten" aus spezifischer (psychodynamischer) Ursache, Erscheinungsbild und weitgehend festgelegtem Verlauf angesehen. Heute dominiert demgegenüber die Vorstellung, dass der Verlauf nahezu jeder psychischen Störung durch Lernerfahrungen oder motivationale Faktoren beeinflusst werden kann. Folglich stellt sich heute in der Regel nicht die Frage, ob die vollständige Überwindung der Störung erwartet werden kann, sondern mit welcher Wahrscheinlichkeit änderbare Auffälligkeiten des Erlebens und Verhaltens, die von vielfältigen internen und externen Bedingungen abhängen, im Einzelfall durch geeignete therapeutische oder organisatorische Maßnahmen erreicht werden können. Dabei liegen zur Methode und zur Wirksamkeit psychotherapeutischer und rehabilitativer Maßnahmen mittlerweile umfangreiche wissenschaftliche Ergebnisse vor. Diese werden aber durch die Gleichsetzung von Schweregrad und Änderbarkeit einer Störung *nur unzureichend berücksichtigt.*
- *Das richterliche Interesse gilt bei der Frage zur zumutbaren Willensanspannung tatsächlich der Möglichkeit einer Überwindung der gesundheitlichen Beeinträchtigungen und nicht nur dem Schweregrad der Störung.* In der derzeitigen Begutachtungspraxis stützt sich die Prognose fast ausschließlich auf Informationen, die zur Beurteilung des Gesundheitszustandes ohnehin schon vorliegen. Offensichtlich geht die richterliche Fragestellung aber weiter. Sie reicht über die Zustandsbeschreibung hinaus und zielt auf die zukünftige *Möglichkeit* einer weiteren Verringerung der krankheitsbedingten Funktionseinschränkungen. Erfasst wird durch die Beurteilungspraxis aber weniger die Möglichkeit, als vielmehr die *Wahrscheinlichkeit* der Überwindung gesundheitlicher Beeinträchtigungen. So dürfte die Wahrscheinlichkeit eines auch weiterhin ungünstigen

Krankheitsverlaufs bei massiven Funktionsbeeinträchtigungen, schwerem Leidensdruck und einer erhöhten Zahl erfolgloser Behandlungsversuche tatsächlich in der Regel erhöht sein. Über die Möglichkeit einer zukünftigen Verbesserung ist damit aber wenig ausgesagt. Um hierzu zutreffende Angaben machen zu können, sind ergänzende Informationen dazu erforderlich, unter welchen (motivationalen) Behandlungsbedingungen die bisherigen Behandlungsergebnisse zustande gekommen sind.
- *Psychologische Konzepte zur Verhaltensvorhersage werden nicht berücksichtigt.* Die derzeitige Begutachtungspraxis verzichtet auch bei psychischen Störungen auf psychologische Konzepte zur Handlungsmotivation oder zur Verhaltensprognose. Indessen existieren geeignete psychologische Konzepte, die sich zur Abschätzung und Vorhersage des Störungsverlaufs unter Berücksichtigung motivationaler oder volitionaler („willensbezogener") Bedingungen eignen. Wenn der Verwaltungsbegriff der „zumutbaren Willensanspannung" tatsächlich so verstanden werden soll, dass Merkmale des Willens und der bewussten Anstrengung berücksichtigt werden, dann sollten diese Konzepte auch genutzt werden.

11.2.2 Ergebnis- vs. prozessorientierte Bewertung: ein Beispiel

Ein Kritikpunkt an der derzeitigen Bewertungspraxis betrifft die Unterscheidung der *Möglichkeit* und der *Wahrscheinlichkeit* zur Überwindung gesundheitlicher Beeinträchtigungen. Es war vermutet worden, dass die derzeitige status- bzw. ergebnisorientierte Bewertungspraxis primär die Wahrscheinlichkeit beschreibt, mit der der Betroffene das bisher gezeigte Krankheitsverhalten fortsetzen wird. Gefragt wird in der derzeitigen Praxis insofern weniger nach Potentialen oder motivationalen Einflüssen auf das Krankheitsverhalten oder das Funktionsniveau als nach statusbezogenen Angaben zur Schwere der Beeinträchtigungen und zum Ergebnis der bisher durchgeführten Therapie. Je nachdem, ob sich prognostische Aussagen auf ergebnis- bzw. statusorientierte oder auf prozessorientierte Erkenntnisse stützen, können sie aber zu unterschiedlichen Bewertungen führen. Zwei Fallbeispiele (s. Kasten) veranschaulichen diesen Unterschied.

> **Proband A.** Ein körperlich untrainierter, kurzatmiger Patient reagiert nach mehrmonatigen leichten Rückenbeschwerden auf plötzlich verstärkte Rückenschmerzen mit intensivem Schmerz- und Schonverhalten. Röntgenologische und klinische Untersuchungen zeigen eine geringfügige Bandscheibenvorwölbung im relevanten Wirbelsäulensegment ohne neurologische Ausfälle. Trotz der schwachen Hinweise auf eine körperliche Beschwerdeursache ist der Patient von der alleinigen körperlichen Verursachung der Schmerzen überzeugt. Er sucht intensive medikamentöse Behandlung und fordert von Beginn an morphinhaltige Schmerzmittel ein, die er in hoher Dosierung dauerhaft bedarfsabhängig einnimmt. Schon bald sieht er sich bei vollzeitig überwiegend sitzender Tätigkeit aufgrund der Schmerzen als nicht mehr arbeitsfähig an. Er zeigt massive Bewegungsängste, bewegt sich so wenig wie möglich und verbringt den größten Teil des Tages liegend. Wiederholte ärztliche Aufforderungen, körperlich aktiver zu sein und mehr Gesundheitsverhalten zu zeigen, weist er zurück. Psychologische Schmerzbewältigungsmethoden hält er eben-

falls für ungeeignet und praktiziert sie nicht. Eine Psychotherapie lehnt er ab, da er nicht psychisch gestört sei. Sozial zieht er sich zurück, auf berufliche Anforderungen reagiert er zunehmend gereizt. Ein Medikamentenentzug nach eineinhalb Jahren verschlechtert seine psychische Verfassung zusätzlich. Eine depressive Symptomatik ist nicht erkennbar. Nach drei Jahren mit einer ganz überwiegend auf kurzfristige Beschwerdelinderung ausgerichteten symptomatischen Schmerztherapie ohne verändertes Bewegungsverhalten, ohne Maßnahmen zur Steigerung der Kraft, Ausdauer und Beweglichkeit, ohne psychologische Interventionen zur Verbesserung der Selbstregulation und auch ohne erkennbare Bemühungen zur Reintegration in den Arbeitsprozess stellt er einen Antrag auf vorzeitige Berentung. Er befindet sich in einem körperlich reduzierten Allgemeinzustand, klagt über andauernde Schmerzen und Erschöpfung, emotionale Gereiztheit und Schlafstörungen.

Proband B. Ein körperlich untrainierter, kurzatmiger Patient reagiert nach mehrmonatigen leichten Rückenbeschwerden auf plötzlich verstärkt auftretende Rückenschmerzen mit intensivem Schmerz- und Schonverhalten. Röntgenologische und klinische Untersuchungen zeigen eine geringfügige Bandscheibenvorwölbung im relevanten Wirbelsäulensegment ohne neurologische Ausfälle. Zunächst ist er von der alleinigen körperlichen Verursachung der Schmerzen überzeugt, lässt sich dann aber durch ärztliche Aufklärung davon überzeugen, dass er durch sein Verhalten den weiteren Krankheitsverlauf wirksam positiv beeinflussen kann. Er beschränkt die medikamentöse Behandlung auf ein unbedingt notwendiges Maß, achtet verstärkt auf rückengerechtes Verhalten im Alltag und beginnt während der Zeit seiner Arbeitsunfähigkeit mit einem zeitintensiven und kontinuierlichen Trainingsprogramm zur schrittweisen, systematischen Steigerung von Kraft, Ausdauer und Beweglichkeit. Im privaten und beruflichen Alltag passt er, so gut es geht, Sitz-, Liege- und Arbeitsflächen seinen Körperhaltungs- und Bewegungsbedürfnissen an. Zudem steigert er schrittweise den durchschnittlichen wöchentlichen Bewegungsumfang. Er übt psychologische Schmerzbewältigungs- und Selbstkontrollmethoden und setzt sie alternativ zu symptomatischer medikamentöser Therapie ein. Auf diese Weise können Schmerzsymptomatik und Funktionsbeeinträchtigungen immer wieder merklich reduziert werden, wenn auch nur vorübergehend. Eine depressive Symptomatik ist nicht erkennbar. Nach drei Jahren intensiver Therapie mit erkennbaren Anstrengungen zur Steigerung der Kraft, Ausdauer und Beweglichkeit und bei gleichzeitigen Bemühungen um eine Reintegration in den Arbeitsprozess stellt der Patient fest, dass er seinen gewohnten Arbeitsplatz vor allem aufgrund der anhaltenden Schmerzen nicht mehr wird bewältigen können. Komorbide psychische oder somatoforme Symptome werden nicht angegeben. Mangels beruflicher Alternativen stellt er einen Antrag auf vorzeitige Berentung.

Die Gegenüberstellung der Fälle zeigt, dass zwei Patienten von der gleichen Situation ausgehen und auch zum gleichen Ergebnis (Rentenantrag) gelangen können. Trotz dieser Parallelen wird die „zumutbare Willensanspannung" zur Überwindung der krankheitsbedingten Beeinträchtigungen je nach Krankheitsverlauf unterschiedlich zu beurteilen sein. Auf Grundlage der derzeit gängigen Leitlinien sollte Patient A in Zukunft weniger „Willensanspannung" zur Überwindung seiner Beschwerden zugemutet werden als Patient B, weil ersterer offensichtlich einen „ungünstigeren" Beschwerdeverlauf, eine stärkere Beeinträchtigung und schlechtere Bewältigungsmechanismen aufweist. Dabei wird deutlich, dass er durch sein bewusstseinsnahes, nicht krankheitswertiges Bewältigungsverhalten möglicherweise auch zur Verschlimmerung der Symptomatik und Beeinträchtigungen beigetragen hat. Er hat trotz wiederholter Anregungen durch seine Ärzte keine wirksamen Maßnahmen zur Wiederherstellung seiner Arbeitsfähigkeit durchgeführt. Ein krankheitswertiger Grund für dieses passive Verhalten wird nicht erkennbar. Insofern zeichnet sich ab, dass er den ungünstigen Krankheitsverlauf zumindest in Teilen auch selbst herbeigeführt hat. Dabei waren die motivationalen Einflüsse, die diese Entwicklung begünstigt haben, selbst nicht krankheitswertig.

Demgegenüber hat Proband B verschiedene Maßnahmen ergriffen, um die gesundheitlichen Beeinträchtigungen zu überwinden, er zeigte erkennbare Eigenverantwortung und Motivation nicht zuletzt dadurch, dass er notwendige Veränderungen auch in seinen Alltag integriert hat. In seinem Fall wird kaum davon auszugehen sein, dass er durch sein Krankheits- und Bewältigungsverhalten zur Verschlimmerung der Beschwerden oder zu beruflicher Perspektivlosigkeit beigetragen hat, auch wenn er am Ende zu dem Ergebnis kommt, den beruflichen Anforderungen aufgrund der körperlichen Beeinträchtigungen nicht mehr gewachsen zu sein. Nach gängiger Bewertungspraxis würde für Proband A aufgrund des ungünstigeren Krankheitsverlaufs und des größeren Umfangs psychosozialer Beeinträchtigungen mit größerer Wahrscheinlichkeit angenommen werden können, dass er die krankheitsbedingten Beeinträchtigungen nicht mehr überwinden kann. Diese Schlussfolgerung ist aber aus zwei Gründen problematisch:

Zum einen erfährt der passivere bzw. weniger motivierte und engagierte Proband gegenüber dem aktiveren und motivierten Probanden mehr Entlastungsvorteile, die ihm eben auch aufgrund nicht krankheitswertiger und bewusstseinsnaher Verhaltensweisen, die an der Beschwerdeentwicklung beteiligt waren, zugestanden werden. Zum anderen ist die Argumentation, dass die größere Schwere des Leidens bei Patient A die Möglichkeit zur Überwindung der Beschwerden in der Zukunft weniger wahrscheinlich macht, nicht schlüssig. Aufgrund des bisherigen Verhaltens kann für Proband A ja gar keine Aussage über einen möglichen zukünftigen Behandlungserfolg getroffen werden, insofern er geeignete Behandlungsmethoden bislang nicht oder nicht hinreichend praktiziert hat. Von Patient B ist hingegen bekannt, dass die Beschwerden und Beeinträchtigungen trotz erheblicher aktiver Maßnahmen geblieben sind. Demnach bestehen für Patient A prinzipiell bessere Aussichten, durch geeignete aktive, willens- und anstrengungsabhängige Maßnahmen in Zukunft noch gesundheitliche Verbesserungen erzielen zu können. Bei Patient B ist dies hingegen wenig wahrscheinlich, weil er die Grenzen dieser Methoden schon erfahren hat. Für Patient A kann daher mit größerer Wahrscheinlichkeit angenommen werden, dass er in Zukunft von geeigneten therapeutischen Maßnahmen profitieren wird, sofern er diese tatsächlich in der nötigen Intensität umsetzt. Diese Schlussfolgerung stünde aber im Widerspruch zur aktuellen Bewertungspraxis.

11.3 Zur „Überwindbarkeit" somatoformer Störungen und ihrer Auswirkungen mittels „zumutbarer Willensanspannung" – eine Beurteilungsheuristik

Die genannten Überlegungen sprechen dafür, dass die alleinige Ausrichtung prognostischer Urteile am Schweregrad der Störung und am Ergebnis der bisherigen Behandlungen den Intentionen der Sozialgerichte oder anderer Entscheidungsträger, Änderungspotentiale in angemessenem Umfang in sozialrechtliche Entscheidungen mit einzubeziehen, nur bedingt gerecht werden kann. Die aktuelle Vorhersagepraxis verzichtet dennoch bewusst auf die Analyse motivationaler Einflüsse für die Vorhersage des weiteren Störungsverlaufs (vgl. Kap. 3), obwohl es aus rechtlicher Sicht tatsächlich bedeutsam sein kann, ob der Kläger die Beeinträchtigungen mit fremder Hilfe oder aus eigener Kraft grundsätzlich in angemessener Zeit überwinden *könnte* oder nicht. Andererseits kann es rechtlich nachgeordnet sein, ob der Kläger die gesundheitlichen Beschwerden mit überwiegender Wahrscheinlichkeit auch *tatsächlich überwinden wird*.

Um das Änderungspotential für den weiteren Verlauf krankheitsbedingter Beeinträchtigungen bestimmen zu können, sollten über Angaben zur Krankheitsschwere und zum bisherigen Verlauf hinaus noch weitere Informationen berücksichtigt werden. Die dazu erforderlichen Merkmale sind in Abbildung 11.1 aufgeführt. Die Abbildung stellt eine einfache Bewertungsheuristik dar, die Entscheidungshilfen dazu liefern soll, ob *die Möglichkeit* zur Überwindung der gesundheitlichen Probleme unter Berücksichtigung relevanter Störungs- und Personenmerkmale, aber auch wissenschaftlicher Erkenntnisse zur Therapierbarkeit psychischer/somatoformer Störungen überwiegend angenommen werden kann oder nicht.

Die mittlere Spalte der Abbildung enthält die Kriterien, an denen sich die Beurteilung der motivationalen Bedingungen in der Begutachtung orientieren kann/sollte, jeweils daneben finden sich die Antwortalternativen, für die sich der Sachverständige im Einzelfall entscheiden kann. Der Heuristik zufolge ist umso eher davon auszugehen, *dass ein Proband seine gesundheitlichen Probleme in Zukunft mit zumutbarer Willensanspannung überwinden könnte, je häufiger die Antwortalternativen in der rechten Spalte als zutreffend bewertet werden*. In den folgenden Kapiteln (11.3.1 bis 11.3.7) werden die vorgeschlagenen Kriterien näher erläutert.

11.3.1 Angaben zur Schwere der Störung

Angaben zur Schwere des Störungsbildes sind gemäß der Begutachtungsleitlinien der medizinischen Fachgesellschaften von entscheidender Bedeutung für die Vorhersage der Überwindung der gesundheitlichen Probleme. Es wird angenommen, dass eine schwerere Gestörtheit auch zu einer schlechteren Prognose des weiteren Verlaufs krankheitsbedingter Funktionsbeeinträchtigungen führt als ein geringerer Schweregrad. Der Schweregrad der Störung kann durch körperliche, affektiv-emotionale, kognitive und soziale Funktionseinschränkungen bestimmt sein. Außerdem können Art und Anzahl komorbider Störungen und Erkrankungen als Gradmesser für das Ausmaß störungsbedingter Beeinträchtigungen verwendet werden.

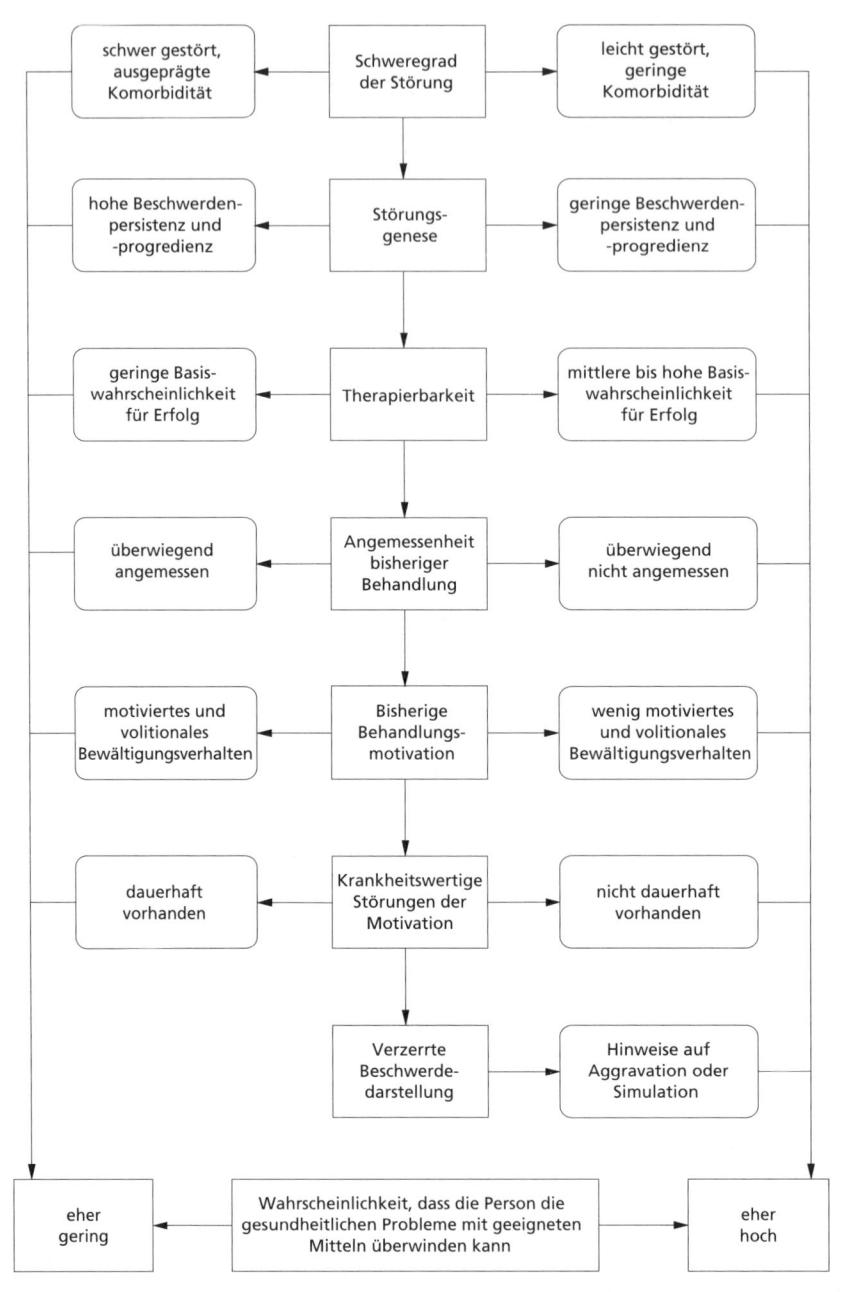

Teil 3 Spezielle Probleme klinischer Begutachtung

Abb. 11.1: Übersicht über die zur Beurteilung der zumutbaren Willensanspannung relevanten Bewertungskriterien

Die prognostische Bedeutung des Schweregrades einer psychischen/somatoformen Störung ist aber dadurch begrenzt, dass schwerere psychische Störungen oder eine größere Anzahl psychischer Störungen nicht grundsätzlich schlechter zu behandeln sind als leichtere Störungen. So zeigen Ergebnisse der Psychotherapieforschung

(Garfield, 1994), dass Patienten mit schwereren psychischen Störungen meist einen stärkeren Leidensdruck und damit auch eine höhere Änderungsmotivation aufweisen als Patienten mit leichteren Störungen. Der Schluss von einem schwereren Leiden auf eine schlechtere Prognose ist insofern nicht zwingend, da eine höhere Beschwerdeintensität auch einen besseren Therapieerfolg wahrscheinlich macht.

11.3.2 Angaben zur Genese der Störung

Angaben zur Genese des Störungsbildes können den Angaben zur Schwere der Störung vergleichbar zur Vorhersage des weiteren Beschwerdeverlaufs genutzt werden. Es kann davon ausgegangen werden, dass chronifizierte und persisitierende Krankheitsverläufe häufiger zu Störungen der Funktions- und Arbeitsfähigkeit führen als Krankheitsverläufe, die vorübergehend remittieren. Eine ungünstige Prognose zur Überwindung der störungsbedingten Funktionsbeeinträchtigungen (nicht aber des Potentials, mit dem die Beeinträchtigungen überwunden werden könnten) wird dann wahrscheinlich sein, wenn sich die Beschwerden und Beeinträchtigungen kontinuierlich über einen längeren Zeitraum verstärkt haben. Ungünstige Krankheitsverläufe mit negativer Prognose können außerdem gekennzeichnet sein durch eine hohe Zahl erfolgloser Behandlungsversuche, eine im Verlauf abnehmende Modulierbarkeit der Beschwerden durch äußere Einflüsse oder Verhaltensweisen, eine hohe Komorbiditätsrate sowie durch eine intensive oder zunehmende Inanspruchnahme von Behandlungsangeboten.

Angaben zur Störungsgenese und zum bisherigen Behandlungsverlauf finden sich meist in der Gerichts- oder Versicherungsakte, die dem Sachverständigen zu Verfügung steht, sie sollten aber auch in der Untersuchung exploriert werden. Die folgenden Fragen können helfen, die relevanten Informationen zum Störungsverlauf zu strukturieren:

- *Auslösebedingungen*: Wann und unter welchen körperlichen, psychischen und sozialen Bedingungen sind die Beschwerden erstmalig aufgetreten?
- *Verlaufscharakteristik*: Welche Verlaufscharakteristik zeigten die Beschwerden (z. B. chronisch-persistierend, chronisch-rezidivierend, episodisch, paroxysmal bei stetiger Progredienz, bei konstantem Schweregrad, bei wechselndem Schweregrad, bei langfristiger Besserung)? Gab es Interferenzen zwischen dem Verlauf somatoformer Beschwerden und dem Verlauf komorbider Störungen? Inwiefern?
- *Modulierende Einflüsse*: Von welchen physikalischen, psychischen und sozialen Bedingungen hing im bisherigen Verlauf die Zu- und Abnahme der Beschwerden ab?
- *Auswirkungen*: Welche Auswirkungen hatten die Beschwerden auf das Arbeitsverhalten bzw. die Arbeitsfähigkeit und auf Freizeitaktivitäten? Inwiefern veränderten sich die Auswirkungen im Verlauf der Beschwerdeentwicklung?
- *Inanspruchnahmeverhalten*: In welcher Frequenz und in welchem zeitlichen Umfang suchte der/die Betroffene medizinische Hilfe? Wie viele Ärzte wurden mit welchem Ergebnis konsultiert?
- *Verarbeitung der somatoformen Beschwerden*: Wie ging der Proband damit um, dass die Beschwerden nicht hinreichend körperlich erklärt und behandelt werden konnten? Wie ging er damit um, dass die Beschwerden im Verlauf immer wieder auftraten/sich verstärkten? Welche Zusammenhänge bestanden zwi-

schen der Verarbeitung der Beschwerden und der Beschwerdeintensität im Verlauf?
- *Behandlungswirkung*: Welche Behandlungen führten im Verlauf zu einer Linderung der Beschwerden und Beeinträchtigungen, welche nicht?
- *Soziale Bedingungen*: Inwiefern haben soziale Unterstützungsbedingungen (Partner, Familie, Arbeitgeber, Versicherer) den Beschwerdeverlauf beeinflusst?

Der Sachverständige sollte in der Lage sein, auf der Grundlage der erhobenen Verlaufsinformationen das funktionale Bedingungsgefüge des Störungsbildes sowie die bisherige Beschwerdepersistenz und -progredienz zu beurteilen. Die Persistenz der somatoformen Störung wird umso ausgeprägter sein, je dauerhafter, unmodulierter und therapieresistenter die Beschwerden aufgetreten sind. Die Progredienz wird umso ausgeprägter sein, je stärker die Beschwerden und Beeinträchtigungen im zeitlichen Verlauf an Intensität und/oder Umfang zugenommen haben. Eine ausgeprägte Persistenz und Progredienz der Beschwerden und Beeinträchtigungen spricht nach den vorliegenden Empfehlungen medizinischer Fachgesellschaften (vgl. Kap. 3) dagegen, dass ein Proband die gesundheitlichen Probleme mit zumutbarer Willensanspannung noch überwinden kann.

Ergänzend zur Exploration können Angaben zur Bewertung des bisherigen Krankheitsverlaufs auch durch Fragebögen gewonnen werden. So kann bspw. bei chronischen Schmerzpatienten der Chronifizierungsgrad über das Mainzer Stadienmodell zur Schmerzchronifizierung bestimmt werden. Nach Erfahrungen von Häuser (2002) mit dieser Einteilung kann angenommen werden, dass die Wahrscheinlichkeit, die gesundheitlichen Beeinträchtigungen noch überwinden zu können, mit steigendem Chronifizierungsgrad abfällt. Informationen zum bisherigen Störungsverlauf liefert auch das Klinisch-psychologische Diagnosesystem (Schwarz & Hünerfauth, 2000), das mit den Dimensionen Beschwerdepersistenz und Beschwerdeprogredienz relevante Verlaufsmerkmale der Störung abbildet. Insgesamt sollten die Angaben zur Genese der Störung nach der hier vorgeschlagenen Heuristik relevante Informationen zum individuellen Beschwerdeverlauf und zu den erzielten Behandlungsergebnissen enthalten, nicht aber Informationen dazu, welchen Beitrag der Proband zum bisherigen Störungs- und Behandlungsverlauf durch sein Verhalten selbst geleistet hat.

11.3.3 Therapier- und Rehabilitierbarkeit somatoform gestörter Patienten

Wenn der Sachverständige beurteilen soll, ob oder unter welchen Umständen der Versicherte in Zukunft die Beschwerden überwinden könnte (nicht: überwinden wird), die der Wiederherstellung seiner Arbeitsfähigkeit entgegenstehen, dann kann er dies nur auf der Grundlage wissenschaftlicher Erkenntnisse zur Behandelbarkeit (bzw. „Überwindbarkeit") der Störungen tun. Er muss einschätzen können, mit welcher Wahrscheinlichkeit eine gegebene Störung unter normalen Bedingungen wirksam behandelt werden kann unabhängig von den individuellen Änderungsmotiven der Betroffenen. Dazu muss er Therapiestudien kennen, die hierzu überzeugende Ergebnisse liefern. Eine Auswahl von Studienergebnissen zur Therapier- und Rehabilitierbarkeit von Personen mit somatoformen Beschwerden und chronischen Schmerzsyndromen sind im Folgenden dargestellt.

Empirische Befunde zur Therapier- und Rehabilitierbarkeit von Patienten mit somatoformen Beschwerden

Zunächst ist zu berücksichtigen, dass die Ausgangswahrscheinlichkeit für Behandlungs- oder Rehabilitationserfolge nicht aus Studien mit Patienten in sozialrechtlichen Konflikt- und Entscheidungssituationen abgeleitet werden kann, weil diese Patienten aufgrund ihrer typischen Zielkonflikte nur bedingt vergleichbar sind mit „normalen" Patienten. In der Regel weisen sie schwächere Behandlungserfolge auf als Patienten außerhalb sozialrechtlicher Konfliktsituationen.

In Bezug auf die Inhalte und Vorgehensweisen einer erfolgversprechenden Behandlung für Personen mit somatoformen Beschwerden oder chronifizierten Schmerzen haben sich interdisziplinär angelegte multimodale Behandlungsansätze bislang am besten bewährt. Die Ziele und Inhalte solcher Behandlungsprogramme sind in Anlehnung an Kröner-Herwig (1996) in Tabelle 11.1 aufgeführt.

Tab. 11.1: Ziele und Inhalte von Interventionsstudien für Patienten mit chronischen Schmerzen und somatoformen Beschwerden/Störungen

Ziele	Interventionen
Veränderung der subjektiven Schmerztheorie	Seminare, schriftliche Anleitungen, Patientenschulungsmaßnahmen, Broschüren usw.
• Stärkung des Gesundheitsverhaltens • Abbau des Schmerzverhaltens • Medikamentenreduktion • Erhöhung des Aktivitätsniveaus • Verbesserung der körperlichen Belastbarkeit/Ausdauer • körperliche Mobilitäts- und Flexibilitätsverbesserung • Abbau expressiven Schmerzverhaltens	„Pain cocktail", selbstkontrollierter Entzug Operantes Management Physiotherapie, Geräte- und Fitnesstraining Physiotherapie, Stretching-Übungen Löschung des Symptomverhaltens, Stärkung des Gesundheitsverhaltens
Verbesserung sozialer Interaktionen	Gruppentherapie, Verstärkung sozialer Aktivität, Training sozialer Kompetenz
Berufliche Rehabilitation, „häusliche" Rehabilitation	Beratung zur beruflichen Reintegration, Information zu ergonomischen Maßnahmen, Vorbereitung und begleitende Durchführung arbeitsplatzverändernder Maßnahmen Implementierung verhaltens- und bewegungstherapeutischer Maßnahmen in den Alltag des Patienten
Verbesserte Schmerzbewältigung	Entspannungsverfahren, Biofeedback, kognitive Umstrukturierung, Aufmerksamkeitslenkung, Imagination,
Verbesserte Stressbewältigung	Kognitiv-behaviorale Strategien, Entspannungsverfahren, Kognitionskontrolle, Stressimpfungstraining
Unterstützung des Gesundheitsverhaltens durch Bezugspersonen	Einbeziehung der Angehörigen in die Therapie

Die Ergebnisse einiger Therapiestudien sind nachfolgend zusammengestellt. Aus ihnen geht hervor, dass durch geeignete Interventionen nicht nur die Beschwerden, sondern auch das Krankheitsverhalten und die Funktionsfähigkeit verbessert werden können.

Somatoforme Störungen

- Metaanalyse zur Wirksamkeit kognitiv-behavioraler Therapie bei somatoformen Störungen: Insgesamt 31 kontrollierte Studien zur Wirksamkeit kognitiv-behavioraler Therapie aus dem Zeitraum 1966–1999 wurden einbezogen. Davon behandelten 25 ein spezielles somatoformes Störungsbild, sechs untersuchten die Therapierbarkeit allgemeiner Somatisierungstendenzen. In 71 % der Studien verbesserten sich die verhaltenstherapeutisch behandelten Patienten signifikant stärker als die Patienten der Kontrollgruppe in Bezug auf die Angabe körperlicher Symptome, bei weiteren 11 % zeigte sich ein Trend zur Verbesserung. Psychisches Belastungserleben und Funktionsniveau der verhaltenstherapeutisch Behandelten verbesserten sich ebenfalls deutlicher stärker als bei den Kontrollgruppen. Die Veränderungen waren im Durchschnitt über ein Jahr stabil (Kroenke & Swindle, 2000).
- Review zur Wirksamkeit der Verhaltenstherapie bei somatoformen, dissoziativen und konversionsneurotischen Störungen: Kröner-Herwig (2004) bezog in ihre Bewertung zur Evidenzbasierung der Verhaltenstherapie für die o. g. Störungsgruppen acht Originalstudien und zwei Übersichtsarbeiten (davon die von Kroenke & Swindle) mit ein. Sie schlussfolgert, dass die vorgelegten Originalstudien im Bereich der somatoformen Störungen generell und in mehreren speziellen Subkategorien (Somatisierungsstörung, Hypochondrie, Somatoforme Schmerzstörung) die Wirksamkeit verhaltenstherapeutischer Interventionen nachweisen. Dabei wird die Wirksamkeit überwiegend im Vergleich zu Wartekontrollen, aber in zwei Fällen auch im Vergleich zur medikamentösen Behandlung nachgewiesen. Zwei Studien zum Chronic-Fatigue-Syndrom sprechen für eine erhöhte Wirksamkeit von Behandlungsmethoden, die Verhaltenstherapie mit medizinischer Behandlung kombinieren.
- Metaanalyse zur Wirksamkeit des Autogenen Trainings bei körperlichen Erkrankungen und körperlichen/somatoformen Beschwerden: In die Analyse wurden 73 Studien zur Wirksamkeit des Autogenen Trainings einbezogen. Im Schnitt wurden mittlere bis starke Effekte (Effektgrößen von .50 bis .80) bei störungsspezifischen Anwendungen erzielt. Mindestens mittelgroße Effekte ließen sich bei folgenden Krankheitsbildern nachweisen: somatoforme Schmerzstörung, chronische Kopfschmerzen/Migräne, nicht organische Schlafstörungen, Angststörungen, leichte bis mittelgradige depressive Störungen, Hypertonie, koronare Herzerkrankung, Asthma und Raynaud Symptomatik (Stetter & Kupper, 2002).
- Originalstudie zur Wirksamkeit kognitiv-behavioraler Therapie bei Somatisierungsstörung: Insgesamt 191 Patienten mit einer Somatisierungsstörung wurden stationär mit kognitiver Verhaltenstherapie und einer zusätzlichen Gruppenbehandlung für Patienten mit Somatisierungsstörungen behandelt. Die Anzahl der beklagten somatoformen Symptome, die Anzahl und Intensität psychischer Symptome und die Anzahl der Ärztekonsultationen konnten bedeutsam verringert werden, der subjektive Gesundheitszustand und die Lebenszufriedenheit nahmen signifikant zu. Die Effekte waren über ein Jahr stabil (Bleichhardt, Timmer & Rief, 2004).

- Originalstudie zur Wirksamkeit kognitiv-behavioraler Kurzzeitintervention bei Somatisierungsstörung: 32 Patienten mit Somatisierungsstörungen zeigten nach kognitiv-behavioraler Intervention signifikante Verbesserungen in Bezug auf die Beschäftigung mit körperlichen Symptomen, körperbezogene Ängste und Medikamentengebrauch. Im Verlauf weiterer 18 Monate nahmen Angst, Somatisierung und depressive Symptome weiter ab (Lidbeck, 2003).
- Originalstudie zur Wirksamkeit ambulanter kognitiv-behavioraler Intervention in Kombination mit medizinischer Behandlung: 39 Patienten wurden kognitiv-verhaltenstherapeutisch und medizinisch behandelt, 40 Patienten wurden nur medizinisch behandelt. Die kombiniert Behandelten zeigten eine deutlich höhere Erholungsrate und weniger körperliche Symptome, Schlafstörungen, Krankheitsverhalten und Funktionsbeeinträchtigungen. Die Effekte waren über ein Jahr stabil (Speckens et al., 1995).
- Originalstudie zum Einfluss der Schwere der Gestörtheit auf das Behandlungsergebnis bei Somatisierungsstörung: Bei 126 Patienten mit einer Somatisierungsstörung wurden vor ihrer kognitiv-verhaltenstherapeutischen stationären Behandlung komorbide psychische Störungen (Persönlichkeitsstörungen, Depressionen, Angststörungen) diagnostiziert. Die Patienten profitierten insgesamt bedeutsam in Bezug auf Krankheitsängste, krankheitsbezogene Kognitionen und die klinische Symptomatik, ohne dass sich die Schwere der Gestörtheit, gemessen am Ausmaß komorbider Störungen, auf das Behandlungsergebnis auswirkte (Leibbrand, Hiller & Fichter, 1999).
- Originalstudie zur Wirksamkeit kognitiv-behavioraler Therapie bei Hypochondrie: 96 Patienten mit Hypochondrie wurden stationär kognitiv-verhaltenstherapeutisch behandelt. Davon wurden 60 % nach der Therapie als klinisch bedeutsam gebessert bewertet. Die erfolgreichen Patienten zeigten nach der Therapie eine geringere Inanspruchnahme medizinischer Hilfen (Hiller et al., 2002).
- Originalstudie zur Wirksamkeit kognitiv-behavioraler Therapie bei Hypochondrie: 102 Personen mit hypochondrischen Symptomen oder Tendenzen wurden kognitiv-verhaltenstherapeutisch behandelt, 87 erfuhren die übliche medizinische Hilfe. Nach einem Jahr zeigten sich die folgenden signifikanten Verbesserungen: weniger hypochondrische Symptome, schwächere hypochondrische Überzeugungen und Einstellungen, weniger körperbezogene Ängste, geringere Beeinträchtigung sozialer Rollenfunktionen und sonstiger Alltagsfunktionen. Die Angaben zu körperlichen Beschwerden waren unverändert (Barsky & Ahern, 2004).
- Originalstudie zur Wirksamkeit von Psychotherapie bei Hypochondrie: 36 Patienten mit Hypochondrie wurden mit überwiegend kognitiven Methoden in Einzeltherapie behandelt. Nach der Behandlung waren 64 % der Behandelten davon überzeugt, keine Erkrankung mehr zu haben. Die Effekte waren über zwei Jahre stabil (Kellner, 1983).
- Originalstudie zur Wirksamkeit von Hypnotherapie bei Konversionsstörungen oder körperlich nicht erklärbaren motorischen Ausfällen: 44 Patienten mit Konversionsstörungen wurden hypnotherapeutisch behandelt und mit einer Wartelisten-Kontrollgruppe verglichen. Die hypnotherapeutisch behandelten Patienten zeigten bedeutsam weniger sichtbare Verhaltenssymptome und gaben auch im Selbstbericht stärkere Verbesserungen an als die Patienten der Kontrollgruppe. Die Effekte waren sechs Monate stabil (Moene et al., 2002).
- Wirksamkeit von Beratung und Psychotherapie bei psychogenen Krampfanfällen: Von 61 Patienten mit psychogenen Krampfanfällen wurden retrospektiv Störungsverläufe und Behandlungsmaßnahmen analysiert. Bei 68 % dieser Pa-

tienten verbesserte sich die Symptomatik nach ausführlicher Information zum Krankheitsbild sowie nach Durchführung von mindestens fünf Beratungskontakten bereits deutlich (Aboukasm et al., 1998).

Die vorliegenden Studien zeigen für somatoforme Störungen und körperbezogene Ängste eine insgesamt gute Wirkung verhaltensmedizinischer Interventionen. Statistisch signifikant und überwiegend auch klinisch bedeutsam konnten die Beschwerden, noch deutlicher aber Merkmale des Krankheitsverhaltens und des Umgangs mit Beschwerden positiv beeinflusst werden. Die erzielten Wirkungen waren meist dauerhaft.

Chronische/chronifizierte Schmerzen

- Review zur Wirksamkeit multidisziplinärer Behandlungsprogramme für chronische Schmerzpatienten: Kröner-Herwig (1996) kommt zu folgendem Ergebnis: In der Regel werden durch derartige Therapieprogramme eindeutige Erfolge bei der Reduktion der analgetischen und psychopharmakologischen Medikation erzielt. Ebenso deutlich sind die Verbesserungen im Bereich der körperlichen Aktivität, der körperlichen Belastbarkeit und Ausdauer, der körperlichen Mobilität und Flexibilität. In Bezug auf die berufliche Rehabilitation waren je nach Studie bis zu 87% der zuvor krankgeschriebenen Patienten nach der Behandlung wieder arbeitsfähig. Ebenfalls dramatische Veränderungen konnten bei chronischen Schmerzpatienten in Bezug auf die Verbesserung psychischer Beeinträchtigungen nachgewiesen werden, weniger eindrucksvoll waren die Veränderungen in Bezug auf die erlebte Schmerzintensität. Bei einem hohen Prozentsatz der Patienten blieben die Therapieerfolge über längere Zeit stabil.
- Metaanalyse zur Wirksamkeit von Verhaltenstherapie bei chronischen Schmerzpatienten: In die Analyse wurden 33 Publikationen zur Wirksamkeit der Verhaltenstherapie und der kognitiven Verhaltenstherapie einbezogen, davon 25 kontrollierte Einzeluntersuchungen. Verglichen wurden die verhaltenstherapeutischen Interventionen mit Wartelisten-Kontrollgruppen sowie alternativen aktiven Behandlungen. Im Durchschnitt konnte selbst für hochchronifizierte Schmerzpatienten eine immerhin noch mittelgroße Effektstärke der Behandlung (0.5) nachgewiesen werden. Signifikant verbessert wurden vor allem die Schmerzerfahrung, das Bewältigungsverhalten und das offene Schmerzverhalten. Nicht bedeutsam beeinflusst wurden negative Stimmung, negative Kognitionen und Bewältigungsformen sowie soziale Rollenfunktionen. Die Wirksamkeit der Therapie blieb im Durchschnitt über 18 Monate erhalten (Morley, Eccleston & Williams, 1999).
- Originalstudie zur Wirksamkeit multimodaler und multidisziplinärer Behandlung chronischer Rückenschmerzen: Es wird über ein intensives achtwöchiges multidisziplinäres Trainingsprogramm berichtet. Es zeigte sich eine klinisch bedeutsame Verbesserung der Beweglichkeit, der Kraft, der Hebefähigkeit, der Ausdauer sowie eine Verringerung der Schmerzintensität, der Funktionsbeeinträchtigung, der Depressivität, der Anzahl psychovegetativer Symptome, des Schmerzmittelkonsums und der Inanspruchnahme medizinischer Hilfsangebote. Die Betroffenen steigerten erheblich ihr häusliches Übungs- und Bewegungspensum, und die Mehrzahl (63%) der Patienten integrierten sich wieder in eine berufliche Tätigkeit. Die meisten positiven Veränderungen blieben über ein Jahr stabil (Hildebrandt et al., 1996).

- Originalstudie zur Wirksamkeit aktiver physiotherapeutischer Behandlung chronischer Rückenschmerzen: Beschrieben wird die Behandlung mit einem multimodalen, überwiegend physiotherapeutisch ausgerichteten Intensivprogramm. Die Patienten waren in den letzten zwei Jahren vor Durchführung der Behandlungsmaßnahme im Durchschnitt sechs Monate lang krankgeschrieben. Die Anzahl der Fehltage und die körperlichen Beschwerden konnten wesentlich reduziert werden (Jousset et al., 2004).
- Originalstudie zur Wirksamkeit multidisziplinärer, vorwiegend verhaltensregulatorisch ausgerichteter Behandlung: Olason (2004) berichtet über eine Studie mit 158 chronischen Schmerzpatienten, die sich einem siebenwöchigen interdisziplinären Behandlungsprogramm unterzogen, das auf Information und Schulung, kognitive Umstrukturierung, Reduktion der Schmerzmitteleinnahme und die Verbesserung des Funktionsniveaus ausgerichtet war. Schmerz, Angst und Depression wurden sowohl unmittelbar nach dem Training als auch ein Jahr später als signifikant geringer angegeben. Vor dem Programm waren nur 18 % arbeitsfähig, unmittelbar nach der Behandlung 48 %, ein Jahr später über 59 % der Patienten.
- Originalstudie zur Wirksamkeit kognitiv-verhaltenstherapeutischer Interventionen bei chronischen Rückenschmerzen: Spinhoven et al., (2004) behandelten 148 chronische Rückenschmerzpatienten kognitiv-verhaltenstherapeutisch. Im Vordergrund standen die Verringerung der Katastrophisierungstendenzen und das Einüben funktionaler Schmerz- und Stressverarbeitung. Psychische Beeinträchtigungen und Funktionsbeeinträchtigungen konnten durch die Interventionen wesentlich gelindert werden, Depressivität und Schmerzverhalten reduzierten sich, die Aktivitätstoleranz trotz verbliebener Beschwerden nahm bedeutsam zu. Die Effekte waren über ein Jahr stabil.
- Metaanalyse zur Wirksamkeit multimodal ausgerichteter Interventionen bei Klagen über generalisierte Schmerzen/Fibromyalgie: In die Metaanalyse von Rossy et al. (1999) wurden 49 kontrollierte Studien einbezogen, die sowohl komplexe, aufeinander abgestimmte Behandlungsansätze als auch einzelne Behandlungsmethoden in ihrer Wirkung untersuchten. Ergebnis: Antidepressive Medikation und verhaltenstherapeutische Methoden führen zu einer klinisch bedeutsamen Verbesserung des körperlichen Zustandes und zu einer Verringerung der Beschwerden. Körperliches Training allein führt meist nicht zu einer Verbesserung des Funktionsniveaus. Eine Kombination aus pharmakologischen und kognitiv-behavioralen Methoden stellt sich am erfolgversprechendsten dar.
- Originalstudie zur Wirksamkeit verhaltensregulatorischer Gruppenprogramme für Patienten mit generalisierten Schmerzen/Fibromyalgie: Lemstra & Olszynski (2005) berichten über die Effekte eines 24-stündigen, überwiegend auf Steigerung der Beweglichkeit und Ausdauer und Informationsaustausch ausgerichteten Gruppenprogramms. Durch die Behandlung konnten der subjektive Gesundheitszustand, Schmerzintensität, Funktionsfähigkeit, Depressivität und Schmerzdauer bedeutsam gebessert werden. Medikamentenkonsum und Arbeitsstatus veränderten sich nicht.
- Originalstudie zur differentiellen Wirksamkeit von Patientenschulung bei Patienten mit generalisierten Schmerzen/Fibromyalgie: Williams et al. (2002) führten an insgesamt 145 Fibromyalgie-Patienten entweder medizinische Behandlung oder zusätzlich dazu eine sechsstündige kognitiv-behaviorale Patientenschulung durch. Durch diese Schulungsmaßnahme konnte der Anteil derer, die ihre körperliche Funktionsfähigkeit klinisch bedeutsam steigern konnten, mehr als verdoppelt werden (ohne Schulung: 12 %, mit Schulung: 25 %).

- Originalstudie zur Wirksamkeit von Interventionen zur Stressbewältigung bei Fibromyalgie: 77-Fibromyalgie-Patienten wurden mit einem zehnwöchigen, überwiegend entspannungs- und meditationsorientierten Bewältigungsprogramm behandelt. Etwa die Hälfte der Patienten zeigte mittlere bis deutliche Verbesserungen in Bezug auf Wohlbefinden, Müdigkeit, Schmerzen und Beeinträchtigungen, die andere Hälfte profitierte nicht bedeutsam (Kaplan, Goldenberg & Galvin-Nadeau, 1993).

Auch für Patienten mit chronischen und chronifizierten Schmerzen zeichnet sich insofern eine klinisch bedeutsame Behandlungswirkung für Therapiemethoden ab, die auf eine Veränderung der Selbstregulation, der Körperwahrnehmung, der Beschwerdeverarbeitung und des Krankheitsverhaltens ausgerichtet sind. Geeignete Behandlungen scheinen sich wesentlich auf den konstruktiven Umgang der Betroffenen mit Beschwerden und Funktionsbeeinträchtigungen auszuwirken. Die Wirkung auf emotionale und affektive Beeinträchtigungen fällt schwächer aus.

Große Effekte werden vor allem dann beobachtet, wenn geeignete Therapiemaßnahmen in der nötigen Intensität auch regelmäßig unter Alltagsbedingungen fortgesetzt werden.

Zusammenfassung

Intensive multidisziplinär ausgerichtete Therapien, wie sie z. B. in verhaltensmedizinischen oder psychosomatischen Fachkliniken für somatoform gestörte Patienten oder in orthopädischen oder rheumatologischen Rehabilitationskliniken für chronische Schmerzpatienten angeboten werden, führen in der Mehrzahl der Fälle zu klinisch bedeutsamen Verbesserungen der Beschwerden und des Funktionsniveaus. Insbesondere durch kognitiv-verhaltenstherapeutische Interventionen werden körperliche Beschwerden, insbesondere aber auch die sozialrechtlich relevanten beschwerdebedingten Funktionsbeeinträchtigungen überzufällig reduziert. In vier von fünf Studien sind mittelgroße bis zuweilen auch große Effekte nachweisbar. Die Ausgangswahrscheinlichkeit dafür, dass ein Patient außerhalb einer sozialrechtlichen Konfliktsituation bei geeigneter Therapie und durchschnittlicher Behandlungsmotivation somatoforme Störungen und chronische Schmerzen dauerhaft überwinden kann, liegen demnach deutlich über der Wahrscheinlichkeit, dass die Beschwerden und Beeinträchtigungen unverändert andauern oder noch weiter zunehmen werden.

11.3.4 Angemessenheit der bisherigen Behandlung

Wenn ein Patient nicht positiv auf Therapie- und Rehabilitationsversuche reagiert hat, dann kann dies durch die Krankheitsschwere (Persistenz und Progredienz der Beschwerden), aber auch durch die geringe Angemessenheit der bisherigen Behandlung bedingt sein. Angaben zur Angemessenheit der bisherigen Behandlung betreffen das Verhältnis zwischen den für eine gegebene Störung erwiesenermaßen wirksamen Behandlungsmethoden und den tatsächlich durchgeführten Maßnahmen. Dieses Verhältnis ist für die Prognose des weiteren Behandlungsverlaufs insofern von Bedeutung, als sich die bisherigen Behandlungserfolge allein auf die tatsächlich durchgeführten Maßnahmen, nicht aber auf die erwiesenermaßen wirksamen Methoden beziehen. Wenn ein Proband mit somatoformen Störungen bislang überwiegend Maßnahmen durchgeführt hat, die nach wissenschaftlichen Kriterien als nicht oder nicht hinreichend wirksam zu bewerten sind, dann kann der bisherige Behandlungsverlauf eben nicht als zuverlässiger Prädiktor für den weiteren Behandlungsverlauf angesehen werden. Eine unwirksame Behandlung mit nur schwach und kurzfristig wirksamen Methoden spricht für eine fragliche Angemessenheit der bisherigen Behandlung, nicht aber dafür, dass der Proband die Beschwerden mit wirksameren Methoden nicht noch überwinden könnte. Erst wenn gezeigt werden kann, dass nach wissenschaftlichen Kriterien wirksame Behandlungsmethoden tatsächlich über einen längeren Zeitraum erfolglos umgesetzt wurden, ist davon auszugehen, dass die negativen Erfahrungen mit Therapie zur Vorhersage des weiteren Behandlungsverlaufs genutzt werden können. Dies betrifft insbesondere auch therapeutische Verhaltensänderungen des Patienten im Alltag.

Probleme der Bewertung bisher durchgeführter Behandlungen

Die Beurteilung der „Angemessenheit" der bisherigen Behandlung birgt Risiken und verstößt aus Sicht mancher Sachverständiger sogar gegen die Regeln des kollegialen Miteinanders. Die Möglichkeit, sich im Gutachten über den Nutzen bisheriger Behandlungsmaßnahmen zu äußern, wird von einigen Gutachtern strikt abgelehnt. Hausotter (1995) führt bspw. aus: „Zu einem kollegialen Verhalten den behandelnden Ärzten gegenüber gehört es, dass der Gutachter sich nicht über Sinn oder Unsinn vorausgegangener Behandlungsmaßnahmen äußert und auch nicht noch so wohlgemeinte zusätzliche therapeutische Ratschläge aus seiner Sicht gibt und somit nicht die Grenzen zwischen begutachtendem und behandelndem Arzt überschreitet" (S. 4).

Diese Position verkennt, dass die Frage nach der Angemessenheit der bisherigen Behandlung bei psychischen bzw. somatoformen Störungen weniger dem behandelnden Arzt als vielmehr dem Probanden selbst gilt. Gerade in Bezug auf die bei psychischen Störungen und chronifizierten Beschwerdeverläufen so wichtigen Verhaltensänderungen kann der Arzt geeignete Maßnahmen oft nur vorschlagen, durchführen muss der Patient sie aber selbst. Insofern stellt sich für Probanden mit somatoformen Beschwerden weniger die Frage, welche Behandlungen im Einzelnen durchgeführt wurden, sondern welche therapeutischen Maßnahmen er selbst innerhalb, vor allem aber außerhalb von Therapiesitzungen in seinem Alltag, in seiner Freizeit und bei der Arbeit tatsächlich umgesetzt hat. Um das noch verbliebene Änderungs- und Behandlungspotential abzuschätzen, kann ein Sachverständiger sich an zwei Fragen orientieren:

- Welche Behandlung wäre in der Retrospektive bei dem gegebenen Störungsbild aus fachlicher (wissenschaftlicher) Sicht notwendig und zielführend gewesen?
- Inwiefern ist eine solche Behandlung tatsächlich unter den gegebenen vergütungsbezogenen und versorgungspraktischen Bedingungen realisiert und vom Patienten bzw. Kläger in der notwendigen Weise umgesetzt worden?

Nicht immer wird der Sachverständige davon ausgehen können, dass alle Behandlungsbemühungen bisher optimal verlaufen sind. Er kann sich aber auf der Grundlage des vorliegenden Aktenmaterials, der gutachterlichen Untersuchung und seiner Fachkenntnisse in der Regel ein Bild davon machen, wie Anpassungs- und Bewältigungsprozesse noch weiter optimiert werden können. Kommt er zu dem

Ergebnis, dass mit überwiegender Wahrscheinlichkeit noch nicht alle Behandlungsmöglichkeiten ausgeschöpft wurden, so sollte dies bei der Vorhersage der weiteren Beschwerdeentwicklung berücksichtigt werden.

Hinweise zur Beurteilung der Angemessenheit bisheriger Behandlungen

Probanden mit somatoformen Beschwerden, die bis zur gutachterlichen Untersuchung noch keine intensiven therapeutischen Maßnahmen zur Verhaltensregulation unternommen haben, haben die therapeutischen Möglichkeiten mit überwiegender Wahrscheinlichkeit nicht ausgeschöpft. Die folgenden Fragen sind als Orientierungshilfe für die Einschätzung der Angemessenheit bisheriger Behandlungen gedacht. Die in den Klammern ergänzten Antworten weisen auf eine wahrscheinlich wenig angemessene Behandlung hin:

Generelle Merkmale

- Ab wann wurde ein multidisziplinärer Behandlungsansatz verfolgt? (nach mehrjährigen Beschwerden)
- Wurde der Proband in den bisherigen Behandlungen dazu angeregt, gesundheitsförderliches Verhalten im Alltag umzusetzen, oder hat er dies eigeninitiativ getan? (nein)
- Wann ist der Proband über die Diagnose und die sich daraus ergebenden therapeutischen Konsequenzen informiert worden? (nach mehrjähriger Behandlung)

Bei Somatisierungsstörungen und intensiviertem Krankheitsverhalten

- Ab wann ist die dauerhafte Inanspruchnahme medizinischer Dienste als Verhaltensproblem gemeinsam mit dem Patienten besprochen worden? (nach mehrjähriger Behandlung oder noch gar nicht)
- Wie viele medizinisch-diagnostische Untersuchungen sind bei unauffälligem Befund durchgeführt worden? (je mehr Untersuchungen, umso problematischer)
- Sind die körperlichen Befunde dem Probanden so erklärt worden, dass sie eine Beteiligung psychosozialer Einflüsse am Krankheitsgeschehen verdeutlichen? (nein)
- Sind dem Probanden wiederholt neue körperliche Behandlungsversuche vorgeschlagen worden? (ja)
- Sind Placebo-Behandlungen oder Behandlungen ohne wissenschaftliche Wirksamkeitsnachweise durchgeführt worden, die den Probanden in der Medikalisierung seines gesundheitlichen Problems bestärkt haben? (ja)
- Wurden Behandlungen vorgeschlagen oder durchgeführt, die vor allem eine Verringerung des Krankheitsverhaltens zum Ziel hatten? (nein)
- Dominierten Behandlungsversuche, die psychische Einflüsse generell als unendlich komplex, undurchsichtig und prinzipiell konflikthaft qualifizieren? (ja)
- Dominierten Behandlungsversuche, die ausschließlich auf eine Ausschaltung der lokalen Beschwerden mittels lokal wirksamer Medikamente ausgerichtet waren? (ja)

Bei hypochondrischen oder körperbezogenen Ängsten

- Ab wann wurden die Ängste als psychisches bzw. Verhaltensproblem mit dem Probanden besprochen? (nach längerer körperlicher Behandlung oder noch gar nicht)
- Wurden die Ängste längere Zeit ausschließlich medikamentös behandelt? (ja)
- Wurde die psychopharmakologische Medikation verstärkt, ohne auf die Notwendigkeit einer begleitenden Psychotherapie hinzuweisen? (ja)
- Wurden vom Probanden andere psychotrope Substanzen (z. B. Nikotin, Alkohol) konsumiert, um die gesundheitlichen Probleme zu bewältigen? (ja)
- Wurde im Rahmen der bisher durchgeführten Behandlung jegliche Konfrontation mit Angst auslösenden Situationen oder Angst auslösenden körperlichen Reaktionen vermieden? (ja)
- Praktiziert der Proband im Alltag Verhaltensweisen, die zur Überwindung körperbezogener Ängste nachweislich geeignet sind? (nein)

Bei chronifizierten Schmerzen

- Wann wurde dem Probanden ein komplexes Krankheits- oder Schmerzmodell vermittelt, das Schmerzen als multipel determiniert und auf verschiedenen Ebenen beeinflussbar beschreibt? (nach Jahren oder gar nicht)
- Waren die Behandlungen bei chronifizierten muskuloskeletalen Schmerzen auf eine Optimierung/Verbesserung körperlicher Haltungs- und Bewegungsabläufe ausgerichtet? (nein)
- War die Intensität bzw. der Umfang der vom Probanden selbst durchgeführten Maßnahmen ausreichend? (nein)
- Waren die pharmakologischen Maßnahmen sinnvoll und war die diesbezügliche Compliance des Patienten ausreichend? (nein)
- Waren die therapeutischen Übungsprogramme auf eine langfristige systematische und schrittweise Steigerung der Bewältigungs- und Verhaltenskompetenz ausgerichtet? (nein)
- Praktiziert der Proband im Alltag Verhaltensweisen, die zur Überwindung schmerz- oder bewegungsbezogener Ängste nachweislich geeignet sind? (nein)

Bei der Bewertung bisher durchgeführter Behandlungen ist zu bedenken, dass die Frage zur Angemessenheit nicht damit gleichzusetzen ist, ob die bisherigen Behandlungen lege artis durchgeführt wurden oder nicht. In vielen Fällen haben Fachärzte in dem Fachbereich, den sie vertreten, eine korrekte Diagnostik und auch korrekte Behandlungen durchgeführt. Trotzdem ist es in manchen Fällen zu einer Chronifizierung des Krankheitsverhaltens oder zu wachsender Funktionsbeeinträchtigung und Invalidisierung gekommen. Angaben zur Angemessenheit der Behandlung von somatoformen Beschwerden und chronifiziertem Krankheitsverhalten sollten insofern weniger die Arbeit eines einzelnen Behandlers, als vielmehr die spezifische Eignung, Intensität und nicht zuletzt auch die Dauerhaftigkeit komplexer verhaltensmedizinischer, physiotherapeutischer oder psychotherapeutischer Maßnahmen betreffen, die nachweislich zur Verringerung der Beschwerden und des Krankheitsverhaltens und zur Verbesserung des Funktionsniveaus geeignet sind. Der Sachverständige sollte prüfen, inwiefern der bisherige Beschwerdeverlauf durch ein ungünstiges oder unzureichendes Bewältigungsverhalten oder durch kurzfristig lindernde, langfristig aber beschwerdeverstärkende Maßnahmen bestimmt war.

Besondere Aufmerksamkeit sollte auf Angaben zur *Intensität und Dauerhaftigkeit geeigneter Maßnahmen* liegen. Spürbare und dauerhafte therapeutische Veränderungen lassen sich bei körperlichen Beschwerden und insbesondere bei chronischen (somatoformen) Schmerzen am Bewegungssystem meist erst dadurch erzielen, dass die therapeutischen Maßnahmen häufig und regelmäßig über einen längeren Zeitraum praktiziert werden. Gestörte oder dysfunktionale körperliche Bewegungs- und Haltungsroutinen verändern sich oft erst dann nachhaltig, wenn sie über mehrere Monate hinweg täglich immer wieder praktiziert werden. Entscheidend für die Wirksamkeit einer krankengymnastischen Behandlung ist insofern meist nicht das Bewegungsverhalten in Anwesenheit des Therapeuten oder der Therapeutin, sondern die Umsetzung und dauerhafte und regelmäßige Anwendung des Gelernten im Alltag. Gleiches gilt für kognitiv-verhaltenstherapeutische Behandlungsmethoden, auch hier ist die Umsetzung des Gelernten im Alltag entscheidend für den Behandlungserfolg. Die entscheidende Bedeutung der Verhaltensintensität für die angestrebte Veränderung ist durch eine Reihe empirischer Untersuchungen gestützt (z. B. Rose et al. 1997; Bendix et al., 1995; Redondo et al., 2004).

Abschließend sei darauf hingewiesen, dass die kritische Reflexion des bisherigen Behandlungsverlaufs sicher nicht nur Probleme oder Risiken enthält. Das Gegenteil sollte der Fall sein: Der Richter bzw. Entscheidungsträger kann die Entstehung des aktuellen gesundheitlichen Zustandes und der konflikthaften Zuspitzung dadurch wahrscheinlich besser nachvollziehen, der Kläger kann dadurch auch eigene Anteile und Verantwortungen am bisherigen Beschwerdeverlauf deutlicher erkennen, und der Sachverständige selbst kann auf diese Weise besser begründen, dass mit anderen Behandlungsschwerpunkten möglicherweise doch noch eine Überwindung der gesundheitlichen Probleme gelingen könnte, sofern die vorliegenden Informationen dafür sprechen. Insofern sollte ein Sachverständigengutachten, das zur Frage der „zumutbaren Willensanspannung" Stellung nimmt, durchaus auch mögliche, bislang noch nicht beschrittene therapeutische Lösungswege aufzeigen können.

Zusammenfassung

Die Beurteilung der Angemessenheit der bisherigen Behandlung ist erforderlich, um bewerten zu können, inwiefern die bisherigen therapeutischen Erfahrungen zur Vorhersage des weiteren Beschwerde- und Behandlungsverlaufs genutzt werden können. Wenn bislang vom Probanden keine geeigneten Behandlungen in der nötigen Intensität durchgeführt wurden, dann kann aus der Erfolglosigkeit der durchgeführten Behandlungen nicht auf die Erfolglosigkeit zukünftiger Behandlungen geschlossen werden.

11.3.5 Analyse der Therapie- und Rehabilitationsmotivation

Wenn bei einem gegebenen Beschwerdebild Hinweise darauf überwiegen, dass eine wirksame Behandlung prinziell möglich wäre, der Proband bislang aber keine entsprechenden Behandlungs- oder Rehabilitationsmaßnahmen durchgeführt hat, so stellt sich die Frage, welchen Einfluss seine (bewusste, nicht krankheitswertige) Behandlungsmotivation auf diese Entwicklung hatte. Sie überschneidet sich insofern mit der Frage zur Angemessenheit der bisherigen Behandlung, als eine „angemessene" Behandlung bei psychischen Störungen und chronifizierten Krankheitsverläufen in der Regel eine aktive Behandlungsmotivation voraussetzt. Aktive Behandlungsmotivation kann z. B. bei Probanden mit chronifizierten muskuloskeletalen Schmerzen darin zum Ausdruck kommen, dass sich die Betroffenen über Behandlungsmöglichkeiten informieren, sie regelmäßig Kraft-, Ausdauer- und Bewegungsübungen im Alltag durchführen, ihr Bewegungsverhalten oder ihre Arbeitsabläufe verändern oder neue Formen der Konflikt- und Stressverarbeitung einüben. Nicht selten bleiben Behandlungserfolge deshalb aus, weil die erforderlichen Verhaltensänderungen aufgrund schwacher Motivation nicht mit der notwendigen Intensität und Ausdauer durchgeführt wurden. Insofern erfordert sowohl die Beurteilung des bisherigen Krankheitsverlaufs als auch die Vorhersage des weiteren Verlaufs die Brücksichtigung bewusster motivationaler Einflüsse.

Wie aber lässt sich der Einfluss der Motivation auf ein gegebenes Funktionsniveau oder Behandlungsergebnis bestimmen? Welche Merkmale eignen sich generell und im Einzelfall, um Änderungsmotive, willentliche Einflüsse, aktives Bemühen, Anstrengung, Verhaltenskonsequenz etc. zu beschreiben? Welche Motivationskonzepte erlauben eine zuverlässige Verhaltensvorhersage? Fragen wie diese lassen sich am ehesten mit Bezug auf psychologisches Vorwissen und psychologische Konzepte und Modelle beantworten. Entsprechend sollten Sachverständige in der Begutachtung psychisch beeinträchtiger Personen wissen, welche psychologischen Konzepte willentlich motiviertes Verhalten beschreiben und erklären können und sich zur Vorhersage des weiteren Beschwerdeverlaufs eignen.

Psychologische Ansätze zur Motivationsdiagnostik

Die psychologische Forschung hat eine Reihe von Ansätzen dazu hervorgebracht, wie motivationale Einflüsse auf ein Verhalten (z. B. Krankheits-, Bewältigungs-, Therapie- oder Arbeitsverhalten) theoretisch und operational bestimmt werden können. Die hier getroffene Auswahl von Ansätzen orientiert sich nicht zuletzt an Praktikabilitätsaspekten, etwa an der Brauchbarkeit im gutachterlichen Kontext, an der Verfügbarkeit theoriegeleiteter Erfassungsmethoden (Fragebögen) und an ihrer Plausibilität für Sachverständige, Probanden und Auftraggeber (Richter). Die Ansätze eignen sich dazu, die Neigung einer Person zu gerichtetem und planvollem Verhalten zu beschreiben und eine Verhaltensvorhersage zu begründen. Sie beinhalten keine einheitliche Definition der „zumutbaren Willensanspannung", zeigen aber Möglichkeiten der Analyse motivationaler Einflüsse auf der Grundlage empirisch gestützter Motivations- und Handlungstheorien auf. Insofern liefern sie Möglichkeiten, Verhaltensweisen als willentlich motiviert zu qualifizieren. Bislang wurden mit dieser Zielrichtung vor allem spezifische Motive, Attributionsstile, Einstellungen sowie verschiedene Motivations- und Handlungstheorien unterschieden. Die folgende Zusammenstellung der Beschreibungsansätze lehnt sich an eine Übersicht von Fuchs (1997) an.

- *Spezifische Verhaltensmotive als Merkmale der Willensanspannung*
  Verhaltensmotive sind überdauernde und relativ konstante Wertungsdimensionen, die sich auf definierte Inhaltsklassen von Handlungszielen beziehen (Heckhausen,1989). Im Kontext klinischer Begutachtung kann ein spezifisches Verhaltensmotiv zum Beispiel darin bestehen, nach längerer krankheitsbedingter Abwesenheit wieder an den Arbeitsplatz zurückkehren zu wollen. Das Motiv kann dann als „Erklärung" für darauf ausgerichtetes Gesundheitsverhalten oder therapeutisches Übungsverhalten interpretiert werden. Verhaltensmotive liefern

auf den ersten Blick den einfachsten und direktesten Zugang zur Beschreibung der motivationalen Bedingungen eines Verhaltens. Sie können erfasst werden, indem die Person z. B. danach gefragt wird, wie wichtig ihr die Überwindung der gesundheitlichen Probleme ist und für wie relevant sie das darauf ausgerichtete Übungs-, Leistungs- oder Bewältigungsverhalten einschätzt. Nach Fuchs beschreiben die so gewonnenen Verhaltensmotive aber lediglich die subjektive Sicht der Probanden, sie sollten daher durch empirisch gestützte Modelle zur Verhaltensvorhersage ergänzt werden. So kann bspw. präventives Gesundheitsverhalten näherungsweise durch eine Ausrichtung an den Komponenten des Health belief–Modells vorhergesagt werden. Ebenso können Messverfahren mit operationalisierten psychologischen Konstrukten zu Verhaltensmotiven wie z. B. ein Fragebogen zur Psychotherapiemotivation genutzt werden, um therapiespezifische Motive zu erfassen. Der Fragebogen zur Psychotherapiemotivation FPTM-40 (Nübling, 1992) liefert bspw. mit den Skalen Wissen und Initiative, Selbstreflexionswunsch, Hoffnung und Verleugnung psychischer Hilfsbedürftigkeit Operationalisierungen für spezifische Behandlungsmotive, anhand derer das zukünftige Verhalten geschätzt werden kann. Die Interpretation von Fragebogenergebnissen sollte nach Möglichkeit in enger Abstimmung zu den explorativ gewonnenen Angaben zu Änderungsmotiven erfolgen.

- *Internale Kontrollüberzeugungen als Epiphänomene der Willensanspannung*
Kontrollüberzeugungen können als kognitive Begleiterscheinungen von Handlungsmotiven und willentlichem Handeln interpretiert werden. Sie beschreiben die Überzeugung einer Person, bestimmte (z. B. krankheitsbezogene) Ereignisse oder eigene Verhaltensweisen beeinflussen (kontrollieren) zu können. Die umfangreiche Forschung zur Bedeutung von Kontrollüberzeugungen zeigt, dass Kontrollüberzeugungen enge Beziehungen zu Merkmalen willentlicher Anstrengung, zur Zielgerichtetheit des Verhaltens, zur Verhaltenswirksamkeit, zum Umgang mit Erfolg und Misserfolg, zum Durchhaltevermögen und zur Verausgabungsbereitschaft aufweisen. Personen mit ausgeprägten Kontrollüberzeugungen erleben ihre Handlungen als selbstbestimmter und stärker durch eigenes Wollen kontrollierbar als Personen mit schwachen Kontrollüberzeugungen. Personen mit ausgeprägten internalen Kontrollüberzeugungen werden mit größerer Wahrscheinlichkeit aus eigenem Antrieb Maßnahmen zur Überwindung der gesundheitlichen Probleme und zur Wiederherstellung der eigenen Leistungsfähigkeit ergreifen als Personen mit überwiegend externalen oder fatalistischen Kontrollüberzeugungen. Internale gesundheitsbezogene Kontrollüberzeugungen können entstehen durch wiederholtes Handeln und damit einhergehende Verhaltenssicherheit, aber auch durch die Selbstverstärkung z. B. des therapeutischen Verhaltens (z. B. veränderten Bewegungsverhaltens im Alltag), und sie können sich im Prozess der Krankheitsbewältigung um so mehr stabilisieren, je dauerhafter und konsistenter der Handelnde gesundheits- und krankheitsbezogene Ereignisse als abhängig vom eigenen Handeln erlebt.
Erfasst werden können Kontrollüberzeugungen mittels Interview und Fragebögen. Der „Fragebogen zur Erfassung von Kontrollüberzeugungen zu Krankheit und Gesundheit" (Lohaus & Schmitt, 1989) oder der „Fragebogen zur Erfassung gesundheitsbezogener Kontrollüberzeugungen" (Ferring & Filipp, 1989) liefern Hinweise auf die Ausprägung individueller Kontrollüberzeugungen im Umgang mit gesundheits- und krankheitsbezogenen Problemen. Für Schmerz-

patienten existieren eigene Verfahren zu schmerzbezogenen Kontrollüberzeugungen (vgl. Kap. 6). Eine spezifischere Erfassung von Kontrollüberzeugungen, die die Überwindung gesundheitlicher Probleme durch körperliches Trainingsverhalten betreffen, ist durch die Multidimensional Scales for the Measurement of Locus of Control of Physical Fitness Behaviors (FITLOC; Whitehead & Corbin, 1988) möglich. Die darin erfassten Überzeugungen eignen sich dazu, die wahrgenommene Kontrolle über Bewegungs- und Trainingsverhalten zu erfassen. Sie dienen insofern der Beschreibung der bisherigen Willensanspannung, als gerade im regelmäßigen Trainingsverhalten die Qualität und Zielgerichtetheit von Bewältigungsbemühungen zum Ausdruck kommt.

Die bei Fuchs (1997) aufgeführten Untersuchungen zeigen, dass internale gesundheitsbezogene Kontrollüberzeugungen in Querschnittsuntersuchungen mit höherer körperlicher Fitness, einer höheren Kontinuität in der Durchführung körperlicher Übungen und einem höheren Ausmaß an selbstbestimmtem Übungs- und Bewegungsverhalten einhergehen. Eine der wenigen Längsschnittuntersuchungen von Dishman & Steinhardt (1990) weist darauf hin, dass krankheits- und gesundheitsbezogene Kontrollüberzeugungen zur Vorhersage selbst initiierten Übungs- und Bewegungsverhaltens beitragen können.

- *Selbstwirksamkeitsüberzeugungen als Epiphänomene der Willensanspannung*
  Selbstwirksamkeitsüberzeugungen weisen inhaltliche Überschneidungen zu Kontrollüberzeugungen und gemeinsam mit diesen Beziehungen zu willentlich motiviertem Verhalten auf. Nach Bandura (1997) ist die Selbstwirksamkeitsüberzeugung die Überzeugung einer Person, ein bestimmtes Verhalten planen, organisieren und ausführen zu können. Selbstwirksamkeitsüberzeugungen eignen sich u. a. zur Vorhersage von selbstbestimmten Verhaltensweisen, zur Vorhersage von Behandlungserfolgen und von Merkmalen der Funktionsfähigkeit. Sie ermöglichen Hinweise darauf, ob eine Person wahrscheinlich dazu in der Lage ist, Maßnahmen zur Überwindung gesundheitlicher Probleme und zur Wiederherstellung der Arbeits- und Leistungsfähigkeit selbst zu initiieren, zu planen und durchzuführen. Personen mit ausgeprägten Selbstwirksamkeitsüberzeugungen können sich die Konsequenzen ihres Verhaltens meist besser vorstellen als schwach selbstwirksamkeitsüberzeugte. Nach Fuchs (1997) haben sich Selbstwirksamkeitsüberzeugungen insbesondere für die Vorhersage der Durchführung körperlicher Trainingsmaßnahmen bewährt. Entsprechend gelten auch die im Zusammenhang mit Kontrollüberzeugungen formulierten Angaben.

- *Einstellungen und sozialer Druck als Merkmale der Willensanspannung*
  Ob eine Person die bestehenden gesundheitlichen Probleme mit eigener Willensanspannung überwinden kann, hängt nicht nur von autonomen Willensentscheidungen des Einzelnen, sondern auch von der Wahrnehmung sozialer Bewertungen und Normen ab. Ein Proband, der von Familienangehörigen, Freunden, Arbeitgebern und Ärzten dazu gedrängt wird, trotz seiner Beschwerden seine Arbeit wieder aufzunehmen oder eine abgebrochene Behandlung wieder fortzusetzen, wird dies vermutlich eher tun als jemand, der von allen Bezugspersonen in der Aufrechterhaltung seines Krankheitsverhaltens bestärkt wird. Zu diesem Ergebnis gelangt zumindest die „Theorie des überlegten Handelns" (Ajzen & Fishbein, 1980) und die „Theorie des geplanten Verhaltens" (Ajzen, 1988). Den Ansätzen zufolge ist eine Verhaltensvorhersage am besten aufgrund

der Einstellung bzw. Bewertung dieses Verhaltens (hier: des Verhaltens zur Überwindung der gesundheitlichen Probleme) und einer subjektiven Norm möglich. Die subjektive Norm ist demnach das Ergebnis sozialer Einflüsse, sie beschreibt den erlebten Druck, das Verhalten auszuführen oder zu unterlassen. Nach dem Modell des überlegten Handelns wächst die Wahrscheinlichkeit einer willentlich motivierten Überwindung der gesundheitlichen Probleme umso stärker, je positiver und zugleich zielführender das zu zeigende Verhalten in Form von Behandlungs- und Rehabilitationsmaßnahmen bewertet wird (z. B.: Je aktiver ich bin, umso wahrscheinlicher werde ich wieder arbeitsfähig) und je stärker die spezifischen sozialen Bedingungen dieses Verhalten fördern. Der Einfluss der sozialen Bedingungen wird durch die normativen Überzeugungen relevanter Bezugspersonen bestimmt sowie durch die Bereitschaft, in diese Überzeugungen bzw. Erwartungen einzuwilligen. Ein Proband wird auf dieser Grundlage umso eher willentliche Anstrengungen zur Überwindung seiner gesundheitlichen Probleme unternehmen, je positiver er den notwendigen Verhaltensweisen (z. B. Gesundheitsverhalten) gegenübersteht, je stärker die Überzeugung ist, dass das Verhalten geeignet ist, ein bestimmtes Ziel (z. B. die Wiederherstellung der Arbeitsfähigkeit) zu erreichen, je stärker Bezugspersonen der Meinung sind, dass die Person dieses Übungsverhalten zeigen sollte, und je größer die Bereitschaft ist, die Erwartungen der Bezugspersonen als für sich verbindlich zu akzeptieren. Die von Ajzen formulierten Determinanten des Verhaltens können genutzt werden, um die motivationalen Bedingungen des bisher gezeigten Bewältigungsverhaltens im Interview systematisch zu erfassen. Testverfahren zu diesem Ansatz liegen m. W. nicht vor.

- *Handlungsphasen als Merkmale einer willensgesteuerten Vorsatzrealisierung*
Zur Beschreibung des Grades der willentlichen Anspannung, die zur Überwindung gesundheitlicher Probleme aufgewendet wurde, eignen sich auch handlungstheoretische Modelle. In ihnen werden die Handlungen auf der Grundlage unterscheidbarer motivationaler Phasen beschrieben, erklärt und vorhergesagt. So unterscheidet Heckhausen (1987) in seinem Rubikon-Modell vier Phasen der Handlungssteuerung: die prädezisionale Motivationsphase, in der Handlungsmöglichkeiten verglichen werden, die präaktionale Volitionsphase, in der die Umsetzung der ausgewählten Zielintention geplant und Realisierungsmöglichkeiten gedanklich vorweggenommen werden, die aktionale Volitionsphase, in der die geplanten Handlungen durchgeführt werden, und die postaktionale Bewertungsphase. Willentlich motiviertes Handeln *zur Überwindung gesundheitlicher Probleme* ist auf dieser Grundlage durch folgende Merkmale gekennzeichnet:

1. Eine *bewertende Gegenüberstellung verschiedener therapeutischer oder rehabilitativer Maßnahmen*, die gleichermaßen auf eine Verbesserung des gesundheitlichen Zustandes ausgerichtet sind. Hier wägt der Patient mögliche Ziele nach ihrer Wünschbarkeit und ihrer Realisierbarkeit ab. Am Ende der prädezisionalen Phase steht die Absicht, sich bestimmten Zielen annähern zu wollen (Verringerung der gesundheitlichen Probleme).
2. Die bewusste *Entscheidung für ein umschriebenes, realisierbares Behandlungsziel und die Vorwegnahme und Planung von Handlungen, die zur Zielerreichung sinnvoll* oder notwendig erscheinen. In dieser präaktionalen Phase wählt der Betreffende eine oder mehrere Handlungen aus in der Erwartung, dass so die Annäherung an einen gewünschten Zielzustand (z. B. weniger Beschwerden, höhere Belastbarkeit) gelingt.

3. Die *Durchführung der therapeutischen oder rehabilitativen Handlungen in der für die Zielerreichung notwendigen Intensität und Kontinuität*. Die Kontrolle der Handlungsausführung beinhaltet die Regulierung der Anstrengung unter Berücksichtigung einer Obergrenze der Anstrengungsbereitschaft und einer Intensivierung der Anstrengung bei auftretenden Schwierigkeiten.
4. Die *Bewertung des therapeutischen Fortschrittes* und eine an die Bewertung angepasste Fortsetzung therapeutischer oder rehabilitativer Handlungen. Diese postaktionale Bewertung erfordert einen Abgleich der angestrebten mit den erreichten Veränderungen. Sie wird umso eher ein Indiz für planvolles und willentlich motiviertes Verhalten sein, je konkreter und je zuverlässiger Veränderungen beobachtet wurden.

Von einer bewussten und zielgerichteten Willensanspannung kann mit Bezug auf das Modell von Heckhausen umso eher gesprochen werden, je deutlicher zu erkennen ist, *dass der Proband alle vier Handlungsphasen durchlaufen hat*. Willentliche Anspannung im engeren Sinne kommt insofern erst in der Aufeinanderfolge der genannten Entscheidungs- und Handlungsphasen zum Ausdruck und nicht in der Fixierung auf eine bestimmte einzelne Phase. Um zu prüfen, wie motiviert ein Proband in der Vergangenheit Bewältigungs- und Therapieversuche unternommen hat, kann der Sachverständige seine Fragen an dem genannten Phasenmodell ausrichten. Tabelle 11.2 enthält dazu einige Anregungen.

Tab. 11.2: Beispielfragen zur Analyse motivationaler und volitionaler Merkmale in Anlehnung an das Rubikon-Modell von Heckhausen

Phase	Beispielfragen
Prädezisionale Motivation	Wie haben Sie versucht, Ihre gesundheitliche/berufliche Situation zu verbessern? Gab es konkrete Ziele, die Sie angestrebt haben? Welche? Welche dieser Ziele oder Wünsche schienen Ihnen erreichbar, welche nur mit Schwierigkeiten, welche nicht erreichbar? Welche Behandlungsmethoden haben Sie in Erwägung gezogen?
Präaktionale Volition	Welche Maßnahmen zur Behandlung Ihrer Beschwerden/zur Verbesserung Ihrer beruflichen Situation haben Sie konkret geplant? Haben Sie vorher Schwierigkeiten der Umsetzung bedacht? Haben Sie überlegt, unter welchen Bedingungen Sie wahrscheinlich besonders erfolgreich sein würden? Gab es günstige Gelegenheiten zur Umsetzung, die Sie genutzt haben?
Aktionale Volition	Wann, wie häufig und unter welchen Bedingungen haben Sie das geplante Verhalten durchgeführt? Inwiefern haben Sie darauf geachtet, dass Sie sich dadurch nicht überfordern? Sind Sie schrittweise und systematisch vorgegangen? Wie sind Sie mit Schwierigkeiten umgegangen? Haben Sie sich Teilziele gesteckt, die Sie einer Verbesserung Ihres Gesundheitszustandes näher bringen/brachten? Wie sahen/sehen diese Teilziele aus?

Fortsetzung auf S. 290

Phase	Beispielfragen
Postaktionale Motivation	Inwiefern haben Sie Ihr angestrebtes Ziel (z. B. Verbesserung des Gesundheitszustandes) erreicht, inwiefern nicht? Warum haben Sie es nicht erreicht? Wie können Sie in Zukunft den Erfolg wahrscheinlicher machen? Haben Sie sich neue Ziele gesteckt? Haben Sie Ihre Ansprüche gesenkt? Behalten Sie Ihr Verhalten bei oder können Sie es noch weiter steigern?

- *Handlungskontrolle als Merkmal einer willensgesteuerten Handlungsrealisierung*
  In seiner Handlungskontrolltheorie geht Kuhl (1992, 1994) davon aus, dass eine Person volitionale (= Willens-)Kompetenz besitzt, wenn sie in der Lage ist, eine bestimmte Absicht auch gegen Hindernisse umzusetzen. Willensanspannung setzt nach dieser Konzeption die Entscheidung für ein bestimmtes Ziel voraus, das sich zuvor aus dem Abwägen und Auswählen von Handlungsalternativen ergeben hat. Im Rahmen der Bewältigung gesundheitlicher Beeinträchtigungen könnte ein Ziel z. B. die Erhaltung oder Verbesserung der Funktionsfähigkeit im Alltag oder die Wiederherstellung der Arbeitsfähigkeit sein. Ob es der Person gelingt, die intendierte Handlung auch zu realisieren, ist davon abhängig, ob störende Informationen bewusst ausgeblendet werden, ob die situativen Informationen optimal zur Handlungssteuerung genutzt werden können, ob die eigene Stimmungslage im Sinne der Handlungsrealisierung gezielt beeinflusst wird, ob Hindernisse zu einer Zieländerung oder Unterbrechung führen und ob die Umgebung die Handlungsausführung erleichtert. Ein Sachverständiger, der die motivationalen Bedingungen des bisherigen Bewältigungsverhaltens nach dieser Handlungskonzeption systematisiert, wird vor allem auf die Bemühungen der Person achten, den möglichst störungsfreien und optimalen Ablauf der Verhaltensweisen zu gewährleisten.

- *Stadien der Veränderung als Indikatoren aktiver Auseinandersetzung und Handlung*
  In ihrem „transtheoretischen Stufenkonzept der Veränderung" postulieren Prochaska & DiClemente (1992) eine Abfolge unterscheidbarer Phasen hin zu einer sichtbaren Verhaltensänderung. Die Phasen spiegeln Abstufungen auf einem latenten Kontinuum der Bereitschaft wider, sich mit Veränderungen aktiv und willentlich auseinander zu setzen. Dabei müssen die Phasen nicht linear durchlaufen werden, es kann auch Rückschritte und Überschneidungen geben. Je höher die Stufe ist, die der Patient erreicht hat, umso eher ist von einer willentlichen und aktiven Änderungsbereitschaft auszugehen. Das Modell unterscheidet die folgenden Phasen:
  1. *Präkontemplation*: Kein Problembewusstsein, keine Bereitschaft oder Absicht, das eigene Verhalten zu ändern; bei Patienten mit somatoformen Störungen oder chronifizierten Schmerzen kann z. B. die strikte Fixierung auf körperliche Störungsursachen, körperliche Behandlungsmethoden und Entlastung für diese Phase sprechen.
  2. *Kontemplation*: Ein Problembewusstsein deutet sich an, aber die Person zeigt keine Absicht oder Verpflichtung, daraus Verhaltenskonsequenzen zu ziehen. Kennzeichnend für chronische Schmerzpatienten in dieser Phase kann z. B.

die Erkenntnis sein, dass das eigene Verhalten Auswirkungen auf die Symptomatik hat und eine erfolgreiche Behandlung ohne Verhaltensänderungen unwahrscheinlich sein wird.
3. *Vorbereitung*: Die Person bekundet ihre Absicht, das eigene Verhalten ändern zu wollen, oder sie macht Angaben über bereits erfolgte Anstrengungen. Somatoform gestörte Patienten in dieser Phase formulieren z. B. konkrete Überlegungen, wie sie den Umgang mit ihren körperbezogenen Ängsten verändern können.
4. *Handlung*: Die geplanten Handlungsmuster werden ausprobiert, und Schwierigkeiten ihrer Umsetzung in den Alltag werden bewältigt. Bei Schmerzpatienten kann das z. B. die regelmäßige Teilnahme an einem Bewegungsprogramm beinhalten, das aber weitergehende organisatorische Maßnahmen erfordert, um zeitliche Ressourcen zu schaffen.
5. *Aufrechterhaltung*: Die Person versucht, die erreichten Verhaltensänderungen beizubehalten, und betreibt Rückfallprophylaxe. Bei Schmerzpatienten kann dies z. B. das weitere Einüben von Schmerzbewältigungstechniken sein, auch wenn die Schmerzsymptomatik zwischenzeitlich abnimmt.
6. *Beendigung*: In dieser Phase haben Patienten ihr gesundheitliches Problemverhalten aufgegeben, ein Rückfall in problematische Verhaltensweisen wie z. B. dauerndes Schonverhalten ist nicht mehr zu erwarten.

Nach Maurischat et al. (2002) lässt sich das Modell auf die Bewertung der motivationalen Situation von Schmerzpatienten nicht vollständig übertragen, weil sich die Phasen Kontemplation und Beendigung an dieser Personengruppe empirisch nicht sichern ließen. Dennoch zeigten sich z. B. zwischen der motivationalen Stufe und der Inanspruchnahme des medizinischen Versorgungssystems bedeutsame Zusammenhänge. Schwach ausgeprägte aufrechterhaltende Aktivitäten (Phase 5) gingen mit einer geringeren Neigung einher, funktionsfördernde Verhaltensweisen im Alltag zu stabilisieren, erhöhte Präkontemplationswerte korrespondierten mit stärkerer Funktionsbeeinträchtigung und hoher Schmerzstärke. Insgesamt kann das Modell verwendet werden, um den Grad der Auseinandersetzung mit den gesundheitlichen Erfordernissen zu erfassen. Es eignet sich weniger, um die Motivation zu prüfen, mit der eine Person Therapie- oder Gesundheitsverhalten praktiziert.

Zusammenfassung

Um beurteilen zu können, wie sehr der aktuelle Grad der Beeinträchtigung durch die Behandlungs- und Rehabilitationsmotivation des Probanden mitbestimmt wurde, eignen sich motivations-, volitions-, attributions- und handlungstheoretische Ansätze. Jeder der hier skizzierten Ansätze liefert ein begriffliches Rahmengerüst, mit dessen Hilfe relevante Komponenten der bisher aufgewendeten Anstrengung bzw. „Willensanspannung" bestimmt werden können. Weitgehend Konsens besteht insofern, als von einem aktiven, willentlichen Handeln dann gesprochen werden kann, wenn dieses *zielgerichtet und systematisch* erfolgt. Willentliches Verhalten kann auch durch eine *Abfolge von charakteristischen zielbezogenen Entscheidungsprozessen bestimmt sein, die wiederum mit typischen Erwartungs-, Planungs- und Attributionsprozessen* einhergehen können. Ein Proband kann z. B. dann als motiviert und aktiv in der Überwindung seiner gesundheitlichen Beeinträchtigungen bewertet werden, wenn er vermehrt Verhaltensweisen gezeigt hat, die auf aktive, systematische und dauerhafte Bewältigungsbemühungen schließen lassen, wenn sich wiederholte Selbstregulationserfahrungen auch im Attributionsmuster wiederspiegeln, wenn Therapieverhalten in einen kontinuierlichen Bewertungs- und Optimierungsprozess eingebunden ist oder wenn eine hohe Stufe der bewussten und willentlichen Auseinandersetzung mit gesundheitsförderlichen Verhaltensweisen praktiziert wird.

Erforderlich ist die Analyse der motivationalen Bedingungen des bisherigen Behandlungsverlaufs vor allem deshalb, weil Patienten mit psychischen Störungen und chronifizierten Schmerzen häufig erst von Behandlungsmaßnahmen profitieren, die ein dauerhaftes aktives Engagement und langfristige Verhaltensänderungen erfordern. Dabei führt die Erkenntnis, dass eine Person in der Vergangenheit wenig Engagement, Initiative und Anstrengung zur Überwindung ihrer gesundheitlichen Probleme gezeigt hat, nicht notwendig zu einer ungünstigen Prognose. In diesem Fall kann sogar mit größerer Wahrscheinlichkeit angenommen werden, dass der Betreffende bei stärkerer Motivation (klarerer Zielorientierung und Handlungsplanung, stärkerem Antrieb und planvoller, schrittweiser Steigerung der eigenen Fähigkeiten) in Zukunft doch noch in der Lage wäre, die bestehenden gesundheitlichen Beeinträchtigungen zu überwinden. Da motiviertes Verhalten der willentlichen Kontrolle unterliegt, wäre es dem Betreffenden auch entsprechend „zumutbar". Spricht die Analyse der motivationalen Bedingungen hingegen dafür, dass der Betroffene bereits über längere Zeit motiviert, zielgerichtet und systematisch auf die Überwindung der gesundheitlichen Schwierigkeiten hingearbeitet hat, dann erscheint eine Ableitung des Änderungspotentials auf der Grundlage der bisherigen Erfahrungen möglich. In diesem Fall kann angenommen werden, dass die motivationalen Voraussetzungen zur Überwindung der Beschwerden den Bedingungen entsprachen, die für eine wirksame Behandlung erforderlich sind.

11.3.6 Krankheitswertige Störungen des Antriebs und der Motivation

Eine willentliche Anspannung zur Überwindung seiner gesundheitlichen Schwierigkeiten ist einem Probanden nur dann zumutbar, wenn keine krankheitswertige Beeinträchtigung des Willens, des Antriebes oder der Handlungssteuerung vorliegt. Liegt eine krankheitswertige Störung des Willens oder des Antriebs vor, so kann angenommen werden, dass der Betroffene die nötige Energie, Kraft, Ausdauer und Zielstrebigkeit, die zur Überwindung der gesundheitlichen Probleme erforderlich ist, nicht aufbringen kann, auch wenn er dies wollte.

Affektive Störungen mit Antriebsminderung und eingeschränkter Planungs- und Handlungsfähigkeit haben dadurch eine besondere Bedeutung für die Vorhersage des weiteren Behandlungsverlaufs. Insbesondere sollten dauerhafte depressive Störungen, also rezidivierende depressive Episoden, bipolare Störungen, Zyklothymien und dysthyme Störungen in prognostische Überlegungen zur zumutbaren Willenanspannung einbezogen werden, weil sie wahrscheinlich nicht nur das bisher gezeigte Therapie- und Rehabilitationsverhalten beeinflusst haben, sondern auch Einfluss auf zukünftiges Bewältigungsverhalten nehmen werden. Ebenso sollten krankhafte oder krankheitswertige Störungen berücksichtigt werden, die die Planungsfähigkeit des Probanden beeinträchtigen. So können bspw. Personen mit autistischen Symptomen in ihrer Planungs- und Organisationsfähigkeit so eingeschränkt sein, dass sie die Motivation zur Überwindung anderer gesundheitlicher Schwierigkeiten nicht aufbringen können.

Tabelle 11.3 zeigt eine Übersicht über affektive Störungen gemäß ICD-10, die krankheitswertige depressive Symptome oder Zustandsbilder entweder isoliert oder in Kombination mit anderen Symptomen beschreiben. Dabei ist zu berücksichtigen, dass nicht von allen genannten Störungsbildern ein hemmender Einfluss auf jede Art von zielgerichteter und willensgesteuerter Aktivität ausgehen muss.

Tab. 11.3: Affektive Störungen mit Einfluss auf die zumutbare Willensanspannung zur Überwindung der gesundheitlichen Schwierigkeiten

F	Affektive Störungen	F	Schizophrenie, schizotype und wahnhafte Störungen	F	Neurotische, Belastungs- und somatoforme Störungen
31	bipolare affektive Störung	20.4	postschizophrene Depression	41.2	Angst und depressive Störung, gemischt
32	depressive Episode	25	schizoaffektive Störungen	43.2	Anpassungsstörungen
33	rezidivierende depressive Störung	25.1	schizodepressive Störung	43.20	kurze depressive Reaktion
34	anhaltende affektive Störungen (Zyklothymia, Dysthymia)	25.2	gemischte schizoaffektive Störung	43.21	verlängerte depressive Reaktion
38	sonstige affektive Störungen			43.22	Angst und depressive Reaktion, gemischt
39	nicht näher bezeichnete affektive Störungen				

Zur Beurteilung der Schwere einer depressiven Symptomatik können sich das Beck-Depressions-Inventar (Beck et al., 1961; Hautzinger et al., 1994), die Allgemeine Depressionsskala (Hautzinger & Bailer, 1993), die Skalen zur Hoffnungslosigkeit (Krampen, 1994) oder Persönlichkeitsfragebögen wie z.B. der MMPI-2 (Hathaway & McKinley, 2000) eignen. Weisen die Verfahren auf erhebliche Beeinträchtigungen des Antriebs, der Stimmung, des Interesses sowie auf charakteristische Begleitsymptome einer depressiven Symptomatik hin, so wird dies in der Regel Auswirkungen auf die Beurteilung der Zumutbarkeit von Bewältigungsaktivitäten haben. Generell kann erwartet werden, dass schwerere und anhaltende oder rezidivierend auftretende affektive Störungen von größerer Bedeutung für die Vorhersage zukünftigen willentlichen Verhaltens sind als leichtere und episodisch auftretende Störungen. Seltene und zeitlich eng umschriebene depressive Episoden in der Vorgeschichte dürften ebenso wie reaktiv auf ein belastendes Ereignis aufgetretene vorübergehende depressive Phasen von untergeordneter Bedeutung sein für die Vorhersage der zukünftig notwendigen „Willensanspannung".

Weiterhin ist zu berücksichtigen, dass die Kriterien für eine depressive Störung bzw. depressive Episode leicht erfüllt sind und unter sozialrechtlichen Begutachtungsbedingungen auch häufig genannt werden. So geht aus einer Studie von

Sandweg, Sänger-Alt & Rudolf (1992) hervor, dass nahezu alle Befragten in sozialmedizinischer Begutachtung auch über depressive Symptome berichteten. Eine krankheitswertige depressive Störung wurde jedoch seltener diagnostiziert. Einer Auswertung von 350 Rentenanträgen der Bundesversicherungsanstalt für Angestellte (v. Gall, 1992) ist zu entnehmen, dass bei Patienten mit psychischen und somatoformen Störungen die „vitalisierte chronisch depressive Entwicklung" mit einem Anteil von rund 50% den mit Abstand größten Anteil von Berentungsgründen ausmacht. Angesichts der Bedeutung depressiver Störungen für die Vorhersage zukünftiger Verhaltensweisen und Behandlungserfolge sollten mögliche Antworttendenzen in diesem Zusammenhang geprüft werden.

Zusammenfassung

Krankheitswertige affektive Störungen können direkte Auswirkungen auf die Zumutbarkeit von Bewältigungsleistungen haben. Weist ein Patient eine dauerhafte affektive Störung auf, die ihn in seinem Antrieb und seinem willentlichen Verhalten erheblich einschränkt, so wird er zumeist in der Überwindung seiner krankheitsbedingten Beeinträchtigungen eingeschränkt sein. Dies ist bei der Prognose des weiteren Krankheitsverlaufs zu berücksichtigen.

11.3.7 Berücksichtigung motivational verzerrter Angaben

Bei der Frage nach der zumutbaren Willensanspannung sollte der Sachverständige auf mögliche Zielkonflikte des Klägers achten, der einerseits wieder gesund sein möchte, andererseits aber auch spürbare Entlastung anstrebt. Wenn ein bewusstseinsnahes Entlastungsmotiv überwiegt, dann dürfte die Bereitschaft und damit auch die Wahrscheinlichkeit in den meisten Fällen eher gering sein, dass der Betroffene in Zukunft mit erkennbarer Anstrengung Maßnahmen ergreifen wird, um psychische oder verhaltensbezogene Probleme zu überwinden.

Kapitel 10 lieferte bereits Hinweise zur Objektivierung und Bewertung willentlicher Verzerrungen. Die dort aufgeführten Hinweise sind aber in Bezug auf die Bewertung der zumutbaren Willensanspannung nicht alle gleichermaßen relevant. Im gegebenen Zusammenhang sind willentlich verzerrte Angaben vor allem dann von Bedeutung, wenn sie die folgenden Sachverhalte betreffen:

- *Die Schwere und Therapierbarkeit der krankheitswertigen Störung.* Aggravationstendenzen können dazu führen, dass der zur Überwindung der Störung nötige Aufwand an Anstrengung und Willenskraft vom Sachverständigen fälschlich als überhöht und nicht mehr zumutbar bewertet wird.
- *Den bisherigen Umgang mit der Störung.* Verzerrte Darstellungen zum Umgang mit der Störung können sich z.B. in inkonsistenten Angaben zum bisherigen Bewältigungsverhalten zeigen. So sollten aus erheblich inkonsistenten Angaben zur Wirksamkeit der bisher durchgeführten Behandlungen keine Prognosen über den weiteren Behandlungsverlauf abgeleitet werden.
- *Die Selbsteinschätzung des Restleistungsvermögens durch den Probanden.* Eine verzerrte Selbsteinschätzung des Restleistungsvermögens kann z.B. darin zum Ausdruck kommen, dass ein Proband jegliches Restleistungsvermögen und jede Form der Mitbeteiligung an Alltagsaktivitäten verneint. Hier ist es Aufgabe des

Sachverständigen, durch geeignete Fragen die Belastungsgrenze zu ermitteln, ab der sich der Proband selbst als noch belastbar beschreibt. Bei einem extrem, offensichtlich unangemessen niedrig bewerteten Restleistungsvermögen wird den Angaben des Probanden zur weiteren Steigerung der Belastbarkeit oder Möglichkeit der Verbesserung des Funktionsniveaus nur wenig inhaltliche Bedeutung beizumessen sein.

11.4 Integration der Einzelergebnisse

Die in Abbildung 11.1 zusammengefassten und in Kapitel 11.3 ausgeführten Merkmale müssen in einem letzten Schritt gewichtet werden. In der Regel ist es sinnvoll, die Informationen zur Schwere der Störung, zum Krankheitsverlauf, zur Angemessenheit der bisherigen Behandlung, zur Behandlungsmotivation und zum Behandlungserfolg, aber auch zur Untersuchungsmotivation und zur Offenheit in der Untersuchung zunächst thematisch geordnet darzustellen. Unterschieden werden sollten Ergebnisse, die für die Überwindbarkeit der Beschwerden und Beeinträchtigungen mit zumutbarer Willensanspannung sprechen (günstige Prognose), und solche, die dagegen sprechen (ungünstige Prognose). Tabelle 11.4 zeigt eine Zusammenstellung ausgewählter Einzelbefunde am Beispiel einer Probandin mit somatoformen Beschwerden.

Tab. 11.4: Zusammenstellung von Einzelbefunden zur zumutbaren Willensanspannung am Beispiel. In Klammern sind die Untersuchungsmethoden dargestellt, denen die Befunde entnommen wurden.

	Ergebnisse, die für eine ungünstige Prognose sprechen
Krankheitsschwere und Leugnen jeglicher Belastbarkeit	• Während des gesamten Untersuchungsverlaufs wies sie immer wieder auf die Schwere ihrer Beeinträchtigungen hin (Verhaltensbeobachtung, Interview). • Frau P. zeigte in ihrer Selbstdarstellung keinerlei Bemühen mehr, noch in irgendeiner Form den Anschein von Tüchtigkeit oder Belastbarkeit zu erwecken (Fragebogen, Interview).
Fragliche Angemessenheit der bisherigen Behandlung	• Geringe Intensität erforderlichen Therapieverhaltens • 8-jährige intensive diagnostische Bemühungen zum Ausschluss körperlicher Krankheitsursachen • Hinweise auf eine stark eingeschränkte körperliche Fitness aufgrund mangelnder körperlicher Bewegung (körperl. Funktionstest)

Fortsetzung auf S. 296

Geringe Änderungsmotivation	• Die Versicherte zeigte sich überzeugt, dass alle therapeutischen Möglichkeiten ausgeschöpft seien (Interview, Fragebogen). • Es waren nur wenig aktive schrittweise, zielgerichtete und systematische Bemühungen zur Wiederherstellung der Belastbarkeit und zur Überwindung der gesundheitlichen Probleme erkennbar (Interview, Fragebogen). • Frau P. gab an, nicht auf Behandlungsfortschritte zu achten (Interview). • Weit unterdurchschnittliche Neigung, sich mit schwierigen Problemen auseinander zu setzen und Verhaltensweisen bei Widerständen fortzusetzen (Fragebogen). • Die Klägerin ist finanziell gut abgesichert (Interview, Akte). Der Ehemann unterstützt sie erheblich in ihrem Krankheitsverhalten (Exploration des Ehemannes).
Verdacht auf willentlich verzerrte Angaben	• Die Angaben zum körperlichen Übungsverhalten waren mit den Ergebnissen der körperlichen Belastungsprobe kaum vereinbar (Verhaltensbeobachtung, psychophysiologische Messungen, Interview, Fragebogen). • Frau P. machte viele inkonsistente Angaben (Tests, Interview).

Ergebnisse, die für eine günstige Prognose sprechen

Gute Therapierbarkeit der Störung	• Das Beschwerdebild ist vor allem durch lokale Schmerzen mittlerer Ausprägung, Schmerzverhalten und Bewegungsängste gekennzeichnet. Bei normaler Therapiemotivation kann gemäß vorliegender Studienergebnisse ein gutes Ansprechen auf geeignete Behandlungsversuche erwartet werden.
Angemessenheit der bisherigen Behandlung	• Frau P. hat erfolgreich einen Schmerzmittelentzug nach Schmerzmittelmissbrauch durchgeführt und versucht weiterhin, auf Schmerzmittel zu verzichten (Exploration, Akte). • Frau P. praktiziert regelmäßig leichtes Bewegungsverhalten (Spaziergänge), das zur Beschwerdelinderung beiträgt und das sie schrittweise steigern könnte (Interview, Fragebogen).
Positive Therapie- und Arbeitsmotivation	• Die Versicherte zeigt erheblichen Leidensdruck (Verhaltensbeobachtung, Exploration, Fragebogen). • Sie befürchtet, den Ehemann durch ihr Verhalten langfristig zu überfordern (Exploration). • Bislang keine fatalistischen Kontrollüberzeugungen (Fragebogen) • Offen bekundetes Interesse, an den noch bestehenden Arbeitsplatz zurückzukehren (Exploration)
Keine krankheitswertige Störung des Antriebs	• Keine Hinweise auf Beeinträchtigungen des Willens oder des Antriebs, keine depressive Symptomatik (Exploration, Fragebogen, Verhaltensbeobachtung)

Über die Integration der Informationen und deren Gewichtung in der Stellungnahme entscheidet letztlich der Sachverständige. Er sollte versuchen, die Einzelinformationen nach ihrer prognostischen Bedeutung zu gewichten.

Einen vergleichsweise gesicherten Ausgangspunkt zur Beantwortung der Beweisfrage stellen dabei wissenschaftliche Studienergebnisse zur Therapierbarkeit und Rehabilitierbarkeit von Patienten mit dem zu beurteilenden Störungs- oder Krankheitsbild dar. Sie beschreiben die Ausgangswahrscheinlichkeit für den zu erwartenden Behandlungserfolg unter „normalen" (d.h.nicht durch sozialrechtliche Auseinandersetzungen beeinträchtigten) Bedingungen. Zwar markieren Therapiestudienergebnisse im Allgemeinen die obere Grenze der normalerweise zu erwartenden Behandlungswirkungen, weil Behandlungen innerhalb kontrollierter wissenschaftlicher Studien oft mit größerer Sorgfalt durchgeführt werden, als dies in der Krankenversorgung üblich ist. Dennoch wird bei somatoformen Störungen ebenso wie bei chronifizierten Schmerzen davon auszugehen sein, dass die Erfolgsaussichten für eine wirksame Behandlung in vielen Fällen als eher günstig zu bewerten sind. Die Verhaltensnähe der genannten Störungen erfordert aber, dass auch tatsächlich verhaltensorientierte Maßnahmen durchgeführt werden, die zur Verbesserung des Funktionsniveaus und zur Verringerung des Krankheitsverhaltens geeignet sind.

Vor diesem Hintergrund und mit Blick auf die Ausführungen in Kapitel 11.3 wird die Wahrscheinlichkeit, dass ein Proband die angegebenen gesundheitlichen Störungen und Funktionsbeeinträchtigungen mit willentlicher (bewusster) Anstrengung in Zukunft überwinden könnte, in der Regel umso größer sein,

- je höher die Ausgangswahrscheinlichkeit für eine erfolgreiche Behandlung des zu beurteilenden Störungs- und Beschwerdebildes nach wissenschaftlichen Erkenntnissen zu veranschlagen ist,
- je schwächer die aktuellen Beschwerden und Beeinträchtigungen ausgeprägt sind,
- je günstiger der bisherige Störungsverlauf ist (je geringer die Persistenz und Progredienz der Beschwerden und Beeinträchtigungen),
- je angemessener die bisherige Behandlung bei guten Behandlungserfolgen,
- je motivierter, konsequenter und erfolgreicher der Proband bisher Behandlungsmaßnahmen auch in seinem Alltag umgesetzt hat und
- je geringer eine ggf. vorhandene depressive Begleitsymptomatik ausgeprägt ist.

Demgegenüber wird die Wahrscheinlichkeit, dass er/sie die gesundheitlichen Beschwerden und Beeinträchtigungen mit willentlicher Anstrengung in Zukunft überwinden könnte, umso geringer zu veranschlagen sein,

- je ungünstiger nach wissenschaftlichen Erkenntnissen die Ausgangswahrscheinlichkeit für eine erfolgreiche Behandlung des gegebenen Störungsbildes ist,
- je ungünstiger (d.h. chronifizierter und progredienter) die individuelle Störung bisher verlaufen ist unter der Bedingung, dass die Qualität und die Intensität der durchgeführten Maßnahmen dem Beschwerdebild angemessen waren, und unter der Bedingung, dass sich der Betroffene erkennbar aktiv um therapeutische/ rehabilitative Verbesserungen bemüht hat,
- je stärker die Beschwerden und Beeinträchtigungen ausgeprägt sind unter der Bedingung, dass die Qualität und die Intensität der durchgeführten Maßnahmen dem Beschwerdebild angemessen waren, und unter der Bedingung, dass sich der Betroffenen erkennbar aktiv um therapeutische/rehabilitative Verbesserungen bemüht hat und
- je schwerwiegender eine affektive/depressive Komorbidität besteht.

Keinen Einfluss auf die Vorhersagbarkeit des weiteren Verlaufs der Beschwerden und Beeinträchtigungen sollte es hingegen haben,

- wenn eine negative Beschwerdeentwicklung überwiegend unter ungünstigen Behandlungsbedingungen erfolgt ist, also bei unzureichender oder ungeeigneter Behandlung oder wenn diese ungünstige Beschwerdeentwicklung zu überwiegenden Teilen durch die Behandlungsbedingungen erklärt werden kann;
- wenn eine negative Beschwerdeentwicklung überwiegend unter nicht krankheitswertigen ungünstigen motivationalen Bedingungen erfolgt ist, die der willentlichen Kontrolle des Probanden unterliegen und wenn diese ungünstige Beschwerdeentwicklung zu überwiegenden Teilen durch diese motivationalen Bedingungen erklärt werden kann;
- wenn die derzeitige Schwere der Störung, die krankheitsbedingten Beeinträchtigungen oder das Restleistungsvermögen in erheblichem Umfang verzerrt oder verfälscht dargestellt werden, sodass anzunehmen ist, dass die dargestellten Beschwerden und Behandlungsergebnisse nicht zur Vorhersage des weiteren Beschwerde- und Behandlungsverlaufs genutzt werden können.

Die zuletzt genannten Punkte beschreiben prinzipiell änderbare Einflussbedingungen, die zwar möglicherweise den aktuellen gesundheitlichen Zustand mit geprägt haben, aber für die Vorhersage der weiteren möglichen Entwicklung ohne entscheidende Bedeutung sind.

11.5 Zusammenfassung

Der vorliegende Beitrag zeigt Schwierigkeiten und Grenzen der bisherigen Prognosepraxis auf, die sich ganz überwiegend an der Erkrankungsschwere und dem bisherigen Behandlungsverlauf orientiert. Es wird begründet, warum Informationen zum Zustandekommen bisheriger Behandlungsergebnisse und zu motivationalen Einflüssen stärker bei der Vorhersage des zukünftigen Behandlungsverlaufs berücksichtigt werden sollten, als dies bislang der Fall ist. Die vorgeschlagene Heuristik sieht vor, Änderungspotentiale nicht nur anhand von Angaben zum Schweregrad und zum bisherigen Störungsverlauf abzuschätzen, sondern ebenfalls wissenschaftliche Erkenntnisse zur Behandelbarkeit der Störung(en), Erkenntnisse zur Angemessenheit der bisherigen Behandlung, zur bisher gezeigten Behandlungsmotivation, zu krankheitswertigen Störungen des Antriebs und Erkenntnisse zu willentlich verzerrter Darstellung in die Prognose mit einzubeziehen. Auf dieser Grundlage ist das Potential für eine wesentliche Verbesserung des Gesundheitszustandes gering, wenn eine Person mit erkennbarer Willensanspannung an der Umsetzung nachweislich wirksamer therapeutischer Maßnahmen wiederholt über längere Zeit gescheitert ist und daher unverändert stark beeinträchtigt ist. Nicht prinzipiell ungünstig sollte die Prognose hingegen dann sein, wenn eine Person mit schwacher, aber nicht krankheitswertig geminderter Willensanspannung und ungeeigneten Behandlungsmethoden therapeutisch erfolglos geblieben ist. In diesem Fall kann zumindest erwartet werden, dass das Änderungspotential zur Wiederstellung von Gesundheit und Arbeitsfähigkeit bislang nicht ausgeschöpft wurde.

Teil 4 Fallbeispiele

Teil 4 Fallbeispiele

Die folgenden Fallbeispiele[1] veranschaulichen einige der in den vorangegangenen Kapiteln beschriebenen Vorgehensweisen und Überlegungen. Dabei handelt es sich um gekürzte Falldarstellungen, die den Aufbau des Gutachtens, aber auch Probleme und Möglichkeiten der Begründung gutachterlicher Aussagen aufzeigen.

Bereits die Fallüberschriften deuten an, was auch den realen Begutachtungsbedingungen entspricht: dass die Mehrzahl der Probanden eine oder mehrere körperliche Erkrankungen oder Funktionsstörungen aufweisen. Die Vielzahl der körperlichen Diagnosen soll aber nicht darüber hinweg täuschen, dass in allen hier dargestellten Fällen die Art und Schwere der körperlichen Symptomatik aus Sicht der meisten untersuchenden Ärzte die geklagten Beeinträchtigungen nicht erklärte. Manche der verwendeten Kategorien bezeichnen überwiegend Risikofaktoren (z. B. Hyperlipidämie), andere beschreiben einen (nicht krankhaften) Zustand (z. B. Zustand nach Hüftgelenksimplantation).

Die dargestellten Auszüge sind teilweise erheblich gekürzt, insbesondere sind die medizinischen Vorbefunde nicht lückenlos aufgeführt, und es fehlt jeweils der Anhang mit ausführlichen Einzelergebnissen aus Testverfahren und Explorationen. Auch wurden – aus Gründen der Übersichtlichkeit – abweichend zur Darstellung in Originalgutachten nicht alle Verfahren einzeln und explizit in der Ergebnisdarstellung aufgeführt. Jedoch wurde versucht, die Informationen so zusammenzustellen, dass die in den Verfahren und Quellen enthaltenen Informationen und Schlussfolgerungen sinnvoll aufeinander bezogen werden können.

Die Ergebnisteile sind zum besseren Verständnis in Tabellenform dargestellt: Den Textauszügen in der linken Spalte werden jeweils Kommentare, Zusammenfassungen, Bewertungen oder inhaltliche Zuordnungen in der rechten Spalte gegenübergestellt. Der Buchstabe in Klammern am Ende des Kommentars bezeichnet die inhaltliche Zuordnung der dargestellten Textstelle. Dabei bedeuten:

A: Hinweis auf *Verdeutlichung* (Übertreibung) *oder Aggravation*
D: Ergebnisse zur *Diagnose/Differentialdiagnose* oder zum *Schweregrad* der Störung
Dis: Hinweise auf *Dissimulation*
G: Hinweise zur *Glaubhaftigkeit* der Angaben, sofern sie nicht durch übertreibendes oder inkonsistentes Verhalten bestimmt sind (G+: Hinweis auf Glaubhaftigkeit)
In: *Inkonsistente* (widersprüchliche) Ergebnisse oder Befunde
M: Angaben zu *motivationalen Einflüssen* oder zum Einfluss von Verstärkerbedingungen auf das Beschwerdebild oder die Beschwerdeverarbeitung (M+: Hinweis auf positive Motivation; M-: Hinweis auf fehlende Motivation)

Kommentare ohne Indexierung betreffen in der Regel zusammenfassende Angaben oder Bewertungen zum *Funktionsniveau*.

Die Textauszüge enthalten teilweise Zahlen, die in den Originalgutachten als Belege für einzelne Textstellen (Beobachtungen, Test- oder Befragungsergebnisse) verwendet werden. Diese Belegstellen sollen deutlich machen, welche Aussagen im Original mit Belegstellen versehen sind, sie stimmen in den hier dargestellten Auszügen aber nicht immer genau mit den Textstellen überein.

---

[1] Alle Fallbeispiele wurden von Maria Meise und Ralf Dohrenbusch verfasst.

Teil 4 Fallbeispiele

Fallbeispiel 1:
Begutachtung einer 47-jährigen Probandin mit chronisch-entzündlicher Darmerkrankung (Colitis ulcerosa), somatoformen Beschwerden und Zwangssymptomen

Begutachtungsanlass: Klage vor dem Sozialgericht wegen Gewährung einer Rente

Aktenlage

Quelle	Diagnosen und wesentliche Befunde
Dr. C., 1992 (Sozialgerichtsakte, Blatt xy)	Ausschluss eines akuten Schubes, fraglich minimale Proctitis

Beschwerden korrelierten kaum mit dem eher endgradig endoskopischen und histologischen Befund, gewöhnlich rasch erfolgreiche Steroid-Behandlung habe nicht zum erwünschten Erfolg geführt

Reha-Klinik von 1993	• Angstneurose (Angst und depressive Störung gemischt) • Histrionische Persönlichkeit • Chronisches Krankheitsverhalten • Anamnestisch Colitis ulcerosa

- AU in den letzten 12 Monaten, Erbrechen bei Colitis-Schub, 4 Liter Wasser am Tag; Atemnot und Schwitzen bei Anstrengung;
- Partnerschaft seit drei Jahren „geschlechtslos"; Freund wird als „Babysitter" bezeichnet, da sie nicht allein in der Wohnung sein könne;
- Ernährung: unregelmäßig, Bewegung: keine; in der Freizeit liege sie auf dem Bett und sehe fern;
- Neigung zum Psychologisieren und Dramatisieren; Sie kenne kein Maß zwischen Schonung und Überforderung, seit 1998 Ganzkörperschmerzen;
- Entlassung arbeitsfähig und vollschichtig leistungsfähig mit klar umrissenem Tätigkeitsbereich.

Stat. Aufenthalt 1998	• Chronifiziertes Schmerzsyndrom Stadium II mit Lumbalischialgie re. und L4 Wurzelirritation; rez. Sacroiliacalgelenkirritationen bei Hypermobilitätssyndrom • Bekannte Colitis ulcerosa • Multilokuläre Gelenkbeschwerden • Psychovegetative Überlastung

- Es sei zu einer deutlichen Besserung des Beschwerdebildes gekommen, doch sei eine psychotherapeutische Begleittherapie notwendig.

Stat. Aufenthalt 1999	• Pseudoradikuläres lumbales Schmerzsyndrom, psychovegetative Erschöpfung mit weitgehend kompensierter Angst- und Zwangsstörung • Proctitis ulcerosa

Fortsetzung auf S. 303

Fallbeispiel 1

Quelle	Diagnosen und wesentliche Befunde
	Erhebliche Probleme in der Krankheitsbewältigung durch Einnahme einer Behindertenrolle; Frau A. könne weiterhin leichte bis gelegentlich mittelschwere körperliche Tätigkeiten als Sekretärin vollschichtig ausüben. Es werde eine stufenweise Eingliederung empfohlen.
Stat. Aufenthalt 2000	• Psychologische Faktoren bei anamnestisch bekanntem schmerzhaftem Wurzelreizsymptom L4/L5 re. und florider Colitis ulcerosa (F54) • Generalisierte Angststörung mit zusätzlichen Panikattacken (F41.0)

- Wegen der seit 1986 bestehenden Angstsymptomatik sei sie seit 1996 in verhaltenstherapeutischer Behandlung, durch die sich die Zwangssymptomatik deutlich gebessert habe.
- Der histologische Befund sei vereinbar mit einer floriden Colitis, trotz intensiver Therapie sei es aber nicht zu einer Beschwerdeverbesserung gekommen.
- Verdacht auf psychische Triggerung des gesamten Schmerz- und Entzündungsgeschehens – Möglichkeit einer generellen muskulären Fehlfunktion der Beckenorgane, die sich in einer Blasenentleerungsstörung und genitalen Fehlfunktionen äußerte.
- Wegen des schwebenden Rentenverfahrens aufgrund der Schmerzen sei nicht mit einer Besserung zu rechnen.
- In der letzten Woche nach intensiver multimodaler Therapie psychophysische Stabilisierung.

Internist. Gutachten von 2002	• Colitis ulcerosa mit schubhaftem Verlauf • Angst- und depressive Störung gemischt auf dem Boden einer neurotischen Fehlentwicklung, Zwangsgedanken und Zwangshandlungen

Anamnese
- Im Jugendalter erstes Auftreten von Zwangsgedanken, 1986 stat. Aufenthalt in Nervenklinik wegen Angstattacken, 1993 Colitis ulcerosa, weitere stationäre Behandlungen wegen Gelenkbeschwerden.

Wesentliche Befunde
- Klagen über Durchfälle, starke Schmerzen im Unterbauch mit gelegentlicher Übelkeit, ständige belastungsabhängige Rückenschmerzen in LWS mit Ausstrahlungen, Gefühle des Herzstolperns und kalte Füße sowie Gefühle von Abgeschlagenheit und viel Angst.

- Bei bekannter Colitis ulcerosa heute in Remission befindliche Schleimhautverhältnisse im Dickdarm; bisherige Medikation müsse erweitert werden, eine dauerhafte Cortisonbehandlung sei in den letzten Jahren nicht notwendig gewesen.
- Bei Endoskopie 03/2003 habe keine floride Proctocolitis (Entzündungen) festgestellt werden können.
- Seit 4/01 liege Remission vor, insgesamt deutliche Verbesserung der Colitis nach objektiven Kriterien;
- leicht depressiv und leicht antriebsarm

Leistungsbeurteilung
- Aufgrund der Colitis ulcerosa sei Frau A. jederzeit auf eine Toilette in der Nähe (20 m) und auf betriebsunübliche Pausen (freie Pauseneinteilung) angewiesen. Es sei mit höheren Ausfallzeiten zu rechnen.
- Es sei weiterhin eine **vollschichtige Arbeitsfähigkeit** für leichte Tätigkeiten vorhanden. Keine schweren oder auch zeitweiligen mittelschweren Tätigkeiten, Ausschluss von Zwangshaltungen, Tragen von Lasten, Zugluft und Nässeeinwirkung, besonderer Verantwortung, Schichtarbeit und Stress.

Fortsetzung auf S. 304

Teil 4 Fallbeispiele

Quelle	Diagnosen und wesentliche Befunde
Psychiatrischer Befund 2002	• Schweres depressives Syndrom bei bestehender Angst- und Zwangsstörung mit Angst- und Panikattacken • Chronisches Schmerzsyndrom

Die Klägerin sei seit 1986 in Behandlung wegen Depression, Angstzuständen, Zwangs- und Grübelgedanken; infolge der Erkrankung Erschöpfung sowie starke Stimmungsschwankungen in engem Zusammenhang zu der bestehenden Colitis ulcerosa. Trotz intensiver multimodaler Behandlung sei Frau A. nicht in der Lage, selbst leichte körperliche Tätigkeiten vollschichtig auszuführen.

Orthopädisches Gutachten 2003	• Chronifiziertes Schmerzsyndrom aus organischer Ursache (Epicondylitis radialis; Verspannungen der perikapsulären Muskulatur; leichte Funktionseinschränkungen der LWS und BWS; Bandscheibendegeneration L5/S1; allgemeine muskuläre Insuffizienz und Dysfunktion; positive ISG-Symptomatik; Cox valga, retropatellare Chondropathie) bei bestehender psychiatrischer Co-Morbidität (generalisierte Angststörung/Zwangsstörung)

Angaben zur Anamnese
• Es bestünden streng belastungsabhängige Schmerzen der gesamten WS, so dass die Klägerin keine Körperhaltung länger als 20 Minuten halten könne. Nach längeren Gehstrecken habe sie deutliche Schmerzen (nach 30–45 Min.). Wegen des wechselnden Verlaufs der Colitis mit schmerzhaften Stuhlentleerungen bis zu 7-mal am Tag könne sie ihr Übungsprogramm für die WS nicht durchführen.

Wesentliche Befunde
• Überschlanke Pat. in reduziertem AZ; überdurchschnittliches intellektuelles Leistungsniveau, ausgeglichene Stimmungslage, im Kontakt freundlich und zugewandt; max. Leidensdruck aufgrund der Darmerkrankung, Schmerzen und psychischen Störungen, katastrophisierendes Krankheitskonzept bei ausgeprägten Krankheitsbefürchtungen.
• Unter der durchgeführten Behandlung hätten sich die erhobenen Befunde seitens des Bewegungsapparates erheblich gebessert, dabei immer wieder Rückschläge durch Darmerkrankung und psychische Störungen.
• Eine vollschichtige Belastbarkeit sei nicht gegeben.

Am 11.12.2000 reichte Frau A. einen Antrag auf Rente ein. Am 15.01.2001 erfolgte die Ablehnung des Rentenantrags. Daraufhin reichte Frau A. am 05.12.2001 Klage ein. In der öffentlichen Sitzung 2003 berichtete die Klägerin über einen erneuten Schub der Colitis ulcerosa, die auf die Cortisonbehandlung jedoch nicht anschlage. Sie sei wegen Inkontinenz und 20–30 Stuhlgängen am Tag nicht in der Lage zu krankengymnastischen Übungen.

In einem Schreiben von 05.02.2004 weist die Beklagte darauf hin, dass Frau A. nach dem Rechtsstreit eine stationäre Reha zugebilligt werde. Derzeit werde eine Reha in Anbetracht der ambivalenten Motivationslage nicht als Erfolg versprechend gesehen.

Fallbeispiel 1

Psychologische Untersuchung

Frau A., geb. am xx.xx.1957, unterzog sich am xx.xx.2005 in B. einer 6-stündigen Untersuchung, bei der folgende Verfahren zur Anwendung kamen:

1. Kontinuierliche Verhaltensbeobachtung (9.30–16.20 Uhr)
2. Diagnostisches Interview zu psychischen Störungen
3. Interview zu Beschwerden, Krankheitsverhalten und Funktionsbeeinträchtigungen
4. Exploration des Ehemanns
5. Fragebögen zu Persönlichkeit, Funktionsniveau, Beschwerden, Krankheitsverarbeitung
6. Psychophysikalische Tests zur Schmerz- und Körperwahrnehmung
7. Psychologische Funktions- und Leistungstests
8. Körperliche Funktionsprüfungen

1. Verhaltensbeobachtung

1 a) Beobachtung vor Untersuchungsbeginn

Frau A. kam pünktlich um 9.30 Uhr in Begleitung ihres Ehemanns zur Untersuchung. Von Beginn an zeigte sie sich um eine konstruktive, einwandfreie Mitarbeit bemüht.
Zu Beginn der Bearbeitung gab sie einen leichten Schnupfen und tränende Augen an. Sie seien zwar erst um 7.30 Uhr losgefahren, doch bräuchte sie wegen der Colitis morgens immer viel Zeit für sich und sei daher bereits um 5.45 Uhr aufgestanden. Sie seien ohne Zwischenstopp unterwegs gewesen.

Obgleich Frau A. ihren Aussagen zufolge maximal eine halbe Stunde im Auto sitzen könne und morgens auch ohne Colitisschub sehr häufig die Toilette benutze, verlief die fast 2-stündige Herfahrt ohne Zwischenstopp (**A**).

1 b) Körperliche Belastbarkeit im Untersuchungsverlauf

Äußerlich war über die gesamte Untersuchung hinweg keinerlei körperliche Schonhaltung ersichtlich. Frau A. konnte 2 Stunden ohne Pause sitzen. Im späteren Verlauf der Untersuchung stand sie zwischen den Testeinheiten kurz auf, wobei sie einige Lockerungsübungen durchführte. Nach Möglichkeit nutzte sie sehr weiche Sitzgelegenheiten. Bei harten Sitzflächen würden sich die Wirbel „alle direkt verschieben". Mehrfach demonstrierte sie den Untersuchern ihre Hypermobilität oder zupfte kräftig an ihren Armen, um den Untersuchern die schwache Ausbildung ihrer Muskeln zu verdeutlichen. Als Frau A. um eine Demonstration der von ihr beklagten fehlenden Biegsamkeit der Wirbelsäule gebeten wurde, konnten keine Einschränkungen in der „Biegsamkeit" festgestellt werden.
Beim Hinlegen oder Aufstehen zeigte Frau A. kein rückengerechtes Bewegungsverhalten. Auf Nachfrage

Obgleich Frau A. angab, maximal 15 Minuten sitzen zu können, war sie in der Lage, konzentrativ anspruchsvolle Aufgaben 2 Stunden am Stück sitzend zu bearbeiten (**A**). Eine fehlende Biegsamkeit der Wirbelsäule oder das Vorliegen „total harter Muskelstränge" konnte nicht bestätigt werden (**A**). Zusammen mit den übereinstimmenden Aussagen des Ehemanns zum Übungsverhalten (**2**) und der aktuellen muskulären Konstitution (**8**) kann daher die Glaubhaftigkeit der Aussagen zum Übungsverhalten angenommen werden (**G+**).

305

konnte sie einige krankengymnastische (Kräftigungs-)Übungen demonstrieren und andere Übungen widerspruchsfrei beschreiben.

Übungen auf dem Bauch fielen ihr eigenen Angaben zufolge wegen schnell auftretender Bauchschmerzen schwer.

1 c) Psychische Belastbarkeit

Bis 11.30 Uhr arbeitete Frau A. sehr zügig und konzentriert. Danach gab sie an, sich nicht mehr konzentrieren zu können und eine Pause zu benötigen. Auch nach der Pause klagte sie über eine nachlassende Konzentration und arbeitete deutlich langsamer als zu Beginn.

Als um 13.30 Uhr das Thema Ärzte und Stand der Untersuchung zur Colitis angesprochen wurde, fing Frau A. an zu weinen, wobei sie sich mehrfach für ihr Verhalten entschuldigte. Dabei äußerte sie ihre Frustration, trotz ihrer enormen Eigeninitiative so wenige Erfolge zu erleben. In diesem Zusammenhang wirkte Frau A. emotional erregt, hilflos, mitunter aber auch gereizt. Ihre Gegenargumente brachte sie zum Teil mit deutlichem Nachdruck vor, wenn ihr Modell von Krankheit und Gesundheit in Frage gestellt wurde.

Auch nach einer Pause und Versuchen, sie von ihrem Belastungserleben abzulenken, blieb die Stimmung von Frau A. bis zum Ende der Untersuchung gedrückt. Dabei klagte sie wiederholt zwischen den Arbeitseinheiten über sich verstärkende Konzentrationseinbußen. Bei der Verabschiedung gab sie an, „völlig fertig zu sein" und unter „höllischen Schmerzen zu leiden". Zu Hause würde sie sich jetzt flach auf den Boden legen und warten, bis die Schmerzen nachließen.

Hinweise auf belastungsabhängige Beschwerdezunahme und Leistungsbeeinträchtigung.

1 d) Verhaltenskonsistenz/Glaubhaftigkeit

Frau A. reagierte auch auf konfrontierende Fragen oder Interpretationen durchgehend offen. Unabhängig erhobene Angaben von ihrem Ehemann zum Haushalt und Sozialverhalten wurden von ihr ohne Widersprüche bestätigt.

Das Vorliegen ausgeprägter Ängste, permanent hoher Anspannung und Zwangsverhalten wurde vom Ehemann nicht in der von Frau A. angegebenen Ausprägung, Häufigkeit, Intensität und Dauer bestätigt.

*Unabhängig voneinander erhobene Angaben von Herrn und Frau A. zu Alltagsfunktionen, Krankheitsverhalten und Sozialverhalten stimmten im Wesentlichen überein (**G+**).*

*Unterschiedliche Angaben zur Ausprägung der psychischen Symptomatik (**A**)*

1 e) Arbeits- und Antwortverhalten

Die vorab zugesandten Anamnesefragebögen waren sorgfältig ausgefüllt worden. Es fiel bei der Bearbeitung auf, dass Frau A. häufig weit ausholte und einen

Frau A. assoziiert in der Wahrnehmung ihrer aktuellen Beeinträchtigungen stets frühere Beeinträchti-

großen Teil der langjährigen Krankheitsgeschichte wiedergab sowie detaillierte Angaben zu Themen machte, die keinen erkennbaren Bezug zu den Fragen hatten.

Zu Beginn der Untersuchung fiel ein ausgesprochen zügiges Arbeitsverhalten auf, das sich im Verlauf reduzierte. Alle Fragebögen zur Person bearbeitete sie ohne Zögern, Unsicherheiten oder Entscheidungsschwierigkeiten. Antworttendenzen konnten nicht festgestellt werden. Dabei betonte sie dennoch wiederholt, ihre geistige Leistungsfähigkeit sei nicht eingeschränkt, lediglich das Sitzen falle ihr sehr schwer.

> gungen mit. Der aktuelle Zustand stellt sich in Bezug auf Beschwerden und Beeinträchtigungen teilweise verzerrt dar (A).

1 f) Schmerz- und Beschwerdeverhalten

Während der ersten 2 Stunden zeigte Frau A. bis auf ein kurzes Aufstehen mit dem Hinweis, sie könne gerade nicht gut sitzen, weder verbales noch nonverbales Schmerzverhalten. Erst auf explizite Nachfrage gegen 14.00 Uhr gab sie an, bei Untersuchungsbeginn sehr starke Schmerzen erlebt zu haben (Wert 8 auf einer Skala von 1–10), aktuell seien ihre Schmerzen maximal. Zum Ende der Untersuchung um 15.45 Uhr gab sie wiederum auf Nachfrage an, jetzt unter „unerträglichen" Rückenschmerzen zu leiden. Nach außen war ihr jedoch nach wie vor weder verbal noch nonverbal etwas anzumerken.

> Das Schmerzverhalten war im Sinne demonstrativ gezeigter psychischer Stärke und Selbstkontrolle während der Untersuchung trotz angeblich unerträglicher Schmerzintensität auffallend gering ausgeprägt (Dis).

Entgegen schriftlichen Angaben, selbst ohne einen akuten Colitisschub derzeit pro Tag 30- bis 40-mal das WC aufsuchen zu müssen, ging Frau A. während der fast 7-stündigen Untersuchung insgesamt dreimal zur Toilette. Auf Nachfrage erklärte sie, zurzeit schließlich keinen Colitis-Schub zu haben.

> Eine angegebene Toilettenfrequenz von 30- bis 40-mal pro Tag zeigte sich in der Untersuchung nicht (A).

1 g) Pausenverhalten

Frau A. erbat sich von 11.35 bis 12.10 Uhr eine Pause, nachdem sie über ein Nachlassen der Konzentration geklagt hatte. Da Frau A. nach der Exploration emotional aufgebracht und erschöpft wirkte, wurde ihr um 14.15 Uhr eine weitere 10-minütige Pause angeboten, die sie zusammen mit ihrem Mann draußen verbrachte. Verpflegung hatte sie ausreichend mitgebracht.

> Erhöhtes Pausenvolumen bei 6-stündiger Arbeitszeit

1 h) Interaktionsverhalten/Auftreten

Frau A. verhielt sich gegenüber den Untersuchern ausnehmend höflich, zuvorkommend und selbstbewusst hinsichtlich ihrer bisherigen Leistungen. Von Beginn an signalisierte sie eine hohe Motivation und war bemüht, alle an sie gestellten Aufgaben sorgfältig

> Hinweise auf hohe Leistungsmotivation (M+) Diskrepanzen zwischen angegebenen psychischen Auffälligkeiten und dem Verhalten in der Unter-

zu bearbeiten. Im Kontakt verhielt sie sich durchgehend affektiv schwingungsfähig und lachte auch zwischendurch. Bei Interviews fiel ihr eloquentes, gelegentlich weitschweifiges und detailreiches, aber durchgehend differenziertes Kommunikationsverhalten auf.

Es fiel auf, dass Frau A. mit der Begründung, sie sei schließlich nicht zum Weinen hierher gekommen, in Belastungssituationen versuchte, Tränen zurückzuhalten und sich zu kontrollieren. Dabei entschuldigte sie sich mehrfach. Anzeichen von sozialer Unsicherheit, Ängstlichkeit oder dependentem Verhalten konnten zu keinem Zeitpunkt beobachtet werden. Sie war in der Lage, ihre Ansichten deutlich zu formulieren und sie gegenüber den Untersuchern zum Teil mit Nachdruck (erhobener Stimme, akzentuierten Gesten) zu verteidigen. Dies war besonders bei Themen der Fall, die ihre Colitis, ihre Schmerzen und ihr Krankheitsverhalten betrafen.

Auffallend war die häufige Verwendung von extremen Formulierungen im Sinne eines polarisierenden, katastrophisierenden und affektiv verzerrten Denkens wie z. B. „extrem", „grauenhaft", „unerträglich", „eiserne Disziplin", „brutal", „höllisch", „habe keinerlei Muskeln" oder „alles war total zusammengestaucht und verzogen", „ich war schon als Kind völlig glibberig", mit denen sie die Ausprägung ihrer gesundheitlichen Probleme und ihr Krankheitsverhalten schilderte.

suchungssituation; keine Anzeichen für eine abnorm erhöhte Ängstlichkeit, behindernde Rigidität oder eine fehlende affektive Schwingungsfähigkeit zu beobachten (**In**).

Häufige Verwendung von Extremformulierungen in Zusammenhang mit den Beschwerden, der Krankheitsverarbeitung und dem eigenen Verhalten auf. Dies spricht für eine emotional verzerrte, nur bedingt gültige Darstellung der Beschwerden (**A**)

2. Diagnostisches Interview zu psychischen Störungen

Persönlichkeit

Obgleich Frau A. sich als ängstlich, getrieben, zwanghaft, einsam und ruhelos wahrnehme, empfinde sie sich gleichzeitig als zähen, zuverlässigen, sympathischen, attraktiven, intelligenten und vernünftigen Menschen, der gut auf andere zugehen könne. Immer schon sei sie unsicher gewesen und habe sich ohne den Beistand anderer unwohl gefühlt. Sie nehme es mit den Dingen sehr genau und brauche Ordnung um sich herum. Sie selbst habe aber nicht den Eindruck, übermäßig sorgfältig zu sein.

Sie wisse aus Rückmeldungen, dass sie nach außen einen reflektierten und stabilen Eindruck mache, innerlich sei sie aber hochgradig misstrauisch und leicht verletzlich. Angst vor Menschen habe sie jedoch nicht. Sie komme mit anderen leicht ins Gespräch und sei auch kein schüchterner Mensch.

Hinweise auf zwanghafte Persönlichkeitsakzentuierung (**D**)

Fallbeispiel 1

Angst und Zwang

Wie als Kind schlafe sie aus Angst, sich unbewusst mit einem Messer verletzen zu können, nicht gerne alleine. Immer habe sie im Leben ihre Ängstlichkeit überwinden müssen und sei oft über ihre Kräfte gegangen. Mit Beginn ihrer ersten Ausbildung sei die Angststörung inklusive Panikattacken und daran anknüpfend das Zwangsverhalten ausgebrochen. Ohne dass sie sich dagegen habe wehren können, habe die starke Angst zu einem straff organisierten Kontroll- und Reinigungsverhalten geführt. Trotzdem sei sie immer sehr diszipliniert an ihre Arbeit herangegangen, ohne sich die Symptomatik nach außen hin anmerken zu lassen. Derzeit würde sie alles, was ihren fest etablierten Rhythmus störe, stark belasten. Reisen seien unmöglich. Abends benötige sie trotz Medikamenten eine Stunde zum Einschlafen, weil sie bei Dunkelheit „gespannt wie eine Feder" im Bett liege. Aufgrund ihrer Verkrampfungen und Blockierungen könne sie manchmal nächtelang nicht schlafen und grübele viel. Seit sie mit ihrem Mann zusammenwohne, könne sie ihr System lockern. Wenn sie sehr unter Spannung stehe und starke Schmerzen habe, greife der Mechanismus aber nach wie vor. Dann fange sie an, ihren Kleiderschrank nach strengen Kategorien zu sortieren. Nach wie vor sei es für sie unerträglich, die Wohnung zu verlassen, ohne vorher gestaubsaugt zu haben oder die Elektrogeräte bis zu 10-mal zu überprüfen. Nur ihr Mann könne sie dann beruhigen. Wenn sie woanders sei, sei sie dagegen flexibel. Zuhause würde sie ihre starre Tagesstruktur gut vor den Ritualen schützen. Nach wie vor bestünden gelegentlich Zwangsgedanken, beim Fahren über Brücken in einem ganz kurzen Moment zu entscheiden, in den Graben oder in entgegenkommenden Wagen zu fahren. Das gebe ihr einen „Kick". In solchen Situationen erlebe sie Herzrasen, extreme Anspannung, Gefühle der Fremdartigkeit und Ohrensausen, so dass ihr weiß vor Augen werde. Wenn der Moment vorbei sei, falle die extreme Anspannung schlagartig von ihr ab. Manchmal könne sie die 3- bis 4-mal pro Woche auftretenden Attacken durch Selbstberuhigung auch im Vorfeld abschwächen.

In sich widersprüchlich berichtete Frau A. abwechselnd, entweder bestimmte Strecken oder Orte völlig zu vermeiden oder sich von den Ängsten auch nicht beeinträchtigen zu lassen.

Seitenkommentare:

Hinweise auf psychopathologische Auffälligkeiten im Sinne einer Zwangsstörung, Funktionsbeeinträchtigungen durch zwanghaftes Verhalten im Alltag (D)

Modulierbarkeit der Schwere der psychischen Symptomatik durch soziale Einflüsse (D)
Inkonsistente Angaben hinsichtlich Angstvermeidungsverhalten und Häufigkeit von Ängsten. Trotz wiederholter Nachfrage in der Beschreibung ihrer Ängste und angstauslösender Bedingungen ausgesprochen vage (G-)

Depression

Vor allem im Zusammenhang mit körperlichen Problemen und ihrer starken Anspannung fühle sie sich niedergedrückt und antriebslos. Ihrer Ansicht nach habe sie aufgrund des belastenden Rentenverfahrens in den letzten 18 Monaten den Appetit und nachfolgend 10 kg Gewicht verloren, da nie ihre Gesamtkonstitution berücksichtigt worden sei.
An ein oder zwei Tagen pro Woche trauere sie über alles. Dann lege sie sich nachmittags für 2–3 Stunden ins Bett, weine heftig und kehre dann wieder zu ihren normalen Tätigkeiten zurück. Den Mechanismus kenne sie schon seit ihrer Kindheit. Heute könne sie mit solchen Einbrüchen aber gut umgehen.
Insgesamt könne sie aber nicht behaupten, dass sie das Leben nicht lebenswert fände. Auch wenn sie sich nicht weit weg bewegen könne, nehme sie doch viel am Leben teil. Sie habe auch keine Phasen wie früher, in denen sie sich innerlich leer fühle. Auch Konzentrationsstörungen oder eine Verlangsamung des Denkens erlebe sie nur zeitweise.

Die Ergebnisse weisen auf eine leicht gedrückte Stimmung hin, die in dieser Form möglicherweise bereits seit Jahren besteht (D).

Nur schwache Hinweise auf eine dauerhafte krankheitswertige depressive Störung des Willens, des Antriebs oder der Handlungsmotivation (M+).

3. Interview zu Beschwerden, Krankheitsverhalten und Funktionsbeeinträchtigungen

3 a) Beschwerden

Bezüglich ihrer Beschwerden nannte Frau A. die Diagnosen „chronische Blockade der ISG-Gelenke, Lumboischialgie, Chlamydien-Arthritis, Blockade in der WS, Schleimbeutelentzündungen, Hypermobilitätssyndrom, Gelenk- und Bänderschwäche, viel zu schwache Muskulatur, Arthrose im re. Knie, Migräne und Colitis ulcerosa".
Obgleich sie derzeit keinen aktiven Schub der Colitis ulcerosa habe, leide sie unter Bauchschmerzen, abwechselnden Durchfällen und Verstopfung. Pro Tag müsse sie auch ohne floride Colitis zwischen 30- bis 40-mal auf die Toilette gehen. Wenn sie einen Schub habe, könne sie kaum das Haus verlassen. Der Darm sei mittlerweile stark vernarbt. Zudem gebe es eine Engstelle, durch die es nachfolgend zu Verstopfungen käme.
Vor allem leide sie unter heftigsten Rückenschmerzen die gesamte Wirbelsäule entlang mit Ausstrahlungen in Beine, Arme und Nacken sowie Kopfschmerzen. Alles sei über Jahre so verzogen und zusammengestaucht, dass sie sich kaum bewegen oder auch nur krümmen könne. Normalerweise habe sie (Skala von 0 = kein bis 10 = maximaler Schmerz) Schmerzen zwischen 8 und 10.

Die Angaben korrespondieren nicht mit Angaben in der Akte, in denen selbst bei florider Colitis 5 bis selten maximal 20 Stuhlgänge angegeben wurden (A).
Kein Anhalt für starke Vernarbungen und Verengung des Darmes gemäß Aktenlage (In).
Die beklagten intensiven körperlichen Beschwerden können nach Aktenlage nicht eindeutig mit körperlichen Ursachen in Zusammenhang gebracht werden. Dies gilt für die abdominellen wie auch für die muskuloskeletalen Beschwerden (D/In).

3 b) Krankheitsverlauf und Krankheitsmodell

Seit 1992 sei es stetig mit ihr bergab gegangen. Die körperlichen Beschwerden hätten 1993 mit starken Rückenschmerzen und blutigen Durchfällen angefangen. 1994 hätte sie den ersten Schub der Colitis ulcerosa bekommen.
Die Chlamydien-Arthritis infolge der Colitis habe sich in Form eines heftigen Rheumaschubes 1997 „tief in ihre Gelenke gefressen". Ärztlicherseits habe man die Beschwerden vorübergehend verharmlost, obgleich ihre Gelenke monatelang dramatisch angeschwollen waren. 1998 habe sie nach einem Schub eine Sacroiliitis, eine Entzündung der LWS und der ISG-Gelenke gehabt. Richtig schlimm seien die Schmerzen nach der Begutachtung Anfang 2003 geworden.
Frau A. bewies umfangreiche Kenntnisse über ihre psychischen und körperlichen Beschwerdebilder. Gleichzeitig wies sie ein fest etabliertes detailliert ausgestaltetes (subjektives) Krankheitsmodell auf, das mit anatomischen Gegebenheiten und körperlichen Befunden oft nicht übereinstimmte. Wiederholt bestand sie energisch auf ihrer Deutung, die Schmerzen würden durch „kleine harte Muskeln entlang der Wirbelsäule" verursacht. Sie verwies auf „Muskelstränge", die sich „vom Bein über den Bauch und Oberkörper bis hin zum Kopf" zögen. Die Muskulatur sei so extrem fest, dass sie das Bein nicht ausstrecken könne, ohne dass sich der Bauch nach vorne wölbe. Auch der „Muskelring um das Becken herum" sei total fest.
Als mitverursachend wurde von Frau A. die mehrjährige Schikane im Kollegenkreis angeführt. Ebenso sei die sitzende Tätigkeit am PC und der Stress bei der Arbeit durch die Schwächung des Immunsystems mit ein Grund für die Entstehung der Schmerzen und die Colitis gewesen. Auch hätte sie die Jahre zuvor keinen Sport betrieben, was zu einem „massiven Abbau der Muskeln" geführt habe.
Die Schmerzen seien ihrer Ansicht nach vor allem bedingt durch muskuläre Schwäche und ihre extreme Hypermobilität. Darum seien Röntgenbilder nicht aussagekräftig. Es könne sein, dass sie zu wenig esse, denn da, wo es bei ihr fest sei, befänden sich keinerlei Muskeln. Die Gelenke seien aufgrund der schwachen Muskeln so ungeschützt, dass sie voller Flüssigkeit liefen. Zudem habe man große Gelenkabstände in den Knien und den Kreuz-Darmbein-Gelenken festgestellt. Weil die Muskulatur dadurch nicht gut arbeiten könne, würden die Gelenke schnell blockieren. Auf diesen

---

Obgleich Frau A. der Ansicht war, immer noch unter den Folgen der Arthritis zu leiden, ergaben Vorgutachten keine Hinweise auf diese Interpretation (**In**).

Zwar wurde orthopädischerseits wiederholt auf muskuläre Verspannungen verwiesen, eine völlige Unbeweglichkeit des Rückens über viele Monate, wie sie von Frau A. angegeben wurde, konnte aber anhand der medizinischen Vorbefunde nicht nachvollzogen werden (**In**).

Hinweise auf eine verzerrte Interpretation körperlicher Beschwerden (**D**).

Sie ist sich der Komplexität der biopsychosozialen Zusammenhänge bewusst (**M+**), trotzdem fixiert auf die körperlichen Ursachen ihrer Erkrankung (**D**).

Weist nahezu alle Argumente zurück, die ihrem Bild ihres Zustandes widersprechen, auch wenn ihre Begründungen objektivierbaren Befunden zuwiderlaufen (**D, M-**).

Im Verlauf der letzten Jahre ist es lt. Aktenlage zu einer Verbesserung der Beschwerden gekommen, auch wenn dies von Frau A. nicht in diesem Ausmaß wahrgenommen wird (**A**).

Vorstellungen beharrte die Klägerin trotz Hinweise auf die anatomische Fehlerhaftigkeit der Annahmen.
Magen/Darm-Symptomatik: Auf die Befunde angesprochen, nach denen ihre Colitis bereits seit mehreren Jahren rückläufig sei, reagierte Frau A. sehr aufgebracht, da sie ihrer Ansicht nach allein seit 2002 drei Schübe gehabt habe. Mehrfach argumentierte sie sehr deutlich zum Teil auch gegen Befunde von Ärzten und Gutachtern.

3 c) Beschwerdeverarbeitung

Wenn sie keine Schübe habe, sei Frau A. ihrer Ansicht nach durch die Colitis nicht wesentlich beeinträchtigt. Wenn sie aber einen Schub habe, könne sie kaum das Haus verlassen. Die funktionellen Probleme würden sie mehr belasten als die eigentliche Entzündungsaktivität.

Keine kontinuierlichen krankheitsbedingten Funktionsbeeinträchtigungen im Alltag (D)

Zwar sei sie kein großer Esser, doch habe sie die Gewichtsabnahme von 10 kg in 18 Monaten erschreckt. Offensichtlich werde die Nahrung nicht verwertet, und sie habe trotz des Schubes zu viel Ausdauer- und Krafttraining gemacht.

Wenn sie sich ablenke, indem sie male oder lese, könne sie ihren Körper gut vergessen. Entspannen könne sie sich in der freien Natur, beim intensiven Stadtbummel oder beim Schwimmen, sofern sie keine Probleme mit dem Darm habe. Um ihre enorme Spannung abzubauen, drehe sie die Musik auf volle Stärke auf.

Frau A. verfügt bereits jetzt über Bewältigungsstrategien, der Symptomatik entgegenzusteuern, und ergreift aktive Maßnahmen (M+).

3 d) Krankheitsverhalten/Eigeninitiative und soziale Bedingungen

Sie lege derzeit viel Wert auf den Aufbau von Muskulatur und Konstitution. Zweimal die Woche gehe sie in ein Rehazentrum, wo sie systematisches Aufbautraining betreibe. Die anderen Tage ziehe sie ihr eigenes Programm durch.
Sofern sie einen Entzündungsschub habe, könne sie ihre Übungen wegen sofort beginnender Bauchschmerzen und blutiger Durchfälle nur sehr bedingt durchführen. Trotzdem helfe ihr Bewegung gegen die Schmerzen noch am besten. Darum versuche sie, jeden Tag 1- bis 2-mal spazieren zu gehen.
Entspannungstraining nach Jacobson habe sie wie ihr Angstmanagement lange vorschriftsmäßig gemacht. Das habe ihr zwar kurzfristig geholfen, am nächsten Tag sei aber alles beim Alten gewesen. Beim Autogenen Training sei sie immer nur bis zu den Beinen gekommen, weswegen sie auch diese Entspannungsform nicht mehr praktiziere.

Es besteht nach außen hin eine hoher, auf die Schmerzen bezogener Leidensdruck und eine hohe Bereitschaft, die Schmerzen durch angeleitetes, aber auch eigenständiges Training konsequent anzugehen (M+).

Sie zeigt bereits jetzt eine Reihe von Strategien zur gezielten Problembewältigung und alternative Möglichkeiten zur Spannungsreduktion, die sie gewinnbringend einsetzt, auch wenn diese ihrer Meinung nach nicht ausreichen, das Problem zu beseitigen (M+).

Die meiste Zeit würde sie mit ihrem Mann verbringen, zu dem sie seit 15 Jahren eine sehr enge und gute Beziehung habe. Er gehe sehr liebevoll mit ihr um, unterstütze sie bei allem und begleite sie stets zum Arzt. Ihre Eltern dagegen hätten keinerlei Verständnis für jegliche Art von Krankheit, so dass sie bis heute nicht von ihnen besucht worden sei.

Sie habe ihrer Ansicht nach alles getan, um ihre Ängste und Schmerzen in den Griff zu bekommen.

Die Beziehung zu ihrem Mann stellt eine hilfreiche Unterstützung in der Rückgewinnung der Leistungsfähigkeit dar (**M+**).

3 e) Behandlungen

Geholfen gegen die Schmerzen hätten zeitweise Medikamente, Infusionen, Akupunktur, Krankengymnastik, Massagen, Packungen und Chiropraxie sowie manuelle Therapien. In den Kuren habe man nur den absoluten Schmerz mildern können.

Bezüglich früherer Phasen von starken Depressionen, Ängsten und Zwängen berichtete Frau A. über viele Behandlungsversuche, in deren Rahmen sie mindestens 30 unterschiedliche Psychopharmaka ohne Erfolg eingenommen habe.

Einseitige Ausrichtung an Defiziten/Leistungsminderung und an der Suche nach den „eigentlichen" Krankheitsursachen behindern eine schrittweise und zielorientierte Verbesserung der gesundheitlichen Situation (**M-**).

Obgleich sie in der langjährigen Verhaltenstherapie gelernt habe, ihre Ängste in den Griff zu bekommen, habe sie mehrfach stationär behandelt werden müssen. Zwar bemühe sie sich um ein angemessenes Angstmanagement, doch blieben die Angst und die Zwänge bestehen. Sie müsse eigentlich lernen, die Ursachen der Angst zu verändern, anstatt sie nur auszuhalten. Wenn sie die Ängste zu lange aushalte, reagiere sie entsprechend körperlich heftig. Konfrontationsübungen mit den Therapeuten habe sie aber nie gemacht.

Erkennbares Bemühen um Selbstkontrolle (**M+**)

Aktuelle Medikation:

Salofalk 500 2-2-2-0, Pantozol 20 0-0-0-1, Colifoam Rektalschaum 0-0-0-1 (Applikator), Remergil 30 0-0-0-1, Zopiclon 7,5 mg 0-0-0-11/2, Katadolon 1-1-1-0, Hydocalm 1-1-1-0

3 f) Therapiemotivation

Frau A. war der Auffassung, noch keine Behandlung erhalten zu haben, die ihre Gesamtsituation angemessen berücksichtige. Die langen Verhaltenstherapien wurden von Frau A. als wenig erfolgreich beurteilt. Zwar habe sie gelernt, dank ihres Fleißes und ihrer Disziplin auch ohne Anleitung Konfrontationsübungen durchzuführen. Es bringe ihr aber wenig, die Ängste irgendwie auszuhalten, weil diese sich dann auf die körperliche Schiene verlagern würden. Zudem zahle die Kasse seit 2002 keine Psychotherapie mehr.

Erfolge und positive Veränderungen nimmt Frau A. nur bedingt wahr. Stattdessen stellt sie wiederholt mit Bezug auf frühere Erkrankungen oder Einschränkungen erfolglose Behandlungen, Rückfälle oder körperliche Schwächen im Leistungsprofil heraus (**M-**).

Von einer erfolgreichen Behandlung erhoffe sie sich eine Reduzierung der Schmerzen auf 2 auf einer Skala zwischen 0 und 10.

Hohe Erwartungen an eine erfolgreiche Behandlung **(M-)**

3 g) Aktuelles Funktionsniveau

Auf einer Skala von 0–10 (0 = keine bis 10 = maximale Beeinträchtigung) gab Frau A. an, in den Bereichen häusliche Verpflichtungen, Erholung, soziale Aktivitäten, Beruf und Schlaf in einem Ausmaß zwischen 8 und 10 beeinträchtigt zu sein. Sexualleben und Selbstversorgung seien mäßig beeinträchtigt.
Ihre verminderte Leistungsfähigkeit beziehe sich nicht auf ihr geistiges oder psychisches, sondern ausschließlich auf ihr körperliches Leistungsvermögen. Selbst wenn sie keinen Colitis-Schub habe, brauche sie morgens sehr lange, um ihre Hygiene zu verrichten. Sie sehe sich deshalb nicht in der Lage, um 7.00 Uhr mit einer Arbeit zu beginnen. Es gebe Tage, an denen der Durchfall so schlimm sei, dass sie sich aufgrund ihres reduzierten Allgemeinbefindens auch übergeben müsse.

Schriftliche Angaben der Versicherten in Fragebögen über erhebliche bis maximale Einschränkungen konnten durch mündliche Angaben über das aktuelle Funktionsniveau nicht bestätigt werden **(A)**.

Verlangsamte Abläufe im Alltag **(D)**

Leichte Tätigkeit könne sie im Haushalt erledigen, doch helfe ihr Mann ihr bei schweren Arbeiten wie Putzen oder Einkaufen. Trotz des Risikos eines instabilen Magens gehe sie spazieren oder treffe sich mit Leuten. Wenn es ihr gut ginge, male sie sehr intensiv oder lese anspruchsvolle Literatur.

Bleibt aktiv, versorgt nach Möglichkeit den Haushalt und zeigt wenig körperliches Schonverhalten **(M+)**

Ihr maximales Pensum beim Spazierengehen liege bei einer halben Stunde bzw. etwa 500 m. Dann würden ihre Hände und Füße an den Gelenken anschwellen. Wenn sie am Tag 4-mal 500 Meter gehen würde, könne sie am nächsten Tag nicht mehr laufen.

Bewegungseinschränkungen im Alltag **(D)**

3 h) Zukunftserwartungen, Arbeitsmotivation und Rentenbegehren

Es sei ihr nach wie vor sehr wichtig, die Zeit zu haben, ihr Schmerzsyndrom mit Hilfe der begonnenen Trainingsmaßnahmen loszuwerden. Die psychischen Probleme würden sie dagegen im normalen Leben nicht behindern. So habe sie trotz der damals deutlich stärker ausgeprägten Zwänge in ihrem Beruf arbeiten können. Erst wenn die Schmerzen nicht mehr so intensiv wären und sie den Rücken wieder „biegen" könne, sei sie wieder arbeitsfähig. Sie fühle sich jedoch dem Druck in großen Büros mit überwiegend sitzender Tätigkeit nicht gewachsen und strebe eher eine kreative oder produktive Tätigkeit ohne Arbeitsdruck an. Tätigkeiten mit wechselnden Bewegungsmöglichkeiten beurteilte sie ebenfalls kritisch, weil ihre Gelenke nach viel Bewegung anschwellen würden.

Derzeitige psychische Verfassung wird derzeit nicht als hinderlich angesehen, eine Arbeit aufzunehmen, da Frau A. bereits unter wesentlich schwererer Ausprägung affektiver Störungen berufstätig gewesen ist **(M+)**.

In den letzten Jahren hätten sie sich verschuldet. Auch eine kleine Rente würde deshalb eine hohe finanzielle Entlastung bedeuten, zumal sie sich zusätzliche Behandlungen finanzieren könne. Wenn sie eine Konstellation hätte, bei der sie relativ stressfrei und finanziell abgesichert durch den Alltag komme, würde sie die Rente nicht mehr in Anspruch nehmen wollen.	Externe Verstärkerbedingungen für Krankheitsverhalten/prinzipielle Erwägungen in Zusammenhang mit der Rente (**M-**)

4. Exploration des Ehemannes

Körperliche Beschwerden

Herr A. teilte das Krankheitsverständnis seiner Frau. Wenn die Colitis extrem aktiv sei, müsse sie vor allem morgens 15- bis 20-mal innerhalb von eineinhalb Stunden auf die Toilette. Danach „breche meistens ihr Immunsystem zusammen". Auch ohne akuten Schub gehe sie morgens 10- bis 15-mal auf die Toilette. Wenn die Colitis aktiv sei, könne sie das Haus kaum verlassen. Auswärtige Aktivitäten seien dann fast gar nicht möglich. Krankengymnastik ginge dann nur noch mit Windeln. Die Schübe würden bis zu 5 Wochen anhalten.	Trotz florider Colitis war Frau A. in der Lage, an einem intensiven stationären Therapieprogramm teilzunehmen. Dies steht entgegen den Aussagen beider Eheleute, dass Frau A. bei einem Schub üblicherweise vollkommen leistungsbeeinträchtigt und z. B. auch nicht in der Lage sei, das Haus zu verlassen (**In**).

Angst

Die seit Jahren bestehende Ängstlichkeit seiner Frau zeige sich insbesondere in Zusammenhang mit belastenden Ereignissen in Form von Gereiztheit. Ebenso werde sie ohne seine Gegenwart unruhig. Er vermeide es daher, außer Haus zu übernachten, und kümmere sich viel um sie. Den Grund für ihre Ängste kenne er jedoch nicht. Konkrete Ängste habe seine Frau vor allem vor einer Verschlimmerung der Darmerkrankung und vor Schmerzen, weswegen sie längere Strecken mit dem Auto meide. Obgleich er selbst keine Panikattacken mitbekomme, wisse er aus ihren Berichten über ihre Ängste, mit dem Auto die Kontrolle über sich zu verlieren.	Frau A. erfährt durch ihre Beschwerden erhebliche Zuwendung von Seiten ihres Mannes (**M-**).

Zwänge

Ihr ausgeprägtes Ordnungsverhalten sei für Außenstehende wahrscheinlich zwanghaft. Ihn störe es jedoch nicht, da sie ihn in ihr Ordnungsverhalten nicht einbeziehe. Extreme Ausmaße hätte ihr Kontrollbedürfnis. Wenn sie gemeinsam weggingen, ließe sie sich nur durch ihn beruhigen, dass die Wohnung in Ordnung und alle Geräte ausgeschaltet seien. Einige Zwänge seien jedoch in den letzten Jahren deutlich zurückgegangen, da sie früher wesentlich kränker gewesen sei.	Verbesserung in den letzten Jahren (**D, M+**)

Teil 4 Fallbeispiele

Funktionsniveau

Gegen 8.00 Uhr fange seine Frau an, die leichten Aufgaben im Haushalt mit Pausen zu erledigen. Danach mache sie einen längeren Spaziergang oder ihre Krankengymnastik. Bis er heimkomme, lese sie, höre Musik oder male. Freude habe sie an kulturellen Veranstaltungen, doch müsse sie oft bereits nach einer halben Stunde gehen. Er begleite sie dann meistens. Dadurch beschränke sich der Aktivitätskreis auf die nähere Umgebung. Sie hätten aber noch einen gemeinsamen Bekanntenkreis, zu dem sie 1- bis 2-mal in der Woche Kontakt habe.

> Bleibt aktiv, versorgt nach Möglichkeit den Haushalt und zeigt wenig körperliches Schonverhalten (**M+**)

Krankheitsverhalten- und Verarbeitung

Neben der medizinischen Reha 2-mal in der Woche mache sie jeden Tag konsequent ihr krankengymnastisches Programm. 1- bis 3-mal am Tag gehe sie zum Teil mit ihm zusammen 20–30 Minuten im normalen Tempo spazieren. Nachdem nun endlich durch die Rehamaßnahme ein umfassendes Behandlungskonzept vorliege, gehe sie sicherer mit ihren Problemen um. Mit Beginn der orthopädischen Probleme sei sie durch die ineffektiven Behandlungen wie ständiges Spritzen und Einrenken sowie die unklaren Diagnosen stark verunsichert gewesen. Deswegen habe er viel für sie organisiert, sie zu den Ärzten begleitet und wenn nötig den Ärzten Druck gemacht.

Sie gingen davon aus, dass sie die Rente bekomme, weil sie weder lange sitzen, noch lange gehen und stehen oder schwere Dinge tragen könne.

> Angaben von Frau A., nach Spaziergängen am Folgetag vollkommen erschöpft zu sein, erscheinen im Verhältnis zu den Angaben des Ehemanns emotional verzerrt oder nur gelegentlich zutreffend zu sein (**A**).
>
> Hinweise auf sekundären Krankheitsgewinn durch Übernahme von Verantwortung und Fürsorge durch den Ehemann (**M-**)

5. Befunde zur Glaubhaftigkeit

Antworttendenzen in Fragebögen

- Keine auffälligen Tendenzen, sich verfälscht darzustellen. Das Antwortmuster war inhaltlich konsistent. Keine Hinweise auf auffällige Neigung zu Aggravation oder Dissimulation.
- Durchschnittliche Tendenz, einen positiv verfälschten Eindruck zu hinterlassen. Im Kontext der anderen Ergebnisse weisen die Angaben jedoch auf das gesteigerte Bemühen von Frau A. hin, sich moralisch einwandfrei und normkonform zu präsentieren.
- Hinweise auf stereotypes Antwortverhalten, bei dem Angaben nicht mehr differenziert hinterfragt, sondern nach relativ festen Standards abgerufen werden.

> Skalen zu Störungen und Persönlichkeitseigenschaften sind interpretierbar (**G+**).

- Erhöhtes Ausmaß, in dem sich Frau A. gedanklich auf die Untersuchung vorbereitet hat und die mit den Untersuchungsergebnissen verbundenen Folgen während des Antwortens aus der Perspektive des Untersuchers reflektierte.
- Weit unterdurchschnittliches Ausmaß, in dem sich Frau A. bereit zeigte, Aufmerksamkeitsschwankungen und Unregelmäßigkeiten im Entscheidungsverhalten zuzugeben.

Da Frau A. auch nach Aktenlage seit Jahren zu relativ stereotypen Beschreibungen ihrer Beschwerden und Beeinträchtigungen neigt, kann erwartet werden, dass sie nur wenig Bereitschaft zeigen wird, ihr Beschwerdeverhalten zu modifizieren (**M-**).

Konsistenz von Angaben zur Funktionsfähigkeit

Bei Testwiederholungen zu Angaben zur Funktionsfähigkeit im Alltag zeigten sich nur geringfügige Abweichungen, überwiegend wurden eigene Angaben exakt repliziert.

Konsistente Ergebnisse sprechen für die Glaubhaftigkeit der Angaben bzw. einen durchstrukturierten Tagesablauf (**G+**).

Glaubhaftigkeit kognitiver Fähigkeiten

Keine auffälligen Ergebnisse in Simulationstests zur kognitiven Leistungsfähigkeit. Die Ergebnisse belegen eine überdurchschnittlich hohe Arbeitsgeschwindigkeit bei Aufgaben, die eine gleichbleibende Aufmerksamkeit erfordern. Die Fehlzahl beim einfachen Reaktionstests sowie Gedächtnisleistungen beim Alltagsgedächtnis entsprachen derjenigen gesunder, neuropsychologisch nicht beeinträchtigter Probanden.

Keine Hinweise auf das Vortäuschen von Konzentrations- oder Gedächtnisbeeinträchtigungen (**G+**)

6. Ergebnisse zu Persönlichkeit, Funktionsniveau, Beschwerden, Krankheitsverarbeitung

Persönlichkeit

Es wurden testdiagnostisch zwanghafte Tendenzen im Sinne eines teilweise überangepassten, streng normkonformen und disziplinierten Verhaltens deutlich. Aufgaben werden mit erhöhtem Leistungsehrgeiz zu bewältigen versucht, können oft aber nicht zufriedenstellend beendet werden. Außerdem dominierten Entscheidungsunsicherheiten, insbesondere wenn diese konkrete Veränderungen nach sich ziehen oder das perfektionistische Leistungsstreben betreffen.

Die Selbstbeschreibung wies zudem auf eine Aggressionshemmung, aber auch auf eine hohe Selbstbezogenheit und soziale Zurückhaltung hin.

Bei Frau A. zeigten sich deutliche Tendenzen, ihrer Umwelt mit Argwohn zu begegnen und sich in hohem Maß von anderen eingeengt, falsch beurteilt, unfair behandelt, ausgenutzt, isoliert oder betrogen zu fühlen. Handlungen von Personen, die von anderen als neutral gesehen werden, bezieht Frau A. in überdurchschnittlichem Ausmaß auf sich und interpretiert sie als feindselig.

Hinweise auf zwanghafte Persönlichkeitszüge (**D**)

Feindselige und teilweise krankheitswertige aggressive/autoaggressive Impulse wurden geleugnet, obwohl sie unter anderen Befragungsbedingungen wiederholt genannt wurden (**Dis**).

Dagegen konnten in Angaben zum Sozialkontakt keine Anzeichen einer gestörten Interaktion festgestellt werden. Es fällt Frau A. ihren Angaben zufolge leicht, auf andere zuzugehen, Kontakte herzustellen und aufrechtzuerhalten, ihre Ansprüche zu verteidigen und durchzusetzen. Dabei vertraut sie auf ihre Kompetenzen. Es fiel jedoch eine überdurchschnittliche Neigung bei Frau A. auf, feindliche oder aggressive Impulse zu verleugnen, was auf eine hohe soziale Angepasstheit hinweist.

*Trotz ausgeprägten Misstrauens gegenüber der Umwelt ist Frau A. nach wie vor bereit, auf andere Menschen zuzugehen (**M+**).*

*Sie hat keine (psychotischen) Beziehungsideen entwickelt, die eine Kommunikation mit ihr erschweren oder unmöglich machen würden (**D**).*

Psychopathologie

Psychische Störungen und Beeinträchtigungen waren auf breiter Ebene überdurchschnittlich ausgeprägt. Hervorzuheben sind dabei Stimmungsbeeinträchtigungen, körperliche Beschwerden, Schwäche, körperbezogene Ängste, paranoid getönte Denk- und Verhaltensweisen sowie belastendes Verhalten in sozialen Situationen.

*Hinweise auf psychopathologische Gestörtheit (**D**)*

- *Angst/Zwang*

Die Ergebnisse sprechen für ein deutlich erhöhtes Anspannungs- bzw. Angstniveau und eine Vielzahl somatischer bzw. somatoformer (körperlich empfundener) Beschwerden. Im Vordergrund der Ängste stand das Gefühl, von der derzeitigen Situation überfordert zu sein. Spezifische Ängste fehlten nahezu vollständig. Angaben zur Konkretisierung von angstauslösenden Situation wurden nicht gemacht.
Es wurden von Frau A. eine Reihe von Verhaltensweisen und Vorstellungen angegeben, die mit vermehrtem Kontroll- und Ordnungsverhalten, ritualisiertem Ordnen und Zählen von Gegenständen, übertriebenen Sorgen und Grübeln sowie Phantasien über selbstverletzendes Verhalten in Zusammenhang standen. Die Verhaltensweisen entsprachen in ihrer Ausprägung denen von Zwangspatienten.

*Zwangssymptome und Zwangsrituale wurden in voneinander unabhängigen Verfahren konsistent geschildert (**G+**)*

- *Depression*

Obgleich sich auf der Verhaltensebene wenige Unsicherheiten oder fehlende Fertigkeiten zeigten, zeichnete sich die Klägerin als eine selbstunsichere, introvertierte, wenig belastbare, vom Schicksal getroffene Frau, die nur noch wenig Hoffnung hat, aus eigener Kraft aus der aktuellen Situation herauszukommen. Emotionen werden vor allem in Form von Affektausbrüchen erlebt, die aber auch entlastend wirken. Folge ist Rückzug auf einen überschaubaren Lebensraum, der mit möglichst wenigen Risiken und Stresserleben verbunden ist.

*Die Befunde weisen auf eine dysphorische Symptomatik hin, bei der Zukunftssorgen, Resigniertheit, Verbitterung und Hilflosigkeit gegenüber verpassten Chancen sowie eine Abwertung der eigenen Person in ausgewählten Bereichen dominieren (**D, M**).*

Fallbeispiel 1

Eine Reihe typischer depressiver Symptome wie Interesselosigkeit, Antriebsminderung, Konzentrationseinbußen, ständige Traurigkeit, Schuldgefühle, depressives Grübeln, Libidoverlust, negative Selbstvorstellungen, Kontaktstörungen, erhöhte Ermüdbarkeit, Störung der Vitalgefühle, Veränderung der Libido oder Beschäftigung mit dem Tod wurden verneint.

Frau A. gab viele Probleme im familiären Bereich an. Die Herkunftsfamilie wird ihren Angaben nach eher gemieden, um weitere Auseinandersetzungen oder Kränkungen zu vermeiden, ohne dass sich Frau A. aus den alten Bindungen gelöst zu haben scheint.

7. Testpsychologische Ergebnisse zur Schmerzsymptomatik

Schmerzempfindlichkeitsmessung

Es lag eine generalisierte, über den gesamten Rücken, das rechte Bein und den Unterbauch ausgedehnte Schmerzsymptomatik vor. Die Schmerzen wurden als intensiv, aber überwiegend nicht als unerträglich bewertet. Die multilokuläre Druckschmerzempfindlichkeit war erheblich erhöht und entsprach der von Fibromyalgie-Patienten. Über die Schmerzempfindlichkeitsmessungen wurde deutlich, dass Frau A. nur eingeschränkt in der Lage ist, eigene Urteile zur Schmerzempfindlichkeit zuverlässig zu replizieren.

> Frau A. leidet an Schmerzen in mehreren Körperregionen und an generalisiert erhöhter Schmerzempfindlichkeit. Sie erfüllt die Kriterien für eine Fibromyalgie (**D**).

Die Angaben zu Spontanschmerzen variierten kaum in Abhängigkeit von der Differenziertheit der Befragung, d.h. je nach Befragungsstil wurden nicht mehr oder andere Körperregionen als schmerzhaft bezeichnet.

> Provozierte Schmerzen werden nicht zuverlässig beurteilt, sodass Angaben zur Schmerzempfindlichkeit als unsicher zu bewerten sind (**G-**).

Schmerzsensorik

Die für das Beschwerdebild typischen Schmerzbeschreibungen waren weit überdurchschnittlich ausgeprägt.

Schmerzverarbeitung

Es lag eine überdurchschnittlich ausgeprägte affektive Schmerzqualität vor.

Es zeigten sich aber keine Hinweise darauf, dass sich Frau A. in Form von Angst, Depressivität oder gereizter Stimmung durch die Schmerzen auffällig beeinträchtigt oder belastet fühlt.

> Auffällig intensivierte Schmerzbeschreibung und erhöhtes Leiden am Schmerz im Vergleich zu anderen Personen mit Fibromyalgie (**A**)

Frau A. interpretiert Schmerzen nicht als Signal, auch körperliche anstrengende Aktivitäten zu meiden. Statt dessen führt sie unabhängig von den Schmerzen diszipliniert ihr therapeutisches Programm durch und legt sich selten im Tagesverlauf hin. Hilfebedürftigkeit wird weder verbal noch nonverbal nach außen signalisiert, Hilfe lehnt sie – außer durch den Ehemann – nach Möglichkeit ab.

> Inkonsistenzen in der affektiven Schmerzbeschreibung (**In**)

> Überdurchschnittliches Herausstellen von Durchhaltevermögen und Selbstdisziplin (**M**)

Frau A. zeigte insgesamt ein Bewältigungsverhalten, das in erster Linie auf das Ignorieren ihrer Beschwerden ausgerichtet ist. Sie beschrieb vorwiegend Aktivitäten, in denen sie trotz Schmerzen die „Zähne zusammenbeißt" und rigide bestimmte Verhaltensweisen zeigt, auch wenn diese schmerzverstärkend sind. Überdurchschnittliche Werte in Bezug auf „ungünstige Behandlungsmotivation" und „Verschlossenheit" im Fragebogen.

Hinweise auf rigides Bewältigungsverhalten (**D, M**)

Lässt auf eine verminderte Bereitschaft schließen, sich doch noch einmal in professionelle Behandlung zu begeben (**M-**)

Kontrollüberzeugungen

Frau A. zeigte sich in durchschnittlicher Ausprägung überzeugt, auf gesundheits- und krankheitsbezogene Ereignisse Einfluss nehmen zu können.
Ebenfalls in durchschnittlicher Ausprägung glaubt sie, dass der eigene körperliche Zustand durch das Handeln von Ärzten etc. bestimmt sei. Diese Überzeugung zeugt von einer selbstverantwortlichen, aber auch offenen Einstellung gegenüber möglichen Behandlungsalternativen. Zudem glaubt Frau A. nicht, dass ihre Schmerzen und Darmbeschwerden hauptsächlich von Zufällen, vom Glück oder Schicksal abhängen. Diese Überzeugung geht mit dem Glauben einher, den körperlichen Zustand aus eigenen Kräften oder durch die Hilfe anderer verändern zu können.

Es besteht trotz oft erfolgloser Auseinandersetzung mit den Gesundheitsproblemen immer noch eine durchschnittliche Handlungsbereitschaft, den eigenen Gesundheitszustand zu erhalten bzw. die Beschwerden zu bewältigen (**M+**).

8. Befunde zur Funktionsfähigkeit

Angaben zur Funktionsfähigkeit im Alltag

Es ergab sich ein Leistungsbild, demzufolge Frau A. in der Lage ist, mit Unterstützung des Ehemanns den Arbeitstag als Hausfrau zu bewältigen und mit Pausen ca. 6 Stunden am Tag leichte Haushaltstätigkeiten inklusive Kochen, Wäschewaschen, Staubwischen und Bügeln durchzuführen. Soziale Aktivitäten sind selten. Andere Tätigkeiten wie Lesen oder leichte Handarbeiten können ihren Angaben zufolge zwischen 15 und 30 Minuten durchgeführt werden. Zudem sah Frau A. in den meisten Haushaltstätigkeiten noch Steigerungspotentiale im Umfang von jeweils 15–30 Minuten.

Leichte Tätigkeiten sind in mehrstündigem Umfang möglich (**D**).

Frau A. sieht ihr Leistungsvermögen nicht völlig aufgehoben. Sie sieht zumindest in kleinem Ausmaß noch Steigerungsmöglichkeiten (**M+**).

Körperliche Funktionsprüfung

Frau A. wies keine nennenswerten Defizite im Bereich der Rumpfmuskulatur (Bauch- und Rückenmuskulatur) auf. Die wirbelsäulenentlastende Muskulatur erschien trainiert und ausreichend zur Stabilisierung der Wirbelsäule.

Demonstratives Hervorheben von erheblichen Muskelinsuffizienzen, die sich weder aus der Beurteilung von Dr. C noch aus der Muskelfunktionsprüfung bestätigen ließen (**In**).

Kognitive Leistungsfähigkeit

Bei wiederholter Erfassung der **Konzentrationsfähigkeit** nach 6-stündiger Untersuchung kam es zu einer statistisch bedeutsamen Reduzierung der Gesamtarbeitsleistung und Arbeitsgeschwindigkeit, die dann unter dem Durchschnitt der Alternsnorm lag.

Die quantitative und qualitative Leistung bei Frau A. wichen außergewöhnlich weit voneinander ab. Die Kombination eines sehr geringen Tempos und hoher qualitativer (Sorgfalts-)Leistung sprechen für einen langsamen, übergenauen, aber auch sorgfältigen und reflexiven Arbeitsstil, der sich gemessen an der Gesamtleistung als wenig effektiv erwies.

Glaubhafte Konzentrationseinbußen nach 6-stündiger Belastung (D)

Das Arbeitsverhalten weist auf einen übersorgfältigen, eher ineffektiven Arbeitsstil sowie auf Störungen der Konzentrationsfähigkeit hin (D)

- Gemessen an den Basiskomponenten der Informationsverarbeitung war die **intellektuelle Leistungsfähigkeit** von Frau A. als durchschnittlich zu bezeichnen. Bei dem Wert handelt es sich jedoch lediglich um eine grobe Einschätzung der geistigen Leistungsfähigkeit.

  Durchschnittliche intellektuelle Leistungsfähigkeit

- Das **Arbeitsgedächtnis**, d. h. die Fähigkeit, Informationen kurz und mittelfristig zu speichern und diese während der Verarbeitung der Informationen verfügbar zu halten, war durchschnittlich ausgeprägt. Dies weist auf eine nicht beeinträchtigte kurzfristige Aufmerksamkeitsleistung hin.

  Gute kurzfristige Aufmerksamkeit

- **Gedächtnisfunktionen** wie Langzeitgedächtnis, Lernfähigkeit und zeitverzögerte Reproduktion waren selbst bezogen auf die Altersgruppe 50-Jähriger unterdurchschnittlich ausgeprägt.

  Einbußen bei längerfristiger Behaltungsleistung

9. Zusammenfassende Bewertung der Glaubhaftigkeit von Angaben zu Gesundheitsstörungen und Leistungseinschränkungen

Vor der Beantwortung der Beweisfragen ist zu klären, inwieweit die Angaben der Klägerin als zutreffend, widerspruchsfrei und zuverlässig zu bewerten sind. Dies ist erforderlich, da unter sozialrechtlichen Begutachtungsbedingungen die Rate tendenziöser oder verfälschender Angaben häufig erhöht ist und erst die Kontrolle von Verfälschungstendenzen die Voraussetzung dafür schafft, um krankheitswertige Störungen und deren Auswirkungen auf die Arbeitsfähigkeit zutreffend bewerten zu können.

In der Untersuchung zeigten sich einige verdeutlichende oder inkonsistente Darstellungen insbesondere in Bezug auf die Schilderung der körperlichen Beschwerden, die Erklärung körperlicher Beschwerden, das Schmerzempfinden und die Schmerzempfindlichkeit, den Umgang mit psychischen Problemen sowie Beeinträchtigungen der körperlichen Beweglichkeit. Es wird vor diesem Hintergrund nicht bezweifelt, dass Frau A. körperliche Beschwerden hat, es kann aber bezweifelt werden, dass sie die körperlichen Beschwerden in der jeweils angegebenen Intensität oder Ausprägung aufweist. Ihr Verhalten zeigt zudem eine verstärkte Tendenz, den Blick forciert auf die Schwere und Unbehandelbarkeit bzw. Unkontrollierbarkeit ihres körperlichen Leidens zu lenken. Außerdem zeigten sich Inkonsistenzen zwischen medizinischen Vorbefunden und den Angaben der Klägerin (1 b, 3 a, 3 c, 8). Dissimulative Tendenzen im Sinne des demonstrativen Herausstellens der eigenen Leistungsfähigkeit und der Verharmlosung bestehender Beschwerden und Beeinträchtigungen betreffen vor allem die Bereiche Selbstkontrolle und geistige Leistungsfähigkeit (1 e, 1 f, 3 h, 6, 7)

Als **glaubhaft** zu bewerten sind indes Angaben zum Krankheitsverhalten (7), zu bisherigen Behandlungen (3 e), zu Zwangssymptomen (6), zum allgemeinen Funktionsniveau im Alltag und zur körperlichen Leistungsfähigkeit im Alltag (3 f, 5, 8), zu sozialen Beziehungen (3 d, 3 f, 5) und zur kognitiven Leistungsfähigkeit (5, 8).

Stellungnahme

1. Vorliegende Gesundheitsstörungen[2]

Körperliche Schäden können mit Hilfe der hier durchgeführten psychologischen Untersuchungsmethoden nicht objektiviert werden, wohl aber deren Auswirkungen auf das Verhalten und auf die Funktions- und Leistungsfähigkeit. Aufgrund der medizinischen Vorbefunde schränken generalisierte Schmerzen, eine in milden Schüben verlaufende Colitis ulcerosa, eine Zwangsstörung, eine Angststörung, eine anankastisch-histrionische Persönlichkeitsakzentuierung sowie eine ausgeprägte Hinwendung auf körperliche Symptome die Leistungsfähigkeit der Klägerin ein. Nach den Ergebnissen der psychologischen Untersuchungen liegen folgende krankheitswertigen psychischen Störungen vor:

1. Psychologische Faktoren und Verhaltensfaktoren bei anderorts klassifizierten Erkrankungen (**F54 und K51**)
2. Somatoforme Schmerzstörung (**F45.5**), Fibromyalgie (**M79.0**)
3. Zwangsstörung leichter bis mittelgradiger Ausprägung mit Zwangshandlungen und Zwangsgedanken begleitet von einer anankastischen Persönlichkeitsstörung (**F42.2 F60.5**)

ad 1.

Die Klassifikation wird verwendet, um psychische und verhaltensbezogene Einflüsse zu erfassen, die wahrscheinlich eine wesentliche Rolle in der Manifestation körperlicher Krankheiten spielen. Colitis ulcerosa wird in der ICD-10 in diesem Zusammenhang explizit genannt, auch wenn Art und Umfang, in dem psychische Faktoren zu diesem Störungsbild beitragen, bislang nicht genau bestimmt sind und in der neueren Forschung der Einfluss spezifischer psychischer Einflüsse auf Entstehung und Verlauf der Erkrankung noch weiter relativiert wird. Da es sich nach ärztlicher Aussage um einen sehr milden und in letzter Zeit erheblich gebesserten Entzündungsverlauf handelt, das Krankheitsverhalten der Klägerin aber dem von Patienten mit einem schweren Krankheitsverlauf entspricht, ist differentialdiagnostisch auch die Diagnose einer primär psychischen Störung, in diesem Fall „Somatoforme autonome Funktionsstörung bei Colon irritabile" (F45.32) zu

---

2 Aufgrund der komprimierten Befunderstellung wird hier im Beispiel auf die normalerweise praktizierte Form der Belegangaben zu einzelnen Verfahren zugunsten eines Hinweises auf die zusammenfassenden Befunde verzichtet.

erwägen. Diese wäre dann zutreffend, wenn Frau A. unverändertes oder auch verstärktes Krankheitsverhalten zeigt, obwohl sich das Entzündungsgeschehen weiter zurückbildet. Auch ein Colon irritabile (Reiz-Kolon), das nicht auf eine erhöhte Entzündungsaktivität zurückzuführen ist, kann ähnlich wie eine Colitis mit vermehrten Durchfällen oder Verstopfung und abdominellen Schmerzen einhergehen. Da behandelnde Ärzte wiederholt auf die geringe Entzündungsaktivität im Darm hingewiesen haben und eine Salofalk-Behandlung offensichtlich Wirkung zeigt (dies spricht für eine leichte bis mittelgradige Erkrankungsintensität), kann angenommen werden, dass ein Teil der beklagten Unterbauchbeschwerden nicht durch eine erhöhte Entzündungsaktivität (Colitis) oder deren Folgen (Ulcerationen) erklärt werden können. Hinzu kommt, dass allein von den Beschwerden her eine Colon irritabile-Symptomatik von einer milden Colitis-Symptomatik nur schwer zu unterscheiden ist, da beide mit einem ausgeprägten Krankheitsgefühl, allgemeiner Schwäche, vermehrter Diarrhö (Durchfall) und Leibschmerzen wechselnder Intensität einhergehen können. Lediglich Blutauflagerungen im Stuhl und spezifische Schleimausscheidungen sowie hohes Fieber im akuten Intervall sprechen dafür, dass entzündliche Einflüsse ein stärkeres kausales Gewicht haben als funktionelle. Trotz mehrerer medizinischer Befunde, die für eine vergleichsweise geringe Beteiligung der Entzündung an den abdominellen Beschwerden sprechen, wies Frau A. wiederholt mit Nachdruck auf die körperliche (entzündliche) Verursachung ihrer Beschwerden hin.

ad 2.

Die vorherrschenden Beschwerden bei Frau A. sind andauernde Schmerzen, deren Art und Ausmaß durch physiologische Prozesse oder körperliche Störungen nicht vollständig erklärt werden können und die in Verbindung mit emotionalen Konflikten oder psychosozialen Problemen auftreten. Diskrepanzen zwischen körperlichen Befunden und subjektivem Befinden waren bereits in medizinischen Vorgutachten dokumentiert worden. Frau A. erfüllt auch die Kriterien für eine Fibromyalgie, da nicht nur ausgedehnte Schmerzen im Bereich der Wirbelsäule und der Extremitäten beklagt werden, sondern auch eine erhöhte allgemeine Druckschmerzempfindlichkeit.

Die Diagnose einer Schmerzstörung setzt voraus, dass die Schmerzen in Zusammenhang mit emotionalen Konflikten auftreten. Da Frau A. aber dazu neigte, psychische Probleme verharmlosend darzustellen und zwischen körperlichen und psychischen Prozessen klar zu trennen, wurden Zusammenhänge zwischen Schmerzen und emotionalen Einflüssen nur ansatzweise deutlich. Allerdings prägen bereits seit vielen Jahren die grüblerische Auseinandersetzung mit dem Körper, die erhöhte emotionale Labilität (6), die Verbitterung über die mangelnde Anerkennung ihrer Beschwerden durch die Ärzte (2), die hohe innere Anspannung (2, 3) sowie das ausgeprägte subjektive Belastungserleben das psychische Zustandsbild. Parallel dazu hat sich die Schmerzsymptomatik vor allem in den letzten Jahren verstärkt, sodass das Kriterium „in Verbindung mit emotionalen Konflikten" als erfüllt anzusehen ist.

Teilweise unbestimmt bleibt angesichts der o. g. Inkonsistenzen bei der Angabe körperlicher Beschwerden die Schwere der körperlichen Symptomatik. Es kann nicht in Frage gestellt werden, dass Frau A. unter Schmerzen leidet, es kann aber bezweifelt werden, dass sie die angegebenen Schmerzen in der jeweils angegebenen Ausprägung und Intensität aufweist (7, 9).

ad 3.

Bei Frau A. wurden Zwangssymptome wie unkontrollierbare Gedanken und ritualisiertes Kontrollverhalten bei erhöhtem innerem Anspannungsniveau deutlich. Frau A. erlebt sich aufdrängende Vorstellungen zu Selbstverletzungen zwar als eigene Gedanken, gleichzeitig aber als unsinnig, ängstigend und absurd (2). Begleitet werden diese Gedanken von innerer Anspannung und von Angstsymptomen, die sich gelegentlich zu Panikanfällen ganz überwiegend im Zusammenhang mit der Zwangssymptomatik steigern (2, 5).

Zwangshandlungen finden nur in belastenden Situationen oder als Reaktion auf anstehende Veränderungen als Ordnungs- und Kontrollzwänge statt. In den letzten Jahren sind sie kontinuierlich zurückgegangen (2, 4). Die Zwangsstörung erscheint insgesamt leicht bis mittelgradig ausgeprägt (6), Frequenz und Intensität der Symptome sind für Frau A. erträglich, zudem hat sie verschiedene Formen der Bewältigung entwickelt, mit deren Hilfe sie dagegen angeht (2, 3).

Zusätzlich erfüllt Frau A. die Kriterien für eine zwanghafte Persönlichkeitsstörung, die durch übermäßige Vorsicht und Zweifel, ständiges Planen und Organisieren, Perfektionismus und starke Leistungsbezogenheit, übermäßige Befolgung von Konventionen sowie eine übermäßige Gewissenhaftigkeit bestimmt ist. Die Diagnose stützt sich auf Nachweise einer ängstlich-misstrauischen Haltung und mangelnder Offenheit gegenüber der Umwelt, extremes Ordnungsverhalten, ausgeprägte Sorgfalt, „eiserne" Disziplin vor allem bezogen auf Gesundheitsverhalten und das Bemühen um eine perfekte Leistung auch bei Überschreiten eigener Grenzen (2, 4, 6). Tendenzen emotionaler Selbstbeherrschung bzw. Kontrolliertheit werden von Frau A. nicht als ungewöhnlich wahrgenommen, sondern als normal und sozial angemessenes Verhalten angesehen, auf das sie auch stolz ist (6). Die Befunde belegen zudem eine erhöhte allgemeine Ängstlichkeit und ein hohes Anspannungsniveau, welches die Entstehung und Aufrechthaltung zwanghafter Züge begünstigt.

Eine depressive Störung kann derzeit ausgeschlossen werden. Ob das Fehlen einer depressiven Symptomatik auf die antidepressive Medikation zurückzuführen ist, kann hier nicht sicher beurteilt werden. Zwar erlebt Frau A. regelmäßig Phasen, in denen sie weinen muss, und sie erreichte testdiagnostisch erhöhte Werte in Depressions-Skalen, doch negierte sie glaubhaft störungsbildkonstituierende depressive Symptome (2, 6). Auch sprechen die affektive Schwingungsfähigkeit, das trotz einiger Selbstzweifel erhaltene Selbstwertgefühl sowie die fehlende Antriebsminderung im Alltag gegen das Vorliegen einer krankheitswertigen depressiven Störung (1, 2, 3, 6).

2. Auswirkungen auf die Leistungsfähigkeit im Erwerbsleben

Einschränkungen der körperlichen Leistungsfähigkeit

Aufgrund der chronisch-rezidivierenden körperlichen Beschwerden, die zumindest teilweise mit körperlichen Befunden (rezidivierende Darmentzündung) korrespondieren, ist die Klägerin bereits seit mehreren Jahren körperlich geschwächt. Ihr körperlicher Allgemeinzustand wirkt reduziert und geht mit dauerhaften ausgedehnten Schmerzen teilweise unklarer Genese einher. Die Beschwerden und Beeinträchtigungen konnten bislang von der Klägerin weder pharmakologisch, noch durch psychologische Maßnahmen (Entspannung) wirksam behandelt werden. Insbesondere körperliche Belastungen der Rumpfmuskulatur führen in der

Regel zu vermehrten Schmerzen. Da bei einer Colitis ulcerosa auch in Zukunft mit vermehrten Entzündungszeichen und damit einhergehenden Belastungseinbußen zu rechnen ist, erscheinen dauerhaft schwere oder mittelschwere körperliche Arbeiten auf dem allgemeinen Arbeitsmarkt nicht zumutbar.

Mit gleicher Begründung sollten keine Arbeiten in Zwangshaltungen, kein schweres Heben und Tragen, keine Arbeiten überwiegend im Stehen erfolgen. Die Untersuchung im Sinne einer Arbeitsprobe erbrachte Belege dafür, dass auch unter günstigen Arbeitsbedingungen nach spätestens 2 Stunden Sitzen eine Veränderung der Lage erforderlich ist (1). Aufgrund einer allgemein erhöhten Empfindlichkeit für sensorische Reize (7) sollten ebenfalls dauerhafte Arbeiten im Freien oder unter belastenden physikalischen Einflüssen wie Zugluft oder Nässe vermieden werden. Die Nutzung privater und öffentlicher Verkehrsmittel ist nicht beeinträchtigt. Da Herr A. abweichend von seiner Frau über Spaziergänge von 20–30 Minuten im normalen Tempo bis zu 3-mal am Tag berichtete, ist es Frau A. zuzumuten, pro Tag 4-mal Mal 500 m innerhalb von jeweils 20 Minuten zu bewältigen.

Bezüglich des **geistigen Leistungsvermögens** konnte während der 6-stündigen Belastung durchgängig eine ausreichende Leistungsbereitschaft bei reduzierter konzentrativer Leistungsfähigkeit festgestellt werden (1, 8). Pausen forderte die Klägerin erst ein, wenn sie sehr erschöpft war. Die Sorgfalt bzw. Genauigkeit des Arbeitens ließ belastungsabhängig nach, obwohl Frau A. dazu neigte, ihre gute Konzentrationsfähigkeit im Sinne einer Dissimulation psychischer Beeinträchtigungen hervorzuheben. Die konsistenten testdiagnostischen Ergebnisse wiesen auf eine gestörte Aufmerksamkeit insbesondere in der zweiten Untersuchungshälfte hin. Am Nachmittag konnten Zeichen von Erschöpfung und psychischer Überforderung beobachtet werden, die auch durch Pausen nicht mehr aufgefangen werden konnten (1). Zudem waren Gedächtnisbeeinträchtigungen erkennbar (8).

Frau A. zeigte insgesamt eine rasche Auffassungsgabe bei der Bearbeitung von Fragebögen, Testverfahren und im Interview. Allerdings weisen Berichte von Frau A. auf eine hohe Irritierbarkeit durch Unterbrechungen bei der Arbeit etwa durch Abweichungen der gewohnten Routine hin (2, 3, 4, 6). Die **Umstellungsfähigkeit und Flexibilität** wird daher aufgrund der Persönlichkeitsstruktur trotz guter intellektueller Fähigkeiten eher als unterdurchschnittlich beurteilt. Außerdem ist die Umstellungsfähigkeit im beruflichen Alltag dadurch eingeschränkt, dass durch den schubartigen Charakter der körperlichen Beschwerden ein kontinuierlicher Arbeitsablauf erheblich gestört werden kann. Andauernde Arbeiten unter Zeitdruck sind in Zeiten erhöhter Entzündungsaktivität bzw. Verdauungsbeschwerden nicht möglich.

Tätigkeiten mit besonderer Verantwortung sind aufgrund des Verantwortungsbewusstseins und intellektuellen Niveaus der Klägerin möglich. Eine verantwortungsvolle Tätigkeit als Fremdsprachensekretärin dürfte sie zur Zeit jedoch überfordern, da ihre Englischkenntnisse zum jetzigen Zeitpunkt als nicht ausreichend beurteilt werden, um den entsprechenden Anforderungen an eine Arbeit als Fremdsprachenkorrespondentin gerecht zu werden (18).

Eine Tätigkeit mit **konstant hohem Publikumsverkehr** sollte vermieden werden, da in Zeiten erhöhter Entzündungsaktivität der Colitis gehäuft störende Unterbrechungen erforderlich werden können. Derartige Unterbrechungen dürften insbesondere bei generell hoher Kundenfrequenz zu einer erheblichen Zusatzbelastung führen, die mit Leistungseinbußen verbunden wäre.

Soziale Tätigkeiten oder Tätigkeiten mit Publikumsverkehr sind aber nicht grundsätzlich auszuschließen. Zwar neigt Frau A. dazu, sich aufgrund ihres Misstrauens und ihrer Beschwerden sozial zurückzuziehen und der Umwelt verschlossen zu begegnen, doch weisen die vorliegenden Befunde gleichzeitig auf das Vorhandensein guter sozialer Fertigkeiten hin (1, 3, 6). Demnach ist Frau A. in der Lage, ihre Position mit Nachdruck durchzusetzen, Forderungen zu stellen sowie Kontakte ohne Angst zu initiieren und aufrechtzuerhalten.

Darüber hinaus werden **affektive oder sonstige psychische Störungen**, die im Sinne einer zusätzlichen Beeinträchtigung der geistigen Leistungsfähigkeit ebenfalls zu berücksichtigen sind, von Frau A. selbst nicht als so gravierend betrachtet, dass sie ihre geistige Leistungsfähigkeit und Arbeitsleistung nennenswert beeinflussen (2, 3). Diese Auffassung wird durch die vorliegenden Befunde zu psychischen Störungen gestützt.

3. Einsatzfähigkeit

Die Untersuchung hat gezeigt, dass Frau A. 6 Stunden konzentriert mit wenigen Pausen körperlich und geistig leichte, jedoch nur im geringen Umfang konzentrativ belastende Tätigkeiten bewältigen kann. Der Stuhlgang im Tagesverlauf entsprach der Frequenz gesunder Personen. In Phasen fehlender entzündlicher Krankheitsaktivität stellen sich die Leistungsbeeinträchtigungen aufgrund der Colitis ulcerosa- (oder Colon irritabile-) Symptomatik als vergleichsweise gering ausgeprägt dar. In Bezug auf die Konzentrationsleistung konnte im ganztägigen Verlauf ein Nachlassen der Leistungsfähigkeit festgestellt werden (8). Frau A. gab auf Nachfrage auch Schmerzen am Bewegungssystem an, diese wurden aber anscheinend über die gesamte Untersuchungsdauer gut bewältigt und fielen nur mäßig leistungsmindernd ins Gewicht.

Unter Berücksichtigung des beobachteten Untersuchungs- bzw. Leistungsverhaltens (1), der konzentrativ verminderten Dauerleistungsfähigkeit im Verlauf eines Arbeitstages, des verringerten Funktionsniveaus bei der Alltagsbewältigung/Hausarbeit (4, 8) bei jedoch tendenziös verzerrter Darstellung der Erkrankungsschwere und der Funktionsbeeinträchtigungen im Alltag (9) kann davon ausgegangen werden, dass das Untersuchungsverhalten hinreichend repräsentativ für die Leistungsfähigkeit auch außerhalb der Untersuchungssituation ist. Auf dieser Grundlage sind Frau A. noch an **5 Tagen pro Woche 3–6 Stunden täglich leichte Tätigkeiten** unter den o. a. Einschränkungen zuzumuten.

Dies gilt ausschließlich für Zeiten ohne erhöhte Entzündungsaktivität. Im Falle eines akuten Entzündungsschubes, der bei mäßig schweren Colitis-Erkrankungen (im vorliegenden Fall liegt eine leichte bis mittelgradige Erkrankungsschwere vor) innerhalb von 3–6 Wochen in der Regel pharmakotherapeutisch wirksam behandelt werden kann, ist mit vorübergehender Arbeitsunfähigkeit zu rechnen.

4. Ist eine Besserung des Gesundheitszustandes prinzipiell möglich/wahrscheinlich?

Die mit der psychischen Symptomatik verbundenen Beeinträchtigungen liegen in ihrer Intensität und Ausprägung heute scheinbar unter den Beeinträchtigungen früherer Jahre, was für ihre überwiegend gelungene Bewältigung und den relativen Erfolg der bisherigen Behandlungsmaßnahmen spricht. Derzeit tragen die Angst- und Zwangssymptome auch aus Sicht der Klägerin nur wenig zur Minderung ihrer Leistungsfähigkeit bei. Zwar kann die Angstsymptomatik prinzipiell wirksam behandelt werden, allerdings erscheint die Wahrscheinlichkeit einer weiteren erheblichen Symptomminderung eher gering, da die Klägerin bereits viele Selbsthilfemethoden – allerdings nur mit geringem Erfolg – in ihrem Alltag praktiziert (**2**). Angesichts der bisherigen Dauer der Angst- und Zwangssymptomatik und der speziellen Problematik einer Persönlichkeitsstörung ist nur relativ langfristig im Laufe von mehreren (ca. 2–4) Jahren mit einer weiteren Besserung zu rechnen.

Die Colitis ulcerosa-/Colon irritabile-Symptomatik besteht seit 1994. Inwiefern sie medikamentös optimal behandelt wird, kann nicht beurteilt werden. Eine weitere Verbesserung des aktuellen (wenig beeinträchtigten) Gesundheitszustandes ist aufgrund des chronischen Charakters einer Colitis ulcerosa unwahrscheinlich. Hingegen sind weitere Krankheitsschübe wahrscheinlich, wobei Prognosen über die Frequenz und Intensität zukünftiger Schübe aus den vorliegenden Informationen nicht sicher formuliert werden können.

Ausgedehnte muskuloskeletale Schmerzen im Sinne einer Fibromyalgie bestehen seit 1993. Sie sind wirksam durch ein multimodales Therapieprogramm zu behandeln, das Kräftigungs- und Ausdauerübungen, aber auch Methoden zur Stress- und Schmerzbewältigung und zur allgemeinen Spannungsreduktion beinhaltet. Psychotherapeutische Maßnahmen sind hier besonders hervorzuheben. Dabei ist zu berücksichtigen, dass Frau A. – auch vor dem Hintergrund erhöhter Zwangstendenzen – bereits seit längerem diszipliniert und kontrolliert aktive Maßnahmen zur Erhaltung ihrer körperlichen Fitness betreibt. Weiter behandlungsbedürftig ist bisher noch die angstvolle Bewertung und Verarbeitung körperlicher Krankheitszeichen. Diesbezüglich waren die psychoterapeutischen Maßnahmen bislang nur wenig erfolgreich. Nach Angaben der Versicherten sind Ängste bislang aber auch nicht expliziter Gegenstand der Behandlung gewesen. Es kann erwartet werden, dass eine gezieltere Behandlung des allgemeinen erhöhten Angstniveaus auch dauerhaft zu einer Verminderung der funktionellen (nicht entzündlich verursachten) Darmbeschwerden (Colon irritabile) führen wird.

5. Könnte die Klägerin die gesundheitlichen Beeinträchtigungen mit zumutbarer Willensanstrengung überwinden?

Grundsätzlich verfügt die Klägerin über hinreichende Voraussetzungen, um Hindernisse zu überwinden, die einer Wiedereingliederung in den Arbeitsprozess entgegenstehen. Voraussetzung für eine aktive Überwindung etwaiger Hemmnisse ist aber, dass sich die körperlichen Befunde im weiteren Krankheitsverlauf nicht wesentlich verschlimmern und dass Frau A. bereit ist, ihre gewohnten, von Kontrolle und Zwängen bestimmten Formen der Angst-, Stress- und Krankheitsbewältigung selbstkritisch zu hinterfragen und mit oder ohne therapeutische Hilfe nach Wegen zu suchen, gelassener und flexibler auf Beeinträchtigungen zu reagieren. In der Untersuchung zeigten sich sowohl Befunde, die für eine aktive Motivation zur Überwindung der Beschwerden und eine berufliche Wiedereingliederung sprechen, als auch solche, die dagegen sprechen[3].

Für **eine unzureichende Motivation** zur Wiedereingliederung in den Arbeitsprozess spricht, dass die Angst vor Veränderung bei Frau A. in den letzten Jahren zu einer zunehmenden Einengung des Verhaltens und Erlebens geführt hat. Frau A. diszipliniert und kontrolliert sich selbst in hohem Ausmaß, sie achtet auf eine

---

3 Vgl. hierzu auch die im Befund mit M+ (positive Motivation) und M- (negative Motivation) gekennzeichneten Textstellen.

disziplinierte Tagesstruktur, vermeidet größere Entfernungen und hält nur enge Kontakte zu sehr wenigen Bezugspersonen aufrecht. Nur durch ein engmaschiges System von Kontrolle und Vermeidung ist Frau A. in der Lage, ihre hohe innere Anspannung zu bewältigen. Auf dieser Grundlage scheinen Aussagen von Frau A. als eher unwahrscheinlich, sich bei Besserung ihrer gesundheitlichen Situation sofort eine Arbeit suchen zu wollen, da dieser Schritt mit erheblichen, bislang konsequent vermiedenen Veränderungen einhergehen würde. Dabei scheinen die Ansprüche, die Frau A. an sich, ihre Gesundheit und ihre (berufliche) Zukunft stellt, so hoch gesteckt, dass maximal eine Annäherung, nicht aber ein Erreichen dieser Ziele wahrscheinlich ist. Es ist daher wenig wahrscheinlich, dass Frau A. die angestrebten Verbesserungen in absehbarer Zeit erreichen wird. Zudem wäre eine Verbesserung ihres Zustands auch mit (möglicherweise unbewussten) Risiken verbunden, insofern eine höhere Eigenständigkeit und Selbstbestimmung den Verlust einer engmaschigen Begleitung und Versorgung durch den Ehemann mit sich bringen könnte.

Andererseits zeigt Frau A. aber auch ein **erkennbares Bemühen**, mit ihren körperlichen und psychischen Beeinträchtigungen zurechtzukommen. Allerdings praktiziert sie ihr Bewältigungsverhalten mit derselben Selbstüberforderung, Rigidität und Perfektion, wie sie es auch in anderen Lebensbereichen gewohnt ist. Dabei ist unverkennbar, dass sie ihre erhöhte innere Anspannung/Angst, die auch ihre körperliche Symptomatik beeinflusst, durch ihr oft ehrgeiziges und überforderndes Verhalten nicht dauerhaft wirksam beeinflussen kann. Dennoch setzt sie ihre Bemühungen seit langem unverändert fort.

In Abwägung des Für und Wider ist zurzeit zwar insgesamt von einer verringerten Wahrscheinlichkeit auszugehen, dass die Klägerin die gesundheitlichen Beeinträchtigungen überwinden wird. Die Beeinträchtigung der Motivation und Fähigkeit zur Reintegration in den Arbeitsprozess ist insofern zumindest **teilweise krankheitswertig**, als sie Teil und Ausdruck der bestehenden zwanghaften Persönlichkeitsstörung ist. Andererseits sind die angstbezogenen und rigiden Einstellungen, Motive und Verhaltensweisen, die einer Wiedereingliederung in den Arbeitsprozess entgegenstehen, aber auch **bewusstseinsnah**, sie unterliegen der willentlichen Kontrolle und sind daher **auf längere Sicht mit hoher Wahrscheinlichkeit veränderbar**. Da die Klägerin über gute intellektuelle Fähigkeiten verfügt, in relativ stabilen sozialen Verhältnissen lebt und in der Vergangenheit auch gezeigt hat, dass sie psychische und verhaltensbezogene Störungen aus eigener Kraft wirksam positiv beeinflussen kann, kann angenommen werden, dass sie auf längere Sicht (im Verlauf von mindestens 1–3 Jahren) bereit sein kann, Hindernisse zu überwinden, die einer Wiedereingliederung in den Arbeitsprozess entgegenstehen.

Zum gegenwärtigen Zeitpunkt erscheint es allerdings unwahrscheinlich, dass Frau A. den von ihr angestrebten Gesundheitszustand erreichen und sich den Unwägbarkeiten des Berufsalltags stellen wird, zumal sie mit 47 Jahren bereits verringerte Chancen auf dem allgemeinen Arbeitsmarkt hat. Dennoch sollte eine Wiedereingliederung angestrebt werden, um den Vermeidungs- und Rückzugstendenzen der Klägerin entgegenzuwirken. Das Zugeständnis von noch weiterer Entlastung wie auch die Suche nach immer neuen Therapieformen würde dieses Muster der Abgabe von Verantwortung noch zusätzlich unterstützen.

Fallbeispiel 2:
Begutachtung einer 38-jährigen Probandin mit multiplen somatoformen Beschwerden und chronischen generalisierten Schmerzen
Begutachtungsanlass: Klage vor dem Sozialgericht wegen Gewährung einer Rente

Aktenlage

Quelle	Diagnosen und wesentliche Befunde
Reha-Aufenthalt 2001 (BfA-Akte)	• Fibromyalgie-Syndrom • Chronisch rezidivierendes Wurzelreizsyndrom der HWS und LWS bei degenerativen Bandscheibenschäden und Adipositas

Anamnese und wesentliche Befunde
- Starke Gewichtsabnahme im letzten Jahr (25 kg);
- Bewegung in Form von Walking und Rückengymnastik unter therapeutischer Anleitung und in Eigenregie;
- Hohe Belastung infolge der Trennung vom Ehemann; damit verbunden Existenzängste und chronische Überlastung;
- Pat. sei verzweifelt, ihre Schmerzen in Rücken und Gelenken trotz intensiver (physio-)therapeutischer Bemühungen nicht in den Griff zu bekommen; sie habe aber sehr selbstbewusst und kompetent gewirkt und depressive Verstimmungen erst bei genauerer Nachfrage geäußert.
- Bei Erfassung der Tenderpoints habe die Pat. bereits bei Berührung mit Schmerzangaben reagiert.

Behandlung
- Die Behandlungsziele seien nicht erreicht worden. Pat. habe beim Abschlussgespräch über starke lumbale Schmerzen geklagt. Pat. sei weiterhin arbeitsunfähig entlassen worden.

Leistungsbeurteilung
- Langes Arbeiten in Zwangshaltung sowie Schicht- oder Nachtarbeit seien zu vermeiden. Ansonsten bestehe vollschichtige Arbeitsfähigkeit.

Neurologisches Gutachten 2003	• Anhaltende somatoforme Schmerzstörung • V. a. depressive Episode (F32.9 v); Essstörung, Adipositas und Spannungskopfschmerzen

Anamnese
- Klagen über vielfältige Schmerzen in Gelenken, im Kopf und im Rücken, Schlafstörungen in Folge der Schmerzen.
- Seit zwei Jahren sei sie depressiv und müsse oft heulen; eine psychiatrische Behandlung finde nicht statt; seit 2–3 Monaten erhalte sie wegen der Depression zwei Antidepressiva.

Wesentliche Befunde
- Keine Antriebsstörung, affektive Schwingungsfähigkeit im Normbereich

Fortsetzung auf S. 330

Teil 4 Fallbeispiele

Quelle	Diagnosen und wesentliche Befunde
(Leistungs-)beurteilung • Die therapeutischen Möglichkeiten seien noch nicht ausgeschöpft. • Aus psychosomatisch-psychiatrischer Sicht bestünde eine deutliche Gefährdung der Leistungsfähigkeit. • Vollschichtige Arbeitsfähigkeit (6 Stunden und mehr auf dem allgemeinen Arbeitsmarkt). Nacht- und Schichtarbeit seien zu vermeiden	
Chirurgisches Gutachten 2003	• Beginnender Hallux valgus bds; Hammerzehenbildung; Spreizfußbildung • Geringe Adipositas
Anamnese • Hobby: Spazierengehen; mit dem Auto könne sie nur kurze Strecken fahren. • Vor acht Wochen habe sie das Rauchen vollständig aufgegeben (vorher 20–30 Zig/tgl.) • Klagen über Schmerzen im gesamten Körper mit Schwerpunkt in den Kniegelenken, in den Schultern sowie im Rücken. Sie könne kaum sitzen. • Körperumfang: bei 173 cm 99 kg. **Wesentliche Befunde** • Röntgenaufnahmen: HWS, BWS und LWS: keine degenerativen Veränderungen der Wirbelkörper; • Beschwerden der Pat. seien somatisch nicht fassbar, weswegen wahrscheinlich das Fibromyalgie-Syndrom diagnostiziert worden sei. Die derzeitige Medikation sei nicht schlüssig. Es werde der Pat. jedoch von ärztlicher Seite das Gefühl einer lokal behandelbaren Erkrankung vermittelt. **Leistungsbeurteilung** • Frau W. sei vollschichtig für leichte und gelegentlich mittelschwere Arbeiten einsetzbar.	
Stellungnahme des behandelnden Orthopäden 2004	• Chronisch rezidivierende biomechanische Funktionsstörung sämtlicher Wirbelsäulenabschnitte; somatoforme Schmerzstörung
Anamnese und wesentliche Befunde • Wiederholte Angaben über vegetative Begleitsymptome wie allgemeine Abgeschlagenheit, Müdigkeit, Schlafstörungen, Reizdarmsymptomatik sowie Schwellungen an Händen und Fingern; • Schmerzen ließen sich an allen Tenderpoints auslösen. **Leistungsbeurteilung** • Die Arbeitsfähigkeit auf dem allgemeinen Arbeitsmarkt liege unter 3 Stunden täglich.	
Neurologisches Gutachten 2004	• Anhaltende somatoforme Schmerzstörung (F45.4) • Dysthymia (F34.1); Abhängige (Asthenische Persönlichkeitsstörung (F60.7) ; Essstörung mit Adipositas (F50.4)
Anamnese • Die Schmerzen seien generalisiert ausgeprägt, wobei einmal mehr die Hände, die Schultern, Kniegelenke und Kopf betroffen seien und sie oft nicht laufen könne. Weder Medikamente noch die seit 2 Jahren 2-mal wöchentlich stattfindende Krankengymnastik würden helfen. • Massiv seien die Schmerzen vor 2 Jahren aufgetreten, was die Pat. in engen Zusammenhang mit der Trennung von ihrem Mann vor 3 Jahren brachte. In den letzten 3 Jahren 20 kg Gewichtszunahme;	

Fortsetzung auf S. 331

Quelle	Diagnosen und wesentliche Befunde

- Depressive Symptomatik: Aufgrund ihrer schlechten seelischen Verfassung habe sie im Jahr 2002 5 psychotherapeutische Sitzungen in Anspruch genommen, sei aber mit dem Therapeuten nicht zurechtgekommen. Sie gehe seit kurzem in eine „Schmerzbewältigungsgruppe".
- Aktuell 20 Zigarette/tgl.
- Bezüglich ihres alten Arbeitsplatzes wurden deutliche Probleme mit Kunden berichtet.
- Es seien Ziele geäußert worden, die in ihrer Ausführung jedoch äußerst vage und unbestimmt waren.

Wesentliche Befunde
- Während Exploration und Untersuchung keine schmerzbedingten Bewegungseinschränkungen. Bei Überprüfung der Tenderpoints keine sichere Differenzierungsmöglichkeit der Schmerzreaktion, wenn ein vergleichbarer Druck auf umliegende Punkte ausgeübt worden sei.
- Persönlichkeitsorganisation sei durch defizitär entwickeltes Selbstwertgefühl charakterisiert mit der Neigung, sich an strukturierenden Bezugspersonen zu orientieren; dabei aggressionsgehemmt.
- Affektiv schwingungsfähig.

Leistungsbeurteilung
- Es bestehe ein sekundärer Krankheitsgewinn bei krankheitsfixierenden Einstellungen; infolge Trennungsproblematik sei es zu einer massiven Somatisierung mit Fortsetzung in den beruflichen Bereich gekommen.

Pat. sei 6 Stunden und mehr in der Lage, Tätigkeiten mit durchschnittlichem intellektuellem Anforderungsniveau zu verrichten. Sie könne aber nur unterdurchschnittliche Anforderungen an die psychische Belastbarkeit, an das Konfliktbewältigungs- und das Durchsetzungsvermögen bewältigen. Es werde eine psychosomatische Rehamaßnahme empfohlen.

Verlauf

Die Klägerin ist arbeitsunfähig seit Mitte 2003 wegen Depressionen und Fibromyalgie. Nach zwei Ablehnungsbescheiden (2003) reichte Frau W. 2004 Klage ein.

Psychologische Untersuchung

Frau W., geb. am xx.xx.1966, unterzog sich am 17.07.2005 einer 8-stündigen Untersuchung, bei der folgende Informationen erhoben wurden:

1. Beschwerde-, Untersuchungs- und Arbeitsverhalten (9.30–17.00 Uhr)
2. Diagnostisches Interview zu psychischen Störungen
3. Interview zum Krankheitsverhalten und Funktionsniveau
4. Ergebnisse zur Glaubhaftigkeit
5. Psychometrische Ergebnisse zu Persönlichkeit, Störungen und Beeinträchtigungen
6. Ergebnisse zu Schmerzen und Schmerzverarbeitung
7. Funktionsprüfungen
8. Ergebnisse zur Leistungs- und Behandlungsmotivation

1. Verhaltensbeobachtung im Untersuchungsverlauf

1 a) Beobachtung vor Untersuchungsbeginn

Frau W. kam pünktlich in Begleitung eines Nachbarn zur Untersuchung, der sie später auch abholen wollte. Ihrer Einschätzung nach hätte sie die 90 Minuten-Strecke mit Pausen selbst fahren können, doch sei ihr dies mit zuviel Stress verbunden gewesen.
An ihren Händen trug Frau W. jeweils 4 dicke, eng sitzende Ringe.

1 b) Körperliche Belastbarkeit/ Bewegungsverhalten

Die Stufen zu den Untersuchungsräumen stieg Frau W. langsam und mit Schonhaltung hoch, ohne sich dabei am Geländer festzuhalten. Bei der Vorbesprechung stand sie zunächst noch, setzte sich aber im Anschluss an die Besprechung an ihren Untersuchungsplatz. Den Bürostuhl stellte sie erst nach Aufforderung auf ihre Bedürfnisse ein.

Subjektive Einschätzungen des Sitz- und Stehvermögens stimmten mit den Beobachtungen in der Untersuchung weitgehend überein (**G+**).

Im halbstündigen Rhythmus arbeitete Frau W. wechselweise im Sitzen und im Stehen, wobei sie zwischen den Arbeitseinheiten jeweils kurz im Untersuchungsraum umherging. Das Arbeiten im Sitzen überwog am Nachmittag. Während des Sitzens zeigte sie kein rückenentlastendes Bewegungsverhalten.

Keine Hinweise auf Einschränkungen der Beweglichkeit der Hände oder der Kraft in den Händen (**D**)

Der Händedruck war fest und kräftig. Das Öffnen von fest verschlossenen Flaschen und das Benutzen von Stiften schien keine besondere Mühe zu bereiten.
Bei der körperlichen Funktionsprüfung zeigte Frau W. ein eingeschränktes, schwerfälliges, wenig rückengerechtes Bewegungsverhalten. Insbesondere die Kraft betreffende Bewegungen oder Funktionsprüfungen brach sie mit Hinweis auf ihre Schmerzen und die ungewohnten Bewegungen ab. Insgesamt konnte sie nur wenige Übungen zum Erhalt der Beweglichkeit und keine gezielte Kräftigungsübung aus krankengymnastischen Behandlungen demonstrieren.

Weder Schon- noch Schmerzverhalten in Bezug auf die Hände, obgleich diese verbal als besonders schmerzhaft herausgestellt wurden (**In**).

Hinweis auf fehlendes aktives Übungs- und Trainingsverhalten (**M-**)

1 c) Psychische Belastbarkeit/ Dauerkonzentration

Nach 2 Stunden kontinuierlichen Arbeitens erbat sich Frau W. aufgrund von Schläfrigkeit und nachlassender Konzentration eine kurze Unterbrechung. Nach einigen Ausgleichsbewegungen am geöffneten Fenster konnte sie nach wenigen Minuten weiterarbeiten.
Nach der Mittagspause bearbeitete Frau W. die Instrumente deutlich zügiger und differenzierter als zu Beginn. Während der Exploration am Nachmittag konnten keinerlei Einbrüche in der Konzentration und

Keine Hinweise auf Einschränkungen der konzentrativen Belastbarkeit im Untersuchungsverlauf (**D**).

der Aufmerksamkeit, Defizite im Alt- und Kurzzeitgedächtnis oder Wortfindungsstörungen festgestellt werden. Frau W. beantwortete Fragen der Untersucher im Gegenteil adäquat, reagierte durchgehend wach und offen und war in der Lage, ihre Ansichten, Befindlichkeit, psychische Belastungen und ihr Funktionsniveau flüssig und detailliert zu beschreiben. Anzeichen einer psychischen Überforderung wie Unsicherheit, Ärger oder Weinen waren zu keinem Zeitpunkt zu beobachten. Bei den letzten Instrumenten zeigten Kommentare jedoch einen Anstieg an Gereiztheit an.

Zudem ergaben sich bei durchgängig niedrigem Blutdruck und unauffälliger Pulsrate keine Hinweise auf eine erhöhte kardiovaskuläre Aktivierung infolge von Ängstlichkeit oder Stress durch die Untersuchungssituation, was mit den sonstigen Beobachtungen übereinstimmte.

Entgegen Angaben über erhebliche psychische Einschränkungen konnten keine Hinweise auf Gereiztheit, Affektlabilität oder nicht situations-adäquate Müdigkeit festgestellt werden, die nicht durch kurze Unterbrechungen hätten kompensiert werden können (vgl. 4) (In).

1 d) Schmerz- und Beschwerdeverhalten

Angaben über „extremes Schwitzen" konnten von einer feuchten Stirn abgesehen nicht verifiziert werden.

Von einem leichten Hinken bei Untersuchungsbeginn abgesehen war im Untersuchungsverlauf kaum Schmerzverhalten erkennbar. Auf Nachfrage gab sie „fast maximal ausgeprägte Schmerzen im Rücken, in den Knien und insbesondere in den Händen" an, weswegen sie schlecht greifen könne. Die Einschränkungen waren jedoch ebenso wie Angaben über „geschwollene Finger" und „eiskalte Hände" nicht objektivierbar. Gegensteuernde Maßnahmen wie Reiben oder Kneten der Hände konnten nicht beobachtet werden.

Trotz Angaben über fast maximal vorstellbare starke Schmerzen zeigte Frau W. bei Stillarbeit oder geringer Aufmerksamkeit seitens der Untersucher nach außen hin kein verbales oder nonverbales Schmerzverhalten. Wesentlich deutlicher ausgeprägt war das Schmerzverhalten in Anwesenheit des Gutachters und im Rahmen der körperlichen Funktionsprüfung.

Bereits geringfügige körperliche Missempfindungen wurden überdeutlich kommuniziert, ohne dass diese zu objektivieren waren (D, A).

Bei Berichten über intensive bis maximal unerträgliche Beschwerden nach außen hin kaum Schmerzverhalten (In).

Das Schmerzverhalten war erheblich abhängig vom sozialen Kontext und insbesondere ausgeprägt in Gegenwart von als wichtig erachteten Personen (A).

1 e) Arbeits- und Antwortverhalten

Frau W. arbeitete durchgehend zügig, instruktionsgemäß und stellte im Kontext angemessene Nachfragen. Fehler oder Irrtümer korrigierte sie sofort. Während der körperlichen Funktionsprüfung waren äußere Zeichen körperlicher Anstrengung wie Schwitzen, Rötung des Gesichtes, Zähne zusammen-

Hinweis auf anfänglich gute Test- und Leistungsmotivation (M+)

Hinweise auf Verleugnung von Belastbarkeit (M−)

beißen und muskuläre Anspannung zu erkennen. Äußere Anzeichen von guter Belastbarkeit und Kompetenz entwertete sie jedoch (z.B.: „Von außen wirke ich stark und kompetent, aber in meinem Innern sieht es ganz anders aus.")

Im Antwortverhalten während der Exploration fielen Schwierigkeiten der Klägerin auf, Aussagen zu konkretisieren, Entscheidungen zu treffen, Ziele zu definieren oder sich auf eine Antwort festzulegen. Wiederholt gab Frau W. an, sich zu gesundheitlichen oder beruflichen Fragen keine Gedanken gemacht zu haben oder sich unfähig zu fühlen, diesbezüglich weiterreichende Entscheidungen zu treffen.

Hinweise auf eine eingeschränkte Bereitschaft, die tatsächliche Leistungsfähigkeit unter Beweis zu stellen (M-)

Während der Untersuchung neigte Frau W. trotz durchgehend durchschnittlicher Konzentrationsfähigkeit zu Extremantworten und Antworttendenzen, indem sie alle Fragen unabhängig von ihrem Inhalt mit Nein oder mit Ja (immer in der extremen Ausprägung) beantwortete.

Hinweise auf eine am Untersuchungsende nachlassende Testmotivation oder Konzentration (M-)

Die Angaben der letzten Tests waren aufgrund erheblicher Antworttendenzen und Inkonsistenzen nicht mehr zu interpretieren.

1 f) Pausenverhalten

Getränke und Verpflegung hatte Frau W. sich mitgebracht, nahm aber dankend weitere Getränke an. Die Pause von 11.40–12.10 Uhr nutzte sie zu einem Spaziergang, zum Essen und zum Rauchen. Gegen 13.30 und 16.00 Uhr wurde sie zu kurzen Pausen aufgefordert, da sie von sich aus keine Unterbrechung mehr einforderte. Diese nutzte sie zum Rauchen.

Pausen werden zum Erhalt der Leistungsfähigkeit genutzt (M+).

1 g) Interaktionsverhalten/Auftreten

Im Kontakt verhielt sich Frau W. gegenüber den Untersuchern durchgehend sehr freundlich, zugewandt und höflich. Affektiv schwingungsfähig, aber von der Stimmung her leicht reduziert. Fragen zu ihren Symptomen beantwortete sie sachlich.

Affektiv schwingungsfähig (D)

In der Interaktion reagierte sie sehr wach und aufmerksam, reagierte heiter bei kleinen Begebenheiten und sprach die Untersucherin auch auf der persönlichen Ebene an. Zu keinem Zeitpunkt war Ängstlichkeit im Kontakt oder eine misstrauische Haltung zu beobachten.

Sozial kompetentes Interaktionsverhalten (D)

Mitunter fiel jedoch eine situationsunangemessene unterordnende Haltung gegenüber den Untersuchern und laut geäußerte Selbstvorwürfe bei vermeintlichen Fehlern auf.

Empfehlungen von Seiten der Untersucher nahm sie dankend mit dem Hinweis an, auf Ratschläge anderer angewiesen zu sein. Dabei zeigte sie sich offen und nachdenklich bezüglich ihrer weiteren insbesondere beruflichen Zukunftsgestaltung und der Übernahme von mehr Verantwortung.

2. Diagnostisches Interview zu Persönlichkeit und Psychischen Störungen

2 a) Wesentliche Befunde zur Anamnese

Das Verhältnis zur Mutter wurde als gut beschrieben. Diese habe immer versucht, sie zu schützen, und sei immer für sie da gewesen. Ihren Vater habe sie nur einmal gesehen.

Hinweise auf dependente Persönlichkeitsakzentuierungen und eingeschränkte Bereitschaft zur Übernahme von Eigenverantwortung (D)

In Ermanglung eigener Ziele habe sie wie ihre Mutter eine Ausbildung im pflegerischen Bereich absolviert und sei immer in diesem Bereich tätig gewesen. Sie habe wegen einer Schwangerschaft früh geheiratet, wodurch sie nur in einem sehr geringen Umfang selbst für ihr Leben verantwortlich gewesen sei. Innerhalb der Ehe habe sie sich gegen ihren Willen von Anfang an von ihren Angehörigen bevormunden lassen, bis sie sich irgendwann gefügt und sich neben ihrem Beruf um die Erziehung der 3 Kinder gekümmert habe. Wegen ihrer vielfältigen körperlichen Probleme habe sich ihr Mann von ihr getrennt, wodurch sie völlig unerwartet damit konfrontiert worden sei, relevante Entscheidungen zu treffen. Zeitweise hätten die Kinder bei ihr gewohnt, nachdem sie ihre Forderungen diesbezüglich bei ihrem Exmann gütlich durchgesetzt habe. Mit der Erziehung habe sie auch in schwierigen Phasen nie Probleme gehabt. Die sehr problematische Scheidung ziehe sich aufgrund finanzieller Streitigkeiten und Zahlungsverweigerungen seit mehreren Jahren hin.

Hinweise auf sozial kompetentes Verhalten und soziale Durchsetzungsfähigkeit (D)

2 b) Psychische Störungen

Soziale Unsicherheit

Während der Exploration führte Frau W. auf offene Nachfrage nach psychischen Beeinträchtigungen als erstes aus, sich oft sehr unsicher zu fühlen. Trotz ihrer kräftigen Statur fühle sie sich innerlich schwach und unsicher. Es habe sie sehr belastet, wegen Krankheit „ausrangiert" zu werden. Die starken Schmerzen seien aber erst nach der Trennung aufgetreten.

Körperliche Hauptbeschwerden sind nach Belastung aufgetreten (D).

Immer schon habe sie andere vor dem Treffen wichtiger Entscheidungen um Rat gefragt, so dass es ihr ohne die Unterstützung ihres Mannes schwer falle, Verantwortung für sich und ihre Zukunft zu übernehmen, Ent-

Hinweise auf dependentes und ängstlich-vermeidendes Verhalten (D, M-)

scheidungen zu treffen oder sich mit wichtigen Formalitäten auseinander zu setzen. Die Angst, alles falsch zu machen, habe sich auch hinderlich auf ihre pflegerische Tätigkeit ausgeübt, da sie sich in kritischen Situationen völlig handlungsunfähig fühle.

Depressive Symptomatik

In der schriftlichen Anamnese dominierten massive Selbstabwertungen. Frau W. gab an, sich meistens sehr niedergeschlagen, nutzlos, selbstunsicher, hässlich, einsam, ungeliebt, inkompetent, naiv und schuldig zu fühlen. Explizit auf ihre derzeitige Stimmung angesprochen, führte Frau W. dagegen aus, dass es ihr derzeit ganz gut ginge. Im Zuge dessen berichtete sie über bis maximal eine Woche anhaltende Antriebslosigkeit, die sie nur mit viel Disziplin überwinden könne. Große Sorgen habe sie vor der Zukunft, da sie nicht wisse, wie es weitergehen solle und ob sie bald noch Geld haben werde. Das belaste sie am stärksten. Alles andere sei zweitrangig. Manchmal komme sie wegen der Zahlungsverweigerungen ihres Mannes kaum über die Runden, was sie oft sehr wütend mache. Ihren Ärger könne sie ihrem Exmann gegenüber aber nicht artikulieren. Die Trennung habe sie dagegen emotional schon lange überwunden.

Hinweise auf depressive Verstimmungen (D)

Prinzipielle Überlegungen zur Bewältigung allgemeiner /finanzieller Lebensprobleme scheinen eine wichtige Rolle zu spielen. Die Motivation, aktiv an der Überwindung ihrer gesundheitlichen Probleme zu arbeiten, dürfte daher gering sein, weil dadurch ihre finanziellen Probleme nicht gelöst werden (M-).

Angst

Etwa 3-mal pro Woche merke sie vor allem abends im Bett, wie ihr Herz anfange zu rasen. Sie bekomme dann panikartige Angst, einen Herzanfall zu erleiden und dann sterben zu müssen. Zwar seien ihr nicht nur Medikamente gegen ihren erhöhten Puls verschrieben und mehrfach die Harmlosigkeit der Symptomatik zugesichert worden, doch blieben die Ängste trotz der Durchführung von Entspannungsübungen bestehen.

Hinweise auf Panikstörung (D)

Schlaf

Schriftlich machte Frau W. Angaben über nicht mehr steigerbare Beeinträchtigungen des Schlafes. Sie gehe abends unabhängig von ihrer Müdigkeit zwischen 22.00 und 23.00 Uhr zu Bett und versuche dann zu schlafen. Oft wache sie schon wieder um 3.00 Uhr auf, liege wach und grübele. Sie versuche dann, liegen zu bleiben und gezielt Entspannungsübungen zu machen. Manchmal helfe das.

Hinweise auf nichtorganische Schlafstörung (D)

Adipositas (D)

Essverhalten

Das derzeitige Gewicht wurde mit 106 kg bei 173 cm (= BMI 35,4) angegeben und stimmte mit den in der Untersuchung gemessenen Werten überein. Sie neige

Nach außen hin kein Bemühen erkennbar, diesem Verhalten in Anbetracht der

zu Frustessen. Wenn es ihr nicht gut ginge, sei sie den ganzen Tag am Essen, wobei sie hochkalorische Nahrungsmittel bevorzuge. Ansätze, dieses Essverhalten zu ändern oder kompensatorische Maßnahmen zur Gewichtsreduktion einzuleiten, waren nicht festzustellen.

kontinuierlichen Gewichtszunahme entgegenzusteuern (**M-**).

3. Verhaltensanalytisches Interview (Analyse prädisponierender, auslösender und aufrechterhaltender Faktoren)

3 a) Körperliche Beschwerden

Schriftlich gab Frau W. folgende körperlichen Symptome an: Zittern, starkes Schwitzen, Schwächeperioden, Schlaflosigkeit und Taubheitsgefühle.
Seit über 2 Jahren habe sie dauernd Schmerzen. Schriftlich machte sie Angaben über lokalisierte Schmerzen in den Gelenken (Knie, Ellbogen, Schulter), am Nacken, Rücken und am rechten Fuß sowie im Kiefer. Vor 2 Jahren sei von ihrem Rheumatologen die Fibromyalgie festgestellt worden, doch seien die Schmerzen im Rücken und in den Knien schon deutlich länger vorhanden. Erste starke Rückenprobleme seien 1998/99 im Rahmen schwerer körperlicher Belastungen aufgetreten. Die Schmerzen hätten sich kurz nach der Scheidung manifestiert.

Klagen über multiple somatoforme Beschwerden bestimmen das Störungsbild (**D**).

3 b) Krankheitsauslösende Einflüsse/ Krankheitsmodell

Sie führe ihre Schmerzen auf die Fibromyalgie, ihren „kaputten Rücken", die Operationen an den Knien sowie auf körperliche und seelische Belastung zurück. Warum die Schmerzen gerade zu diesem Zeitpunkt stärker geworden seien, könne sie nicht sagen. Sie vermute, dass es sich bei der Schmerzerkrankung um ein noch relativ unbekanntes medizinisches Krankheitsbild handle, von dem die Ärzte auch noch nicht viel verstünden. Der eine sage, es käme von der Psyche, der andere sage wieder etwas anderes. Sie selbst habe sich aus mangelndem Interesse kaum mit ihrer Krankheit beschäftigt.
Es zeigte sich ein einseitig somatisch orientiertes Krankheitsverständnis, wenig Interesse an der Erkrankung und sehr geringes Störungswissen.

Trotz Teilnahme an Schmerzgruppe nach wie vor ein weitgehend somatisch orientiertes Krankheitsverständnis, auch wenn psychische Einflussfaktoren genannt werden. Eine stärkere Auseinandersetzung mit Möglichkeiten der körperlichen und psychischen Einflussnahme wird scheinbar nicht angestrebt (**M-**).

3 c) Beschwerdeverarbeitung

Die durchschnittliche Schmerzstärke sei in den letzten 4 Wochen auf einer Skala von 0 (= keine Schmerzen) bis 10 (= maximal unerträglicher Schmerz) in der einer Stärke von 9 ausgeprägt gewesen, wobei die Schmer-

Trotz Einnahme starker Schmerzmittel praktisch keine Schmerzreduzierung. Mangelnde Übereinstimmung zu Angaben über

zen zwischen 7 und 10 geschwankt hätten. Die Schmerzen zum Zeitpunkt des Ausfüllens der Fragebogen wurden mit 9 benannt. Durch Medikamente reduzierten sich die Schmerzen kurzfristig auf eine Stärke von 8. Von einer erfolgreichen Behandlung erwarte sie sich eine Reduzierung der Schmerzen auf eine Stärke von 4–5.

teilweise erheblich schwankende körperliche Befindlichkeit (In).

Die Schmerzen hielten über den ganzen Tag an. In aller Regel reagiere sie auf Schmerzen mit Ruhe und Schonung.

Kontextabhängig wird die Wirksamkeit oder Unwirksamkeit von Behandlungsmethoden angegeben (In).

Auf der emotionalen Seite empfinde sie die Schmerzen als heftig, quälend, grausam, furchtbar, lähmend, erschöpfend, elend, unerträglich und entnervend. Verstärken würden sich die Schmerzen durch körperliche Anstrengungen, Stress sowie durch unbeständiges Wetter.

Aktives Verhalten kann zu Beschwerdelinderung führen und wird daher praktiziert (M+).

Schriftlich äußerte sie die Ansicht, dass die Schmerzen durch nichts zu beeinflussen seien. Um gegen die Schmerzen anzugehen, lege sie sich ab und zu ins warme Wasser, gehe spazieren oder versuche, Entspannungsübungen zu machen. Die langen Spaziergänge würden ihr gut tun und ihr Allgemeinbefinden verbessern, insbesondere, wenn es draußen warm sei.

3 d) Krankheitsverhalten und soziale Bedingungen

Ihre Umwelt, vor allem aber ihr Exmann, würde insgesamt mit Unverständnis reagieren. Sie habe Nachbarn, die für sie die schweren Einkäufe erledigen und ihr die Einkaufstaschen hoch trügen. Im Gegenzug verleihe sie diesen ihr Auto. Über diese Zweckmäßigkeiten gingen die Kontakte aber kaum hinaus.

Sie erhält soziale Unterstützung aufgrund der Beschwerden (M-).

Obgleich ihre Tochter wegen der Ausbildung über die Woche oft nicht zuhause sei, helfe sie ihr sehr viel im Haushalt und nehme ihr alle schweren Arbeiten ab. Am Tag rauche sie etwa 25 Zigaretten.

Hinweis auf Missbrauch psychotroper Substanzen (Nikotin) (D)

3 e) Behandlungen

Zumindest als zeitweise wirksam hätten sich Medikamente, Akupunktur, Psychotherapie („Gespräche") und Bäder erwiesen. Krankengymnastik und Massagen hätten nicht geholfen. Auf Nachfrage gab sie aber an, sehr gute Erfahrungen mit der Kältekammer gemacht zu haben. Derzeit nehme sie täglich 3 x tgl Oxygesic 10 und bei Bedarf bis zu 1,5 Ibuprofen 600. Abends nehme sie Bisoprolol und Trimineurin. Morgens und abends nehme sie je 20mg Paroxetin. Seit sie einen guten Schmerztherapeuten habe, gehe es ihr etwas besser.

Hinweise auf erhebliches Überwiegen passiver Behandlungsformen (M-)

Das Risiko einer langfristigen Zunahme der Schmerzsymptomatik wird bei offensichtlich unzureichenden verhaltensregulatorischen Maßnahmen durch die regelmäßige Einnahme eines Opioids erhöht (M-).

Sie wechsele gezielt die Ärzte, so dass sie in den letzten 6 Monaten etwa 50 Krankengymnastiktermine verschrieben bekommen habe. Die Krankengymnastin habe sich mittlerweile auf sie eingestellt und führe oft passive Anwendungen durch (Massage, Fangopackungen). Auch wenn insbesondere die Wärme eine kurzfristige Schmerzlinderung bewirke und irgendwie gut täte, helfe die Krankengymnastik auf lange Sicht nicht. Zu Hause mache sie keine gezielten Übungen. Die Ärzte würden ihr regelmäßige Bewegung empfehlen, um die Schmerzen nicht zu verschlimmern. Daher gehe sie auch viel spazieren.

*Die schwache Wirkung der Maßnahmen haben sie nicht dazu veranlasst, ihr Vorgehen zu modifizieren (**M-**).*

2-mal im Monat fahre sie mit dem Auto 80 km zu einer Schmerzgruppe, in der man sich über allgemeine Probleme austausche. Es helfe ihr zu hören, dass es anderen ähnlich ginge wie ihr. Außer Entspannungstechniken habe sie keine Schmerzbewältigungsstrategien erlernt. Obgleich sie eine Einzeltherapie als sinnvoll empfinde und ohne Hilfe nicht mehr gut zurechtkomme, sei ihr Anspruch auf Einzelbehandlung mit Aufnahme in die Gruppe erloschen.

*Ansätze zu mehr Eigeninitiative sind erkennbar. Frau W. ist sich der Notwendigkeit psychotherapeutischer Unterstützung bewusst. Wirksame Maßnahmen sind bekannt (**M+**).*

3 f) Aktuelles Funktionsniveau
Haushalt und Tagesablauf

Wenn ihre Tochter da sei, stehe sie früh auf. Später versorge sie den jüngsten Sohn, lege sich danach aber meist wieder hin. Gegen 10.00 Uhr mache sie Hausarbeit und koche mittags. Später hole sie ihren Sohn von der Schule ab und mache Hausaufgaben mit ihm. Abends versorge sie ihn, sehe fern oder lese. Gegen 22.00 Uhr gehe sie zu Bett. Den Haushalt erledige sie bis auf die schweren Tätigkeiten alleine, wobei sie sich zuweilen zuviel zumute.

Angemessene Bewältigung des Haushaltes

4-mal am Tag gehe sie mit ihrem Hund raus. Wenn es ihr gut gehe, gehe sie Strecken zwischen 3 und 4 Kilometern. Sie sei dann abhängig von ihrer Verfassung jeweils 1–1,5 Stunden unterwegs.

*Nicht beeinträchtigtes Gehvermögen (**D**)*

Soziales Umfeld

Gelegentlich wünsche sie sich zwar mehr Kontakte, doch sei sie zufrieden damit, sich intensiv um ihre Tiere zu kümmern, ins Internet zu gehen, zu lesen und je nach Verfassung Handarbeiten oder Spaziergänge zu machen. Das sei immer schon so gewesen. Im Dorf traue sie niemandem und erzähle auch nichts von sich.

*Überwiegend zufrieden mit aktueller Lebenssituation bei wenig Änderungsdruck außer finanziellen Aspekten (**M-**)*

3 g) Arbeitsmotivation und Rentenbegehren

Auf ihrer Arbeit habe sie es wegen ihrer ausgeprägten Versagensangst oft als belastend empfunden, alleine arbeiten zu müssen. Daher habe sie sich von den Kollegen bei Zunahme ihrer Probleme immer sehr unterstützt gefühlt.

Bis Ende des Monats beziehe sie noch Arbeitslosengeld. Da ihr Mann jegliche Zahlung bisher verweigere, werde sie wohl in Harz IV eintreten müssen, wenn sie keine Rente erhalte.

Sie glaube jedoch nicht, dass sie derzeit wegen der hohen Verantwortung ihre pflegerische Tätigkeit wieder aufnehmen könne. Dazu müsse man fit sein. Es sei jetzt aber demnächst ein Arbeitsversuch am alten Arbeitsplatz geplant.

Bezüglich ihrer Zukunft habe sie sich wie auch schon früher noch keinerlei Gedanken gemacht. Veränderungsvorschlägen (z. B. Umschulung zu Bürotätigkeiten) stand sie einerseits offen, bei näherer Nachfrage aber skeptisch gegenüber. Auch konnte sie die Notwendigkeit zu mehr Eigeninitiative sehen.

> Versucht nicht, ihre Absichten bezogen auf das Rentenbegehren zu verschleiern, sondern stellt offen finanziell ungünstige Situation heraus (**G+**).
>
> Trotz sehr vager Zukunftspläne zumindest vordergründige Bereitschaft, sich mit Alternativen auseinander zu setzen (**M+**).
>
> Ist nicht mit den Hürden konfrontiert, sich auf dem freien Arbeitsmarkt bewerben zu müssen (**M+**)

4. Ergebnisse zur Glaubhaftigkeit

Antworttendenzen

- Bei ausgeprägter (weit überdurchschnittlicher) generalisierter Zustimmungstendenz auf ganz unterschiedliche Fragen zu Beschwerden und Beeinträchtigungen wurde wenig Bemühen deutlich, noch in irgendeiner Form den Anschein psychischer Gesundheit und sozialer Kompetenz zu erwecken.
- Weit überdurchschnittliche Werte auf Skalen, in denen sehr selten auftretende Symptome erfragt werden, was entweder auf mangelnde Kooperation, eine zufällige Beantwortung, Widerstand gegen den Test oder auf Simulation hinweist.
- Bezüglich der Schmerzen zeigte sich ein verdeutlichendes Verhalten, bei dem Schmerzen kontinuierlich auf einer Skala von 0–10 mit 9 eingestuft wurden, obgleich kaum Schmerzverhalten beobachtet werden konnte.
- Alle Aggravations- und Validitätskennwerte in klinischen Tests und Persönlichkeitstests waren weit überdurchschnittlich ausgeprägt.
- Fragen zu offensichtlichen psychischen und psychosomatischen Symptomen wurden insbesondere bei den Störungsgruppen, die Frau W. bei sich als behindernd und krankheitswertig herausstellt,

> Abwertung der eigenen Person nach außen in einer selbst für schwer psychopathologisch gestörte Probanden ungewöhnlichen Intensität (**A,D**)
>
> Die mutmaßlich bewusstseinsnahen Antworttendenzen können als Hinweise darauf interpretiert werden, dass kein ernsthaftes Interesse an einer Wiedereingliederung in den Arbeitsprozess besteht (**M-**).
>
> Die Ergebnisse sprechen für ein wahlloses Ankreuzen von Symptomen, ohne dass aus diesen auf das Vorliegen psychischer Beeinträchtigungen geschlossen werden kann (**G-**).

weitaus häufiger bejaht als Fragen zu weniger offensichtlichen Symptomen.
- Frau W. zeigte eine deutlich erhöhte Neigung, sich moralisch einwandfrei und normkonform zu präsentieren.

Glaubhaftigkeit kognitiver Fähigkeiten

- Bei Tests zur Kontrolle von Aggravations- und Simulationstendenzen ergaben sich keine Hinweise auf willentlich überzeichnete Störungen des Kurzzeitgedächtnisses.

Keine Anzeichen erkennbar, kognitive (konzentrative und gedächtnisbezogene) Defizite vorzutäuschen (**G+**)

- Im Vergleich zu den Antwortmustern von Simulanten, neurologisch gestörten Patienten und Gesunden ergaben sich bei mehreren einfachen kognitiven Leistungstests keine Hinweise darauf, dass kognitive (geistige) Defizite von der Klägerin bewusst vorgetäuscht wurden.

Inkonsistenzen

- Schriftliche Angaben über das Belastungserleben standen in erheblichem Widerspruch zu dem während der Untersuchung gezeigten Verhalten und zu mündlich angegebenen Symptomen. Während schriftliche Angaben durchgehend auf eine schwere Psychopathologie und starke Erschöpfung hinwiesen, präsentierte sich die Pat. während der Untersuchung als psychisch stabil, zugewandt, ausgeglichen, wach, aufmerksam, oft heiter und affektiv schwingungsfähig.
- Im Vergleich von objektiver Messung und subjektiver Einschätzung war die jeweils angegebene Intensität der körperlichen (üblicherweise angstbezogenen) Veränderungen weitgehend unabhängig vom Grad der körperlichen (kardiovaskulären) Aktivierung (Blutdruck, Pulsfrequenz sowie anderen äußeren Zeichen wie Schwitzen oder Zittern). Die Ergebnisse weisen darauf hin, dass die wahrgenommenen aversiven Empfindungen zumindest teilweise Folge einer verzerrten Interpretation körperlicher Veränderungen sind.
- Ebenso war das unterschiedlich stark ausgeprägte, trotz Angaben über maximale Schmerzen weitgehend fehlende Schmerzverhalten auffällig, das lediglich in Abhängigkeit von Umgebungsfaktoren (anwesenden Personen) zunahm.
- Schriftlich machte Frau W. Angaben über dauerhaft hohe Schmerzen, wohingegen sie mündlich berichtete, dass ihr Leistungsniveau bei schwankender Befindlichkeit von der Tagesform abhängig sei.
- Entgegen mündlicher Angaben über keinerlei Eigeninitiative gab Frau W. schriftlich an, täglich mindestens eine halbe Stunde Gymnastik durchzuführen.
- Bei erneuter Erfassung des Funktionsniveaus im Alltag nach 6 Stunden Untersuchungszeit ergaben sich bei Angaben zu Bereichen des Bewegungsverhaltens und in Bezug auf die Leistungen im Haushalt erhebliche Differenzen. Die Angaben schienen im Nachhinein an mündliche Angaben angepasst.

Teil 4 Fallbeispiele

5. Inventare zur Persönlichkeitsdiagnostik und klinischen Diagnostik
Persönlichkeit

- Nachdem Frau W. instruiert worden war, ihre Antworten auf einen langen Zeitraum von 15 Jahren zu beziehen, erfüllte sie die Kriterien für eine selbstunsichere, dependente, zwanghafte, negativistische, depressive, paranoide und narzisstische Persönlichkeitsstörung.

  Die Angaben zu Persönlichkeitsstörungen sind angesichts der ausgeprägten Antworttendenzen nicht als Ausdruck für reale Beeinträchtigungen zu werten **(A)**.

- Die Ergebnisse weisen auf ein Insuffizienzerleben hin, das in einer generalisierten und demonstrativen Selbstabwertung seinen Ausdruck findet. Sie erreichte unterdurchschnittliche Werte in Bezug auf Selbstwertgefühl und Selbstvertrauen und erhöhte Werte in Bezug auf Beeinflussbarkeit insbesondere in Zusammenhang mit der beruflichen und körperlichen Leistungsfähigkeit. Die Ergebnisse sprechen für eine geringe Bereitschaft, Verantwortung für sich bzw. für eigenes Verhalten zu übernehmen. Demgegenüber sah sich Frau W. in der Lage, eigene Ansprüche durchzusetzen und erwünschte soziale Kontakte zu initiieren.

  Die Klägerin neigt dazu, sich bezogen auf allgemeine Lebensfertigkeiten abzuwerten und eigene Hilflosigkeit zu demonstrieren, obgleich Berichte über das bisher Erreichte darauf schließen lassen, dass sie ihr Leben weitgehend eigenverantwortlich meistert **(In, A)**.

- Gleichzeitig lag eine ausgeprägte Harmoniebedürftigkeit und ein hohes Bemühen vor, nicht in Streitigkeiten oder Kontroversen hineinzugeraten.
- Bei Frau W. zeigten sich Tendenzen, ihrer Umwelt mit Argwohn zu begegnen und sich in hohem Maß von anderen eingeengt, falsch beurteilt, unfair behandelt, ausgenutzt oder betrogen zu fühlen, nicht aber angenommen, unterstützt oder verstanden zu werden. Berücksichtigt werden muss dabei die aktuelle Scheidungsproblematik, die einen Teil ihrer misstrauischen Haltung nachvollziehbar macht. Unklar blieb jedoch die auch in der Exploration berichtete hochgradig misstrauische und negative Haltung gegenüber dem sozialen Umfeld.

  Die Aussicht, sich weiterhin auf den unbelasteten häuslichen Bereich zurückziehen zu können, ist attraktiv und trägt dazu bei, dass das Krankheitsverhalten weiter aufrechterhalten wird. **(M-)**.

Affektive Beeinträchtigungen/Depression

- Frau W. erzielte hohe Ausprägungen bei Skalen, die eine depressive Symptomatik erfassen (Dysphorie, Hoffnungslosigkeit, Interesselosigkeit, Selbstwertstörungen, Grübelei, Versagensgefühle, Schuldgefühle, Strafbedürfnis, Selbsthass, Selbstvorwürfe, subjektive Beeinträchtigung der Konzentration, Kontaktstörung, Arbeitsunfähigkeit, Schlafstörungen, Ermüdbarkeit, Hypochondrie und Libidoverlust).

  Die Ergebnisse sind vor dem Hintergrund der nachgewiesenen Antwortverzerrungen nicht als Ausdruck für krankheitswertige Beeinträchtigungen interpretierbar **(A)**.

- Angaben über sozialen Rückzug werden anhand von Angaben der Klägerin relativiert, selbst wenig Bedürfnisse nach Kontakten und sozialen Aktivitäten außerhalb der Familie zu haben.
- Hinweise auf Affektlabilität wurden deutlich herausgestellt, die sich den Angaben zufolge in unkontrollierten Wein- und Wutanfällen, Gereiztheit, Streitsüchtigkeit und Ungeduld äußern. In der Untersuchung zeigten sich keinerlei Hinweise auf eine affektive Labilität.

Fehlendes Bedürfnis nach sozialen Kontakten ist nicht auf eine soziale Hemmung oder eine krankheitswertige soziale Unsicherheit zurückzuführen (D).

Somatisierung und Sucht

- Auf allen entsprechenden Symptom- und Beschwerdeskalen extreme Fixierung auf körperliche Missempfindungen und Einschränkungen. Es wurden vielfältige und unterschiedliche körperliche Symptome in zumeist hoher Intensität angegeben.
- Hinweise auf ein manifestes Suchtverhalten (Nikotin, Medikamente).

Die Auseinandersetzung mit einer Vielzahl körperlicher Symptome steht im Zentrum der Aufmerksamkeit. Aufgrund der durchgehend hohen Ausprägung aller Skalen ist eine Zuordnung auf ein bestimmtes somatisches Krankheitsbild oder Organsystem nicht möglich (D).

Angst

- Hinweise auf eine allgemein erhöhte Ängstlichkeit mit umfassendem Vermeidungsverhalten und Entscheidungsschwächen im Alltag, die mit einer abwartenden Haltung einhergehen. Vorherrschend waren eine erhöhte Angespanntheit, Sorgen über die eigene Gesundheit, Zwanghaftigkeit, vegetative Beschwerden, Schlafstörungen, Schwäche und Erschöpfung.

6. Ergebnisse zur Schmerzsymptomatik und Krankheitsverarbeitung

Schmerzempfindlichkeit

Es lag eine multilokuläre, diffus generalisierte Schmerzsymptomatik bei erheblich erhöhter Druckschmerzempfindlichkeit vor. Durch wiederholte Schmerzempfindlichkeitsmessungen konnte die Unabhängigkeit der Schmerzwahrnehmung von der tatsächlichen Reizintensität belegt werden. Frau W. zeigte eine geringe Bereitschaft, zwischen leicht unangenehmen und schmerzhaften Empfindungen zu unterscheiden, sie bevorzugte generell Maximalwerte zur Schmerzbeschreibung, zeigte sich an normalerweise unempfindlichen Körperregionen maximal schmerzempfindlich und machte Angaben zum Schmerzempfinden verstärkt von Randbedingungen der Messung abhängig. Es kann auf der Grundlage dieser Ergebnisse nicht bezweifelt werden, dass Frau W. subjektiv stark an Schmerzen leidet. Es ist aber als unwahrscheinlich anzusehen, dass ihre Angaben zu

Hinweise auf ein stereotypes Klageverhalten, bei dem die Probandin nicht mehr differenziert auf Umgebungsreize reagiert (A, M-)

Es ist auf Grundlage der Testergebnisse unwahrscheinlich, dass die angegebenen Schmerzen in der jeweils angegebenen Intensität ausgeprägt waren (G).

Reagiert auf nahezu alle schmerzbezogenen Symptombeschreibungen überschießend (A) oder ohne erkennbaren Bezug zur Frage (In).

Schmerzen tatsächlich real empfundene Empfindungen abbilden. Eher spiegeln sie die (ängstliche) Erwartung der Klägerin vor einer Zunahme von Schmerzen oder ein stereotypes Antwortverhalten auf Fragen zu Schmerzen wider.

Schmerzsensorik

Im Vergleich zu Patienten mit multilokulären Schmerzen erzielte Frau W. weit überdurchschnittliche Werte. Innerhalb der Schmerzsensorik lag ein ausnehmend uneinheitliches Antwortverhalten vor.

Schmerz- und Beschwerdeverarbeitung

Frau W. beklagte in überdurchschnittlicher Ausprägung affektive Schmerzqualitäten.
Fast alle kognitiven Reaktionen wie das Erleben von Hilflosigkeit und Ohnmacht, das Erleben des Schmerzes als Behinderung oder das Katastrophisieren waren weit überdurchschnittlich ausgeprägt. Die Bedeutung und der Verlauf der Schmerzen wurden als extrem bedrohlich angegeben. Schmerzen wurden in überdurchschnittlichem Umfang als Signale für Passivität und Ruhe interpretiert.

Die Angaben zum Schmerzerleben waren auch im Vergleich zu vergleichbar gestörten Patienten auffällig erhöht. Antwortverzerrungen im Sinne von Hilflosigkeit, erhöhter Klagsamkeit, Ängstlichkeit sowie katastrophisierender und dramatisierender Darstellung zeichnen sich ab (**A**).

Kontrollüberzeugungen

Frau W. brachte eine überdurchschnittliche bis weit überdurchschnittliche Tendenz zum Ausdruck, Krankheit und Gesundheit als durch Zufälle und schicksalshafte Einflüsse sowie durch andere Personen bestimmt zu sehen. Dennoch sah sie sich noch zumindest in Ansätzen in der Lage, ihren Gesundheitszustand selbst beeinflussen zu können.

Das Antwortmuster lässt erwarten, dass eigeninitiative Behandlungsmaßnahmen nur mit einer geringen Wahrscheinlichkeit durchgeführt werden (**M-**).

7. Ergebnisse zur Funktionsfähigkeit

Schriftliche Angaben zur Funktionsfähigkeit im Alltag

Bei ihren häuslichen Verpflichtungen, aber auch in den Bereichen Erholung, soziale Aktivitäten und Beruf gab Frau W. an, sich auf einer Skala von 0 (= gar nicht beeinträchtigt) bis 10 (= maximal beeinträchtigt) in einem Ausmaß von „9" beeinträchtigt zu fühlen. Selbst die Selbstversorgung sowie Tätigkeiten wie „Atmen" und „Essen" seien in einem Ausmaß von „8–9" eingeschränkt, ohne dass diese Einschränkungen objektiviert werden konnten.
Frau W. ist eigenen Angaben zufolge bis zu 5 Stunden täglich im Haushalt beschäftigt, wobei sie auch schwere Arbeiten übernimmt, da die Tochter selten zu Hause ist. Bis zu 4,5 Stunden geht sie mit ihrem Hund

Auffällig ist vor allem, dass selbst absolut lebensnotwendige Tätigkeiten als erheblich beeinträchtigt eingeschätzt wurden, obgleich es für eine Einschränkung solcher lebensnotwendiger Funktionen keinerlei Anhalt gab (**A**).

Die Leistungsfähigkeit im Alltag ist bezogen auf die Versorgung eines Zwei-Personen-Haushaltes nicht wesentlich beeinträchtigt (**D**).

täglich spazieren. Weitere Außenaktivitäten, soziale Kontakte oder spezifische Hobbys finden außer der Beschäftigung mit Tieren und Lesen nicht statt. Entgegen mündlichen Angaben, neben der Krankengymnastik keine Übungen in Eigenregie zu betreiben, machte Frau W. in beiden schriftlichen Erhebungen Angaben über eine halbe Stunden Gymnastik am Tag.

Frau W. hat durch ihr Krankheitsverhalten die Möglichkeit, ihren Interessen nachzugehen (**M-**).

Körperliche Funktionsprüfung

Die Klägerin wies Kraftdefizite in nahezu allen getesteten Muskelbereichen auf. Insgesamt lag ein erheblich reduzierter körperlicher Trainingszustand vor, bei dem bereits kurzfristige Belastungen zu einer deutlich erhöhten muskulären Aktivierung und sichtbarer Anspannung führten. Dagegen konnte die Beweglichkeit und Ausdauer unter Berücksichtigung der Adipositas als ausreichend bezeichnet werden. Schriftliche Angaben wiesen auf eine erhöhte subjektiv empfundene Erschöpfung und innere Anspannung hin, die sich belastungsabhängig veränderte. Zugleich lieferten die Ergebnisse in Anbetracht der Diskrepanzen von beobachtetem Verhalten und subjektiven Angaben Hinweise auf die Neigung, negatives Befinden demonstrativ herauszustellen.

Kognitive Leistungsfähigkeit

- Insgesamt sprachen die Ergebnisse auch unter den erschwerten Bedingungen einer 8-stündigen Belastungserprobung nicht für eine belastungsabhängige Verlangsamung oder für Einbußen in der kurzfristigen Konzentrationsfähigkeit.
- Gemessen an den Basiskomponenten der Informationsverarbeitung war die intellektuelle Leistungsfähigkeit von Frau W. als durchschnittlich zu bezeichnen.
- Die Ergebnisse lassen auf ein durchschnittliches kognitives Leistungstempo sowie auf eine unauffällige kognitive (geistige) Flexibilität schließen.
- Mnestische Funktionen wie unmittelbares Behalten, Arbeitsgedächtnis als die Fähigkeit, Informationen kurz und mittelfristig zu speichern und diese während der Verarbeitung der Informationen verfügbar zu halten, Lernfähigkeit inclusive zeitverzögerter Reproduktion, unmittelbare Aufmerksamkeitsleistungen, Arbeitsgeschwindigkeit, die das Langzeitgedächtnis betreffenden Leistungen sowie die Diskriminationsleistung waren durchschnittlich ausgeprägt.

8. Ergebnisse zur Motivation

Leistungsmotivation

Vorliegende Ergebnisse aus Motivationstests deuten darauf hin, dass die Motivation, Leistung zu erbringen, ein Ziel zu setzen und zu verfolgen, sich flexibel veränderten Bedingungen anzupassen, sich mit schwierigen Problemen beschäftigen zu wollen, Erfolge zu antizipieren und sich zur Erreichung eines Ziels langfristig zu engagieren und zu disziplinieren, von Frau W. in keiner Weise als erstrebenswert angesehen wird. Den Angaben zufolge praktiziert sie in ihrem Leben keinerlei leistungsmotiviertes Verhalten, auch Anreize ändern nichts an dieser Abneigung. Frau

Hinweise auf passive Erwartungshaltung, derzufolge Veränderungen dem Zufall überlassen bleiben, ohne dass steuernd oder eigeninititativ in den Prozess eingegriffen wird (**M-**)

Teil 4 Fallbeispiele

W. ruht nach Möglichkeit in vertrauter Umgebung, sie verlässt sich auf Gewohntes und meidet Situationen, die Unvorhergesehenes bringen können.

Therapiemotivation

Die Ergebnisse wiesen auf eine umfassende Misserfolgsorientierung bei gleichzeitig passiver, abwartender Haltung hin. Die Behandlungsmotivation erschien gering, Angst vor Veränderung dominiert den Angaben zufolge das Selbsterleben. Als Grund dafür zeichneten sich schlechte Erfahrungen mit unterschiedlichen Behandlungsformen und eine ausgeprägte Verschlossenheit ab.

Hinweise auf eine eingeschränkte Bereitschaft, sich ernsthaft um die Behebung ihrer psychischen und körperlichen Problematik zu bemühen (M-)

Erhält nur wenig Zuwendung für Krankheitsverhalten (M+)

Den Ergebnissen aus schriftlichen Verfahren zufolge verspricht sich Frau W. wenig von einer psychologischen Behandlung ihrer Beschwerden und zeigt wenig Hoffnung auf Besserung. Sie erfährt subjektiv nur wenig vermehrte soziale Zuwendung durch ihr Krankheitsverhalten.

Wenig Hoffnung auf Beschwerdelinderung (M-)

Die Klägerin ging in überdurchschnittlichem Ausmaß davon aus, aufgrund ihrer Schmerzen nicht mehr arbeiten zu können. Weit überdurchschnittlich war ihre Überzeugung ausgeprägt, dass die Arbeit die Schmerzen verursacht hat.

Beurteilung der Arbeitsfähigkeit ist durch verzerrte Wahrnehmung ihrer Belastbarkeit bestimmt (M-).

Zusammenfassende Bewertung der Glaubhaftigkeit von Angaben zu Gesundheitsstörungen und Leistungseinschränkungen

Zunächst ist zu klären, inwieweit die Angaben der Klägerin als zutreffend, widerspruchsfrei und zuverlässig zu bewerten sind. Dies ist erforderlich, da unter sozialrechtlichen Begutachtungsbedingungen die Rate verzerrter Angaben häufig erhöht ist und erst Analyse möglicher Verfälschungstendenzen die Voraussetzung dafür schafft, um krankheitswertige Störungen und deren Auswirkungen auf die Arbeitsfähigkeit zutreffend bewerten zu können.

Die vorliegenden Befunde sprechen für Verfälschungs- und Täuschungstendenzen, die in ihrer Ausprägung erheblich über den als situationsangemessen zu bewertenden Verdeutlichungstendenzen lagen. Verzerrungen betrafen insbesondere Angaben zum Alltag, zur eigenen Person (Persönlichkeit und Verhalten) im Sinne einer appellativen und demonstrativen Selbstabwertung sowie deutlich übertriebene oder inkonsistente Angaben zu körperlichen und psychischen Störungen und Beschwerden (3, 4, 5, 6).

Insgesamt kann zwar nicht bezweifelt werden, dass die Klägerin subjektiv an intensiven Schmerzen in verschiedenen Körperregionen und auch an psychischen Beschwerden sowie Entscheidungsschwäche leidet. Die mit den Schmerzen und Beschwerden in Zusammenhang stehenden psychischen und körperlichen Einschränkungen wurden jedoch mit hoher Wahrscheinlichkeit so verzerrt dargestellt, dass sie nicht als Ausdruck realer Erfahrungen interpretierbar sind. Ebenso kann bezweifelt werden, dass der Ausdruck der Schmerzen bzw. das gezeigte Schmerzverhalten in einem konsistenten Zusammenhang zu den tatsächlich erlebten Schmerzen steht.

Zugleich vermied es Frau W. in auffälliger Weise, den Anschein von Belastbarkeit, Entscheidungskompetenz und Funktionsfähigkeit zu erwecken. Stattdessen war ihr Antwort- und Interaktionsverhalten über weite Strecken darauf ausgerichtet, die eigene Hilflosigkeit und vollständige Aufgehobenheit der eigenen Belastbarkeit herauszustellen. Im Untersuchungsverhalten spiegelten sich insofern vor allem Entlastungsappelle wider. Zugleich stellte Frau W. finanzielle Belastungen und allgemeine Schwierigkeiten der Lebensorganisation und -bewältigung in den Vordergrund.

Die in der Untersuchung beklagten Beschwerden hatten nicht den Charakter krankheitswertiger bzw. behandlungsbedürftiger Störungen, sie werden daher primär als Ausdruck eines verstärkten Klageverhaltens interpretiert. Demgegenüber erscheinen die Angaben zur geistigen Leistungsfähigkeit (**4**) und zur häuslichen Situation (**3**) sowie Angaben zum körperlichen Leistungsvermögen (**7**) überwiegend konsistent und glaubhaft.

Stellungnahme

1. Vorliegen körperlicher und geistiger Störungen und Beeinträchtigungen

Körperliche Schäden können mit Hilfe der psychologischen Untersuchungsmethoden nicht objektiviert werden, wohl aber deren Auswirkungen auf das Verhalten sowie auf die Funktions- und Leistungsfähigkeit. Unter Hinzuziehung der medizinischen Vorbefunde bestimmen vor allem generalisierte Schmerzen und undifferenzierte affektive Beeinträchtigungen das Beschwerdebild der Klägerin.

Nach den Ergebnissen der psychologischen Untersuchungen und unter Berücksichtigung der geringen Glaubhaftigkeit der Angaben kann **nicht mit hinreichender Sicherheit angenommen werden, dass Frau W. derzeit die Klassifikationskriterien für eine psychische Störung erfüllt**. Vor diesem Hintergrund kann nur der Verdacht auf das Vorliegen einer psychischen Störung formuliert werden, die mit den vorgebrachten Beschwerden am ehesten vereinbar erscheint.

1. Verdacht auf anhaltende somatoforme Schmerzstörung (**ICD10 F45.4**), Fibromyalgie (**M 79.0**)
2. Verdacht auf Dysthymia bei dependenter Persönlichkeitsakzentuierung (**ICD10 F34.1, Z73.1**)
3. Essattacken bei sonstigen psychischen Störungen bei Adipositas Grad II (**ICD10 F50.4**)
4. Verdacht auf leichte bis mittelgradige Panikstörung (**ICD 10 F41.0**)

ad 1.

Kennzeichnend für eine **somatoforme Schmerzstörung** sind andauernde Schmerzen, deren Art und Ausmaß durch physiologische Prozesse oder körperliche Störungen nicht vollständig erklärt werden können und die in Verbindung mit emotionalen Konflikten oder psychosozialen Problemen auftreten. Eine Ablösung der Schmerzsymptomatik von den körperlichen Ursachen liegt insofern vor, als Frau W. fast den gesamten Körper als maximal schmerzhaft bezeichnet, sich aber nur geringfügige körperliche Veränderungen nachweisen lassen, die die geklagten Schmerzen nicht erklären können (**6**, Aktenlage).

Das Beschwerdebild selbst wird bestimmt von Schmerzen, die verstärkt wahrgenommen werden nach körperlichen Anstrengungen und nach psychisch belastenden Ereignissen (2, 3). Sie treten im rückenbelastenden Sitzen insbesondere bei fehlenden Möglichkeiten zu Ausgleichsbewegungen nach ca. 30–60 Min. (1, 3) insbesondere im unteren Rücken und dem Schultergürtel auf und strahlen ins linke Bein aus. Wie die Befunde zur Glaubhaftigkeit ergaben, werden bestehende Schmerzen und damit in Zusammenhang stehende emotionale Beeinträchtigungen in demonstrativer Form nach außen kommuniziert (4).

Es finden sich darüber hinaus Belege dafür, dass die Schmerzen in Verbindung mit emotionalen Konflikten oder psychosozialen Problemen aufgetreten sind, wie dies für die Diagnose einer Schmerzstörung zu fordern ist. So haben sich den Angaben zufolge bereits früher bestehende Schmerzen parallel zu den anhaltenden Belastungen des noch laufenden Scheidungsverfahrens deutlich verschlimmert (2, 3).

Frau W. erfüllt auch die Kriterien für eine Fibromyalgie. Dabei bezeichnet Fibromyalgie keine zusätzliche Erkrankung, vielmehr handelt es sich um einen rheumatologischen Klassifikationsansatz bei Klagen über ausgedehnte Schmerzen bei multilokulär erhöhter Schmerzempfindlichkeit. Im Fall von Frau W. war die erhöhte Schmerzempfindlichkeit aber im Sinne einer diffusen Klagsamkeit so stark auf alle Teile der Körperoberfläche generalisiert, dass dies die Diagnose in Frage stellt. Insgesamt zeichnete sich eine erheblich gesenkte Wahrnehmungsschwelle für externe und interne Reize ab, eine generell erhöhte Sensitivität für Schmerzen und die Neigung, überschießend auf sensorische Veränderungen zu reagieren (7).

Dabei waren die motivationalen (mutmaßlich willentlich beeinflussten) Verzerrungen des Beschwerdeverhaltens so stark ausgeprägt, dass weder die Kriterien für eine somatoforme Schmerzstörung, noch die Kriterien für eine Fibromyalgie als eindeutig erfüllt gelten können. Das gezeigte Beschwerdeverhalten war so inkonsistent, demonstrativ überzeichnet und von Appellen an die Bestätigung ihrer Schwäche und Hilflosigkeit gekennzeichnet, dass es nicht sicher von einem vorgetäuschten Verhalten unterschieden werden kann (1, 4, 5, 6).

ad 2.

Bei einer **Dysthymia** handelt es sich um eine chronische depressive Verstimmung, die nach Schweregrad und Dauer der einzelnen Episoden gegenwärtig nicht die Kriterien für eine leicht oder mittelgradige rezidivierende depressive Störung erfüllt. Die Patienten können längere Perioden haben, in denen sie sich gut fühlen, meistens fühlen sie sich jedoch müde/antriebslos und depressiv (d. h. überfordert, unfähig zum Genuss, grüblerisch, klagsam, schlechter Schlaf, Gefühle der Unzulänglichkeit u. a.). Dabei sind sie in der Regel fähig, mit den Anforderungen des täglichen Lebens fertig zu werden.

Obgleich Frau W. schriftlich ein erhebliches Ausmaß an depressiven Symptomen angab (6), ergab die vertiefende Exploration lediglich das Vorliegen von affektiven Beschwerden, die in verstärktem Ausmaß an nur wenigen Tagen in Folge auftreten (2). Die Dysthymia kann in dieser Form als eine verlängerte Anpassungsreaktion auf die Trennungssituation gesehen werden, da Frau W. sich bis zum jetzigen Zeitpunkt weder in der Lage sieht, neue Perspektiven zu finden, noch fühlt sie sich imstande, Entscheidungen im Rahmen des laufenden Scheidungsverfahren insbesondere bezogen auf die Unterhaltszahlungen herbeizuführen.

Es liegt der Verdacht auf eine **dependente (abhängige) Persönlichkeitsakzentuierung** vor, die zum Krankheitswert der F34.1 Diagnose beiträgt. Eine dependente

Persönlichkeitsakzentuierung ist gekennzeichnet durch die unverhältnismäßige Nachgiebigkeit gegenüber Wünschen anderer, mangelnde Bereitschaft zur Äußerung angemessener Ansprüche gegenüber Personen, gegenüber denen Abhängigkeit besteht, häufige Angst, auf sich alleine angewiesen zu sein sowie eine eingeschränkte Fähigkeit, selbstständige Alltagsentscheidungen zu treffen. Zusätzlich können sich die Betroffenen selbst als hilflos, inkompetent und nicht leistungsfähig fühlen.

Gegen das Vollbild einer dependenten Persönlichkeitsstörung spricht indessen das in der Untersuchung gezeigte sozial kompetente und sichere Auftreten sowie das berichtete Bewältigungsverhalten der Klägerin im Rahmen der Ehe und der Trennungsphase (1, 2, 3, 4).

Die Neigung, sich mit schwierigen Situationen auseinander zu setzen und eigenständig Lösungen zu entwickeln, erscheint deutlich reduziert (8). Die Befunde weisen auf ein umfassendes Vermeidungsverhalten in Situationen hin, die mit Anstrengung, Übernahme von Verantwortung, Leistung oder Unannehmlichkeiten verbunden sind. Dieses kann nur teilweise als Ausdruck der für depressive Personen charakteristischen Interessen- und Antriebslosigkeit gelten.

ad 3.

Unter dieser Diagnose wird übermäßiges Essen kodiert, das eine Reaktion auf belastende Ereignisse ist und zu Übergewicht führt. Frau W. hat in den letzten drei Jahren 25 kg an Gewicht zugenommen und verbringt ihren Aussagen nach bis zu 4 Stunden am Tag mit Essen, ohne dass sie versucht, dieser Entwicklung entgegenzusteuern (2).

ad 4.

Frau W. gibt an, mehrfach pro Woche situationsunabhängige, meistens aber in Phasen von Ruhe und fehlender Ablenkung Anfälle von Herzrasen zu erleben, die sie als lebensbedrohlich und erheblich beängstigend wahrnimmt (2). Relativiert man ihre Aussagen an ihrer Neigung, psychische Symptome verzerrt darzustellen, so liegt vermutlich eine Panikstörung in leichter Ausprägung vor. Wesentliche Kennzeichen einer Panikstörung sind wiederkehrende schwere Angstattacken, die sich nicht auf eine spezifische Situation beschränken und daher auch nicht vorhersehbar sind. Die Beschwerden gehen meist, wie auch im vorliegenden Fall, mit der Fehlinterpretation vegetativer Symptome einher sowie mit starker körperlicher Erregung, Angst, Schwindel und Entfremdungsgefühlen. Die Störung steht im Einklang zu Ergebnissen zur Hypersensitivität für körperinterne Vorgänge bei Frau W. (1, 4).

Weitere Auffälligkeiten ohne Krankheitswert

Es liegt ein gestörtes Schlafprofil vor, das aber zum überwiegenden Teil auf eine mangelnde Schlafhygiene zurückgeführt werden kann (zu Bett gehen ohne Müdigkeit, Wachaktivitäten im Bett, Schlafen über den Tag) (2).

2. Auswirkungen auf die Leistungsfähigkeit/Leistungseinschränkungen

Die Leistungsfähigkeit der Klägerin lässt sich auf der Grundlage der schriftlichen Diagnostik, der Testergebnisse, der Explorationsergebnisse, der körperlichen Funktionsprüfungen und der Beobachtung in der ganztägigen Untersuchung abschätzen.

Teil 4 Fallbeispiele

Derzeit bestimmen Schmerzen in wechselnder Intensität am ganzen Körper sowie vorübergehende affektive Beeinträchtigungen das Beschwerdebild. Dadurch ist die Leistungsfähigkeit von Frau W. zum jetzigen Zeitpunkt eingeschränkt, jedoch nicht so weit herabgesunken, dass auf Dauer keine Tätigkeiten mehr ausgeführt werden können. Aufgrund der subjektiven Beschwerden und der bisher unzureichenden Behandlung liegt folgendes Leistungsprofil vor:

2 a) Körperliche Leistungseinschränkungen

Angesichts der aufgezeigten Tendenzen von Frau W., die eigene Schwäche, Eingeschränktheit und Hilflosigkeit demonstrativ herauszustellen, kann das genaue Ausmaß der jeweils angegebenen Beeinträchtigungen derzeit nicht zuverlässig beurteilt werden.

Hinsichtlich der körperlichen Leistungsfähigkeit ist aber festzustellen, dass Frau W. in der Lage war, mit kurzen Bewegungspausen und gelegentlich stehender Körperhaltung an der 8-stündigen Untersuchung in überwiegend sitzender Körperhaltung teilzunehmen. Sie ist mit geringfügigen Einschränkungen fähig, ihren Zweipersonenhaushalt alleine zu bewältigen und den Sohn zu versorgen, wobei sie bei schweren Tätigkeiten zeitweise Unterstützung in Anspruch nimmt (3, 7).

Legt man die Ganzkörperschmerzproblematik, die Knie- und Handschmerzen und die körperliche Untrainiertheit zugrunde, die aktuell wahrscheinlich zur Einschränkung der Haltungs- und Bewegungsabläufe beitragen, so sind Arbeiten zu vermeiden, die mit dauerhafter Zwangshaltung, ständigem Arbeiten in der Hocke oder mit regelmäßigem Heben oder Tragen schwerer und mittelschwerer Gegenstände und dem Besteigen von Treppen oder Leitern einhergehen. Das derzeitige Übergewicht begünstigt zugleich Einschränkungen der körperlichen Belastbarkeit.

Da dauerhaftes Sitzen für untrainierte Patienten mit chronischen Rückenschmerzen häufig zu einer Schonhaltung mit erhöhter (schmerzbegünstigender) Wirbelsäulenbelastung führt, sollten ausschließlich sitzende Tätigkeiten derzeit vermieden werden. Günstige Sitzbedingungen vorausgesetzt, können aber noch körperlich leichte Arbeiten im Sitzen, wechselweise im Stehen und Gehen durchgeführt werden.

Ebenso sollten aufgrund erhöhter Empfindlichkeit für Temperatur- und Feuchtigkeitsschwankungen und aufgrund einer mutmaßlich generell intensivierten Schmerzempfindlichkeit Arbeiten unter Zugluft und Nässeeinwirkung vermieden werden (2 c, 8).

Auch größere Strecken können mit dem eigenen Auto bislang (z. B. zur Selbsthilfegruppe) bewältigt werden. Bedeutsame Einschränkungen für die Nutzung eines PKW bestehen insofern auch für längere Strecken nicht. Die Nutzung öffentlicher Verkehrsmittel ist eigenen Aussagen zufolge nicht beeinträchtigt. Aufgrund der hier erhobenen Befunde und Informationen aus den Explorationen können Frau W. Gehstrecken von 4-mal 500 Metern innerhalb einer angemessenen Zeit zugemutet werden (7).

2 b) Geistige Leistungseinschränkungen

Innerhalb der 8-stündigen Untersuchung konnten weder bei der schriftlichen Arbeit noch mündlich in Gesprächen Einbrüche oder ein kontinuierliches Nachlassen der Konzentration festgestellt werden (7). Zwar zeigte Frau W. Müdigkeitserscheinungen nach 2 Stunden kontinuierlich konzentrativer Arbeit, doch konnte sie diese durch eine kurze Unterbrechung wieder kompensieren (1). Die Konzentrationsfähigkeit lag weitgehend konstant auf einem noch durchschnittlichen Niveau (7). Ebenfalls ließen sich keine Einschränkungen anhand der sonstigen Arbeitsgeschwindigkeit (auch unter zum Teil ablenkenden Bedingungen) (1), der Aufmerksamkeitsspanne oder der Gedächtnisleistungen (7) belegen. Wesentliche leistungsmindernde Einschränkungen der konzentrativen Belastbarkeit durch die regelmäßige Einnahme eines morphinhaltigen Medikaments konnten insofern durch die Untersuchungsergebnisse nicht nachgewiesen werden.

Erst nach über 7 Stunden kam es zu Ermüdungserscheinungen, die sich in Gähnen und deutlich nachlassender Arbeitsmotivation ausdrückten, ohne dass sich diese auf die allgemeine Konzentrationsfähigkeit auswirkte (1, 7). Dies ist aber in Anbetracht der unüblichen Belastung und infolge der ungewohnten Bürotätigkeit nicht als ungewöhnlich zu bezeichnen.

Aufgaben, die besondere Anforderungen an die Reaktions- und Konzentrationsfähigkeit stellen, sofern sie nicht mit der Notwendigkeit zu plötzlichen körperlichen Reaktionen verbunden sind sowie Aufgaben, die eine mittelgradige geistige Belastung erfordern, wie es bei normaler Büroarbeit oder bei der Pflege behinderter Menschen der Fall ist, können diesen Ergebnissen zufolge unter den üblichen Arbeits- und Pausenbedingungen durchgeführt werden.

Frau W. verfügt über durchschnittliche intellektuelle Fähigkeiten, was sich neben testdiagnostischen Befunden auch in ihrer Fähigkeit zeigte, abstrakte Sachverhalte schlussfolgernd aufeinander zu beziehen sowie Argumente differenziert und flüssig darzustellen (1).

Defizite zeigten sich dagegen in der Fähigkeit, Sachgebiete selbstständig bzw. eigenverantwortlich zu bearbeiten, da Frau W. sich die Übernahme von Verantwortung nicht zutraut und sich durch weiterreichende Entscheidungen überfordert sieht (5). Dagegen ist sie in der Lage, umschriebene Tätigkeiten in einem strukturierten Umfeld erfolgreich zu bewältigen. Obgleich Frau W. im Sozialverhalten in der Interaktion adäquat und zu keinem Zeitpunkt unsicher agierte, sind Tätigkeiten, die hohe Anforderungen an das Durchsetzungsvermögen, an Konfliktlösefertigkeiten und Problemlösekompetenzen stellen, in Anbetracht dependenter Persönlichkeitszüge und einer misstrauisch-unsicheren Haltung gegenüber Unvertrautem derzeit nicht ratsam. In solchen Situationen ist derzeit noch verstärkt mit einer Zunahme von Stresserleben, Insuffizienzgefühlen, Schmerzzunahme und Rückzug zu rechnen. Soziale Tätigkeiten bzw. Tätigkeiten mit Publikumsverkehr, die überwiegend kommunikative Leistungen erfordern, können von der Klägerin dagegen ohne Einschränkung erbracht werden.

Trotz schriftlicher Angaben über eine ausgeprägte Psychopathologie konnten während der Untersuchung abgesehen von Klagen über Müdigkeit und körperliche Beschwerden keine Anzeichen für krankheitswertige psychische Störungen beobachtet werden, die die Arbeitsfähigkeit einschränken würden (1, 2, 4, 5).

Aufgrund der Zunahme von vegetativen Beschwerden unter Stress- und Schmerzbedingungen sowie aufgrund des derzeitig gestörten Schlafprofils sollten bis zu einer Verbesserung der körperlichen Befindlichkeit Arbeiten unter Zeitdruck und Arbeiten in Wechselschicht vermieden werden (2). Von einer kontinuierlichen Nachtschicht sind hingegen keine gravierenden negativen Auswirkungen auf die Leistungsfähigkeit zu erwarten, zumal diese vielfach sogar mit ruhigeren äußeren Arbeitsbedingungen und einer freieren Arbeitsgestaltung einhergehen.

Das gestörte Essverhalten sowie die unter Ruhebedingungen auftretenden Panikattacken führen nicht zu einer Einschränkung des Leistungsvermögens.

Den sonstigen angegebenen psychischen Beeinträchtigungen und Störungen kann angesichts der nachgewiesenen Verfälschungs- und Aggravationstendenzen keine leistungsmindernde Bedeutung beigemessen werden (siehe Glaubhaftigkeit).

3. Einsatzfähigkeit

Frau W. hat gezeigt, dass sie sogar unter den erschwerten Umständen einer Begutachtungssituation mit erhöhter konzentrativer Anforderung, wenigen Pausen und ungewohnten Anforderungen in der Lage ist, bei unauffälligen Anzeichen körperlicher und psychischer Ermüdung 8 Stunden lang ohne wesentliche affektive oder schmerzbedingte Einschränkungen konzentriert zu arbeiten. Gestützt auf die Ergebnisse der Untersuchung und die Aktenbefunde, aber auch unter Berücksichtigung der eingeschränkten Glaubhaftigkeit der Angaben kann Frau W. mit den o. g. Einschränkungen auf körperlicher und psychischer Seite noch täglich an 5 Tagen pro Woche mindestens 6 Stunden mit entsprechender Anforderung an die geistige und körperliche Leistungsfähigkeit tätig sein.

Begründet wird dieses Ergebnis damit, dass die Art der körperlichen und geistigen Belastung in der Untersuchung auf die zu erwartende Arbeitsbelastung bei leichter bis gelegentlich mittelschwerer geistiger und körperlicher Tätigkeit abgestimmt war und daher das in der Untersuchung gezeigte Arbeits- und Leistungsverhalten als Arbeitsprobe für leichte, gelegentlich mittelschwere Tätigkeiten interpretiert werden kann. Für die volle Arbeitsfähigkeit spricht auch, dass die Schmerzen nicht permanent in konzentrationsmindernder und belastender Form vorliegen und bereits zum jetzigen Zeitpunkt durch geeignete Maßnahmen vermindert werden können.

4. Könnte die Klägerin ihre Beeinträchtigungen mit zumutbarer Willensanspannung überwinden?

Zurzeit bestimmen vor allem die Schmerzen, eine gedankliche Fixierung auf die Aufgehobenheit der eigenen Leistungsfähigkeit sowie eine demonstrative Abwertung der eigenen Person als hilfebedürftig und schwach das Beschwerdebild.

Die Schmerzstörung ist als eine Störung des Verhaltens am wirksamsten durch eine Kombination von krankengymnastischen, bewegungstherapeutischen, pharmakologischen und verhaltenstherapeutischen Maßnahmen zu behandeln. Therapiestudien zeigen, dass bei konsequenter Anwendung dieser Verfahren die Schmerz- und Krankheitsverarbeitung in der überwiegenden Mehrzahl von Patienten mit generalisierten Schmerzen wesentlich gebessert werden kann. Durch konsequent durchgeführte Maßnahmen verbessert sich normalerweise die Überzeugung der Kontrollierbarkeit der Schmerzen in nahezu 100 % der Fälle, die körperliche Belastbarkeit steigt an. Auch die schmerzbegleitende depressive Symptomatik verringert sich bei konsequenter Behandlung in den meisten Fällen bei durchschnittlicher Behandlungsmotivation spürbar.

Ohne Zweifel liegt das alltägliche Aktivitätsniveau der Klägerin zur Schmerz- und Krankheitsbewältigung (körperliches Training, Veränderung des Essverhaltens, Verringerung des Rauchens, Erhöhung des Aktivitätsniveaus) derzeit deutlich unter der Intensität, die zur Überwindung der Beeinträchtigungen erforderlich wäre. Körperliches Training findet lediglich in Form von Spaziergängen statt. Die Krankengymnastik scheint sich auf passive physikalische Anwendungen und gelegentliche leichte Bewegungsübungen zu beschränken (3).

Fallbeispiel 2

Es kann mit überwiegender Wahrscheinlichkeit erwartet werden, dass sich bei konsequenterer Umsetzung der notwendigen und bereits begonnenen bewegungs- und physiotherapeutischen Maßnahmen das Befinden und die körperliche Fitness, Belastbarkeit und Arbeitsfähigkeit verbessern würden. Dies erfordert aber vermutlich eine konsequent durchgeführte Gewichtsreduktion, eine schrittweise Verbesserung der körperlichen Fitness, eine Kräftigung insbesondere der Rumpfmuskulatur auch unter Inkaufnahme einer vorübergehenden Zunahme von Schmerzen sowie das Einüben von Strategien zur Schmerzverarbeitung im Umfang von mehreren Stunden täglich. Ebenso lässt sich die Panikstörung als Form der Fehlinterpretation körperinterner Vorgänge sowie die bisher überwiegend medikamentös behandelte depressive Symptomatik voraussichtlich in wenigen Monaten durch eine geeignete psychotherapeutische Intervention bei motivierter Mitarbeit erfolgreich behandeln.

Unter konsequenter Ausnutzung dieser therapeutischen Möglichkeiten kann erwartet werden, dass Frau W. die Beschwerden und ihr Insuffizienzerleben innerhalb von 6 Monaten spürbar lindern kann.

Allerdings scheinen derzeit überwiegend prinzipielle Erwägungen in Form von finanziellen Forderungen und Entlastungswünschen sowie mangelnde Eigeninitiative dazu beizutragen, dass sie eine wirksame Behandlung nicht durchführt. Eine aktive Willensanstrengung, die auf die Wiederherstellung der Arbeitsfähigkeit ausgerichtet ist, ist derzeit nur sehr eingeschränkt erkennbar.

Für eine schwache Veränderungsmotivation sprechen auch Vorteile, die Frau W. durch ihr Krankheitsverhalten erfährt (z.B. selbstbestimmte Zeiteinteilung, Zeit für ihren Hund) sowie gelegentliche Störungen des Antriebs und der Stimmung. Die eher zögerlichen Bemühungen um eine Verbesserung ihrer gesundheitlichen Situation beruhen nach den Ergebnissen der durchgeführten Untersuchung aber überwiegend nicht auf krankheitswertigen Störungen, sondern können mit überwiegender Wahrscheinlichkeit auf bewusstseinsnahe Motivationsdefizite zurückgeführt werden. Da die affektiven Beeinträchtigungen nicht zuletzt in Zusammenhang mit finanziellen Sorgen und mangelnder Zukunftsorientierung geschildert werden, ist mit einem raschen Abklingen der Symptomatik zu rechnen, wenn Frau W. wieder ein eigenes Einkommen hat und ihr Selbstwertgefühl durch arbeitsbezogene Anerkennung steigern kann.

Fallbeispiel 3:
Begutachtung eines 56-jährigen Probanden mit chronischen Rückenschmerzen, Arthrose, koronarer Herzerkrankung und Adipositas

Begutachtungsanlass: Klage vor dem Sozialgericht wegen Gewährung einer Rente

Aktenlage

Quelle	Diagnosen und wesentliche Befunde
Reha-Bericht 2001	• Z.n. Implantation einer zementfreien Hüftendoprothese li. • Coxarthrose r. • Koronare Herzerkrankung • Hyperlipidämie • Adipositas

- Hinweis darauf, dass Arbeitsplatz von Herrn K. behindertengerecht ausgestattet sei
- In ambulanter Reha zunehmende Verbesserung von Beweglichkeit und Belastbarkeit, zum jetzigen Zeitpunkt bestehe außer „ein bisschen" Muskelschmerz kein wesentliches Problem.
- Von Seiten der Wirbelsäule bestünden ebenfalls keine Probleme.
- Im Rahmen der Reha habe er sich mit der Anschlussbehandlung nach seiner Operation sowie mit seiner Genesung sehr zufrieden gezeigt.
- Pat. habe motiviert und engagiert in der Therapie mitgearbeitet.

Bei Entlassung freies Gangbild, rechts bei geringer Bewegungseinschränkung Vollbelastung möglich; Entlassung als weiterhin arbeitsfähig in drei Monaten

Leistungsbild
Vermieden werden sollten: häufiges Bücken, Einnahme von Zwangshaltung oder Besteigen von Leitern oder ständiges Treppengehen; mit diesen Einschränkungen bestünde vollschichtige Arbeitsfähigkeit;
das medizinische Aufbautraining solle zu Hause fortgeführt werden.

Attest des behandelnden Orthopäden 2002	• Z.n. Hüft-TEP(Totalendoprothese) bds. • Adipositas • Degeneratives Wirbelsäulensyndrom

- Auch nach Implantation des re. Implantates klage Herr K. über Schmerzen im LWS-Bereich beim Sitzen und bei der Einnahme von Zwangshaltungen;
- Röntgenaufnahmen weisen auf erhebliche degenerative Veränderungen im gesamten LWS-Abschnitt hin;
- Pat. fühle sich nicht in der Lage, mehr als 2 Stunden ununterbrochen zu sitzen, was in seinem Bereich erforderlich sei, daher viele Krankschreibungen.

Internistisches Gutachten 2002	• Z.n. Implantation zementfreier Hüftendoprothesen • Koronare Herzerkrankung • LWS-Syndrom • Hyperlipidämie • Adipositas

Fortsetzung auf S. 355

Fallbeispiel 3

Quelle	Diagnosen und wesentliche Befunde
	Wesentliche Befunde • Pat. berichtet, ohne Medikamente nicht lange sitzen zu können. • Wenn er abends im Bett liege, habe er Brustenge. • Finger-Fußbodenabstand trotz Leibesfülle 10 cm • Rückenmuskulatur ist nur mäßig verspannt. **Beurteilung** • Aus internistischer Sicht seien die Einschränkungen nicht so schwerwiegend, als dass sich hieraus eine eindeutige Beeinträchtigung der Leistungsfähigkeit ableiten ließe. • Die KHK sei gut eingestellt, Belastung bis 100 Watt über 5 Minuten ohne Beschwerden. • Aus internistischer Sicht im jetzigen Beruf als Angestellter im öffentlichen Dienst oder für vergleichbare Arbeiten noch vollschichtig einsetzbar.
Orthopädischer Untersuchungsbericht 2003	• Pseudoradikuläres myostatisches Wirbelsäulensyndrom bei Osteochondrose L5/S1, Spondylarthrose und ISG-Arthrose, wesentlich mitgeprägt durch eine reaktive iliolumbale Ansatztendopathie auf dem Hintergrund einer muskulären Dysbalance (Antagonistendysbalance zu Lasten der defizitären Bauchmuskulatur) • Komplikationsloser Zustand nach Hüft-TEP-Versorgung
	• Erstmalige Behandlung 11/02, zuletzt 03/03 • Therapieresistenter Verlauf, keine Mitteilung über relevante Verbesserung trotz umfangreicher Therapie
Orthopädisches Gutachten von Ende 2003	• Z.n. Implantation zementfreier Hüftendoprothesen mit vollständiger Osteointegration der Implantate und regelrechtem Funktionszustand • Z.n. Nervus Ulnaris-Verlagerung am li. Ellbogen mit persistierenden Sensibilitätsstörungen an Finger 4 und 5 der li. Hand • Fehlstatisches WS-Gesamtsyndrom (teilfixierte Rundrückenbildung, mittelgradige Osteochondrose, Spondylosis deformans und Spondylarthrose an L5/S1 sowie in L4/L5 • Generalisierte myoligamentäre Insuffizienzsymptomatik bei Adipositas • Ausschluss einer isolierten radikulären Nervenwurzelkompression im Bereich der Arme
	Eigenanamnese • Nach Hüft-OP 2000 deutliche Schmerzlinderung und verbesserte Gehfähigkeit; • Nach Reha Schwierigkeiten bei Wiederaufnahme der Arbeit durch bewegungs- und belastungsabhängige Schmerzsymptomatik in LWS mit Ausstrahlungen in die Oberschenkel; • Insbesondere Sitzen anstrengend, er müsse immer wieder aufstehen und umhergehen; weitere Probleme beim Laufen auf unebener Erde und beim Treppen-/Leitersteigen; • Seit Nerven-OP im Ellenbogen weiterhin Taubheitsgefühle in Finger 4 und 5 der linken Hand; • Da er im Beruf viel sitzen müsse, könne er sich nicht vorstellen, weiter in aktueller Tätigkeit zu arbeiten; • Bei Bedarf bis 3 x täglich Ibuprofen **Wesentliche Befunde:** • Er trage stundenweise LWS-Orthese. • Geringfügige Bewegungseinschränkung beim Ausziehen der Strümpfe • Verringerte Dehnfähigkeit (verkürzte Muskelgruppen) • Nach Krauss-Weber-Test ausgeprägte Insuffizienz der Bauchmuskulatur

Fortsetzung auf S. 356

Teil 4 Fallbeispiele

Quelle	Diagnosen und wesentliche Befunde

Beurteilung
- In den letzten Monaten Akzentuierung der Schmerzsymptomatik, da degenerative Veränderungen schubweise verliefen.
- Schmerzsymptomatik sei anhand objektivierbarer WS-Veränderungen nachvollziehbar.
- Aufgrund der Fehlstatik und Degeneration des Achsenskelettes hätte sich eine ausgeprägte myoligamentäre Insuffizienz der gesamten rumpf-, in gewissen Maßen auch der kopf- und halswirbelsäulen-stabilisierenden Muskulatur entwickelt, sodass dadurch die Bewegungs-, Leistungs- und Belastungsfähigkeit der Gesamtwirbelsäule eingeschränkt sei.
- Die insuffiziente Rückenmuskulatur sei übersteigerter Haltetätigkeit wie dauerndem Sitzen oder Zwangshaltungen nicht mehr gewachsen, woraus bereits kurzfristig die Schmerzsymptomatik resultiere.
- Mit einer Verbesserung der degenerativen WS-Veränderungen sei in Zukunft nicht zu rechnen.

Leistungsbild
- Ausschließlich leichte Tätigkeiten ohne Zwangshaltung, häufige Tätigkeiten in Zugluft und Nässe, Arbeiten in stereotyper Haltung (wozu auch ständiges Sitzen gehöre) seien ebenso wenig zumutbar wie Arbeiten unter Zeitdruck wie Akkord oder Bandarbeiten; ebenso käme ständiges Arbeiten im Gehen oder Stehen wegen der Hüftprothesen nicht in Betracht; keine Einschränkung bei Publikumsverkehr, Schicht- oder Nachtdienst.
- Pro Stunde sollte Herr D. etwa 2- bis 3-mal aufstehen und umhergehen können.
- Die Verlagerung des Nervs am Ellenbogen führe zu keiner weiteren Einschränkung.
- Demnach könnten noch leichte Arbeiten überwiegend im Sitzen mit den genannten Einschränkungen vollschichtig verrichtet werden.

Verlauf

Herr D., Angestellter im Bereich Datenverarbeitung, beantragte vor drei Jahren nach wiederholten Krankschreibungen erstmalig eine Rente. Zuvor war ihm wegen mangelnder Bereitschaft zur Durchführung einer Rehamaßnahme eine weitere Krankschreibung verweigert worden. Nachdem er darauf hingewiesen worden war, dass die geklagten Beschwerden durch körperliche Schäden nicht zu objektivieren seien, wurde eine psychologische Begutachtung vorgeschlagen. Seitens des Arbeitgebers waren Herr D. ein Stehpult und ein Steh-Bildschirmarbeitsplatz zur Verfügung gestellt und die Arbeitsanforderungen reduziert worden.

Im Abstand von einem Jahr stellte Herr D. zwei Rentenanträge, die jeweils mit dem Hinweis auf erhaltenes vollschichtiges Leistungsvermögen für leichte, überwiegend sitzende Tätigkeiten abgelehnt wurden. 2002 erhob Herr D. Klage, die er mit einer Verschlechterung seines Gesundheitszustandes, seiner KHK-Erkrankung und seiner derzeitigen Arbeitsunfähigkeit begründete.

Psychologische Untersuchung

Herr D., geb. 1948, unterzog sich am 23.11.2004 einer 8-stündigen Untersuchung, bei der folgende Verfahren zur Anwendung kamen:

1. Kontinuierliche Verhaltensbeobachtung von 9.15–17.15 Uhr
2. Diagnostisches Interview zu psychischen Störungen
3. Interview zu Beschwerden, Krankheitsverhalten und Funktionsbeeinträchtigungen

4. Testverfahren zur Glaubhaftigkeit
5. Fragebögen zur Persönlichkeitsdiagnostik und klinischer Diagnostik
6. Testverfahren zu Schmerzen und Schmerzverarbeitung
7. Tests zur Überpüfung körperlicher und geistiger Funktionen
8. Fragebögen und Befunde zur Leistungs- und Behandlungsmotivation

1. Verhaltensbeobachtung im Untersuchungsverlauf

1 a) Beobachtung vor Untersuchungsbeginn

Herr D. kam pünktlich mit dem Auto alleine zur Untersuchung. Auf der 60-minütigen Fahrt habe er eine Pause von einigen Minuten gemacht.	Fahrvermögen
Bereits im Vorgespräch klagte Herr D. über seine „kaputte Wirbelsäule" und Schmerzen in verschiedenen Körperregionen, wobei er sich über die ungerechte Behandlung beklagte, da man sich weigere, ihn krank zu schreiben. Er werde zur Arbeit gezwungen, obgleich er einen sehr anstrengenden Arbeitsplatz habe, in dem er überwiegend sitzen müsse. Diese Ausführungen waren von der Begrüßung an von Klagen und Hinweisen auf seine Schmerzen begleitet. Auch durch Hinweise auf das spätere Interview waren seine Ausführungen kaum zu unterbrechen.	Demonstratives Klageverhalten und Herausstellen der Beschwerden, Einschränkungen und Defizite **(A)** Externe Verantwortungszuschreibung **(M-)**

1 b) Körperliche Belastbarkeit/Bewegungsverhalten

Angebote, in der Untersuchung im Stehen zu arbeiten, lehnte Herr D. zunächst mit Verweis auf Verbote eines Arztes ab. Seinen Arbeitsplatz stellte er kaum auf seine Bedürfnisse ein.	Geringe Motivation, optimale Arbeitsbedingungen herzustellen **(M-)**
Im etwa einstündigen Rhythmus wechselte Herr D. über die 7-stündige Untersuchung seine Haltung von sitzend zu stehend. Dabei waren von einer rückenbelastenden Sitzhaltung abgesehen keine Bewegungseinschränkungen zu beobachten. Zwischen den Positionswechseln ging er ca. 1–2 Minuten durch den Raum.	Er konnte 8 Stunden in wechselnder Körperhaltung ohne wesentliche körperliche Beeinträchtigungen durcharbeiten.
Bei dynamischen Bewegungen wie beim Hinlegen, bei Positionswechsel im Liegen oder bei Beweglichkeitsübungen zeigte er ein schwerfälliges, steifes, eingeschränktes Bewegungsverhalten. Nachdem er zur Demonstration der täglichen Übungen zu Hause aufgefordert worden war, zeigte er lediglich eine einzige Übungsbewegung. Wiederholt wies er stattdessen auf Bewegungsabläufe hin, die er auf Vorgabe der Ärzte nicht durchführen dürfe.	Anzeichen für körperliche Untrainiertheit Erhebliche Inkonsistenz zwischen Angaben zur täglichen Übungsdauer und demonstrierbaren Übungen **(In)** Externe Verantwortungszuschreibung **(M-)**
Nachdem bei der ersten Erhebung ein erhöhtes Ausmaß vegetativer Symptome, die ihn zudem beunruhigten, festzustellen war, war das Ausmaß der vege-	Keine auffällige Fehlinterpretation körperlicher Signale **(D)**

tativen Symptome und Unruhe bei den Folgeerhebungen deutlich geringer ausgeprägt.

1 c) Psychische Belastbarkeit und Konzentration im Untersuchungsverlauf

Herr D. zeigte sich über die gesamte 8-stündige Untersuchung in seiner Stimmung unauffällig und wenig beeinträchtigt, allerdings verhielt er sich kontinuierlich klagsam.

Bezüglich des laufenden Verfahrens und seiner Krankheitsgeschichte machte er ohne Aufforderung äußerst präzise, zugleich aber auch weitschweifige und detailorientierte Angaben, wobei er ganze Textstellen aus komplizierten Briefwechseln inklusive Daten und genauen Angaben aus dem Kopf zitieren konnte. Zeichen von Konzentrationseinbußen oder psychischer Überforderung konnten dabei nicht festgestellt werden, obgleich Herr D. bis dahin bereits 7 Stunden ohne Pause gearbeitet hatte.

Herr D. gab im Untersuchungsverlauf unverändert eine für eine Begutachtungssituation unauffällige Stimmung, gleichzeitig aber ein hohes Ausmaß an Unruhe, Nervosität und Schläfrigkeit i. S. verringerter Vigilanz an.

Keine Hinweise auf affektive oder emotionale Symptome im Untersuchungsverhalten **(D)**

Bei Themen, die für Pat. relevant sind, zeigte sich eine hohe kognitive Leistungsfähigkeit.

Keine Abhängigkeit des psychischen Befindens von der Länge oder dem Anforderungsniveau im 8-stündigen Untersuchungsverlauf erkennbar

1 d) Arbeits- und Antwortverhalten; Arbeitsmotivation

In den im Vorfeld zugesandten Anamnesebögen hatte Herr D. keine Fragen beantwortet, die aus seiner Sicht nicht in unmittelbarem Zusammenhang mit den körperlichen Beschwerden standen. Auf Nachfrage gab er an, nur bei der Arbeit, nicht aber in seinem privaten Umfeld irgendwelche Schwierigkeiten zu haben.

Keine Auskünfte hatte er deshalb zu psychischen Beeinträchtigungen, zur Persönlichkeit oder zum sozialen Umfeld gemacht. Dieses auf körperliche Beschwerden und Einschränkungen reduzierte Antwortverhalten setzte er in der Exploration fort. Auf Fragen zu den Kontextbedingungen seiner Beschwerden, aber auch zu allgemeinen Lebensbedingungen, zum Funktionsniveau, zu Freizeitaktivitäten und zu Verhaltensmotiven blieb Herr D. bei dieser Ausrichtung seines Antwortverhaltens und versuchte, das Thema immer wieder auf seine körperlichen Einschränkungen und die daraus seiner Ansicht nach resultierende Arbeitsunfähigkeit zu lenken.

Das Arbeitstempo bei der Testdiagnostik war durchschnittlich. Dabei fragte Herr D. häufig nach und

Tendenz zu selektiver und willentlich kontrollierter Informationsgabe **(G-)**

Unauffällige Dauerkonzentration

nutzte die Unterbrechungen, um über seine Beschwerden zu berichten.
Bei Leistungstests arbeitete Herr D. dagegen sehr langsam und machte viele Flüchtigkeitsfehler. Erst auf Nachfrage gab er an, mit der Brille die kleinen Zeichen nicht lesen zu können. Auch bei leichteren Leistungstests kündigte er nach der Instruktion regelmäßig an, diese Aufgabe wahrscheinlich nicht gut bewältigen zu können. Bei Gedächtnisaufgaben gab er zunächst bei Reproduktion an, nichts mehr zu wissen. Erst nach Aufforderung setzte er sich wieder mit der Aufgabe auseinander.
Auch bei der körperlichen Funktionsprüfung kündigte er meist im Vorfeld an, die geforderte Bewegung aufgrund schwacher Muskeln wahrscheinlich nicht durchführen zu können.

Das Leistungsverhalten ließ bei offensichtlichen Leistungstests deutlich nach (M-).

Misserfolgsorientierte Arbeitseinstellung und demonstrative Herausstellung von Defiziten (M-)

Wiederholte Hinweise auf Anstrengungsvermeidungsverhalten (M-)

1 e) Schmerz- und Beschwerdeverhalten

Das zu Beginn stark ausgeprägte verbale und nonverbale Schmerz- und Beschwerdeverhalten mit häufigen Haltungswechseln ließ im Verlauf der Untersuchung deutlich nach, nachdem es von den Untersuchern nur mit dem Hinweis kommentiert wurde, dass Herr D. sich seinen Bedürfnissen entsprechend verhalten solle. Schmerzangaben machte er differenziert und ohne affektive Überzeichnung nach Aufforderung. Im Rahmen der körperlichen Funktions-und Ausdauertests waren die Schmerzangaben verstärkt.
Bei der Blutdruckmessung berichtete Herr D. ohne Aufforderung ausführlich von seiner ausgeprägten Belastung durch die koronare Herzerkrankung, aufgrund derer er keinen belastenden Kundenverkehr haben solle.

Schmerzverhalten lässt bei Nichtbeachtung deutlich nach. Appellatives verbales Herausstellen der Beschwerden, Einschränkungen und Defizite (A).

Sachliche Schmerzangaben (G+)

Hinweise auf verdeutlichendes Beschwerdeverhalten (die KHK ist seit Jahren stabil eingestellt (A))

1 f) Pausenverhalten

Obgleich Herrn D. bei freier Pausengestaltung im Verlauf mehrfach eine Arbeitsunterbrechung angeraten worden war, bestand er bis zum Schluss darauf, ohne Pause oder Nahrungsaufnahme weiterzuarbeiten. Er gab an, die Untersuchung „durchziehen" zu wollen, um schneller fertig zu werden.

Kein Hinweis auf erhöhtes Pausenbedürfnis bei leichter Tätigkeit.
Bei erhöhter Leistungsmotivation (hier: schnelle Beendigung) ist ein Verzicht auf zwischenzeitliche Erholung möglich (M).

1 g) Interaktionsverhalten/Auftreten

Herr D. trat höflich und freundlich, aber persönlich distanziert und klagsam auf.
Nachdem er zu Beginn der Untersuchung noch etwas unsicher gewirkt hatte, zeigte er sich im weiteren Verlauf durchgehend gelassener, gegen Ende der Untersuchung lächelte er öfter. Insbesondere kurze Ar-

Interaktion wird nahezu ausschließlich zur Kommunikation über Defizite genutzt (A).

Teil 4 Fallbeispiele

beitsunterbrechungen nutzte er zur unaufgeforderten Schilderung seiner Beschwerden. Dabei fiel auf, dass er sich in seinen Ausführungen nicht an den Reaktionen der Untersucher zu orientieren schien und sich auch nicht durch nonverbale Signale wie Wegdrehen oder demonstratives Beschäftigen mit Unterlagen unterbrechen ließ.

Auffällig war ebenso, dass sich Herr D. bei Fragen zu suizidalen Gedanken und Absichten an die Untersucher wandte und laut darüber nachdachte, ob er tatsächlich suizidale Absichten habe oder nicht. Dabei waren Tonfall und Verhalten sachlich, emotionale Beteiligung war nicht erkennbar.

Keine Hinweise auf psychopathologische Auffälligkeiten im Interaktionsverhalten (**D**)

2. Diagnostisches Interview zu psychischen Störungen

Angst

Auf Nachfrage gab Herr D. an, sehr wenig unter Ängsten zu leiden. Er mache sich jedoch Sorgen, irgendwann gar nicht mehr laufen zu können und auf einen Rollstuhl angewiesen zu sein, obgleich keiner der Ärzte etwas Derartiges vorausgesagt habe. Wegen seiner nachlassenden Leistungsfähigkeit mache er sich schon zuweilen etwas Sorge über seine Zukunft. Es belaste ihn z. B., nicht mehr Baumstämme tragen zu können wie früher.

Hinweis auf katastrophisierende Bewertung von Störungen (**D, A**)

Hinweis auf eingeschänkte Bereitschaft, sich veränderten Bedingungen anzupassen (**M-**)

Depression

Niedergeschlagen fühle er sich, wenn er zur Arbeit gehe, da es ihm (nach den Veränderungen am Arbeitsplatz aufgrund wiederholter krankheitsbedingter Arbeitsunfähigkeit) bewusst sei, dass er dort nur noch eine Alibifunktion erfülle. Eine erhöhte innere Anspannung verspüre er nicht. Schließlich habe er jetzt keinen Termindruck mehr wie früher in der Kundenbetreuung. Wenn er nach Hause komme, fühle er sich schlecht und gerädert, weil er den ganzen Tag wie in einem Gefängnis alleine in seinem Büro sitze, nichts Richtiges zu tun habe und sich daher außerordentlich langweile. Angesichts seiner Alibifunktion fühle er sich gekränkt und gedemütigt. Da sei er lieber zu Hause und schaue sich die Blumen an, als diesen Zustand noch länger zu ertragen. Er sei sich sicher, aufgrund seines Leistungsvermögens in der freien Wirtschaft schon längst entlassen worden zu sein. Vor allem fühle er sich dann minderwertig und „krüppelig", wenn er rüstige Senioren sehe. Zuweilen denke er daran, sich eine Handvoll Tabletten zu nehmen. Dann würde er seiner Familie nicht mehr zur Last fallen. Wenn die Familie nicht wäre, hätte er dies

Selbstwertproblematik infolge von Unterbeschäftigung und inhaltsarmer Tätigkeit (**D**)

Wenig Initiative, sich dem verringerten Leistungsvermögen anzupassen. Es werden nur Nachteile beklagt, nicht aber das Entgegenkommen des Arbeitgebers wie angemessene Gestaltung des Arbeitsplatzes wahrgenommen (**M-**).

Hinweise auf demonstrative Selbstabwertung (**D,A**)

Bei Verneinung psychischer Symptome unerwartetes Herausstellen von lebensmüden Gedanken (**D, In**)

wahrscheinlich schon gemacht. Wohl und geborgen fühle er sich aber im familiären Kreis und im eigenen Haus. Die Ehefrau nehme Rücksicht auf seine Beschwerden und unterstütze ihn, so gut es gehe. Gleiches gelte für die Töchter. Die Situation zu Hause sei schon etwas ganz anderes als auf der Arbeitsstelle. Obgleich er sich ganz gut beschäftige, wenn er alleine zu Hause sei, habe er aber doch manchmal die Nase voll, doch müsse er eben sehen, wie er damit klar komme.

Zu Hause versuche er, in den Garten zu gehen oder sich zu bewegen. Im Garten fühle er sich meist besser, doch dürfe er dann nicht an den nächsten Morgen denken. Vor allem bei schlechtem Wetter ginge es ihm nicht gut, weil er oft raus an die frische Luft müsse. Dauerhaft gedrückt sei seine Stimmung nicht.

Er sei oft nervös, fühle sich abgeschlagen und leide unter innerer Unruhe und Konzentrationsschwierigkeiten.

Fragen zu schweren psychopathologischen Auffälligkeiten, zu Störungen des Denkens, des Bewusstseins und der Identität, zu Störungen durch psychotrope Substanzen, zu formalen oder inhaltlichen Denkstörungen, zu massiven affektiven Beeinträchtigungen, zu Selbst- oder Fremdgefährdung sowie zu sonstigen neurotischen oder belastungsreaktiven Störungen wurden verneint.

Kaum Hinweise auf Aktivitäten zur Kompensation der psychischen Beeinträchtigungen aufgrund der reduzierten Arbeitsanforderungen **(M-)**

Passives Verhalten findet im häuslichen Umfeld seine Fortsetzung und wird durch soziale (familiäre) Bedingungen eher gestützt **(M-)**

Kein Hinweis auf substantielle affektive Beeinträchtigung im Sinne einer depressiven Symptomatik **(D)**

Keine Hinweise auf bedeutsame psychopathologische Gestörtheit **(D)**

3. Interview zu Beschwerden, Krankheitsverhalten und Funktionsbeeinträchtigungen

3 a) Beschwerden

Herr D. gab an, unter dumpfen, drückenden Kopfschmerzen sowie Schmerzen an der unteren HWS, der oberen Schulter, an der Leiste, am unteren Rücken, am Steißbein, den Hüftgelenken, dem Becken und dem linken Knie zu leiden. Die Hauptschmerzen säßen im Steiß und strahlten zuweilen in die Oberschenkel. In den letzten Wochen hätten seine Schmerzen auf einer Skala von 0–10 durchschnittlich bei 6 gelegen und seien zwischen 4 und 8 geschwankt. Die Schmerzen befänden sich in der Tiefe und seien in der letzten Zeit gleich geblieben.

Auch mache ihm seine KHK zu schaffen. Insbesondere, wenn er abends im Bett liege, spüre er ein dumpfes Druckgefühl in der Brust. Wenn er dann Nitro-Spray nehme, lasse der Druck nach 15 Minuten nach. Weiterhin wurden Magenstörungen, Übelkeit, Schwindel, Taubheitsgefühle, schwere und geschwollene Beine, Flimmern vor den Augen, Juckreiz und Müdigkeit angegeben.

Keine Hinweise auf übertreibende Angaben zu Schmerzen **(G+)**

Angaben zur Lokalisation und sensorischen Qualität der Schmerzen entsprachen den in den Vorgutachten angegebenen Klagen und korrespondierten mit degenerativen Veränderungen **(G+)**

Nennung zahlreicher körperlicher Allgemeinsymptome **(D)**

3 b) Krankheitsauslösende Einflüsse/ Krankheitsmodell

Seiner Ansicht nach resultierten die Beschwerden aus seiner koronaren Herzerkrankung, der Hüftoperation sowie körperlichen und seelischen Belastungen. Er sei der Ansicht, die Arbeit habe einen großen Anteil an seinen Beschwerden, da er früher über Jahre sehr ungünstig gesessen habe und ständig mit hohem Stress konfrontiert worden sei. Die Schmerzen in der jetzigen Form beständen seit Juni 2000.

Da er die bisherigen medizinischen Gutachten nur über den Rechtsanwalt habe laufen lassen, wisse er nicht genau, was darin zu den Ursachen seiner Beschwerden stehe. Mit Begriffen wie „muskulären Insuffizienzen" könne er nichts anfangen. Letztlich wisse er aber nicht so genau, wo die Schmerzen tatsächlich herkämen.

Hinweis auf bewusstseinsnahe kompensatorische Anspruchshaltung im Sinne einer Wiedergutmachungsforderung für frühere Belastung (M-)

3 c) Beschwerdeverarbeitung

Die Schmerzen belasteten ihn sehr, da er früher ein aktiver Mensch und Sportler gewesen sei. Zuletzt habe er sich im Dezember 1999 gesund und stabil gefühlt. Auch zur Arbeit sei er immer sehr gerne gegangen. Jetzt hinke er mit seiner Arbeit immer hinterher, was das Verhältnis zu den Kollegen sehr belasten würde. Verstärken würden sich die Schmerzen durch körperliche und psychische Belastungen. Auch sei er oft sehr licht- und lärmempfindlich, was sich insbesondere in der Zunahme von Kopfschmerzen unter solchen Bedingungen zeige.

Linderung erfahre er dagegen, wenn er in Bewegung sei oder sich hinlegen und ausruhen könne. Aufgrund der Schmerzen könne er nicht durchschlafen. Er wache dann nachts auf und liege wach. Manchmal liege er 2 Stunden im Bett bis der Wecker um 5.30 Uhr klingelt.

Nachvollziehbare Darstellung des Beschwerdebildes und beschwerdemodulierender Einflüsse (G+)

3 d) Krankheitsverhalten und soziale Bedingungen

Hinsichtlich seiner Diagnosen zeigte sich Herr D. ausreichend informiert. Sein Wissen beziehe er von Ärzten und seiner Krankengymnastin.

Setzt sich mit behandelnden Personen auseinander (M+)

Früher sei er regelmäßig in eine Herzsportgruppe gegangen, doch könne er nicht mehr wegen seiner Hüfte so springen wie früher. Dann würde er sich bis auf die Knochen blamieren.

Vermeidung von Aktivität aus Scham oder erhöhtem Anspruchsniveau (M-)

Seine Frau begegne seinen Beschwerden mit großem Verständnis, doch seien eben viele gemeinsame Freizeitaktivitäten wie Tanzen oder Aktivitäten im Karnevalsverein nicht mehr möglich. Sie selbst sei gesund

Familiäre Verhältnisse stützen das Krankheitsverhalten bzw. die Einnahme der Krankenrolle (M-)

und unternehme deshalb vieles alleine. Zwar gehe er noch gelegentlich mit seiner Frau aus, doch meide er größere gesellschaftliche Zusammenkünfte, da er mit seinen Schmerzen nicht zur Last fallen wolle. Nie sei er ein Mensch gewesen, der seine Beschwerden nach außen zeige und sich als „Jammerlappen" präsentiere. In Folge dessen werde sein Bekanntenkreis immer kleiner.

3 e) Behandlungen

Trotz Medikamenten lägen die Schmerzen bei „7". Von einer erfolgreichen Behandlung erwarte er sich eine Reduzierung der Schmerzstärke auf „1" (völlige Schmerzfreiheit). Als zumindest zeitweise wirksam erwiesen hätten sich Medikamente, lokale Einspritzungen, Akupunktur, TENS, Krankengymnastik, Massagen und die Kuren.
Mündlich gab Herr D. an, durch die Rehabilitationsmaßnahmen nur sehr kurzfristig Verbesserungen erlebt zu haben. Zwar stehe es im Abschlussbericht anders, doch habe sich bald eine Zunahme der Schmerzen insbesondere im Bereich des Steißes nach Absetzen von Tramadol gezeigt. Auch sei es durch die verkrampfte Haltung am Arbeitsplatz schnell wieder zu einer Zunahme der Schmerzen in den Schultern gekommen.
Derzeit nehme er gegen seine Schmerzen täglich bis zu 2 400 mg Ibuprofen 800, nur bei Bedarf bis 400mg Tramandin 200 und bei Bedarf weitere Schmerztabletten. Bezogen auf die Herz-Kreislauferkrankung sei er medikamentös gut eingestellt.
Einmal habe er ein Antidepressivum erhalten, dieses aber schon nach einem Tag abgesetzt, weil er sich „ganz beduselt" dadurch gefühlt habe.
Im Monat erhalte er 6 Anwendungen Krankengymnastik. Abwechselnd versuche man dort seine verspannte Schultermuskulatur und das Knie durch Massage zu lockern und Kräftigungsübungen zu machen. Obgleich ihn das etwas lockerer mache, werde die Wirkung schon zunichte gemacht, wenn er an seinem Schreibtisch kurze Zeit am PC arbeite. Man könne seine Beschwerden nur noch lindern. Auch verliere sich die Wirkung schnell, wenn die Behandlung wieder zu Ende sei.
Er selbst versuche, mit täglichen Bewegungsübungen seine Schmerzen zu beeinflussen, indem er versuche, zur Beweglichkeit der Hüfte die Beine gerade seitlich hochzuziehen. Er wisse, dass er sich zu wenig bewege und infolgedessen auch immer schwerer werde.

Möglichen Behandlungserfolgen liegt eine unrealistisch hohe Erwartung zugrunde (**M-**).

Herr D. hat Erfahrungswerte, dass intensives Training und Bewegungsverhalten zu einer deutlichen Beschwerdeverbesserung führen können (**M+**).

Dokumentierte Behandlungserfolge werden abgewertet (**M-**).

Hinweis auf Schmerzmittelmissbrauch (**D**)

Mangelnde Ausschöpfung antidepressiver Medikation bei fraglicher Indikation (**D, M-**)

Keine Absicht erkennbar, den Gesundheitszustand schrittweise verbessern zu wollen. Behandlungsziel ist die Erhaltung, nicht die Steigerung der Beweglichkeit (**M-**).

Ist sich der Tatsache bewusst, dass er mehr trainieren müsste (**M+**)

3 f) Aktuelles Funktionsniveau (beruflicher und privater Bereich)

Auf einer Skala von 0 (gar nicht) bis 10 (völlig) gab Herr D. durchgehend an, in den Bereichen familiäre und häusliche Verpflichtung, Erholung (Hobby, Sport), in sozialen Aktivitäten, im Beruf, beim Schlaf und im Sexualleben in einem Ausmaß von „8" beeinträchtigt zu sein. Die Selbstversorgung (Ankleiden, Autofahren) sei in einem Ausmaß von „7" eingeschränkt.

Anzeichen für stereotypes Antwortverhalten bei Fragen zu Beeinträchtigungen (A)

Arbeit

Um 6.30 Uhr fahre er zur Arbeit. Um 7.00 Uhr schalte er seinen Bildschirm an, mache aber bereits um 8.00 Uhr für eine halbe Stunde seine erste Pause, weil er nicht mehr sitzen könne. Bis 16.00 Uhr arbeite er, mache aber insgesamt weitere 2,5 Stunden Pausen, in denen er seine Kollegen besuche, die seine Arbeit weitestgehend übernommen hätten.

Früher habe er im Kundenservice unter hohem Zeitdruck arbeiten müssen. Auf Anweisung der Ärzte sei er zur Vermeidung von Belastung wegen seines Herzens nicht mehr im Kundenservice tätig.

Aufgrund seiner orthopädischen Probleme solle er zudem keine starren Körperhaltungen mehr einnehmen, wozu auch das statische Sitzen am PC gehöre. Zwar könnte er an seinem Steh-PC-Platz arbeiten, doch könne er dem Kunden schlecht erklären, dass er mit der Funktastatur zu einem anderen Bildschirm gehen müsse. Außerdem habe er dann den Telefonhörer am Hals eingeklemmt, was sofort Verspannungen auslöse. Auf die Verwendung eines Head-Sets angesprochen, argumentierte Herr D., dass dies zwar durchaus denkbar sei, die Arbeit aufgrund der Sparmaßnahmen aber sowieso weniger werde bzw. von den Kollegen übernommen worden sei. Außerdem könne er weder stehen noch sitzen. Nur wenn er umhergehen könne, gehe es ihm besser. Hier betonte Herr D., dass seine Tätigkeit nicht richtig beurteilt worden sei.

Angaben zu geringer Arbeitsbelastung sind inkonsistent zu Angaben zu hoher Arbeitsbelastung zu Beginn der Untersuchung (In). Hinweise auf Defizitorientierung, da in Bezug die Funktionsfähigkeit ausschließlich Defizite und ärztliche Verbote hervorgehoben wurden (M-).

Wenig Bereitschaft erkennbar, Lösungen zu suchen oder sich auf veränderte Bedingungen einzulassen (M-).

Argumentiert nicht mit Beschwerden, sondern mit externen Faktoren (M-).

Sieht sich als Opfer einer umfassenden Fehlbeurteilung seiner Person und seines Gesundheitszustands (M-).

Privates Umfeld

Seine Frau gehe ihren eigenen Beschäftigungen neben ihrer Teilzeitstelle nach. Sie erledige auch den Großteil des Haushaltes. Er bleibe dann alleine zu Hause und beschäftige sich mit Lesen, Musik und TV, gehe auch viel in den Garten an die frische Luft und mache manchmal kleine Arbeiten an den Blumen, wenn sie nach Hause komme. Daran könne er sich erfreuen.

Hinweise auf Entlastung im familiären Umfeld – überwiegend angenehme Tätigkeiten zu Hause ohne Änderungsdruck von Seiten der Angehörigen (M-)

Spezielle Hobbies habe er nicht. Manchmal repariere er gerne kleine Dinge.
Schwimmen könne er aufgrund der künstlichen Hüftgelenke nicht mehr. Er gehe im Sommer manchmal schwimmen, mache aber dort überwiegend Bewegungsübungen. Zusätzlich mache er mit seiner Frau noch regelmäßig Spaziergänge von ca. 800 m, wobei er nach 300 m immer eine kleine Steh- oder Sitzpause mache. Ansonsten würde das Hüftgelenk zu sehr strapaziert, und er bekomme dann Schmerzen.

Sehr geringes Aktivitätsniveau nahezu ohne Belastungen

Hinweise auf teilweise eingeschränkte Mobilität

3 g) Arbeitsmotivation und Rentenbegehren

Zwar habe er wegen seiner Schwerbehinderung nur noch 3 Jahre zu arbeiten, er gehe aber einfach nicht mehr gerne zur Arbeit, zumal die Kollegen schon zum Teil negativ über ihn redeten.
Andererseits wolle er auch deshalb nicht mehr arbeiten, weil abzusehen sei, dass sein Arbeitsplatz im nächsten Jahr verlegt werde und er nicht die Absicht habe, jeden Morgen diese Strecke zu fahren, zumal er nur eine Alibifunktion erfülle. Er wisse, dass man ihn deswegen sehr gerne loswerden wolle, man ihn aber nicht einfach entlassen könne.
Die letzte Reha habe er damals nicht machen wollen, weil der Gutachter die Ansicht vertreten habe, dass eine Besserung seines Zustandes nicht zu erwarten sei. Zudem habe man ihm deutlich gemacht, dass das Verfahren durch die Aufnahme einer Reha zunichte gemacht werde („Dann hätte ich nach eineinhalb Jahren Sozialgericht wieder von vorne anfangen müssen.").

Herr D. befindet sich noch im Arbeitsprozess und muss sich daher nicht um eine Wiedereingliederung in das Arbeitsleben bemühen (M+).

Versucht an keiner Stelle, seine berentungsbezogenen Ansichten und Absichten zu verschleiern (G+; M−).

Rehamaßnahme wird lediglich als Verzögerung des Rentenverfahrens wahrgenommen (M−).

4. Befunde zur Glaubhaftigkeit

Antworttendenzen

- In Bezug auf die Angabe von Beschwerden neigte Herr D. überdurchschnittlich stark dazu, die Fragen im Sinne einer allgemeinen Antworttendenz zu bejahen. Zugleich weisen die Angaben darauf hin, dass Herr D. bei hoher Zustimmungstendenz auf Fragen zu Beschwerden und Beeinträchtigungen wenig bemüht zu sein scheint, den Anschein von Tüchtigkeit und Kompetenz zu erwecken. Er demonstrierte oder überzeichnete in überdurchschnittlicher Intensität seine Eingeschränktheit und geringe Belastbarkeit.
- Bei klinischen Tests waren nahezu alle Merkmale im Vergleich zur Normalbevölkerung überdurchschnittlich bis weit überdurchschnittlich ausgeprägt.

Weit unterdurchschnittliches Bemühen, den Anschein von Tüchtigkeit und sozialer Kompetenz zu erwecken. Das Antwortmuster weist darauf hin, dass die beklagten psychischen und körperlichen Symptome keine gültige Beschreibung der realen Beschwerden sind (G−).

Das Antwortmuster weist auf eine diffus erhöhte und inhaltlich teilweise kaum zuzuordnende Angabe von Beschwerden hin (A).

- Fragen zu offensichtlichen psychischen und psychosomatischen Symptomen wurden insbesondere bei den Störungsgruppen, die Herr D. bei sich als behindernd und krankheitswertig herausstellte, weitaus häufiger bejaht als Fragen zu weniger offensichtlichen Symptomen, die von tatsächlich gestörten Personen normalerweise ebenfalls genannt werden.
- Während die Tendenz, die Realität in einer optimistisch verzerrten Art wahrzunehmen, der Durchschnittsnorm entsprach, war die Tendenz, Antworten bewusst zu verfälschen, um gegenüber dem Fragesteller ein möglichst günstiges Bild abzugeben, in mehreren Testverfahren weit überdurchschnittlich ausgeprägt.

Hinweise darauf, dass die Selbstdarstellung erheblich davon bestimmt ist, was der Proband in der Situation für zweckmäßig hält (G-).

Glaubhaftigkeit kognitiver Fähigkeiten

- In Tests, die das Vorliegen einer Demenz bei älteren Personen erfassen, erfüllte Herr D. die Kriterien für das Vorliegen eines Demenzverdachtes.
- Bei Tests zur Kontrolle von Aggravations- und Simulationstendenzen ergaben sich keine Hinweise auf willentlich überzeichnete Störungen des Kurzzeitgedächtnisses.
- Im Vergleich zu den Antwortmustern von Simulanten, neurologisch gestörten Patienten und Gesunden ergaben sich bei mehreren einfachen kognitiven Leistungstests Hinweise darauf, dass kognitive (geistige) Defizite vom Kläger vorgetäuscht wurden.

Unter Berücksichtigung der anderen Leistungstestergebnisse wird hier der Verdacht auf eine willentlich verzerrte Darstellung kognitiver Leistungsbeeinträchtigungen gestützt (G-).

- Zu Beginn der Untersuchung wurden minimale Leistungen in Konzentrationstests erzielt. Die intellektuelle Leistungsfähigkeit lag im Demenzverdacht. Gleichzeitig konnte Herr D. sich aber sehr konzentriert unter Hinzuziehung von originalen Briefzitaten aus seiner Krankengeschichte nach 7 Stunden Untersuchung ohne Pause mit komplizierten Sachverhalten auseinander setzen und diese reflektierend bewerten.

Hinweise auf inkonsistentes Leistungsverhalten in der Untersuchung (In)

Konsistenz von Angaben

- Nachdem Herr D. noch bei Untersuchungsbeginn über das hohe Arbeitsaufkommen und die hohen Anforderungen durch stressreiche Kundenkontakte geklagt hatte, ergab die weitere Exploration, dass die aktuelle Tätigkeit derzeit in der Erstellung von wenig relevanten Dateien besteht. Hier betonte Herr D., dass es vor allem belastend sei, dass er nur

Hinweis auf selektiv verzerrende Angaben zur aktuellen Arbeitsbelastung (G-) Hinweise auf Diskrepanzen zwischen berichtetem Schonverhalten und gezeigtem Leistungsvermögen (In, M-)

- noch eine Alibifunktion in der Abteilung erfülle und nicht mehr „richtig arbeite".
- Diskrepant waren Angaben über ein Pausenvolumen von 3 Stunden täglich bei der Arbeit wegen Schmerzen und Erschöpfung und dem Arbeitsverhalten während der Untersuchung, in der Herr D. von Haltungswechseln abgesehen keine Pause in Anspruch nahm und ein kontinuierliches Schmerzniveau angab.

Psychische Beeinträchtigungen nicht anhand des beobachteten Verhaltens nachvollziehbar (**D, In**)

- Ebenso stand die beobachtete psychische Verfassung in deutlichem Gegensatz zu Angaben über gravierende psychische Beeinträchtigungen in den schriftlichen Angaben. So wirkte Herr D. in seiner Stimmung zwar etwas reduziert, sonst aber unauffällig und gleichmütig.

Konzentrierte Leistungen wurden regelmäßig bei Themen beobachtet, die relevant für das Rentenverfahren waren, aber nie in Leistungstests (**In**).

- Bei erneuter Erfassung des Funktionsniveaus im Alltag nach 6 Stunden Untersuchungszeit ergab sich eine zufriedenstellende Übereinstimmung der Angaben.

Hinweise auf Glaubhaftigkeit der Angaben zur Funktionsfähigkeit im Alltag (**G+**)

5. Fragebögen zu Persönlichkeitsdiagnostik und klinischer Diagnostik

Persönlichkeit

In der Selbstbeschreibung präsentierte sich Herr D. als mit dem Leben wenig zufrieden, zugleich hob er seine ausgeprägte Anpassungsbereitschaft hervor. Es zeigten sich Hinweise auf eine introvertierte, labile, rigide und unsichere Persönlichkeitsakzentuierung. Das weit überdurchschnittlich ausgeprägte Ausmaß an Erregbarkeit, emotionaler Labilität, körperlichen Beschwerden und krankheitsbezogenem Schonverhalten weist auf eine hypochondrische und katastrophisierende Verarbeitung körperlicher Symptome und eine Fixierung auf gesundheitsbezogene Themen hin. Weiterhin gab er eine durchgehend pessimistische und apathische Einstellung gegenüber Leistungsanforderungen an.

Hinsichtlich des Kontaktes nach außen zeichnete sich ein Bild ab, nach dem Herr D. größere Gruppen meidet. Er erlebt dies nach eigenen Angaben aber nicht als störend oder hinderlich. Herr D. sieht sich ohne weiteres in der Lage, seine Ansprüche durchzusetzen und sich für seine persönlichen Ziele nachhaltig einzusetzen.

Hinweise auf eine von Dysphorie, Ängstlichkeit und Unsicherheit sowie körperlichen Beschwerden geprägte Selbstwahrnehmung. Bei der Interpretation sind die auffälligen Antworttendenzen zu berücksichtigen (**D**).

Somatisierung

Die Ergebnisse wiesen auf eine ausgeprägte subjektive Beeinträchtigung durch körperliche Symptome hin. Herr D. beklagte in verschiedenen Testverfahren viele unterschiedliche körperliche Symptome. Da aus-

Das Beschwerdebild scheint gekennzeichnet durch eine gedanklichen Fixierung auf

nahmslos alle Beschwerdeskalen überdurchschnittliche Werte aufwiesen, war eine Zuordnung auf ein bestimmtes somatisches Krankheitsbild oder Organsystem kaum möglich.
Ein Zusammenhang zu körperlichen Schäden oder Belastungen konnte meist nicht hergestellt werden. Eine Ausnahme bildeten vermehrte Magenbeschwerden im Zusammenhang mit der hochdosierten Einnahme antientzündlicher Medikamente (Ibuprofen).

die körperlichen Missempfindungen und Einschränkungen (**D**).

Die Ergebnisse zu auffälligen Antworttendenzen lassen keinen eindeutigen Schluss auf die Schwere der angegebenen körperlichen und psychosozialen Beeinträchtigungen zu.

Depression

Im Vordergrund der schriftlichen Diagnostik standen eine umfassende Unzufriedenheit und Gelangweiltheit. Gerne würde er weinen, er könne dies aber nicht. In Fragebögen erzielte Herr D. bei Fragen zu affektiven Beeinträchtigungen erhöhte Werte in Bezug auf Entscheidungsschwierigkeiten, Störungen des Antriebs, fehlendes Interesse, depressive Stimmung, Entscheidungsunsicherheit sowie Verlust der Libido. Die Ergebnisse wiesen auf ein vermindertes Selbstwerterleben hin, das aber nicht in einem generalisierten Insuffizienzerleben gegründet zu sein schien, sondern sich vor allem als Folge der jetzigen Arbeitstätigkeit und der subjektiven Verringerung der körperlichen Leistungsfähigkeit des Klägers darstellte.

Angst

Anhand der vorliegenden Ergebnisse ergaben sich keine Hinweise auf eine isolierte Angststörung. Vielmehr standen Entscheidungsunsicherheiten, Gefühle der Überforderung durch die aktuelle Situation sowie allgemeine Angstsymptome im Vordergrund wie z. B. vegetative Beschwerden, Anspannungsgefühle, Erschöpfung, subjektive Beeinträchtigungen kognitiver Funktionen und Schlafstörungen.

6. Ergebnisse zur Schmerzsymptomatik und Krankheitsverarbeitung

Schmerzempfindlichkeitsmessung

Starke Schmerzen wurden ausschließlich für die Bereiche Kopf, Hals/Nacken, Lumbalregion und linkes Knie angegeben. Es lag keine auffällige Veränderung der Schmerzempfindlichkeit vor. Die angegebene Empfindlichkeit veränderte sich allerdings im Verlauf der Messungen erheblich.
Damit einher ging eine erheblich eingeschränkte Fähigkeit, körperliche Empfindungsunterschiede zuverlässig zu beurteilen. Herr D. war kaum in der Lage, die an seinen eigenen zuvor erhobenen Messwerten aus-

Bei insgesamt normaler Schmerzempfindlichkeit waren die Angaben zu provozierten Schmerzempfindungen ausgesprochen variabel und inkonsistent. Kontextuelle oder willentliche Einflüsse spielten bei der Beurteilung provozierter Schmerzen wahrscheinlich eine erhebliche Rolle (**In**).

gerichteten Druckempfindungen bei wiederholter Messung zuverlässig zu replizieren.
Die klinischen (bestehenden) Schmerzen konnten hingegen differenziert und auch weitgehend übereinstimmend bei unterschiedlichen Messmethoden angegeben werden.
Insgesamt sprechen die Ergebnisse für eine durch körperliche und psychische Belastung modulierte, lokal begrenzte und zeitlich andauernde Schmerzsymptomatik mit Schmerzspitzen im Bereich des Steißbeines und des Kopfes. Dabei waren Schmerzwahrnehmung und Schmerzbeschreibung relativ unzuverlässig. Die Beurteilung der Schmerzen wurde von motivationalen Faktoren erkennbar beeinflusst.

Schmerzsensorik

Die von Herrn D. gegebenen sensorischen Beschreibungen entsprachen seinem Beschwerdebild, wurden aber in weit überdurchschnittlicher Intensität angegeben.

Angaben zur Lokalisation und sensorischen Qualität der Schmerzen entsprachen den degenerativen Veränderungen (G+).

Schmerz- und Beschwerdeverarbeitung

Es zeichnete sich eine Tendenz zu einer niedergeschlagenen Stimmung, ängstlicher Angespanntheit, erhöhter Reizbarkeit, ärgerlicher Stimmung und leichter Erregbarkeit im Zusammenhang mit dem Schmerzgeschehen ab.

Hinweise auf eine misslungene Anpassungsreaktion (D)

Es lag ein für Patienten mit chronischen Schmerzen weitgehend unauffälliges Muster der Schmerzverarbeitung mit grenzwertig erhöhter Anwendung aktiver Maßnahmen vor. Die Tendenz zur Vermeidung körperlicher Aktivitäten war allerdings überdurchschnittlich ausgeprägt.

Anzeichen einer erhöhten Anstrengungsvermeidung (M-)

7. Ergebnisse zur Funktionsfähigkeit

Es zeichnete sich ein Leistungsbild ab, nach dem Herr D. von seiner täglichen Arbeit abgesehen ein geringes Aktivitätsniveau aufweist und mehrere Stunden am Tag mit Pausen, Ausruhen und Liegen verbringt. Freizeitaktivitäten beschränken sich auf Spaziergänge von ca. 1 km Länge, Aufenthalte im Garten oder im Pool, fernsehen und ein wenig Lesen. Hobbys wurden von Herrn D. nicht betrieben. Von vereinzelten Besuchen einer Gaststätte abgesehen, finden nur wenige soziale Aktivitäten oder Kontakte mit Bekannten statt. Mit dem Auto kann Herr D. Strecken von ca. einer halben Stunde fahren, bis die Schmerzen zunehmen. Danach benötigt er eine kurze Pause. Ebenso sieht er sich in der Lage, etwa eine halbe Stunde kontinuierlich

Keine Hinweise darauf, dass Herr D. im Alltag mittelschwere oder schwere Belastungen auf sich nimmt.

Geringes soziales Funktionsniveau

Einschränkung des Fahrvermögens bei längeren Wegstrecken

eine sitzende Position einzunehmen, stehen könne er nur 15 Minuten aufgrund der Hüftoperation.
Eigenen Angaben zufolge führt er bis zu einer Stunde am Tag gymnastische Übungen durch. Bei näherer Exploration war der therapeutische Wert dieser Maßnahmen jedoch fraglich, sodass keine positiven Wirkungen für die Überwindung der gesundheitliche Probleme davon erwartet werden können. Angaben zum Umfang der Übungen waren zudem widersprüchlich. Eine schrittweise Steigerung der körperlichen Fitness oder ein gezielter Abbau von Spannungen werden nicht praktiziert.

Keine längere Zwangshaltung im Sitzen oder im Stehen

Diskrepante Angaben zum Übungsverhalten (In)

Herr D. schätzte sein Leistungsvermögen als kaum noch steigerbar ein und gab bei Tätigkeiten wie Sitzen, Stehen, Einsortieren von Dingen, Lesen und der Durchführung konzentrativer Tätigkeiten nur noch Steigerungsmöglichkeiten im Umfang von maximal 5–20 Minuten an.

Auffassung, bereits jetzt die Grenzen der Leistungsfähigkeit auszuschöpfen (M-)

Körperliche Funktionsprüfung

Herr D. wies erhebliche Trainingsdefizite im gesamten Bereich der Rumpfmuskulatur auf. Davon betroffen waren insbesondere die Bauch- und Rückenmuskulatur. Vorwärts- und Rückwärtsbewegungen des Rumpfes sowie Aufstehen wurden konsequent über Dreh- und Ausgleichsbewegungen vermittelt, die wirbelsäulenentlastende Muskulatur erschien geschwächt und untrainiert. Ebenso war die Beweglichkeit der Rückenmuskulatur (inklusive Schultern und Becken) erheblich eingeschränkt. Auch hier sind Trainingsdefizite als Ursache wahrscheinlich.

Als Folge der insuffizienten Bauch- und Rumpfmuskulatur und eines reduzierten Trainingszustandes ist der Kläger derzeit sowohl in seiner Koordinationsfähigkeit als auch in seiner Ausdauer eingeschränkt.

Kognitive Funktionsprüfung

- Die Testergebnisse zur Konzentrationsfähigkeit, zur Dauerwachsamkeit, zum logischen Denkvermögen, zur Intelligenz und zur Gedächtnisfähigkeit wiesen insgesamt auf ein verlangsamtes Arbeitstempo hin. Geschwindigkeit und Genauigkeit waren bei Konzentrationsaufgaben mit geringer Schwierigkeit unterdurchschnittlich ausgeprägt. Eine negative Beeinflussung der Ergebnisse durch eine unzureichende Korrektur der Sehschärfe wie auch durch motivationale Faktoren bei der Testdurchführung sind nicht auszuschließen.
- Gemessen an den Basiskomponenten der Informationsverarbeitung ist die Intelligenz von Herrn D. als durchschnittlich zu bezeichnen. Bei dem Wert handelt es sich jedoch lediglich um eine grobe Einschätzung der geistigen Leistungsfähigkeit.
- Es zeigten sich keine Hinweise auf Beeinträchtigungen der Gedächtnisfähigkeit.

8. Ergebnisse zur Motivation

Leistungsmotivation

- Die allgemeine Tendenz zur Leistungsorientierung und die Neigung zu ehrgeizigem oder gar konkurrierendem Verhalten waren unterdurchschnittlich ausgeprägt.
- Herr D. schien wenig bemüht, an die frühere Leistung am Arbeitsplatz anzuknüpfen oder die veränderten Arbeitsbedingungen zur Erhaltung seiner Leistungsfähigkeit zu nutzen. In Bezug auf die Situation am Arbeitsplatz hob er vor allem Defizite und Schwierigkeiten hervor und beklagte Zeichen von Zwanghaftigkeit, Anspannung, Stress, Konzentrationsschwierigkeiten, Konflikte mit Kollegen und Entscheidungsunsicherheiten.

Die angegebene Leistungsorientierung war im Vergleich zur Altersgruppe unterdurchschnittlich ausgeprägt (**M-**).

Behandlungsmotivation

- Es besteht den Angaben zu Folge noch eine durchschnittliche Bereitschaft, an der Überwindung der Beschwerden zu arbeiten. Zugleich war die Neigung überdurchschnittlich erhöht, Anweisungen und Vorschlägen anderer (als kompetent oder mächtig empfundener) Personen zu folgen.
- Die Ergebnisse wiesen darauf hin, dass sich der Kläger wenig von einer psychologischen Behandlung seiner Beschwerden verspricht und wenig Hoffnung auf Besserung hat. Andere Kennwerte zur Beschreibung der Therapiemotivation und zur Abschätzung eines möglichen Behandlungserfolgs entsprachen dem Durchschnitt von Patienten mit vergleichbaren Beschwerden.
- Auffällig gering war die angegebene Motivation von Herrn D., sein Leben selbstverantwortlich in die Hand zu nehmen und sich aus eigenem Antrieb um eine Veränderung seines Zustandes zu bemühen. Überdurchschnittlich ausgeprägt waren Merkmale wie „ungünstige Behandlungsmotivation" und „niedrige Motivation". Sie lassen auf eine verminderte Bereitschaft schließen, sich in professionelle Behandlung zu begeben bzw. selbst aktiv an einer Veränderung mitzuwirken.

Durchschnittlich ausgeprägte internale Kontrollüberzeugungen (**M+**)

Hinweis auf die Bereitschaft, unter Anleitung den körperlichen Zustand verändern zu wollen (**M+**)

Durchschnittlich ausgeprägter Wunsch, psychische und psychosomatische Probleme mit psychotherapeutischer Hilfe bewältigen zu wollen (**M+**)

Hinweise auf eine passive, abwartende Vermeidungshaltung (**M-**)

Zusammenfassende Bewertung der Glaubhaftigkeit von Angaben zu Gesundheitsstörungen und Leistungseinschränkungen

Vor der Beantwortung der Beweisfragen ist zu klären, inwieweit die Angaben des Klägers als zutreffend, widerspruchsfrei und zuverlässig zu bewerten sind. Dies ist erforderlich, da unter sozialrechtlichen Begutachtungsbedingungen die Rate tendenziöser oder verfälschender Angaben häufig erhöht ist und erst die Kontrolle verzerrter Angaben die Voraussetzung dafür schafft, um krankheitswertige Störungen und deren Auswirkungen auf die Arbeitsfähigkeit zutreffend bewerten zu können.

Insgesamt sprechen die Befunde für bewusstseinsnahe Verzerrungen der **Angaben zur eigenen Person** (Persönlichkeit), zum **Übungsverhalten**, zur **Arbeitssituation** und zu **körperlichen und psychischen Störungen**.

Insbesondere die widersprüchlichen Befunde zur geistigen Leistungsfähigkeit spiegeln die geringe Motivation von Herrn D. wider, in der Untersuchung seine realen Fähigkeiten zu zeigen. Die Testergebnisse waren mit hoher Wahrscheinlichkeit von schwacher Testmotivation beeinflusst.

Befunde zur Schmerzlokalisation und -qualität und zum Funktionsniveau im Alltag können nach den vorliegenden Ergebnissen als konsistent und gültig angesehen werden. Angaben zur Schmerzempfindlichkeit variierten stark kontextabhängig. Mit den Schmerzen in Zusammenhang stehende psychische und körperliche Einschränkungen wurden zwar von der Qualität her als konsistent und zuverlässig, in ihrem Ausmaß aber mit hoher Wahrscheinlichkeit überzeichnet dargestellt.

Angesichts der genannten Ergebnisse wird nicht bezweifelt, dass der Kläger subjektiv stark an Schmerzen in verschiedenen Körperregionen leidet und auch psychische Beschwerden infolge von Funktions- und Leistungsbeeinträchtigungen aufweist. Es ist aber eher unwahrscheinlich, dass die Schmerzen sowie die kognitiven und psychischen Beeinträchtigungen in der jeweils angegebenen Intensität und in dem angegebenen Umfang ausgeprägt sind.

Als möglicher Hintergrund für die beobachteten Verzerrungen deutet sich an, dass Herr D. die aktuellen Beschwerden zu einem großen Teil auf ungünstige Arbeitsbedingungen zurückführt und wenig Interesse hat, noch in der bisherigen Form weiterzuarbeiten. Diese Haltung erscheint bewusstseinsnah und nicht krankheitswertig.

Stellungnahme

1. Vorliegen körperlicher und geistiger Störungen und Beeinträchtigungen

Körperliche Schäden können mit Hilfe der hier durchgeführten psychologischen Untersuchungsmethoden nicht objektiviert werden, wohl aber deren Auswirkungen auf das Verhalten und auf die Funktions- und Leistungsfähigkeit. Unter Hinzuziehung der medizinischen Vorbefunde bestimmen vor allem lokalisierte Schmerzen, die teilweise durch degenerative Wirbelsäulenveränderungen und muskuläre Insuffizienzen erklärt werden können, das Beschwerdebild des Klägers.

Nach den Ergebnissen der psychologischen Untersuchungen erfüllt Herr D. die Klassifikationskriterien für die folgende psychische Störung:

1. Psychologische Faktoren und Verhaltensfaktoren bei andernorts klassifizierten Krankheiten (**ICD10: F54.4**): bei degenerativen Wirbelsäulenveränderungen (mittelgradige Osteochondrose, Spondylosis deformans und Spondylarthrose in L4/L5 und L5/S1), generalisierter myoligamentärer Insuffizienzsymptomatik, Adipositas und koronarer Herzerkrankung (gemäß orthopädischer und internistischer Fremddiagnose)
2. V.a. Medikamenteninduzierter Kopfschmerz

ad 1.

Diese Diagnose wird verwendet, um psychische und Verhaltenseinflüsse zu erfassen, die wahrscheinlich eine wesentliche Rolle bei der Manifestation körperlicher Störungen (hier: chronische Rückenschmerzen) spielen. Die psychischen Einflüsse wie z. B. häufige Sorgen, Ängste, Bewegungsmangel, auffälliges Essverhalten etc. sind meist lang anhaltend, rechtfertigen aber nicht die Zuordnung zu einer anderen psychischen Störung. Vorherrschende Beschwerden sind im vorliegenden Fall andauernde Schmerzen, deren Art und Ausmaß weder durch körperliche Schäden, noch durch psychische Störungen vollständig erklärt werden können.

Aufgrund der Ergebnisse liegt eine multilokuläre Schmerzsymptomatik vor, die Kopf, Hals, Nacken, das linke Knie, die Hüfte und die Lumbalregion betrifft. Die Schmerzen können relativ genau beschrieben und präzise lokalisiert werden (3, 6). Die angegebene mittlere Schmerzintensität liegt über der durchschnittlich von Patienten mit (mutmaßlich degenerativ bedingten) chronischen Rückenschmerzen angegebenen Schmerzintensität, die angegebenen sensorischen Schmerzqualitäten waren mit den körperlichen Beschwerdeursachen vereinbar (6). Insgesamt sprechen die Ergebnisse für eine durch körperliche und psychische Belastung modulierte (1, 2, 3), lokal begrenzte und zeitlich andauernde Schmerzsymptomatik mit Schmerzspitzen im Bereich des Steißbeines und des Kopfes.

Eine pathologische Schmerzausdehnung im Sinne einer generalisierten Schmerzstörung oder im Sinne einer Fibromyalgie mit erhöhter allgemeiner Schmerzempfindlichkeit ist bisher nicht erfolgt (6). Es liegt auch keine anhaltende somatoforme Schmerzstörung vor, da die Schmerzen durch einen physiologischen Prozess weitgehend erklärt werden können und der Schmerz nicht primär in Verbindung mit emotionalen Konflikten auftritt. Mittlerweile ist es jedoch zu einer histrionischen Verarbeitung der organisch verursachten Schmerzen gekommen. Dabei werden die Schmerzen und andere körperliche Beschwerden in den Mittelpunkt der Aufmerksamkeit gestellt (5). Es dominiert ein appellatives Beschwerdeverhalten mit dem Ziel, die Aufgehobenheit der eigenen Leistung in den Vordergrund zu stellen (1, 4). Auch wurde während der Begutachtung immer wieder deutlich, dass das Sprechen über Schmerzen und die Hinwendung zur Schmerzsymptomatik erkennbar zur psychischen Entlastung des Klägers beiträgt (1).

Das schmerzbezogene Beschwerdeverhalten des Klägers ist demnach sehr wahrscheinlich Ausdruck einer misslungenen Krankheitsbewältigung und ungünstigen Beschwerdeverarbeitung. Diese ist gekennzeichnet durch mangelndes körperliches Trainings- und Bewegungsverhalten, eine relativ schwach ausgeprägte Bereitschaft zu eigenverantwortlichem Bewältigungsverhalten und eine ungünstige Verarbeitung belastender Ereignisse. Motivationale Schwankungen und das Fehlen einer zielorientierten Strategie tragen erkennbar zur Aufrechterhaltung des Beschwerdegeschehens bei (3, 7, 8).

Die Belastungssituation ist durch die Schmerzproblematik, die KHK und die körperlichen Leistungsbeeinträchtigungen gekennzeichnet. Zugleich haben sich diese Einschränkungen negativ auf das Selbstwerterleben, die Rolle am Arbeitsplatz und die Arbeitsmotivation des Klägers ausgewirkt und damit zu weiterer Belastung geführt. Klinisch stehen wechselnde Zustände von depressiven Reaktionen, Sorgen, Erwartungsangst und Unruhe im Vordergrund. Für diese Interpretation sprechen die erhöhten Werte für Depressivität und ein diffuses Belastungserleben (2, 5), ohne dass diese dem Vollbild einer krankheitswertigen Störung entsprechen.

Herr D. empfindet aber offensichtlich keinen solchen Leidensdruck, dass er die angegebenen Symptome für die Beurteilung seines Gesundheitszustandes als problematisch ansieht (1 e). Spontan machte er keine Angaben zu psychischen Störungen. Eine pharmakologische Therapie gegen Stimmungsbeeinträchtigungen lehnt er ab (3 e). Auch dies spricht gegen die Schwere der Störung. Die Kriterien für eine klinisch relevante Depression erfüllt Herr D. derzeit nicht.

Indessen zeigt sich ein deutlicher Zusammenhang zwischen der zeitweise dysphorischen (gedrückten) Stimmung und der von Herrn D. erlebten beruflichen Zurücksetzung, der intellektuellen Unterforderung am Arbeitsplatz sowie dem Gefühl, ungerecht beurteilt worden zu sein (3). In der Konsequenz führte die Entwicklung am Arbeitsplatz zur weiteren Vermeidung von Schmerzen, sozialem Rückzug, Inaktivität und Schonverhalten (3, 6). In der Summe haben sich die gesundheitlichen Probleme des Klägers dadurch jedoch verstärkt. Hingegen wird der private Bereich abgesehen vom Rückzug aus sozialen Aktivitäten als weitgehend unauffällig und problemlos geschildert (1, 3).

Das Vorhandensein konkreter Ängste wird weitgehend negiert (2, 5). Die in Zusammenhang mit der weiteren Zukunft genannten Sorgen sind in Zusammenhang mit den abzusehenden beruflichen Entwicklungen nachvollziehbar und nicht als krankheitswertig anzusehen. Einzig auffällig irrational verzerrt war die appellativ vorgetragene Vorstellung, später auf einen Rollstuhl angewiesen zu sein, obgleich es von ärztlicher Seite dafür keinen Anhaltspunkt gibt.

Schließlich hat der Umgang mit den Beschwerden die bestehende Symptomatik erheblich begünstigt. So erscheint das notwendige aktive Bewegungs- und Trainingsverhalten als zu gering ausgeprägt, um davon wesentliche Verbesserungen der gesundheitlichen Situation ableiten zu können. Bis auf tägliche, wenig zielorientierte Bewegungsübungen, deren tatsächliches Ausmaß in der durchgeführten Untersuchung nicht sicher bestimmt werden konnte, und gelegentliche Spaziergänge mit seiner Frau zeigt Herr D. ein weitgehendes Schon- und Ruheverhalten, das einer Wiederherstellung seiner Belastbarkeit und einer Behebung der bestehenden muskulären Insuffizienzen entgegensteht (3, 7). Außerdem werden die von den Krankengymnasten vermittelten Übungen zur Dehnung und Kräftigung der Muskulatur zu Hause nur in Ansätzen weitergeführt. In Bezug auf Möglichkeiten zur körperlichen Roborierung, Gewichtsreduktion und Stabilisierung des Kreislaufes brachte Herr D. ausnahmslos Argumente vor, die gegen die Durchführung rückenentlastender Maßnahmen sprechen.

ad 2.

Ein medikamenteninduzierter Kopfschmerz wird dann diagnostiziert, wenn seit mehr als 3 Monaten täglich Medikamente gegen Schmerzen in hoher Dosierung, insbesondere gegen Kopfschmerzen, eingenommen werden, wenn der Kopfschmerz an mindestens 15 Tagen pro Monat auftritt und er innerhalb eines Monats nach Absetzen des Medikaments abklingt. Da der Grenzwert für einen möglichen medikamenteninduzierten Kopfschmerz bei 50 g Schmerzmittel pro Monat liegt und Herr D. nahezu täglich 2,4 g Ibuprofen (also über 70 g) einnimmt, ist die Wahrscheinlichkeit hoch, dass hier ein Dauerkopfschmerz vorliegt, der durch die medikamentöse Behandlung erst selbst verursacht wird. Hinzu kommt noch eine bedarfsabhängige Medikation mit Kombinationspräparaten, die das Erkrankungsrisiko weiter steigen lässt. Allerdings kann derzeit nur der Verdacht auf einen medikamenteninduzierten Kopfschmerz geäußert werden, da offen ist, ob der

Kopfschmerz innerhalb etwa eines Monats wieder abklingen würde, wenn keine Schmerzmittel eingenommen würden.

Für den medikamenteninduzierten Kopfschmerz spricht dessen zeitliche Charakteristik (Dauerschmerz), die allerdings nicht ganz konsistent beschrieben wird (z. B. Hartnäckigkeit, vgl. 6), und ein begleitend erhöhtes Krankheitsgefühl. Zudem beklagt Herr D. zeitweise die bei über 80 % der Patienten beschriebenen, relativ charakteristischen Begleitsymptome wie Übelkeit, Lärm- und Lichtempfindlichkeit (3).

2. Auswirkungen auf die Leistungsfähigkeit

Da die Untersuchung selbst als Arbeitsprobe für einen normalen Arbeitstag mit leichter und konzentrativ mittelschwerer Tätigkeit gewertet werden kann, lässt sich die Belastbarkeit des Klägers auf dieser Grundlage unter Einbezug der schriftlichen Diagnostik und der Explorationsergebnisse abschätzen.

2a) Körperliches Leistungsvermögen

Bezüglich des **körperlichen Leistungsvermögens** konnte festgestellt werden, dass Herr D. in wechselnder Körperhaltung und mit unregelmäßig eingelegten 2-minütigen Bewegungspausen die 8-stündige Untersuchung ohne äußere Anzeichen körperlicher Überlastung bewältigen konnte. Ohne Pause konnte er etwa eine Stunde sitzen, bis die Schmerzen erkennbar zunahmen (1). Dabei war auffällig, dass Herr D. nur bedingt rückengerechtes Sitzen zeigte, sondern meist belastende Schonhaltungen einnahm. In etwa einstündigem Rhythmus wechselte er sowohl am PC als auch im Interview seine Körperhaltung, arbeitete aber ohne Unterbrechung und ohne Anzeichen von Überforderung oder Schmerzverhalten weiter.

In Folge des misslungenen Anpassungsprozesses (auf Schmerzvermeidung ausgerichtetes Rückzugs- und Schonverhalten (3)), seiner geringen Bereitschaft, vorhandenes Wissen über angemessenes Bewegungsverhalten umzusetzen und vorwiegend passiver Behandlungserwartung (3, 8) ist Herr D. hinsichtlich seiner Beweglichkeit, seiner Kraft, seiner Koordination, seiner Ausdauer und seiner körperlichen Fitness zurzeit eingeschränkt (7).

Legt man die in Voruntersuchungen dokumentierten Wirbelsäulen- und Hüftbeschwerden, die muskulären Insuffizienzen und Dysbalancen sowie die damit verbundenen Bewegungseinschränkungen der Willkürmotorik zugrunde, so sind andauernde mittelschwere und schwere körperliche Arbeiten in dauerhaft gebückter Haltung bzw. andauernder oder längerer einseitiger körperlicher Belastung, Arbeiten, die ein dauerhaftes Heben der Arme über Kopf beinhalten, ein hohes Ausmaß an Koordinationsvermögen und Gleichgewicht erfordern oder mit dem Heben und Tragen von schweren Lasten verbunden sind, sowie Arbeiten auf Gerüsten oder Leitern zu vermeiden. Diese Tätigkeiten führen glaubhaft zu einer Zunahme von Verspannungen und Schmerzen. Da ein Wechsel der Körperhaltungen sowie Ausgleichsbewegungen zu einem deutlich geringeren Schmerz- und Beschwerdeverhalten führen (1), sollten zukünftige Tätigkeiten nach Möglichkeit einen dynamischen Wechsel von Sitzen, Stehen und Bewegen beinhalten.

Der Ausschluss von Arbeiten unter Staubeinwirkung, mit Gefährdung durch Dämpfe, Kälte, Hitze, Temperaturschwankungen, Zugluft, Nässe oder Lärm ist auf Grundlage der aufgezeigten Gesundheitsstörungen nicht zu rechtfertigen, da die Empfindlichkeit für physikalische Reize unauffällig und die beeinträchtigende

Schmerzsymptomatik nicht im Sinne einer allgemeinen Sensibilisierung generalisiert, sondern regional begrenzt ist (6).

Leichte Tätigkeiten in wechselnder, vorwiegend sitzender Haltung mit Möglichkeiten zum Weiterarbeiten im Stehen und zu regelmäßigen Ausgleichsbewegungen sind dagegen möglich, weil der Kläger im beruflichen Alltag wie auch in der Freizeit dazu in der Lage ist. Auch zeigte er in der an eine eintägige Arbeitsprobe angepassten Untersuchungssituation keine wesentlichen körperlichen Beeinträchtigungen. Aufgrund der raschen Verhärtungen („Verspannungen") der Schulter- und Nackenmuskulatur wird für die aktuelle berufliche Tätigkeit die Möglichkeit zur Nutzung eines Headsets bei gleichzeitiger Arbeit am PC empfohlen.

Mobilität

Bezüglich seiner Gehfähigkeit ist festzustellen, dass Herr D. regelmäßig Strecken von 800 Metern mit kleinen Pausen geht (3, 7). Da von Herrn D. selbst der Wunsch und die Notwendigkeit zu einer regelmäßigen Bewegung herausgestellt werden, ist davon auszugehen, dass er in der Lage ist, 4-mal am Tag Strecken von 500 Metern zu bewältigen.

Herr D. ist nach eigener Aussage in der Lage, eine halbe Stunde ohne Pause ein Fahrzeug zu führen. Aufgrund mangelnder Möglichkeiten zu Ausgleichsbewegungen benötigt er dann eine Unterbrechung (1). In diesem Zusammenhang ist darauf hinzuweisen, dass eine mögliche Verlagerung der Dienststelle in eine andere Stadt in Folge der Einschränkung bei langen Autofahrten mit einer deutlich erhöhten Belastung und vermehrtem Zeitaufwand verbunden sein wird. Einschränkungen bei der Nutzung öffentlicher Verkehrsmittel bestehen nicht.

2b) Geistiges Leistungsvermögen und Einschränkungen der psychischen Belastbarkeit

Bezüglich des **geistigen Leistungsvermögens** lag ein inkonsistentes, im Verlauf auffällig schwankendes Leistungsbild bei basalen kognitiven Fähigkeiten wie Konzentration, Vigilanz und Gedächtnis vor (4, 7). Während Herr D. in einfachen kognitiven Leistungstests Ergebnisse erzielte, die unter Behandlungsbedingungen den dringenden Verdacht auf einen dementiellen Abbauprozess begründen würden, zeigte er in anderen Verfahren, die gleiche oder sehr ähnliche Fähigkeiten erfassen, altersentsprechende kognitive Leistungen. Ebenso stand das konzentrierte und schwingungsfähige Verhalten während der Exploration im letzten Teil der Untersuchung in erheblichem Kontrast zu den mitunter extrem schwachen Testleistungen (1, 4).

Auch aus dem sonstigen Arbeitsverhalten kann nicht auf eine allgemeine Verlangsamung, auf Entscheidungsschwierigkeiten, Antriebslosigkeit oder auf konzentrative Einbrüche im Untersuchungsverlauf geschlossen werden (1). Auffällig war insbesondere, dass Herr D. in 8 Stunden Untersuchung keine Pausen gemacht hatte, weil er rasch fertig werden wollte.

Wie die Analyse der **Arbeitsmotivation** und der **Glaubhaftigkeit** zeigte, sind die aufgezeigten Schwankungen der geistigen und konzentrativen Leistungsfähigkeit mit hoher Wahrscheinlichkeit auf bewusstseinsnahe motivationale Einflüsse zurückzuführen und nicht Folge einer Erkrankung oder krankheitswertigen psychischen Störung (4, 8).

Psychische Beeinträchtigungen mit Auswirkungen auf die geistige Belastbarkeit zeigten sich in Form von Insuffizienz- und Versagensgefühlen bzw. dem Gefühl der

Wertlosigkeit und Gereiztheit aufgrund der erlebten Zurücksetzung am Arbeitsplatz (2, 5). Im privaten und häuslichen Umfeld fühlt sich Herr D. dagegen psychisch nicht beeinträchtigt. Die primär emotionalen Beeinträchtigungen mindern in Verbindung mit Schmerzen und Schlafstörungen die geistige Leistungsfähigkeit. Diese Störungen sind als Folge eines ungünstigen, nur bedingt krankheitswertigen Anpassungsprozesses zu werten. Da die Beschwerdeschilderungen von mutmaßlich bewusstseinsnahen Antworttendenzen und Verzerrungen beeinflusst waren, kann das genaue Ausmaß der Beeinträchtigungen nicht zuverlässig beurteilt werden.

Trotz der psychischen Beeinträchtigungen erscheint Herr D. derzeit in der Lage, Entscheidungen zu treffen und seine Entlastungsbedürfnisse deutlich zu artikulieren und durchzusetzen (1). Dies zeigte sich in der Art und Weise, wie er auf Fragen zu seiner Person und seinem Umfeld reagierte, in der selektiven Hervorhebung arbeitsbezogener Probleme und in der zielorientierten Vorgehensweise im Rahmen des Rentenverfahrens. Es zeigten sich jedoch gleichzeitig Tendenzen, nach denen Herr D. sich leicht beeinflussen lässt. Die emotionalen und stimmungsbezogenen Beeinträchtigungen werden aufgrund ihrer insgesamt eher schwachen Ausprägung, einer geringen Therapiemotivation, günstiger sozialer (familiärer) Unterstützungsbedingungen und nicht zuletzt aufgrund der mutmaßlich willentlichen Verzerrungen bei der Beschwerdedarstellung nur als schwach einschränkend bewertet.

Leistungseinschränkungen

Insgesamt sprechen die vorliegenden Befunde für eine durchschnittliche Umstellungsfähigkeit und Flexibilität im Umgang mit intellektuellen Anforderungen (1, 7). Tätigkeiten mit besonderer Verantwortung sollten jedoch wegen der unzureichenden Arbeitsmotivation vermieden werden. Obgleich die Konzentrationsfähigkeit als ausreichend beurteilt werden kann, sollten Arbeiten unter Zeitdruck, die über einen längeren Zeitraum eine körperlich schnelle Reaktion erfordern, körperliche Zwangshaltungen, die mit Beschwerdezunahme verbunden sind, sowie schriftliche Tätigkeiten, die eine anhaltende Dauerkonzentration voraussetzen, aufgrund der oben dargestellten Einschränkungen ebenfalls vermieden werden.

Aufgrund des beeinträchtigten Schlafes sollten Nacht- oder Wechselschicht derzeit vermieden werden, da diese die bestehenden Beeinträchtigungen des Schlafes verstärken und die Erholungsmöglichkeiten beeinträchtigen können.

In Anbetracht der ausreichenden sozialen Kompetenzen wird die Vermeidung von Tätigkeiten mit Publikumsverkehr als nicht notwendig erachtet. Tätigkeiten mit Publikumsverkehr ohne Zeitdruck unter Berücksichtigung der sonstigen Einschränkungen sind sogar zu befürworten, weil Herr D. in seinem derzeitigen Arbeitsumfeld unter der Isolation und inhaltlichen Reduzierung seiner Tätigkeit leidet und den Umgang mit Kunden in seinem früheren Arbeitsbereich als sehr befriedigend erlebt hat (2, 3).

3. Beurteilung der Einsatzfähigkeit

Derzeit bestimmen lokalisierte Schmerzen, gelegentliche Angina pectoris-Beschwerden sowie eine situationsabhängig gedrückte Stimmung das Beschwerdebild. Dadurch ist die Leistungsfähigkeit im Erwerbsleben zurzeit eingeschränkt. Diese Einschränkung wird allerdings nicht als dauerhaft betrachtet.

Herr D. hat gezeigt, dass er auch unter den erschwerten Umständen einer Begutachtungssituation mit erhöhter konzentrativer Anforderung und ohne Pausen in der Lage ist, mit kompensierendem Bewegungsverhalten ohne nennenswerte psychische Einschränkungen 8 Stunden lang zu arbeiten (1).

Zugleich war das beobachtete Arbeitsverhalten wie auch das Beschwerde- und Klageverhalten in erheblichem Umfang von willentlichen Einflüssen bestimmt (s. Glaubhaftigkeit der Beschwerden). Es kann daher davon ausgegangen werden, dass die beklagten Beschwerden und Einschränkungen in der Realität unter der jeweils angegebenen Intensität liegen und die tatsächliche Leistungsfähigkeit des Klägers weitgehend dem in der Untersuchung gezeigten (überwiegend unauffälligen) Verhalten entspricht.

Vor diesem Hintergrund kann Herr D. mit den o. g. Einschränkungen auf körperlicher und psychischer Seite noch täglich an 5 Tagen pro Woche mindestens 6 Stunden mit entsprechender Anforderung an die geistige und körperliche Leistungsfähigkeit tätig sein. Begründet wird diese Einschätzung damit, dass die Untersuchungsdauer und die Art der körperlichen und geistigen Belastung auf die zu erwartende Arbeitsbelastung bei leichter bis gelegentlich geistig mittelschwerer Tätigkeit abgestimmt war und daher das in der Untersuchung gezeigte Arbeits- und Leistungsverhalten als Arbeitsprobe interpretiert werden kann.

4. Veränderbar oder nicht veränderbar?

Zurzeit bestimmen vor allem Klagen über Schmerzen, die kognitive Fixierung auf die körperliche Aufgehobenheit der Leistungsfähigkeit und eine schwache Motivation zur Überwindung der gesundheitlichen Schwierigkeiten das Beschwerdebild. Da die genannten Einschränkungen zumindest teilweise auf bewusstseinsnahen unangepassten Verhaltensweisen basieren, kann davon ausgegangen werden, dass der Gesundheitszustand und auch die Belastbarkeit des Klägers bei entsprechendem Gesundheitsverhalten wesentlich verbessert werden kann.

Wie bei vielen Schmerzpatienten liegt auch bei Herrn D. ein Insuffizienzerleben vor, bei dem das alte Leistungsvermögen als Maßstab für die aktuelle Leistungsfähigkeit herangezogen wird („Früher habe ich Bäume ausreißen können."). Das Beibehalten dieses Vergleichsniveaus hat wesentlich zu den Beeinträchtigungen der Stimmung, aber auch der Leistungsmotivation beigetragen. Beim Anspruchsniveau an die eigene Belastbarkeit handelt es sich aber um ein Merkmal, das auch der willentlichen Kontrolle unterliegt und wahrscheinlich veränderbar ist.

Der Prozess degenerativer Veränderung ist nicht mehr rückgängig zu machen, wie im orthopädischen Vorgutachten ausgeführt wird. Eine merkliche Reduktion der dauerhaften Kopfschmerzen und ihrer Begleitsymptome ist indessen wahrscheinlich, insofern es sich um einen medikamenteninduzierten Kopfschmerz handelt. Als veränderbar erscheint ebenfalls der bislang problematische Umgang mit den muskuloskeletalen Schmerzen (insbesondere mit den Rückenschmerzen).

Es kann erwartet werden, dass sich ein möglicher Behandlungserfolg dann einstellt, wenn der Kläger schrittweise und nach Absprache mit dem behandelnden Arzt seine analgetische Medikation verringert, zu einer veränderten Bewertung der eigenen Einflussmöglichkeiten gelangt, sich intensiver mit den Beschwerden, ihren Ursachen und Beeinflussungsmöglichkeiten auseinander setzt und insbesondere die eigene Belastbarkeit kontinuierlich und schrittweise steigert. Dies könnte z. B. geschehen, indem Herr D.

- eine konsequente Gewichtsreduktion (Änderung des Ess- und Bewegungsverhaltens) betreibt (3);

- mit ärztlicher oder psychotherapeutischer Hilfe eine Schmerzmittelentwöhnung durchführt. Bei den Mengen an Schmerzmitteln, die Herr D. zu sich nimmt, kann angenommen werden, dass die dauernden Kopfschmerzen wesentlich durch die Medikamente selbst (und nicht durch Wirbelsäulendefekte) verursacht werden;
- körperliche Trainingsdefizite durch konsequente und selbstverantwortliche Durchführung von Ausdauer-, Dehnungs- und Kräftigungsübungen kompensiert, anstatt sich auf passive Anwendungen zu beschränken (3 e);
- die in der Krankengymnastik erlernten Strategien zur Linderung seiner Beschwerden am Arbeitsplatz einsetzt, anstatt eine Beschwerdezunahme durch ungünstiges Bewegungsverhalten als Bestätigung für seine Leistungsgrenzen zu bewerten (2, 3);
- gezielt Möglichkeiten und Informationen zur Verbesserung seines Gesundheitszustandes sucht sowie die aktuell zu Verfügung stehenden Behandlungs- und Arbeitsmöglichkeiten wie den Steh-PC effektiver nutzt;
- sich mit Möglichkeiten und Grenzen psychotherapeutischer und psychopharmakologischer Hilfe auseinander setzt und diese gezielt für sich nutzt (3).

Bei konsequenter Umsetzung dieser Maßnahmen ist mit einer Verbesserung des körperlichen und auch psychischen Zustandes innerhalb von 4 Monaten zu rechnen. Angesichts der fraglichen Motivation des Klägers, sich wieder dauerhaft in den Arbeitsprozess integrieren zu wollen, bleibt die reale Wahrscheinlichkeit für eine derartige Veränderung zur Zeit jedoch unbestimmt. Gegen die Wiederherstellung der Leistungs- und Arbeitsfähigkeit spricht, dass Herr D. selektiv nach Bestätigung für seine psychische und körperliche Minderbelastbarkeit sucht, um seine als frustrierend erlebte Rolle am Arbeitsplatz möglichst rasch beenden zu können.

Ob Herr D. die gesundheitlichen Beeinträchtigungen tatsächlich überwinden kann, wird wesentlich von seiner Bereitschaft und Motivation abhängen, die aufgezeigten Maßnahmen auch konsequent über eine längere Zeit durchzuführen. In der Untersuchung ergaben sich eine Reihe von Belegen für eine unzureichende Veränderungsmotivation und nur relativ wenige Belege für eine ausreichende Veränderungsmotivation und Therapiebereitschaft des Klägers. Für eine eher **schwache Änderungsmotivation** sprechen u. a. die folgenden Ergebnisse:

- Herr D. hat keinerlei Interesse mehr daran, seine Arbeitsfähigkeit zu erhalten und unter den jetzigen und zu erwartenden Bedingungen weiter zu arbeiten.
- Die Antworttendenzen und Inkonsistenzen in der Untersuchung lassen nur wenig Initiative erwarten, sich um eine weitere Verbesserung der Leistungsfähigkeit zu bemühen.
- Herr D. zeigt wenig therapiebezogenes Interesse und Engagement. Die einmalige Einnahme eines Antidepressivums kann angesichts des breiten therapeutischen Angebots nicht als ernsthafter Behandlungsversuch gewertet werden.
- Herr D. konzentriert sich in hohem Ausmaß auf Informationen, die seine arbeitsbezogenen Defizite und Einschränkungen belegen.
- Die in Vorgutachten ausgeführten Behandlungsempfehlungen zur Behebung der muskulären Insuffizienzen hat er nicht umgesetzt.
- Er sieht die Durchführung einer intensiven Rehamaßnahme nicht als Möglichkeit zur Verbesserung seines Gesundheitszustandes, sondern lediglich als Verzögerung seines Rentenverfahrens.

- Möglichen Behandlungserfolgen liegt die unrealistische (Misserfolgs-)Erwartung zugrunde, ohne Medikamente schmerzfrei leben zu können.
- Bisherige Behandlungserfolge werden bagatellisiert, als zeitlich begrenzt abgewertet oder sogar ganz abgestritten.
- Herr D. wird in seinem Krankheitsverhalten durch seine Familie unterstützt und erlebt daher keinen Veränderungsdruck.

usw.

Nur wenige Befunde sprechen für **günstige motivationale Voraussetzungen**, die eigene Belastbarkeit zu steigern und im Arbeitsprozess zu bleiben:

- Es liegt bei Herrn D. ein zumindest durchschnittlich ausgeprägter Wunsch vor, psychische und psychosomatische Probleme mit psychotherapeutischer Hilfe bewältigen zu wollen.
- Obgleich die Besserung nach Aussagen von Herrn D. nur kurzfristig angehalten hat, wird im Rehabericht die Beschwerdebesserung durch intensives Training betont.
- Herr D. befindet sich noch im Arbeitsprozess und muss sich daher nicht um eine anstrengende Wiedereingliederung in das Arbeitsleben bemühen.

usw.

Das zu bewertende Beschwerdeverhalten ist mit überwiegender Wahrscheinlichkeit der eigenen Steuerungsfähigkeit weitgehend zugänglich. Jedoch erscheint die Motivation zur Überwindung der gesundheitlichen Beeinträchtigungen eingeschränkt. Es kann daher damit gerechnet werden, dass Herr D. wenig Eigeninitiative aufbringen wird, sich kontinuierlich um eine Steigerung seiner Leistungsfähigkeit zu bemühen. Allerdings sind die genannten motivationalen Einschränkungen nicht krankheitswertig. Das bedeutet, dass er unter Ausnutzung der verfügbaren Methoden seine Leistungsfähigkeit wahrscheinlich noch deutlich steigern könnte, sofern er sich dazu entschließen würde.

Literatur

Aboukasm, A., Mahr, G., Gahry, B. R., Thomas, A., Barkley, G. L. (1998). Retrospective analysis of the effects of psychotherapeutic interventions on outcomes of psychogenic nonepileptic seizures. Epilepsia, 39, 470–3.
Aigner, M., Graf, A., Freidl, M., Prause, W., Weiss, M., Kaup-Eder, B., Saletu, B., Bach, M. (2003). Sleep disturbances in somatoform pain disorder. Psychopathology, 36, 324–8.
Ajzen, I. (1988). From intentions to actions. A theory of planned behavior. In: J. Kuhl & J. Beckmann (Eds.), Action Control: From cognition to behavior. (pp.11–39). Berlin: Springer.
Ajzen, I., Fishbein, M. (1980). Understanding attitudes and predicting social behavior. Englewood Cliffs, NJ: Prentice-Hall.
Amelang, M. & Bartussek, D. (1970). Untersuchungen zur Validität einer neuen Lügen-Skala. Diagnostica, 16, 103–122.
American Psychiatric Association (1996). Diagnostisches und Statistisches Manual Psychischer Störungen. DSM-IV. Deutsche Bearbeitung von K. Koehler & H. Saß. Göttingen: Hogrefe.
Andersson, H. I., Ejlertsson, G., Leden, I., Rosenberg, C. (1996). Characteristics of subjects with chronic pain, in relation to local and widespread pain report. Scandinavian Journal of Rheumatology, 25, 146–154.
Apkarian, A. V., Sosa, Y., Krauss, B. R., Thomas,P.S., Fredrickson, B. E., Levy, R. F., Harden, R. N., Chialvo, D. R. (2004). Chronic pain patients are impaired on an emotional decision-making task. Pain, 108, 129–136.
Arzneimittelkommission der Deutschen Ärzteschaft (2002) (Hrsg.). Evidenzbasierte Therapieleitlinien. Köln: Deutscher Ärzte-Verlag.
Aschoff, J. C. (1991). Zur Frage der „zumutbaren Willensanspannung" bei der Überwindung eines Leidens. Versicherungsmedizin, 45, 5–9.
Bäumler, G. (1974). Lern- und Gedächtnistest (LGT-3). Göttingen: Hogrefe.
Bäumler, G. (1985). Farbe-Wort-Interferenztest. Göttingen: Hogrefe.
Bandura, A. (1997). Self-efficacy: The exercise of control. New York: WH Freeman.
Barsky, A. J. & Ahern, D. K. (2004). Cognitive behavior therapy for hypochondriasis: a randomized controlled trial. Journal of the American Medical Association, 24;291, 1464–70.
Beck, A. T., Ward, C. H., Mendelson, M., Mock, J., Erbaugh, J. (1961). An inventory for measuring depression. Archives of General Psychiatry, 4, 561–571.
Becker, P. (1997). Interaktions-Angst-Fragebogen. Göttingen: Hogrefe.
Benca, R. M., Ancoli-Israel, S., Moldofsky, H. (2004). Special considerations in insomnia diagnosis and management: depressed, elderly, and chronic pain populations. Clinical Psychiatry, 65 Supplement 8, 26–35.
Bendix, A. F., Bendix, T., Ostenfeld, S., Bush, E., Andersen, G. (1995). Active treatment programs for patients with chronic low back pain: a prospective, randomized, observer-blinded study. European Spine Journal, 4, 148–52.
Bergner, M., Bobbitt, R. A., Carter, W. B., Gilson, B. S. (1981). The Sickness Impact Profile: development and final revision of a health status measure. Medical Care, 19, 787–805.

Birke, K., Schneider, W., Klauer, T., Dobreff, U. (2001). Wie beeinträchtigt in psychosomatisch relevanten Dimensionen sind Gutachtenpatienten wirklich? Ein Vergleich zwischen stationären Psychotherapiepatienten und Probanden in Sozialgerichtsverfahren. In: W. Schneider, P. Henningsen & U. Rüger (Hrsg.), Sozialmedizinische Begutachtung in Psychosomatik und Psychotherapie, 195–224. Bern: Huber.

Bischoff, C., Zenz, H., Traue, H.C. (2004). Kopfschmerz vom Spannungstyp. In: H.-D. Basler, C. Franz, B. Kröner-Herwig & H.P. Rehfisch (Hrsg.), Psychologische Schmerztherapie, 5. Aufl., 343–360. Berlin: Springer.

Blake, C., Garrett, M. (1997). Impact of litigation on quality of life outcomes in patients with chronic low back pain. Irish Journal of Medical Science, 166, 124–126.

Blaschko, S., Zilker, T., Förstl, H. (1999). Idiopathic Environmental Intolerance (IEI) – früher Multiple Chemical Sensitivity (MCS) – aus psychiatrischer Sicht. Fortschritte der Neurologie, Psychiatrie, 67, 175–187.

Bleichhardt, G., Timmer, B., Rief, W. (2004). Cognitive-behavioural therapy for patients with multiple somatoform symptoms -a randomised controlled trial in tertiary care. Journal of Psychosomatic Research, 56, 449–54.

Blumenstiel, K., Bieber, C., Eich, W. (2004). Fibromyalgiesyndrom. In H.-D. Basler, C. Franz, B. Kröner-Herwig & H.P. Rehfisch (Hrsg.), Psychologische Schmerztherapie, 5. Aufl., 439–450. Berlin: Springer.

Blyth, F.M., March, L.M., Nicholas, M.K., Cousins, M.J. (2003). Chronic pain, work performance and litigation. Pain, 103, 41–47.

Bruns, T. (1994). Die Begutachtung des Fibromyalgie-Syndroms im Schwerbehindertenrecht. Der Medizinische Sachverständige, 90 (1), 24–25.

Bruusgaard, D., Evensen, A.R., Bjerkedal, T. (1993). Fibromyalgia – a new cause for disability pension. Scandinavian Journal of Social Medicine, 21, 116–119.

Bürck, H., Burchardt, K., Krasney, O.E., Udsching, P. (2000). Juristische Grundbegriffe im Rahmen der Begutachtung. In: R.M.A. Suchenwirth, K. Kunze & O.E. Krasney (Hrsg.), Neurologische Begutachtung. Ein praktisches Handbuch für Ärzte und Juristen, 31–72. München: Urban & Fischer.

Bundesministerium für Gesundheit und Soziale Sicherung (2004). Anhaltspunkte für die ärztliche Gutachtertätigkeit im sozialen Entschädigungsrecht und nach demSchwerbehindertenrecht (Teil 2 SGB IX). Bonn: BMGS.

Bullinger, M., Kirchberger, I. (1998). SF36 Fragebogen zum Gesundheitszustand. Göttingen: Hogrefe.

Burckhardt, C.S., Clark, S.R., Bennett, R.M. (1993). Fibromyalgia and quality of life: A comparative analysis. Journal of Rheumatology, 20, 475–479.

Burg, G., Kunze, J., Scheurlen, P.G., Schinzel, A., Spranger, J. (1995). Leiber: Die klinischen Syndrome. Urban und Schwarzenberg Verlag.

Brickenkamp, R. (2002). Test d2. Aufmerksamkeits-Belastungstest, 9. Aufl. Göttingen: Hogrefe.

Cairns, R., Hotopf, M. (2005). A systematic review describing the prognosis of chronic fatigue syndrome. Occupational Medicine, 55, 20–31.

Chapman, S.L., Brena, S.F. (1990). Patterns of conscious failure to provide accurate self-report data in patients with low-back pain. Clinical Journal of Pain, 6, 178–190.

Cibis, W., Hüller, E. (2003). Die sozialmedizinische Begutachtung. In: Verband Deutscher Rentenversicherungsträger (Hrsg.), Sozialmedizinische Begutachtung für die gesetzliche Rentenversicherung, 79–128. Berlin: Springer.

Cibis, W., Schuntermann, M. (2003). Ausgewählte Klassifikationssysteme. In Verband Deutscher Rentenversicherungsträger (Hrsg.), Sozialmedizinische Begutachtung für die gesetzliche Rentenversicherung, 65–78. Berlin: Springer.

Cima, M., Hollnack, S., Kremer, K., Knauer, E., Schellbach-Matties, R., Klein, B., Merckelbach, H. (2003). Die deutsche Version des SIRS. Nervenarzt, 74, 977–986.

Clark, C.R. (1998). Sociopathy, malingering and defensiveness. In: R. Rogers (ed.), Clinical Assessment of Malingering and Deception, 2nd Ed., 68–84. New York: Guilford Press.

Clement, U., Löwe, B. (1996). Fragebogen zum Körperbild. Göttingen: Hogrefe.
Cunnien, A. J. (1998). Psychiatric and medical syndromes associated with deception. In: R. Rogers (ed.), Clinical Assessment of Malingering and Deception, 2nd Ed., 23–46. New York: Guilford Press.
Dertwinkel, R., Graf-Baumann, T., Zenz, M. (1999). Die Begutachtung in der Schmerztherapie. Der Schmerz, 13, 283–291.
Deusinger, I. M. (1998). Frankfurter Körperkonzeptskalen. Göttingen: Hogrefe.
Deutsches Institut für medizinische Dokumentation und Information (DIMDI) (2004): Internationale Klassifikation der Funktionsfähigkeit, Behinderung und Gesundheit (ICF). Vorläufige Endfassung der deutschen Version der ICF. Internetversion. www.dimdi.de.
Deutsches Institut für medizinische Dokumentation und Information (DIMDI) (2005): ICF Projekte im deutschsprachigen Raum. Internetversion. http://www.dimdi.de/de/klassi/ICF/ICF_Projekte.
Dick, B., Eccleston, C., Crombez, G. (2002). Attentional functioning in fibromyalgia, rheumatoid arthritis, and muskuloskelettal pain patients. Arthritis and Rheumatism, 47, 639–644.
Diehl, J. M., Staufenbiel, T. (2003). Inventar zum Essverhalten und Gewichtsproblemen. Göttingen: Hogrefe.
Dillmann, U., Nilges, P., Saile, H., Gerbershagen, H. U. (1994). Behinderungseinschätzung bei chronischen Schmerzpatienten. Der Schmerz, 8, 100–110.
Dirks, J. F., Wunder, J., Kinsman, R., McElhinny, J. Jones, N. F. (1993). A Pain Rating Scale and a Pain Behavior Checklist for clinical use: development, norms, and the consistency score. Psychotherapy and Psychosomatics, 59, 41–49.
Dishman, R. K. (1984). Motivation and exercise adherence. In: J. M. Silva & R. S. Weinberg (Eds.), Psychological Foundations of Sport, 420–434. Champaign, IL: Human Kinetics.
Dishman, R. K., Steinhardt, M. (1990). Health locus of control predicts free-living, but not supervised, physical activity: A test of exercise specific control and outcome-expectancy hypotheses. Research Quarterly for Exercise and Sport, 61, 383–394.
Dohrenbusch, R. (1988). Stress- und Krankheitsbewältigung bei Patienten mit chronischentzündlichen Erkrankungen. Dissertation, Universität Bonn.
Dohrenbusch, R. (2001 a). Schmerzmessung in der Praxis: Konzepte und Methoden. Arthritis + Rheuma, 21, 87–97.
Dohrenbusch, R. (2001 b). Nutzen und Risiken klassifikatorischer Diagnostik. In: R. Dohrenbusch & F. Kaspers (Hrsg.), Fortschritte der Klinischen Psychologie und Verhaltensmedizin, 183–205. Lengerich: Pabst.
Dohrenbusch, R. (2001 c). Sind Fibromyalgie-Patienten „hypervigilant"? Der Schmerz, 15, 38–47.
Dohrenbusch, R. (2002 a). Der Messreaktivitätsfragebogen (MR-Fb). Unveröffentlichtes Manuskript, Universität Bonn.
Dohrenbusch, R. (2002). Schmerzurteil und Kontext. Beträge zur Klassifikation generalisierter Schmerzen. Göttingen: Cuvillier.
Dohrenbusch, R., Sampaio-Doherty, L., Genth, E. (2003). Wie zuverlässig sind Angaben zu nichtentzündlichen ausgedehnten Schmerzen? Ein Vergleich von Patienten mit Fibromyalgie, Rückenschmerzen und anderen lokalen Schmerzen. Der Schmerz, 17, 341–349.
Drake, C. L., Roehrs, T., Richardson, G., Walsh, J. K., Roth, T. (2004). Shift work sleep disorder: prevalence and consequences beyond that of symptomatic day workers. Sleep, 27, 1453–1462.
Drossman, D. A., Thompson, W. G., Talley, N. J., Funch-Jensen, P., Janssens, J., Whitehead, W. E. (1990). Identification of subgroups of funcional gastrointestinal disorders. Gastroenterology International, 3, 159–172.
Dush, D. M., Simons, L. E., Platt, M., Nation, P. C., Ayres S. Y. (1994). Psychological profiles distinguishing litigating and nonlitigating pain patients: subtle, and not so subtle. Journal of Personality Assessment, 62, 299–313.

Edens, J. F., Guy, L. S., Otto, R. K., Buffington, J. K., Tomicic, T. L. (2001). Factors differentiating successful versus unsuccessful malingerers. Journal of Personality Assessment, 77, 333–338.
Eggert, D., Ratschinski, G. (1983). Das Eysenck Persönlichkeits-Inventar. Göttingen: Hogrefe.
Egle, U. T., Hoffmann, S. O. (1993). Der Schmerzkranke. Grundlagen, Pathogenese, Klinik und Therapie chronischer Schmerzsyndrome aus biopsychosozialer Sicht. Stuttgart, New York: Schattauer.
Ehlers, A., Margraf, J., Chambless, D. (2001). Fragebogen zu körperbezogenen Ängsten, Kognitionen und Vermeidung. Göttingen: Hogrefe.
Eisendrath, S. J. (1995). Psychiatric aspects of pain. Neurology, 45, 826–834.
Endriß, M. (1994). Kriterien für die Auswahl eines Gutachters – aus der Sicht eines Richters. Der Medizinische Sachverständige, 90, 64–68.
Erlenkämper, A. (2002). Arzt und Sozialrecht. Darmstadt: Steinkopf.
Erzigkeit, H. (2001). Kurztest zur Erfassung von Gedächtnis- und Aufmerksamkeitsstörungen (SKT). Göttingen: Hogrefe.
Fahrenberg, J. (1994). Freiburger Beschwerdenliste (FBL). Göttingen: Hogrefe.
Fahrenberg, J., Hampel, R., Selg, H. (2001). Freiburger Persönlichkeitsinventar (FPI-R). Göttingen: Hogrefe.
Ferring, D., Filipp, S.-H. (1989). Der Fragebogen zur Erfassung gesundheitsbezogener Kontrollüberzeugungen (FEGK). Zeitschrift für Klinische Psychologie, 18, 285–289.
Feuerstein, M., Shaw, W. S., Lincoln, A. E., Miller, V. I., Wood, P. M. (2003). Clinical and workspace factors associated with a return to a modified duty in work-related upper extremities disorders. Pain, 102, 51–61.
Fishbain, D. A., Cutler, R. B., Rosomoff, H. L., Rosomoff, R. S. (1999). Chronic pain disability exaggeration/malingering and submaximal effort research. Clinical Journal of Pain, 15, 244–277.
Fisseni, H.-J. (1997; 2004). Lehrbuch der Psychologischen Diagnostik. Göttingen: Hogrefe.
Flor, H. (1991). Psychobiologie des Schmerzes. Bern: Huber.
Förster, K. (2000). Psychiatrische Begutachtung im Sozialrecht. In: U. Venzlaff & K. Förster (Hrsg.), Psychiatrische Begutachtung, 3. Aufl. München: Urban & Fischer.
Foerster, K. (2001). Stellenwert psychischer Störungen in der Begutachtung – Grundlagen der Begutachtung. Der Medizinische Sachverständige, 97, 33–35.
Foerster, K., Weig, W. (2003). Psychische und Verhaltensstörungen. In Verband Deutscher Rentenversicherungsträger (Hrsg.), Sozialmedizinische Begutachtung für die gesetzliche Rentenversicherung, 525–558. Berlin: Springer.
Fordyce, W. E. (1995). Back pain in the workplace. Seattle: IASP-Press.
Franke, G. H. (2002). SCL-90-R. – Die Symptom-Checkliste von L. R. Derogatis. Göttingen: Hogrefe.
Franz, C., Bautz, M. (2004). Interaktionsverhalten des Patienten mit „chronisch unbehandelbarem Schmerz". In: H.-D. Basler, C. Franz, B. Kröner-Herwig & H. P. Rehfisch (Hrsg.), Psychologische Schmerztherapie, 5. Aufl., 535–536. Berlin: Springer.
Friedrich, M., Gittler, G., Halberstadt, Y., Cermak, T., Heiller, I. (1998). Combined exercise and motivation program: Effect on the compliance and level of disability of patients with chronic low back pain: A randomized controlled trial. Archives of Physical Medicine and Rehabilitation, 79, 475–487.
Fuchs, R. (1997). Psychologie und körperliche Bewegung. Göttingen: Hogrefe.
Gagel, A., Schian, H.-M., Dalitz, S., Schian, M. (2004). Profilvergleichsverfahren – Ergebnisse des Abschlussberichts der SOMEKO. Internetpublikation des Instituts für Qualitätssicherung in Prävention und Rehabilitation an der Deutschen Sporthochschule Köln. Forum C Gutachten und Assessment, Diskussionsbeitrag Nr. 5/2004. Internetpublikation http://www.iqpr.de.

Gallagher, A. M., Thomas, J. M., Hamilton, W. T., White, P. D. (2005). Incidence of fatigue symptoms and diagnoses presenting in UK primary care from 1990 to 2001. Journal of the Royal Society of Medicine, 98, 571–575.
Garfield, S. L. (1994). Research on client variables in psychotherapy. In: A. E. Bergin & S. L. Garfield (Eds.), Handbook of psychotherapy and behavior change, 190–228. New York, NY: John Wiley & Sons.
Gatchel, R. J., Polatin, P. B., Mayer, T. G. (1995). The dominant role of psychosocial risk-factors in the development of chronic low back pain disability. Spine, 20, 2702–09.
Gatchel, R. J., Polatin, P. B., Kinney, R. K. (1995). Predicting outcome of chronic back pain using clinical predictors of psychopathology: a prospective analysis. Health Psychology, 14, 415–20.
Geissner, E. (1996). Die Schmerzempfindungsskala (SES). Göttingen: Hogrefe.
Geissner, E. (2001). Fragebogen zur Erfassung der Schmerzverarbeitung (FESV). Göttingen: Hogrefe.
Geissner, E., Heuser, J., Goebel, G., Fichter, M. (1996). Stationäre verhaltensmedizinische Therapie bei Patienten mit chronischen Schmerzen: Behandlungsansatz und Evaluation. Zeitschrift für Gesundheitspsychologie, 4, 152–176.
Gentry, W. D. (1982). Chronic back pain: does elective surgery benefit patients with evidence of psychologic disturbance? South Medical Journal, 75, 1169–70.
Gervais, R. O., Russell, A. S., Green, P., Allen, L. M. Ferrari, R., Pieschl, S. D. (2001). Effort testing in patients with fibromyalgia and disability incentives. Journal of Rheumatology, 28, 1892–1899.
Gervais, R. O., Green, P., Allen, L. M., Iverson, G. L. (2001). Effects of coaching on symptom validity testing in chronic pain patients presenting for disability assessments. Journal of Forensic Neuropsychology, 2, 1–19.
Glatzel, J. (1998). Über Simulation oder: Von den Grenzen empirischer Psychopathologie. Fund Psychiat, 12, 58.
Goossens, M. E., Vlaeyen, J. W., Hidding, A., Kole-Snijders, A., Evers, S. M. (2005). Treatment expectancy affects the outcome of cognitive-behavioral interventions in chronic pain. Journal of Pain, 21, 18–26.
Grewen, K. M., Anderson, B. J., Girdler, S. S., Light, K. C. (2003). Warm partner contact is related to lower cardiovascular reactivity. Behavioral Medicine, 29,123–30.
Grisart, J. M., Van der Linden, M. (2001). Conscious and automatic uses of memory in chronic pain patients. Pain, 94, 305–313.
Gronwall, D. (1977). Paced Auditory Serial Addition Task: A measure of recovery from concussion. Perceptual and Motor Skills, 44, 367–373.
Grosch, E. V., Irle, H., Kruse, C., Legner, R. (2001). Empfehlungen für die sozialmedizinische Begutachtung psychischer Störungen. Hinweise zur Begutachtung. Internetpublikation http://www.vdr.de
Grossi, G., Soares, J. J. F., Ängeslevä, J., Perski, A. (1999). Psychosocial correlates of longterm sick-leave among patients with musculoskeletal pain. Pain, 80, 607–619.
Grossmann, P., Wellpott, P., Grossmann, S., Ostermann, H. W. (1998). Berufliche Zukunftsvorstellungen von Patienten nach orthopädischer Rehabilitation: Wie drücken sie sich aus? Welche Faktoren beeinflussen sie? Rehabilitation, 37, 68–77.
Guest, G. H., Drummond, P. D. (1992). Effect of compensation on emotional state and disability in chronic back pain. Pain, 48, 125–130.
Haldorsen, E. M., Kronholm, K., Skonen, J. S., Ursin, H. (1998). Predictors for outcome of a multi-modal cognitive behavioural treatment program for low back pain patients-a 12-month follow-up study. European Journal of Pain, 2, 293–307.
Hall, H. V., Pritchard, D. A. (1996). Detecting malingering and deception. Forensic Distortion Analysis (FDA). Delray Beach, FL: St Lucie Press.
Häcker, H., Leutner, D., Amelang, M. (1998). Standards für pädagogisches und psychologisches Testen. Diagnostica und Zeitschrift für Differentielle und Diagnostische Psychologie (Supplementum). Bern: Huber.

Häuser, W. (2002). Gibt es eine Schmerzkrankheit? Medizinische und psychosoziale Charakteristika von Probanden mit chronischen Schmerzsyndromen in der Sozialgerichtsbarkeit. Der Medizinische Sachverständige, 98, 120–124.
Hartje, W. (2004). Neuropsychologische Begutachtung. Göttingen: Hogrefe.
Hasenbring, M. (1992). Chronifizierung bandscheibenbedingter Schmerzen. Stuttgart: Schattauer.
Hasenbring, M. (1994). Das Kieler Schmerz-Inventar (KSI). Göttingen: Hogrefe.
Hathaway, S. R., McKinley, J. C. (2000). Dt. Bearbeitung von R. Engel. MMPI-2. Minnesota Multiphasic Personality Inventory 2. Göttingen: Hogrefe Testzentrale.
Hauptverband der gewerblichen Berufsgenossenschaften (2001). Empfehlungen der Unfallversicherungsträger zur Begutachtung bei Berufskrankheiten. Internetpublikation http//:www.hvbg.de
Hausotter, W. (1995). Aggravation und Simulation in der neurologischen Begutachtung. Der Medizinische Sachverständige, 91, 10–13.
Hausotter, W. (1995). Neurologische Begutachtung. Einführung und praktischer Leitfaden. Stuttgart: Schattauer.
Hausotter, W. (1996). Begutachtung chronischer Schmerzen. Der Medizinische Sachverständige, 92, 125–129.
Hausotter, W. (2000). Begutachtung der Fibromyalgie. Der Medizinische Sachverständige, 96, 132–136.
Hausotter, W. (2004). Begutachtung somatoformer und funktioneller Störungen.2. aktual. Aufl. München [u.a.]: Elsevier, Urban & Fischer.
Hautzinger, M., Bailer, M. (1993). Allgemeine Depressionsskala (ADS). Weinheim: Beltz.
Hautzinger, M., Bailer, M., Worall, H., Keller, F. (Hrsg.) (1994). Beck-Depressions-Inventar (BDI). Bern: Huber.
Hawley, D. J., Wolfe, F., Lue, F. A., Moldofsky, H. (2001) Seasonal symptom severity in patients with rheumatic diseases: a study of 1,424 patients. Journal of Rheumatology, 28, 1900–9.
Heckhausen, H. (1987). Perspektiven einer Psychologie des Wollens. In: H. Heckhausen, P. M. Gollwitzer & F. E. Weinert (Hrsg.), Jenseits des Rubikon: Der Wille in den Sozialwissenschaften, 121–142. Berlin: Springer.
Heckhausen, H. (1989). Motivation und Handeln, 2. Aufl. Berlin: Springer.
Henke, K. D., Martin, K., Behrens, C. (1997). Direkte und indirekte Kosten von Krankheiten in der BRD 1980 und 1990. Wirtschaftswissenschaftliche Dokumentation, Fachbereich 14, TU Berlin.
Herrmann, C., Buss, U., Snaith, R. P. (1995). Hospital Anxiety and Depression Scale – Deutsche Version. Göttingen: Hogrefe.
Heubrock, D., Petermann, F. (2000). Testbatterie zur Forensischen Neuropsychologie TBFN. Neuropsychologische Diagnostik bei Simulationsverdacht. Frankfurt: Swets & Zeitlinger.
Heyse, H., Krampen, G., Schui, G., Vedder, M. (2004). Berufliche Belastungen und Belastungsreaktionen früh- versus alterpensionierter Lehrkräfte in der Retrospektive. Report Psychologie, 29, 372–379.
Hickling, E. J., Taylor, A. E., Blanchard, E. B., Devineni, T. (1999). Simulation of motor vehicle accident-related PTSD: Effects of coaching with DSM-IV criteria. In: E. J. Hickling, E. B. Blanchard et al. (eds.), The international handbook of road traffic accidents & psychological trauma: Current understanding, treatment and law, 305–320. New York, NY: Elsevier Science Publishing.
Hildebrandt, J., Pfingsten, M., Franz, C., Saur, P., Seeger, D. (1996). Multidisciplinary treatment program for chronic low back pain, part 1. Overview. Der Schmerz, 26, 190–203.
Hiller, W., Leibbrand, R., Rief, W., Fichter, M. M. (2002). Predictors of course and outcome in hypochondriasis after cognitive-behavioral treatment. Psychotherapy and Psychosomatics, 71, 318–25.

Hoffmann, R. M., Rasch, T., Schnieder, G., Heyden, T. (1996). Fragebogen zur Erfassung allgemeiner und spezifischer Persönlichkeitsmerkmale Schlafgestörter. Göttingen: Hogrefe.
Hoppe, F. (1991). Hamburger Schmerz-Adjektiv-Liste. Göttingen: Hogrefe.
Horowitz, L. M., Strauß, B., Kordy, H. (2000). Inventar zur Erfassung interpersonaler Probleme (Deutsche Version). Göttingen: Hogrefe.
Hutt, J., Weidner,G. (1993). The effects of task demand and decision latitude on cardiovascular reactivity to stress. Behavioral Medicine, 18, 181–188.
Iezzi, T., Archibald, Y., Barnett, P., Klinck, A., Duckworth, M. (1999) Neurocognitive performance and emotional status in chronic pain patients. Journal of Behavioral Medicine, 22, 205–16.
Irrgang, A. & Westhoff, K. (2005). Fragebogen zur Konzentration im Alltag: PC- und Papier- und Bleistift-Version. [Abstract]. In K. W. Lange, K.-H. Bäuml, M. W. Greenlee, M. Hammerl & A. Zimmer (Hrsg.), Experimentelle Psychologie – Beiträge zur 47. Tagung experimentell arbeitender Psychologen in Regensburg, 2005 (S. 89). Lengerich: Pabst.
Jäckel, W., Cziske, R., Andres, C., Jacobi, E. (1987). Messung der körperlichen Beeinträchtigung und der psychosozialen Konsequenzen bei chronischen Kreuzschmerzen. Zeitschrift für Rheumatologie 46, 25–33.
Jousset, N., Fanello, S., Bontoux, L., Dubus, V., Billabert, C., Vielle, B., Roquelaure, Y., Penneau-Fontbonne, D., Richard I. (2004). Effects of functional restoration versus 3 hours per week physical therapy: a randomized controlled study. Spine, 29, 487–494.
Kaplan, K. H., Goldenberg, D. L., Galvin-Nadeau, M. (1993). The impact of a meditation-based stress reduction program on fibromyalgia. General Hospital Psychiatry, 15, 284–289.
Karson, M., Karson, S., O'Dell, J. (1999). 16 PF-R Interpretation in der Klinischen Praxis; Ein Leitfaden für den 16 PF-R. Dt. Bearbeitung von Johanna Graf u. Joachim Kruse. Bern: Huber.
Kellner, R. (1983). Prognosis of treated hypochondriasis. A clinical study. Acta Psychiatrica Scandinavica, 67, 69–79.
Kerns, R. D., Turk, D. C., Rudy, T. E. (1985) The West Haven-Yale Multidimensional Pain Inventory (WHYMPI).Pain, 23, 345–356.
Koch, C. (1996). Fragebogen zur Abschätzung des psychosomatischen Krankheitsgeschehens. Göttingen: Hogrefe.
Köhler, S. (1999). Psychosoziale Desintegration und Bewertung der Leistungsfähigkeit. In J. Collatz, W. Hackhausen, R. Salman (Hrsg.), Begutachtung im interkulturellen Feld. Berlin: VWB.
Köhler, T. (1995). Psychosomatische Krankheiten. Eine Einführung in die Allgemeine und Spezielle Psychosomatische Medizin, 3. Aufl., Stuttgart: Kohlhammer.
Köhnken, G. (1990). Glaubwürdigkeit. Untersuchungen zu einem psychologischen Konstrukt. München: PVU.
Kohlmann, C. W., Küstner, E., Schuler, M., Tausch, A. (1994). IPC-D1-Diabetes-Fragebogen. Göttingen: Hogrefe.
Kohlmann, T., Raspe, H. H. (1996). Der Funktionsfragebogen Hannover zur alltagsnahen Diagnostik der Funktionsbeeinträchtigung durch Rückenschmerzen (FFbH-R). Rehabilitation 35, 1–8.
Krampen, G. (1994). Skalen zur Erfassung von Hoffnungslosigkeit (H-Skalen). Göttingen: Hogrefe.
Kring, R. (2000). Überlegungen zur Erhebung und Nutzung arbeitsplatzbezogener Daten in der sozialmedizinischen Begutachtung. LVA-Rheinprovinz Mitteilungen 9–10, 336–344.
Kring, R., Stobbe, J., Schian, H.M. (1995). Das EAM-Profilsystem – Fähigkeits- und Anforderungsprofile als Entscheidungshilfe im Spannungsfeld zwischen (medizinischer) Rehabilitation und beruflicher Integration. Rehabilitation, 34, 25–34.

Kristal-Boneh, E., Melamed, S., Kushnir, T., Froom,P., Harari, G., Ribak,J. (1998). Association between somatic symptoms and 24-hour ambulatory blood pressure. Psychosomatic Medicine, 60, 616–619.

Kröner-Herwig, B. (1996). Schmerzbehandlungszentren in den USA: Organisation, Therapieprogramme, Effizienz. In: H. D. Basler, C. Franz, B. Kröner-Herwig, H. P. Rehfisch & H. Seemann (Hrsg.), Psychologische Schmerztherapie, 631–654. Berlin: Springer.

Kröner-Herwig, B. (2004). Die Wirksamkeit von Verhaltenstherapie bei psychischen Störungen von Erwachsenen sowie Kindern und Jugendlichen. Tübingen: Deutsche Gesellschaft für Verhaltenstherapie.

Kroenke, K., Swindle, R. (2000). Cognitive-behavioral therapy for somatization and symptom syndromes: a critical review of controlled clinical trials. Psychotherapy and Psychosomatics, 69, 205–15.

Kühne, A., Zuschlag, B. (2001). Richtlinien für die Erstellung psychologischer Gutachten. Deutscher Psychologenverlag, Bonn.

Kuhl, J. (1992). A theory of self-regulation: Action vs. state orientation, self discrimination, and some applications. Applied Psychology: An International Review, 41, 97–129.

Kuhl, J. (1994). A theory of action and state orientations. In: J. Kuhl & J. Beckmann (Eds.), Volition and personality, 9–46. Seattle: Hogrefe & Huber.

Labus, J. S., Keefe, F. J., Jensen, M. P. (2003). Self-reports and direct observations of pain behavior: when are they correlated? Pain, 102, 109–124.

Laros, K. (1990). Der Arzt als Sachverständiger im sozialgerichtlichen Verfahren: Probleme, Kritik, Möglichkeiten. Mitteilungen des Berufsverbandes Deutscher Internisten, 2, 29–32.

Larrabee, G. J. (2003). Detection of Malingering using atypical performance patterns on standard neuropsychological tests. The Clinical Neuropsychologist, 17, 395–401.

Lautenschläger, J. Brückle, W., Seglias, J., Müller, W. (1989). Lokalisierte Druckschmerzen in der Diagnose der generalisierten Tendomyopathie (Fibromyalgie). Zeitschrift für Rheumatologie, 48, 132–138.

Lautenschläger, J., Seglias, J., Brückle, W., Müller, W. (1991). Comparisons of spontaneous pain and tenderness in patients with primary fibromyalgia. Clinical Rheumatology, 10, 168–174.

Leavitt, F. (1987). Detection of simulation among persons instructed to exaggerate symptoms of low back pain. Journal of Occupational Medicine, 29, 229–233.

Lehrl, S., Cziske, R., Blaha, L. (1980). Mehrdimensionale Schmerzskala (MSS). Göttingen: Hogrefe.

Leibbrand, R., Hiller, W., Fichter, M. M. (1999). Effect of comorbid anxiety, depressive, and personality disorders on treatment outcome of somatoform disorders. Comprehensive Psychiatry, 40, 203–209.

Lemstra, M., Olszynski, W. P. (2005). The effectiveness of multidisciplinary rehabilitation in the treatment of fibromyalgia: a randomized controlled trial.Clinical Journal of Pain, 21,166–174.

Lezak, M. D. (1995). Neuropsychological assessment, 3rd Ed. New York: Oxford University Press.

Lidbeck, J. (2003). Group therapy for somatization disorders in primary care: maintenance of treatment goals of short cognitive-behavioural treatment one-and-a-half-year follow-up. Acta Psychiatrica Scandinavica, 107, 449–456.

Lieb, K., Dammann, G., Berger, M., Bauer, J. (1996). Chronisches Müdigkeitssyndrom: Definition, diagnostische Methoden und therapeutische Möglichkeiten. Nervenarzt, 67, 711–720.

Lohaus, A., Schmidt, G. M. (1989). Fragebogen zur Erhebung von Kontrollüberzeugungen zu Krankheit und Gesundheit. Göttingen: Hogrefe.

Macfarlane, G. J., Morris, S., Hunt, I. M., Benjamin, S., McBeth, J., Papageorgiou, A. C., Silman, A. J. (1999). Chronic wide spread pain in the community: the influence of psychological symptoms and mental disorder on healthcare seeking behavior. Journal of Rheumatology, 26, 413–419.

Mannerkorpi, K., Ekdahl, C. (1997). Assessment of functional limitation and disability in patients with fibromyalgia. Scandinavian Journal of Rheumatology, 26, 4–13.

Margraf, J., Schneider, S., Ehlers, A. (1998). Diagnostisches Interview bei psychischen Störungen. DIPS. Berlin: Springer.

Margraf, J., Ehlers, A. (2005). Beck-Angst-Inventar. Göttingen: Hogrefe.

Marx, I., Grafe, G., Weishaupt, H. (1988). Erfahrungen mit stationärer Rentenbegutachtung. Deutsche Rentenversicherung, 4–5, 275–300.

Maurischat, C., Auclair, P., Bengel, J., Härter, M. (2002). Erfassung der Bereitschaft zur Änderung des Bewältigungsverhaltens bei chronischen Schmerzpatienten. Der Schmerz, 16, 34–40.

Mayer, T., McMahoun, M. J., Gatchel, R. J., Sparks, B., Wright, A., Pegues, P. (1998). Socioeconomic outcomes of combined spine surgery and functional restoration in workers' compensation spinal disorders with matched controls. Spine, 23, 598–605.

McGuire, B. E., Shores, E. A. (2001 a). Pain Patient Profile and the assessment of malingered pain. Journal of Clinical Psychology, 57, 401–409.

McGuire, B. E., Shores, E. A. (2001 b). Simulated pain on the Symptom Checklist 90-Revised. Journal of Clinical Psychology, 57, 1589–1596.

Mellin, G., Harkapaa, K., Vanharanta, H., Hupli, M., Heinonen, R., Jarvikoski, A. (1993). Outcome of a multimodal treatment including intensive physical training of patients with chronic low back pain. Spine, 18, 825–829.

Melzack, R. (1975). The McGill Pain questionnaire: Major properties and scoring methods. Pain, 1, 277–299.

Merten, T. (2001). Über Simulation, artifizielle und somatoforme Störungen – eine konzeptionelle Verwirrung. Zeitschrift für Klinische Psychologie, Psychiatrie und Psychotherapie, 49, 417–434.

Metzler, P., Voshage, J., Rösler, P. (1992). Berliner Amnesietest (BAT). Göttingen: Hogrefe.

Mittenberg, W., Patton, C., Canyock, E. M., Condit, D. C. (2002). Base rates of malingering and symptom exaggeration. Journal of Clinical and Experimental Neuropsychology, 24, 1094–1102.

Moene, F. C., Spinhoven, P., Hoogduin, K. A., van Dyck R. (2002). A randomised controlled clinical trial on the additional effect of hypnosis in a comprehensive treatment programme for in-patients wit with conversion disorder of the motor type. Psychotherapy and Psychosomatics, 71, 66–76.

Moldofsky, H. (1994). Chronobiological influences on fibromyalgia syndrome: theoretical and therapeutic implications. Baillieres of the Clinical Rheumatology, 8, 801–810.

Moosbrugger, H., Heyden, M. (1998). Frankfurter Adaptiver Konzentrationsleistungs-Test. Göttingen: Hogrefe.

Moosbrugger, H., Oehlschlägel, J. (1996). Frankfurter Aufmerksamkeits-Inventar. Göttingen: Hogrefe.

Morley, S., Eccleston, C., Williams, A. (1999). Systematic review and meta-analysis of randomized controlled trials of cognitive behavior therapy and behavior therapy for chronic pain in adults, excluding headache. Pain, 80, 1–13.

Morschitzky, H. (2000). Somatoforme Störungen. Diagnostik, Konzepte und Therapie bei Körpersymptomen ohne Organbefund. Wien: Springer.

Müller, W., Kühl, M., Stratz, T. Wild, J. (1997). Die Begutachtung der Fibromyalgie. Der Medizinische Sachverständige, 93, 189–195.

Mummendey, H.-D. (1990). Psychologie der Selbstdarstellung. Göttingen: Hogrefe.

Mummendey, H. D., Eifler, S. (1993) Eine neue Skala zur Messung sozialer Erwünschtheit. Bielefelder Arbeiten zur Sozialpsychologie, Nr. 167. Bielefeld: Universität Bielefeld.

Musch, J., Brockhaus, R., Bröder, A. (2002). Ein Inventar zur Erfassung von zwei Faktoren sozialer Erwünschtheit. Diagnostica, 48, 121–129.

Muthny, F. A. (1989). Freiburger Fragebogen zur Krankheitsverarbeitung. Göttingen: Hogrefe.

Nilges, P., Gerbershagen, H. U. (1994). Befund und Befinden bei Schmerz. Probleme und Gefahren einer somatisch fixierten Diagnostik und Therapie. Report Psychologie, 19, 12–25.

Nübling, R. (1992). Psychotherapiemotivation und Krankheitskonzept. Frankfurt/Main: VAS.

Olason, M. (2004). Outcome of an interdisciplinary pain management program in a rehabilitation clinic. Randomized clinical trial of lumbar instrumented fusion and cognitive intervention and exercises in patients with chronic low back pain and disc degeneration. Work, 22, 9–15.

Olbrich, D., Cicholas, B., Klenke-Bossek, H. (1998). Psychosomatic-psychotherapeutic rehabilitation of social medicine problem patients – an exploratory study of findings, follow-up and treatment outcome. Rehabilitation, 37, 7–13.

Oliveri, M. et al. (1996). Evaluation der funktionellen Leistungsfähigkeit EFL nach Susan Isernhagen. Medizinische Mitteilungen, 69, SUVA Luzern.

Ones, D. S., Viswesvaran, C. (1998). The effects of social desirability and faking on personality and integrity assessment for personnel selection. Human Performance, 11, 245–269.

Pankratz, L., Binder, L. M. (1997). Malingering on intellectual and neuropsychological measures. In: R. Rogers (ed.), Clinical assessment of malingering and deception, 2nd Ed., 223–236. New York: Guilford-Press.

Pannen, H.-D. (2000). Sozialmedizinisch relevante Informationen aus dem Rehabilitations-Entlassungs-Bericht. LVA-Rheinprovinz Mitteilungen 9–10, 356–370.

Paulhus (1994) Balanced Inventory of Desirable Responding: Reference Manual for BIDR version 6. Unpublished Manuscript, University of British Columbia, Vancouver, Canada.

Pauls, C. A., Stemmler, G. (2000). Die Bedeutung des situativen Kontexts zur Klärung des Zusammenhangs von Sozialer Erwünschtheit und psychophysiologischer Reaktivität. Zeitschrift für Differentielle und Diagnostische Psychologie, 21, 235–246.

Peterson Kendall, F., Kendall McCreary, E., Geise Provance, P., Schierenberg, C., Supplitt, G. (2001). Muskeln. Funktionen und Tests. München: Urban & Fischer.

Petrak, F. (2002) Fragebogen zur Messung der psychosozialen Belastung bei chronisch-entzündlichen Darmerkrankungen (FBCED): Konstruktion und Evaluation. Psychotherapie, Psychiatrie und Medizinische Psychologie, 52, 436–443.

Pfaffenrath, V., Gerber, W.-D. (1992). Chronische Kopfschmerzen. Stuttgart: Kohlhammer.

Pfingsten, M. & Hildebrandt, J. (2004). Rückenschmerzen. In: H.-D. Basler, C. Franz, B. Kröner-Herwig & H. P. Rehfisch (Hrsg.), Psychologische Schmerztherapie, 5. Aufl., 395–414. Berlin: Springer.

Pielsticker, A., Dohrenbusch, R. (2004). Begutachtung von Schmerzen. In: H.-D. Basler, C. Franz, B. Kröner-Herwig & H. P. Rehfisch (Hrsg.), Psychologische Schmerztherapie, 5. Aufl., 321–342. Berlin: Springer.

Pilowsky, I. (1967). Dimensions of hypochondriasis. British Journal of Psychiatry, 113, 89–93.

Pilowsky, I., Spence, N. D. (1983). Manual for the Illness Behaviour Questionnaire (IBQ). Second Edition. Adelaide: Author.

Plassmann, R. (2001). Umweltkrankheiten. Klassifikation-Ätiologie-Psychosomatik-Rehabilitation . Der Medizinische Sachverständige, 97, 197–200.

Prochaska, J. O., DiClemente, C. C. (1992). Stages of change in the modification of problem behaviors. In: M. Hersen, R. M.. Eisler & P. Miller (eds) Progress on behavior modification, 184–214. Sycamore: Sycamore Press.

Ramseier, E. W. (1991). Straßenverkehrsunfall – Das Schleudertrauma der Halswirbelsäule aus versicherungsmedizinischer Sicht. Zeitschrift für Unfallchirurgie und Versicherungsmedizin, 84, 101–109.

Raspe H. (1997). Mindestanforderungen an das ärztliche Gutachten zur erwerbsbezogenen Leistungsfähigkeit von Kranken mit chronisch-unspezifischen Schmerzen. Versicherungsmedizin, 49, 118.

Redondo, J. R., Justo, C. M., Moraleda, F. V., Velayos, Y. G., Puche, J. J., Zubero, J. R., Hernandez, T. G., Ortells, L. C., Pareja, M. A. (2004). Long-term efficacy of therapy in patients with fibromyalgia: a physical exercise-based program and a cognitive-behavioral approach. Arthritis and Rheumatism, 51, 184–92.

Rief, W. (1995). Multiple somatoforme Symptome und Hypochondrie.Empirische Beitr äge zur Diagnostik und Behandlung. Bern, Huber.

Rief, W., Hiller, W. (1992). Somatoforme Störungen. Bern: Huber.

Rief, W., Hiller, W., Heuser, J. (1997). Screening für somatoforme Störungen. Göttingen: Hogrefe.

Rösler, M. (1994). Qualitätsstandards bei der sozialrechtlichen Begutachtung. Der Medizinische Sachverständige, 90, 20–25.

Rogers, R. (1998 a) (ed). Clinical Assessment of Malingering and Deception.New York: Guilford Press.

Rogers, R. (1998 b). Introduction. In: R. Rogers (ed.), Clinical Assessment of Malingering and Deception, 2nd Ed., 1–22. New York: Guilford Press.

Rogers, R., Gillis, J. R., Dickens, S. E., Bagby, R. M. (1991). Standardized assessment of malingering: Validation of the Structured Interview of Reported Symptoms. Psychological Assessment, 4, 89–96.

Rose, M. J., Reilly, J. P., Pennie, B., Bowen-Jones, K., Stanley, I. M., Slade, P. D. (1997). Chronic low back pain rehabilitation programs: a study of the optimum duration of treatment and a comparison of group and individual therapy. Spine, 22, 2246–53.

Rossy, L. A., Buckelew, S.P, Dorr, N., Hagglund, K.J, Thayer, J. F., McIntosh, M. J., Hewett, J. E., Johnson, J. C. (1999). A meta-analysis of fibromyalgia treatment interventions. Annals of Behavioral Medicine, 21, 180–91.

Roth, G. (2003). Validierung des MR-Fragebogens. Unveröffentlichte Diplom-Arbeit, Universität Bonn.

Roth, S., Seibel, E. (2003). Gesetzliche Grundlagen der Rentenversicherung. In: Verband Deutscher Rentenversicherungsträger (Hrsg.), Sozialmedizinische Begutachtung für die gesetzliche Rentenversicherung, 3–28. Berlin: Springer.

Sandweg, R., Sänger-Alt, C., Rudolf, G. (1992). Psychopathologischer Befund und Behandlungsergebnisse bei Rentenantragstellern. Nervenarzt, 63, 539–544.

Schandry, R. (1995). Fragebogen für Asthmapatienten. Göttingen: Hogrefe.

Schauflinger ICF-Brief (2002). Heft 1, August 2002. Forschungsgruppe ICF Asklepios Klinik (Hrsg). www.icf-schaufling.de.

Schauflinger ICF-Brief (2002). Heft 2, November 2002. Forschungsgruppe ICF Asklepios Klinik (Hrsg). www.icf-schaufling.de.

Schauflinger ICF-Brief (2003). Heft 3, März 2003. Forschungsgruppe ICF Asklepios Klinik (Hrsg). www.icf-schaufling.de.

Schauflinger ICF-Brief (2003). Heft 4, August 2003. Forschungsgruppe ICF Asklepios Klinik (Hrsg). www.icf-schaufling.de.

Schauflinger ICF-Brief (2004). Heft 5, Februar 2004. Forschungsgruppe ICF Asklepios Klinik (Hrsg). www.icf-schaufling.de.

Schepank, H. (1995). Der Beeinträchtigungs-Schwere-Score (BBS) Handanweisung. Göttingen: Beltz.

Schermelleh-Engel, K. (1995).Fragebogen zur Schmerzregulation. Göttingen: Hogrefe.

Schmand, B., Lindeboom, J., Schagen, S., Heijt, R., Koene, T., Hamburger, H. L. (1998). Cognitive complaints in patients after whiplash injury: the impact of malingering. Journal of Neurology and Neurosurgical Psychiatry, 64, 339–343.

Schneewind, K. A., Graf, J. (1998). 16-Persönlichkeits-Faktoren-Test Revidierte Fassung. Göttingen: Hogrefe.

Schneider, M. (2003). Rechtliche Rahmenbedingungen der Begutachtung. In Verband Deutscher Rentenversicherungsträger (Hrsg.), Sozialmedizinische Begutachtung für die gesetzliche Rentenversicherung, 29–48. Berlin: Springer.

Schneider, W., Henningsen, P., Rüger, U. (2001) (Hrsg.). Sozialmedizinische Begutachtung in Psychosomatik und Psychotherapie. Bern: Huber.
Scholz, O. B. (1994). Schmerzmessung und Schmerzdiagnostik. Methoden, Analysen, Ergebnisse am Beispiel rheumatischer Erkrankungen. Basel: Karger.
Schretlen, D., Neal, J., Hochman, S. (o. J.). Screening for malingered mental illness in a court clinic. Manuscript submitted for publication.
Schulte, R. M. (1999): Sozialmedizinische Leistungsbeurteilung chronischer Schmerzsyndrome. Der Medizinische Sachverständige, 95, 52–56.
Schulz, P., Schlotz, W., Becker, P. (2005). Trierer Inventar zum chronischen Stress. Göttingen: Hogrefe.
Schuntermann, M. (2003): Grundsatzpapier der Rentenversicherung zur Internationalen Klassifikation der Funktionsfähigkeit, Behinderung und Gesundheit (ICF) der Weltgesundheitsorganisation (WHO). Deutsche Rentenversicherung, 1–2, 52–59.
Schuntermann, M. (2001): ICIDH und Assessments. Physikalische Medizin, 11, 28–34.
Schwarz, M., Hünerfauth, T. (2000). Das Klinisch-Psychologische Diagnosesystem (KPD2000). Verfahren zur psychometrischen Dokumentation therapeutischer Prozesse und Ergebnisse. Bad Brückenau: Im Eigenverlag.
Siegenthaler, M., Osterwalder, P., Vetter, W. (1998). Beurteilung von Invalidenrenten-Anträgen durch eine Medizinische Poliklinik: 1990–1995. Schweizerische Rundschau für die Medizinische Praxis, 87, 1428–1433.
Siegrist, J., Broer, M., Junge, A. (1996). Profil der Lebensqualität chronisch Kranker. Göttingen: Hogrefe.
Slick, D. J., Sherman, E. M., Iverson, G. L. (1999) Diagnostic criteria for malingered neurocognitive dysfunction: proposed standards for clinical practice and research. Clinical Neuropsycholology, 13, 545–561.
Speckens, A. E., van Hemert, A. M., Spinhoven, P., Hawton, K. E., Bolk, J. H., Rooijmans, H. G. (1995). Cognitive behavioural therapy for medically unexplained physical symptoms: a randomised controlled trial. British Medical Journal, 18; 311 (7016), 1328–32.
Spinhoven, P., Ter Kuile, M., Kole-Snijders, A. M., Hutten Mansfeld, M., Den Ouden, D. J., Vlaeyen, J. W. (2004). Catastrophizing and internal pain control as mediators of outcome in the multidisciplinary treatment of chronic low back pain. European Journal of Pain, 8, 211–219.
Stadtland, C., Gündel, H., Schütt, S. (2002). Beurteilung funktioneller körperlicher Beschwerden und umweltassoziierter Krankheitsbilder aus klinischer und gutachterlicher Sicht. Der Nervenarzt, Supp. 1, 32.
Stadtland, C., Gündel,H., Schütt, S., Nedopil, N. (2003). Kriterien zur Beurteilung der quantitativen Leistungseinschränkung bei der Begutachtung funktioneller körperlicher Störungen. Eine Literaturübersicht. Versicherungsmedizin, 55, 111–117.
Stadtland, C., Schütt, S., Nedopil, N., Gündel, H. (2004). Klinische Prädiktoren für die Vorhersage einer späteren Berentung bei Probanden mit somatoformen Symptomen: Erste Ergebnisse einer katamnestischen Untersuchung. Der Medizinische Sachverständige, 100, 123–128.
Stampfer, H. G. (1998). The relationship between psychiatric illness and the circadian pattern of heart rate. Australian and New Zealand Journal of Psychiatry, 32, 187–198.
Steffen, P. R., Sherwood, A., Gullette, E. C., Georgiades, A., Hinderletter, A., Blumenthal, J. A. (2001). Effects of exercise and weight loss on blood pressure during daily life. Medicine and Science in Sports and Exercise, 33, 1635–1640.
Stetter, F., Kupper, S. (2002). Autogenic training: a meta-analysis of clinical outcome studies. Applied Psychophysiology and Biofeedback, 27, 45–98.
Strauß, B., Richter-Appelt, H. (1996). Fragebogen zur Beurteilung des eigenen Körpers. Göttingen: Hogrefe.
Strauss, E., Hultsch, D. F., Hunter, M., Slick, D. J., Patry, B., Levy-Bencheton, J. (1999). Using intraindividual variability to detect malingering in cognitive performance. Clinical Neuropsychologist, 13, 420–432.

Strusberg, I., Mendelberg, R. C., Serra, H. A., Strusberg, A. M. (2002) Influence of weather conditions on rheumatic pain. Journal of Rheumatology, 29, 335–338.
Stucki, G., Cieza, A., Ewert, T., Kostanjsek, N., Chatterji, S., Üstüm, T. B. (2002). Application of the International Classification of Functioning, Disability and Health (ICF) in clinical practice. Disability and Rehabilitation, 24, 281–282.
Sturm, W. (2005). Aufmerksamkeitsstörungen. Göttingen: Hogrefe.
Süllwold, F. (1995). Hypochondrie-Hysterie-Inventar. Göttingen: Hogrefe.
Suter, P. B. (2002). Employment and litigation: improved by work, assisted by verdict. Pain, 100, 249–257.
Talley, N. J., Phillips, S. F., Wiltgen. C. M., Zinsmeister, A. R., Melton, L. J. (1990). Assessment of functional gastrointestinal disease: the bowel disease questionnaire. Mayo Clinic Proceedings, 65, 1456–1479.
Tanaka-Matsumi, J., Kameoka, V. A. (1986). Reliabilities and concurrent validities of popular self-report measures of depression, anxiety, and social desirability. Journal of Consulting and Clinical Psychology, 54, 328–333.
Terkelsen, A. J., Molgaard, H., Hansen, J., Andersen, O. K., Jensen, T. S. (2005). Acute pain increases heart rate: Differential mechanisms during rest and mental stress. Autonomic Neuroscience: basic and clinical, 121, 101–109.
Thomae, H. (1967). Prinzipien und Formen der Gestaltung psychologischer Gutachten. In: Udo Deutsch (hrsg.). Forensische Psychologie. Handbuch der Psychologie Band. 11, 743–767. Göttingen: Verlag für Psychologie; Hogrefe.
Thöne-Otto, A., Markowitsch, H. J. (2004). Gedächtnisstörungen nach Hirnschäden. Göttingen: Hogrefe.
Turk, D. C., Okifuji, A. (1996). Perception of traumatic onset, compensation status, and physical findings: impact on pain severity, emotional distress, and disability in chronic pain patients. Journal of Behavioral Medicine, 19, 435–453.
Van Zomeren, A. H., Brower, W. H. (1994). Clinical neuropsychology of attention. New York: Oxford University Press.
Verband Deutscher Rentenversicherungsträger (VDR) (2000). Das ärztliche Gutachten für die Gesetzliche Rentenversicherung – Hinweise zur Begutachtung. In DRV-Schriften, Band 21, Frankfurt/Main: VDR.
Verband Deutscher Rentenversicherungsträger (VDR) (2001). Empfehlungen für die sozialmedizinische Beurteilung psychischer Störungen. Hinweise zur Begutachtung.In DRV-Schriften, Band 30, Frankfurt/Main: VDR.
Verband Deutscher Rentenversicherungsträger (VDR) (2003). Sozialmedizinische Begutachtung für die gesetzliche Rentenversicherung. Berlin: Springer.
von Gall, M. (1992). Psychiatrische Rentenbegutachtung von chronischer Depressivität. Beurteilungskriterien häufig unsicher. Psycho, 18, 825–831.
Vowles, K. E., Gross, R. T. (2003). Work related beliefs about injury and physical capability for work in individuals with chronic pain. Pain, 101, 291–298.
Wagner, T., Richter, W., Rothkopf, C., Staudigel, K., Hankemeier, U. B. (2003). Der Schmerztherapeut bei der Begutachtung. Der Schmerz, 17, 20–32.
Wallis, B. J., Bogduk, N. (1996). Faking a profile: can naive subjects simulate whiplash responses? Pain, 66, 223–227.
Weidlich, S., Lamberti, G. (2001). Diagnosticum für Cerebralschädigung (DCS). Göttingen: Hogrefe.
Weltgesundheitsorganisation (1993). Internationale Klassifikation psychischer Störungen ICD-10. Hrsg. der deutschen Ausgabe von H. Dilling, W.Mombour & M. H. Schmidt, 2. Aufl. Bern: Huber.
Westhoff, K., Kluck, M.-L. (1998/2003). Psychologische Gutachten schreiben und beurteilen 3./4. Aufl. Berlin: Springer.
Whitehead, J. R., Corbin, C. B. (1988). Multidimensional scales for the measurement of locus of control of reinforcements for physical fitness behaviors. Research Quaterly for Exercise and Sport, 59, 108–117.

Literatur

WHO Collaborating Center for the ICIDH: International Classification of Impairment, Disability and Handicaps (Hrsg.). Newsletter 3 (1999): Volume 2, number 1, March 1999 (Internetversion). www.rivm.nl/who-fic.

WHO Collaborating Center for the ICIDH: International Classification of Impairment, Disability and Handicaps (Hrsg.). Newsletter 4 (1999): Volume 2, number 2, June 1999 (Internetversion). www.rivm.nl/who-fic.

WHO Collaborating Center for the ICIDH: International Classification of Impairment, Disability and Handicaps (Hrsg.). Newsletter 5 (1999): Volume 2, number 3, October 1999 (Internetversion). www.rivm.nl/who-fic.

WHO Collaborating Center for the ICIDH: International Classification of Impairment, Disability and Handicaps (Hrsg.). Newsletter 6 (2000): Volume 3, number 1, February 2000 (Internetversion). www.rivm.nl/who-fic.

WHO Collaborating Center for the ICIDH: International Classification of Impairment, Disability and Handicaps (Hrsg.). Newsletter 7 (2000): Volume 3, number 2, May 2000 (Internetversion). www.rivm.nl/who-fic.

WHO Collaborating Center for the ICIDH: International Classification of Impairment, Disability and Handicaps (Hrsg.). Newsletter 8 (2000): Volume 3, number 3, September 2000 (Internetversion). www.rivm.nl/who-fic.

WHO Collaborating Center for the ICIDH: International Classification of Impairment, Disability and Handicaps (Hrsg.). Newsletter 9 (2001): Volume 4, number 1, January 2001 (Internetversion). www.rivm.nl/who-fic.

WHO Collaborating Center for the ICIDH: International Classification of Impairment, Disability and Handicaps (Hrsg.). Newsletter 10 (2001): Volume 4, number 2, September 2001 (Internetversion). www.rivm.nl/who-fic.

WHO (2001): International Classification of Functioning, Disability and Health (ICF) (Internetversion). www.who.int/classification/icf.

WHO (2003): ICF Checklist. Version 2.1 a, Clinician Form. (Internetversion). www.who.int/classification/icf.

WHO Collaborating Center for the ICIDH: International Classification of Impairment, Disability and Handicaps (Hrsg.). (1998). Newsletter 1, Volume 1, number 1, May 1998 (Internetversion). www.rivm.nl/who-fic.

WHO Collaborating Center for the ICIDH: International Classification of Impairment, Disability and Handicaps (Hrsg.). Newsletter 2 (1998): Volume 1, number 2, October 1998 (Internetversion). www.rivm.nl/who-fic.

WHO-FIC Collaborating Centre in the Netherlands (Hrsg.). Newsletter on the WHO-FIC (2002): Volume 1, number 1, August 2002 (Internetversion). www.rivm.nl/who-fic.

WHO-FIC Collaborating Centre in the Netherlands (Hrsg.). Newsletter on the WHO-FIC (2003): Volume 1, number 1, April 2003 (Internetversion). www.rivm.nl/who-fic.

WHO-FIC Collaborating Centre in the Netherlands (Hrsg.). Newsletter on the WHO-FIC (2003): Volume 1, number 2, December 2003 (Internetversion). www.rivm.nl/who-fic

WHO-FIC Collaborating Centre in the Netherlands (Hrsg.). Newsletter on the WHO-FIC (2004): Volume 2, number 1, September 2004 (Internetversion). www.rivm.nl/who-fic.

Widder, B. (2003). Schmerzsyndrome. In: Verband Deutscher Rentenversicherungsträger (Hrsg.), Sozialmedizinische Begutachtung für die gesetzliche Rentenversicherung, 581–599. Berlin: Springer.

Widder, B., Aschoff, J. C. (1995): Somatoforme Störung und Rentenantrag: Erstellen einer Indizienliste zur quantitativen Beurteilung des beruflichen Leistungsvermögens. Der Medizinische Sachverständige, 91, 14–20.

Widder B., Hausotter W., Marx P., Puhlmann H. U., Wallesch, C. W. (2002). Empfehlungen zur Schmerzbegutachtung. Der Medizinische Sachverständige, 98, 27–29.

Wigers, S. H. (1996). Fibromyalgia outcome: the predictive values of symptom duration, physical activity, disability pension, and critical life events – a 4.5 year prospective study. Journal of Psychosomatic Research, 41, 235–43.

Williams, D. A., Cary, M. A., Groner, K. H., Chaplin, W., Glazer, L. J., Rodriguez, A. M., Clauw, D. J. (2002). Improving physical functional status in patients with fibromyalgia: a brief cognitive behavioral intervention. Journal of Rheumatology, 29, 1280–1286.

Winckler, P., Foerster, K. (1996). Zum Problem der „zumutbaren Willensanspannung" in der sozialmedizinischen Begutachtung. Der Medizinische Sachverständige, 92, 120–124.

Windemuth, D. (1997). Möglichkeiten der psychologischen Aggravationsdiagnostik bei orthopädischen Schmerzpatienten durch den Einsatz einer multidimensionalen Schmerzskala. Verhaltenstherapie und Verhaltensmedizin, 18, 407–417.

Wittchen, H. U., Zaudig, M., Fydrich, T. (1997). Strukturiertes Klinisches Interview für DSM-IV (SKID). Göttingen: Hogrefe.

Wittchen, H. U., Lieb, R., Pfister, H., Schuster, P. (2000). The waxing and waning of mental disorders: evaluating the stability of syndromes of mental disorders in the population. Comprehensive Psychiatry, 41, 122–132.

Wölk, W. (1995). Zur Prüfung von Erwerbsunfähigkeit bei Neurosekranken mit Körpersymptomatik. Der Medizinische Sachverständige, 91 (5), 158–161.

Wolfe, F., Smythe, H. A., Yunus, M. B. et al. (1990). The American College of Rheumatology 1990 criteria for the classification of fibromyalgia. Arthritis and Rheumatism, 33, 160–172.

Zeit, T. (1993). Die Beurteilung sozialmedizinischer Gutachten durch Richter der Sozialgerichtsbarkeit. Ergebnisse einer Umfrage in den elf alten Bundesländern. Der Medizinische Sachverständige, 89, 108–112.

Zenz, H., Bischoff, C., Hrabal, V. (1996). Patiententheoriefragebogen. Göttingen: Hogrefe.

Zerssen, D. von (1976). Beschwerden-Liste. Göttingen: Hogrefe.

Zimmermann, P., Flimm, B. (2002). Testbatterie zur Aufmerksamkeitsprüfung (TAP). Herzogenrath: Psytest.

Zuschlag, B. (1992). Das Gutachten des Sachverständigen. Rechtsgrundlagen, Fragestellungen, Gliederung, Rationalisierung. Göttingen: Verlag für Angewandte Psychologie.

Stichwortverzeichnis

Affektive Störung 16, 39, 120, 143, 234, 292 ff., 326
Aggravation 37, 39, 54 ff., 63, 217 ff., 301, 316, 340 f., 352
- Forschungsergebnisse 123, 232 ff., 248
- Forschungsvolumen 39, 42 ff.
- Häufigkeit 222 ff.
- kognitiver Defizite 247 f.
- Merkmale/Kriterien 60, 102, 190, 210, 218 ff., 224 ff., 233 ff., 250, 252 ff., 294
- Umgang mit 55 f., 61, 70 f., 86, 89, 147, 221 f., 235 ff., 254 ff., 259
- vs. Verdeutlichungstendenz 218 f., 256
Aktenanalyse 88, 109 f., 114
Angemessenheit bisheriger Behandlung 221, 225, 280 ff., 295 ff.
Angst- und Zwangsstörung 302, 304, 322
Angststörung 38 f., 43, 57, 59, 120 ff., 130, 134, 137, 207, 223, 234, 276 f., 304, 309, 368
Anhaltspunkte für die ärztliche Gutachtertätigkeit 32 f., 47–52, 77, 115, 194
Antwort
- tendenz 63, 71, 96, 120, 126 ff., 132, 143, 163 f., 211, 235 f., 238 ff., 249 ff., 259 f., 294, 307, 334, 340, 365, 367 f., 377, 379
- tendenz in Fragebogen 316
- verhalten 96, 101, 120, 167 f., 176, 180 f., 184, 239, 246 f., 249, 252, 255 ff., 259, 261, 316, 332, 342, 344, 358, 364
Arbeiten/Tätigkeiten
- im Gehen oder Stehen 200 f., 350, 356
- in Wechselschicht 206 ff
- in Zwangshaltungen 86, 90, 145, 157, 178, 199 f., 377
- mit Anforderungen an die Konzentrationsfähigkeit 203 ff.
- mit Publikumsverkehr 192, 205 f., 351, 377
- unter Zugluft, Nässe und Kälteeinwirkung 200, 325, 350, 375

Arbeits- und Antwortverhalten 306, 333, 358, 378
Arbeitsfähigkeit 14 f., 20 ff., 33 ff., 40 ff., 67, 90, 111 f., 209 ff., 241, 263 ff., 273 f., 288, 290, 298, 303, 346, 351 ff., 354, 379
Arbeitsgeschwindigkeit 95, 100, 161, 166 f., 174, 246, 351
Arbeitsprobe
- Untersuchung als 91, 93, 160 ff., 171, 173 f., 181, 183 f., 186, 190, 209, 352, 375
Arbeitsunfähigkeit 17, 20, 77, 137, 209–214, 269, 326, 356, 358, 360
Arbeitsverhalten 92 f., 95, 100 f., 165–167, 169, 173, 176, 182, 190 f., 273, 285, 307, 321, 331, 352, 376
Artifizielle Störung 55, 140, 220
Aufmerksamkeit 68, 92, 154, 156, 169 ff., 176 f., 186, 201, 232, 275, 317, 321
Aufmerksamkeit(s)
- störung; gestörte 137, 169 ff., 247
- test / -diagnostik 92, 161, 163 f., 169, 174 f., 248
Auftraggeber 15, 24, 33, 58 f., 85 ff., 96 f., 104 ff., 266, 285

Begleitperson 93, 95, 97–99, 103 f., 108, 112, 179, 197, 246
Behandlungsmotivation (s. a. Therapiemotivation) 212, 262, 280, 284 f., 295, 298, 346, 352, 371
Behinderung 15, 48 f., 60, 75, 77, 79, 88, 90 f., 141, 148, 150, 218
- Grad der (GdB) 17, 32, 52, 74, 145, 147
Belastbarkeit 26 ff., 34, 68 f., 91 f., 160–169, 190, 205, 210, 245 f., 288 ff., 305, 306, 332, 346 f., 350, 352 f., 357 f., 365, 374 ff., 378
- konzentrative 174 ff., 203, 332, 351
- körperliche 177 ff., 183 ff., 194–198, 278, 305, 332
- psychische 181 ff., 376

397

Stichwortverzeichnis

Bemessung
- GdB und MdE 77 ff.

Beobachtung s. Verhaltensbeobachtung

Beschwerdeverhalten 23, 100, 102, 105, 117, 140 f., 177 ff., 190, 193, 212, 219, 224, 226, 231, 235, 244 f., 252, 254, 256, 307, 333, 359, 373, 380

Bewältigungsverhalten 72, 92, 102, 127, 134, 139, 143 f., 181 f., 212, 245, 262, 270, 278, 283, 286, 288, 290, 292, 294, 349

Bewusstseinsnähe, bewusstseinsnah 30, 60, 141 f., 144, 168, 176, 193, 212 ff., 219, 223, 241, 244, 247, 251 ff., 259 f., 263, 270, 294, 328, 372

Chronic fatigue 62, 212, 223, 276

Chronifizierung 20 ff., 62, 134 f., 144, 193, 212, 263, 266

Depression, depressiv, depressive Störung 19, 38 ff., 92, 127 f., 137, 149, 154, 171, 233, 237, 243, 277 ff., 310, 313, 318 f., 324, 331, 336, 342, 348, 352 f., 360 f., 368, 374

Differentialdiagnostik 120, 123, 125, 128 f., 131, 134 ff., 138 ff.

Dissimulation 55, 71, 175 ff., 194, 221, 229, 235, 246, 252, 301, 316, 325

Empfehlungen zur Begutachtung 33, 46 f., 60 ff., 67–70, 72, 97, 109, 113, 145, 218 f., 263

Erwerbsfähigkeit 14 ff., 30 ff., 44, 48, 74 ff., 86 f., 145 ff., 160, 177, 190

Fibromyalgie 17, 19, 23, 38, 43, 51, 62, 136–138, 145, 207, 222 f., 234, 237, 279 f., 319, 322, 327, 330, 323, 329 ff., 337, 347 f., 373

Frage
- bogen 59, 94, 111, 124, 126 ff., 163 ff., 171, 173, 180, 183, 237 ff., 245, 251, 253, 257, 286, 295 f., 325, 368
- Beweis- 29, 45, 64, 80 f., 85 f., 88 ff., 93, 95 f., 100, 109 ff., 114, 161, 190, 192, 203, 208, 296

Fremdbericht 83, 142, 176, 183, 197, 222, 244 ff., 259

Funktionsbeeinträchtigung/ Funktionseinschränkung 19, 21 ff., 29, 34, 40 f., 44, 59 f., 63, 67, 69 ff., 77 ff., 86, 88, 120, 127, 132 f., 141 ff., 171 f., 177, 184, 186, 191, 193, 197, 199, 201, 211, 232,
238 ff., 245, 259, 266 ff., 271, 273, 277 ff., 283, 291, 297, 305, 310, 326, 356, 361

Gedächtnis 92, 119, 132 f., 161 ff., 204, 225 ff., 232, 246, 255, 317, 321, 370
- störungen 119, 132 f., 137, 144, 225, 247 f.

Glaubhaftigkeit 60, 62, 67, 71 f., 82, 88, 91 f., 101, 103, 109, 114, 126, 143, 184, 217, 234, 253, 257, 261, 301, 306, 316 f., 321, 331, 340 f., 346, 348, 352, 357, 365 f., 371, 376, 378

Grad der Behinderung (GdB) 32 f., 44, 48 ff., 74 f., 77 ff., 147

Gutachter s. Sachverständige

Hilflosigkeit 48, 76, 237, 318, 342, 344, 347 f.

Hypochondrie; hypochondrisch 50, 120, 122 f., 129 ff., 139, 204, 254, 276 f., 283

Inanspruchnahme 13–15, 21, 98, 116 f., 119 f., 128, 138 ff., 144, 193, 204, 212, 228 f., 245, 254, 273, 277 f., 282, 291

Inkonsistenz, inkonsistente Angaben 62, 100, 225, 234, 241 ff., 252 ff., 301, 309, 323, 334, 341, 357, 379

Integration
- von Befunden / von Information 34, 68 ff., 78 f., 81, 142 ff., 176 f., 180 f., 235, 255, 257 ff., 260, 265, 295 ff.
- ins Erwerbsleben 25, 61, 115, 127, 206 ff., 245, 265 f., 269, 275

Interaktion
- mit Begleitperson 108

Interaktion(s)
- gestaltung 97 ff., 101, 105
- verhalten, I. zwischen Proband und Sachverständigem 28, 54, 63, 67, 100 ff., 181, 205, 219, 224, 228 f., 237, 307, 334, 359, 360

International Classification of Functioning, Disability, and Health (ICF) 58 ff., 70, 146–159
- Beschreibung der Leistungsfähigkeit 155 ff.
- Item-basierte Verwendung 157 f.

Interview 54, 63, 70, 92 f., 99, 103 f., 107, 110, 112, 120, 132, 143, 161 f., 164, 170 f., 181, 183, 205, 223, 237, 239 ff., 251, 253 ff., 286, 288, 295 ff., 305, 308, 325, 337, 356 f., 360 f.
- zu Persönlichkeit 335

Stichwortverzeichnis

Kausalitätsbeurteilung 30 ff., 53 ff., 79
Komorbidität 54, 56, 59 ff., 138, 143, 213, 236, 265 f., 273, 297
Komplikationen
- im Vorfeld der Untersuchung 96
- Umgang mit 103 f.

Kontrollüberzeugungen 66, 127, 135, 144, 251, 286 f., 296, 320, 344, 371
Konzentrationsfähigkeit (s. a. Aufmerksamkeit) 91, 113, 168, 170–174, 176 f., 201–203, 246, 248, 321, 351, 370, 377
Konversionsstörung 38 ff., 62, 118, 131 ff., 277
Kopfschmerzen 14, 17, 19, 125, 136, 153, 180, 223, 276, 310, 362, 372, 374 f., 378 f.
Krankheit(s)
- gewinn 60 f., 92, 193, 220, 225, 265, 316, 331
- schwere 72, 132, 143 ff., 227, 266 ff., 280, 295
- verhalten 15, 19, 23 ff., 39, 60 ff., 117 ff., 193 f., 204 f., 254, 268, 276 ff., 296 f., 302, 305, 308, 310, 312, 315 f., 322, 331, 338, 342, 345 f., 353, 356, 361 f., 380
- verlauf 23, 26, 72, 75, 138, 228 f., 241, 265 f., 274, 285, 294 f., 311
- wert 13, 20, 27 ff., 49 f., 70 ff., 115 ff., 138 ff., 175, 192 ff., 202, 204, 210 ff., 266 ff., 292 ff., 348, 349, 376

Leistungseinschränkungen 346, 350, 371, 366, 377
Leistungsfähigkeit 29, 53 ff., 75, 88 ff., 182, 190, 207, 210, 286, 313, 321 f., 324, 334, 344 f., 352, 349 f., 370 f., 372, 375 ff.
- beruflich 17, 45, 86, 141, 145
- Beurteilung/ Bewertung/ Einschätzung der 69, 72, 77, 145 ff., 155–160, 167, 171, 173, 190, 219, 287
- Einschränkung/Beeinträchtigung der 20, 67, 74, 115, 136, 145, 157, 192, 263, 355, 372
- geistige/intellektuelle/kognitive 55, 91 f., 144, 162, 169, 175 f., 192, 203, 259, 307, 321, 325 f., 347, 358, 366, 370, 372, 376
- körperliche 177, 184 ff., 194 ff., 314, 324, 347, 368
- sozialmedizinischer Begutachtung 28

Leistungsmotivation 163, 165, 166, 190, 345, 357, 359, 371, 378
Leitlinien
- der DGPM 52 ff.
- zur Anwendung psychologischer Testverfahren 67 ff.
- zur Begutachtung 30 f., 35, 46 ff., 219, 266 ff.
- zur Schmerzbegutachtung 58 ff.
Leugnung 132, 134, 194, 235, 249, 251 f., 255 ff., 260, 286

Migräne 49, 125, 133, 236, 276
Missbrauch (s. a. psychotrope Substanzen) 38 f., 42 f., 45, 86, 91, 119, 138, 143, 202, 204, 252, 265, 296
Motivation(s) 327
- diagnostik 53, 163, 262 ff.
- theorien 285 ff.

Neurasthenie 38 ff., 62, 132, 136 ff.

Objektivität 46, 63, 100, 228
Organisation der Untersuchung 93, 98, 103 f.

Partizipation 53, 56 ff., 148 ff.
Pausenverhalten 161, 168, 209, 307, 334, 359
Persönlichkeit 305, 308, 317, 342, 346, 358, 367, 372
Persönlichkeit(s)
- diagnostik 48, 53 f., 69, 163, 235, 357, 367
- inventar/-test 92 f., 111 f., 340
- merkmale/-züge 95, 102, 116, 121, 130 ff., 143 f., 153, 193, 220, 230, 249 ff., 260
- störung 38, 50, 56 f., 119, 128, 134, 140 ff., 204 f., 211, 218, 237, 252 f., 260, 265, 277, 322, 327, 331, 342, 349
- züge 317
Prognose
- der Arbeitsunfähigkeit 210 ff., 214
- der Beeinträchtigungen 56, 266 ff., 271, 273
- des Krankheits-/Störungsverlaufs 26, 56, 61, 69, 71, 265, 273, 280, 292, 294 ff.
Psychologe 46, 54, 58, 62, 65, 68 f., 80 f., 86, 108 f., 223
psychotrope Substanzen 20, 38 f., 91, 116, 138, 143, 202 f., 338
Publikumsverkehr 325, 356

399

Rehabilitation(s)
- erfolg 29, 275 ff.
- Forschungsvolumen 39 ff.
- leistungen 15, 60 f., 75 f.
- maßnahmen 16 f., 29 f., 35 ff., 145, 197 f., 265, 363
- motivation 284 ff.

Reliabilität 14, 46, 63, 66

Renten
- anspruch 17, 74
- antrag 15 f., 26, 90, 165, 213, 217, 269, 294, 304, 356
- begehren 314, 340, 365
- leistung/Berentung 14, 27, 43, 74 ff., 146 f.
- status 22 f.
- versicherung 24, 28, 47, 60 ff., 74, 80, 160, 194, 209, 218, 263
- wunsch/begehren 21 ff., 27, 37, 139 ff., 234
- Zeit- 21 f., 45, 75

Rückenschmerzen 14, 16 ff., 28, 40, 125, 134 f., 158, 196 f., 307, 310, 354, 373, 378
- Aggravation von 234 f.
- Arbeitsfähigkeit bei 211 f.
- Behandlung von 278 f.
- chronische 350, 373

Sachverständige(n)
- Auswahl von 24, 80, 86
- Freiheit/Verantwortung der 32 ff., 46, 52, 65, 209
- Pflichten der 81, 87, 94 f., 160, 169, 191, 197
- Probleme der 24 ff., 85, 117 ff., 177, 181, 213, 217 ff., 281 ff.
- Psychologische 63 f., 68 f., 198
- Qualifikation der 58, 69
- rechtliche Stellung der 80
- Untersuchungsverhalten der 97 ff.
- Vergütung 87

Schlafstörung 19, 38, 40, 90, 119, 136, 138, 207 f., 269, 276 f., 329, 342, 343, 368, 377

Schmerzempfindlichkeit, schmerzempfindlich 319, 321, 323, 343, 348, 350, 368, 372

Schmerzstörung 323, 330, 347 f. 352, 373

Schonverhalten 100, 122, 205, 260, 291, 314, 316, 332, 367, 374 f.

Schweregrad 43, 48, 53 ff., 60 ff., 71, 118, 301

Schweregradbeurteilung, Methoden der
- anhaltende somatoforme Schmerzstörung 126 f.
- artifizielle Störung 140 f.
- Chemikalien-überempfindlichkeit 139
- Entwicklung körperlicher Symptome aus psychischen Gründen 141 f.
- Fibromyalgie 138 f., 145
- hypochondrische Störung 130
- Konversionsstörung 132
- körperdysmorphe Störung 128 f.
- Neurasthenie 136
- psychischer und Verhaltensfaktoren 134
- Schmerzsyndrome 135 f.
- Somatisierungsstörung 120 ff.
- somatoformen autonomen Funktionsstörung 123 f.

Selbstbericht 62, 127, 129, 132, 138, 171, 176 f., 182 f., 190, 209, 211, 221, 223, 226 f., 232, 244 f., 277

Selbstbeurteilungsbogen / Selbsteinschätzungskalen s. Fragebogen

Simulation s. Aggravation

Somatoforme Störung 28, 38 ff., 50, 55, 59, 70, 118 ff., 132, 193, 198, 205 ff., 220, 223, 276 ff., 280, 298

Stellungnahme 25, 89, 109 ff., 146, 203, 214, 241, 263

Teilhabe (s. Partizipation) 37, 60, 75 f., 148 ff.

Test(verfahren)
- Einsatz von 54 f., 61 ff., 81, 87, 92 f., 98 f., 100, 110 ff., 132 ff., 143 f., 160 ff., 181 ff., 210 ff., 222 ff., 234 f., 238, 243 ff., 256 ff., 288, 295 f.
- Qualitätskriterien für 46 f.
- Simulations 70, 162, 223, 234, 259

Therapie 13, 20, 23 f., 30, 35, 51, 69, 89 f., 197 f., 229, 240, 269, 289
- erfolg, Wirksamkeit von ..., Therapierbarkeit 30, 35, 37, 39 f., 267 f., 271, 273 ff., 294, 296 f.
- motivation 27, 212, 267, 284, 286, 296, 313, 346, 371, 377
- Psycho - 19 f., 40 f., 52, 57, 68, 78, 266, 269, 272, 277, 283, 313
- verhalten 144, 167, 246, 285, 291 f., 295

Tinnitus 48, 50

Untersuchungsverhalten des Sachverständigen 97 ff.

Validität 14, 46, 54, 63 ff., 175, 190, 223, 227, 230, 233, 243
Verdeutlichungstendenz 55 f., 102, 218 f., 221, 224, 242, 254, 259 f., 263
Verfälschung s. Aggravation
Verhalten(s)
- beobachtung 59, 70, 81, 91 ff., 99 ff., 105, 109 f., 110 ff., 162 ff., 171, 176, 197, 182, 190, 144 f., 295 f., 305, 332, 356 f.
- störung 13, 16, 39, 61, 85, 119, 140, 144, 193, 237, 262
Verleugnung 333
Verstärkerbedingungen 22, 70, 141 f., 181, 193, 194, 218 f., 231, 233, 235, 244 f., 254 f., 257, 260, 315

Volition, volitional 264, 268, 288 ff.
Vorbefund 86, 110, 142 f., 192, 197, 225, 241

Willensanspannung/Willensanstrengung 56, 61, 93, 262 ff., 327, 352 f.

Z-Kodierung 115
Zumutbarkeit
- von Arbeitstätigkeiten 26, 199–206
- von Willensanspannung 34, 56, 262 ff., 293 f.
Zustimmungstendenz 120, 170, 236–240, 249, 259, 340, 365
Zwangshaltung (s. Arbeiten in Zwangshaltung) 354, 356, 370

Rainer M. Bösel

Das Gehirn

Ein Lehrbuch der funktionellen Anatomie für die Psychologie

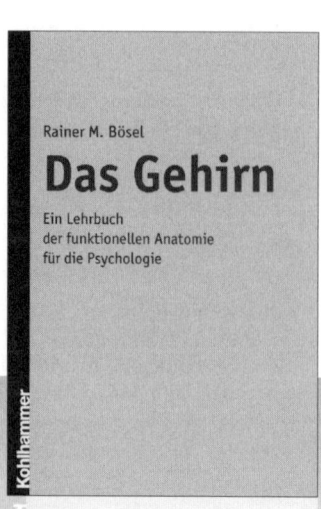

2006. 296 Seiten mit 96 Abb., davon 66 in Farbe, und 3 Tab. Kart.
€ 35,–
ISBN 978-3-17-019183-9

Rainer M. Bösel

Das Gehirn

Ein Lehrbuch der funktionellen Anatomie für die Psychologie

Bau und Funktion des menschlichen Gehirns gehören zu den aufregendsten Themen in Forschung und Lehre. Dieses kleine Organ ermöglicht Bewusstsein und mit seiner Hilfe entstehen Zivilisationen. Seine Leistungsfähigkeit beruht auf einer einmaligen Vernetzung von Zellen, die gleichzeitig aktiv sind und sich in einer komplizierten räumlichen Anordnung wechselseitig kontrollieren.

Dieses Buch beruht auf einer sorgfältigen Auswahl der zugrunde liegenden Literatur, es ergänzt die anatomische Beschreibung um funktionelle Hinweise und besitzt übersichtliche Abbildungen. Damit liegt eine verständliche Einführung in die Arbeitsweise und die Architektur des Gehirns für Studierende und interessierte Laien vor.

▶ www.kohlhammer.de

W. Kohlhammer GmbH · 70549 Stuttgart
Tel. 0711/7863 - 7280 · Fax 0711/7863 - 8430

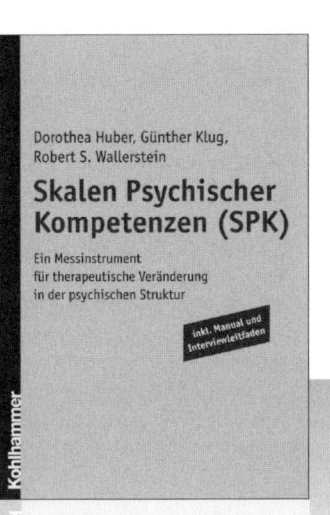

2006. 172 Seiten mit 5 Abb. und 18 Tab. Kart.
€ 29,-
ISBN 978-3-17-019181-5

Dorothea Huber/Günther Klug/Robert S. Wallerstein

Skalen Psychischer Kompetenzen (SPK)
Ein Messinstrument für therapeutische Veränderung in der psychischen Struktur

Die Forschungsgruppe um Robert S. Wallerstein entwickelte die „Scales of Psychological Capacities", ein theorieübergreifendes Messinstrument zur Einschätzung der „psychischen Kompetenzen" einer Person. Damit kann die zugrunde liegende, intrapsychische Struktur erfasst werden. Das für diese Beurteilung erforderliche Manual sowie der Interviewleitfaden liegen nun erstmals in autorisierter deutscher Übersetzung als „Skalen Psychischer Kompetenzen (SPK)" vor. Eine ausführliche psychometrische Überprüfung der SPK sowie Faktorenstruktur und Normwerte werden dargestellt.

▶ www.kohlhammer.de

W. Kohlhammer GmbH · 70549 Stuttgart
Tel. 0711/7863-7280 · Fax 0711/7863-8430

Störungsspezifische Psychotherapie
Herausgegeben von Anil Batra
und Gerhard Buchkremer

Rolf Meermann, Eberhard Okon

Angststörungen:
Agoraphobie, Panikstörung, spezifische Phobien

Ein kognitiv-verhaltenstherapeutischer Leitfaden für Therapeuten

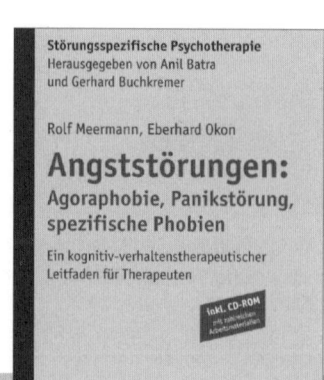

2006. 128 Seiten mit 29 Abb. Kart.
€ 25,–
ISBN 978-3-17-018457-2
Störungsspezifische Psychotherapie

Rolf Meermann/Eberhard Okon

Angststörungen:
Agoraphobie, Panikstörung, spezifische Phobien

Ein kognitiv-verhaltenstherapeutischer Leitfaden für Therapeuten

Inkl. CD-ROM mit Arbeitsmaterialien

In diesem Therapiemanual werden nach einer Einführung in die wichtigsten kognitiv-verhaltenstherapeutischen Behandlungsstrategien sowie der Darstellung diagnostischer und differentialdiagnostischer Überlegungen insgesamt elf Behandlungsmodule zur ambulanten oder stationären Behandlung der beschriebenen Störungsbilder vorgestellt. Dabei liegt der Schwerpunkt auf praxisorientierten Anleitungen zur Durchführung einer Verhaltenstherapie, in der sich die jahrelange wissenschaftliche und klinische Erfahrung der Autoren widerspiegelt.

▶ **www.kohlhammer.de**

W. Kohlhammer GmbH · 70549 Stuttgart
Tel. 0711/7863 - 7280 · Fax 0711/7863 - 8430